名中医治疗血液病医案精选

李金辉　主　编

马春雷　孟　一　副主编

中国纺织出版社有限公司

图书在版编目（CIP）数据

名中医治疗血液病医案精选 / 李金辉主编 . -- 北京：
中国纺织出版社有限公司，2023.2
ISBN 978-7-5180-1047-9

Ⅰ . ①名… Ⅱ . ①李… Ⅲ . ①血液病－中医临床－经
验－中国－现代 Ⅳ . ① R259.52

中国版本图书馆 CIP 数据核字（2022）第 228379 号

责任编辑：樊雅莉 高文雅 责任校对：楼旭红 责任印制：王艳丽

中国纺织出版社有限公司出版发行
地址：北京市朝阳区百子湾东里 A407 号楼 邮政编码：100124
销售电话：010—67004422 传真：010—87155801
http://www.c-textilep.com
中国纺织出版社天猫旗舰店
官方微博 http://weibo.com/2119887771
三河市宏盛印务有限公司印刷 各地新华书店经销
2023 年 2 月第 1 版第 1 次印刷
开本：710×1000 1/16 印张：29.5
字数：423 千字 定价：98.00 元

前 言
FOREWORD

中医药学历史悠久，中医药宝库内容博大精深。对血液病的治疗，历代医家给我们积累了丰富的经验。结合现代医学的研究进展，现代名中医继承并发展了传统中医学。

医案是临床医生在诊疗过程中对于病证案例的真实记述，是总结和传承临床经验的重要方法之一。血液病是临床上一类常见的多发的疑难性疾病，其病因病机复杂，我们很难在短时间内全面系统地掌握血液病的中医诊疗。现代医学迅猛发展，中医药治疗血液病也有长足进展。三氧化二砷治疗急性早幼粒细胞白血病已为大家熟知，中医药治疗血液病的疗效更是广为人知。鉴于此，我们决定编写现代名中医验案精选系列——《名中医治疗血液病医案精选》。本书选取了现代中医临床名家治疗血液病的验案，以资临床借鉴，让我们通过对现代血液病医案的学习，了解掌握血液病的现代诊疗思路。本书以西医血液病学为纲，以中医辨证论治为目，精选现代医家临床验案。血液病的西医诊断标准、治疗原则，不做过多描述。中医辨证结合临床，适应临床诊疗需求，让临床医师去实践检验。

血液病医案数以万计，限于本书篇幅及编者精力有限，不能尽选。本书精选了其中最具代表性的名家医案。其遴选标准一是医案必须出自中医名家；二是医案必须有复诊情况，能够判断治疗效果。为了能真实反映每位医家的学术思想，所录医案尽量遵原始资料原文照录，但又考虑到本书的编写体例，有些原文在格式上稍有调整。病案后【评析】基本为病案原按，以真实体现名家对该病的理解及治疗体会。编入书中的医家均为国家或省地名医，故介绍从略或从简。

根据《中华人民共和国野生动物保护法》《中华人民共和国陆生野生动物保护实施条例》《濒危野生动植物种国际贸易公约》和国务院下发的《关于禁止犀牛角和虎骨贸易的通知》精神，犀牛角、虎骨、穿山甲等不能入药。为保持处方原貌，本书中涉及含有犀牛角、虎骨、穿山甲等的处方，均未删除，但临床上切勿使用，若使用此类处方，可根据国家卫生健康委员会卫药发（1993）第59号文件精神执行。文中处方涉及何首乌等现代研究有肝肾毒性的药物，请读者酌情使用。

病案后附录了名家医案所载的书籍与文献，在此，对原作者表示衷心的感谢！

从病案中，我们可以感受到中医名家们严谨的治学态度，鲜明的辨证论治思想，一丝不苟的医疗作风和对患者强烈的责任感，在此对中医名家们表示崇高的敬意！

由于编者水平有限，文中错误在所难免，恳请读者指正、赐教。

李金辉

2022 年 6 月

目　录
CONTENTS

第二章　白细胞减少和粒细胞缺乏症

第五章　淋巴瘤

第六章　多发性骨髓瘤

第七章　骨髓增生性肿瘤

概　述

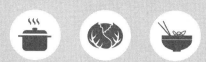

　　血液病，是血液系统疾病的简称，是指原发或主要累及血液和造血器官的疾病。

　　血液系统由血液和造血器官组成。血液由血浆及悬浮在其中的血细胞（红细胞、白细胞及血小板）组成。出生后人体主要的造血器官是骨髓、胸腺、脾和淋巴结。骨髓是主要的造血器官，造血干细胞主要保留在骨髓中；淋巴系统是免疫系统的一部分；胸腺是中枢淋巴器官之一，脾和淋巴结属于周围淋巴器官。

　　现代医学认为，血液病的病因有很多，包括物理因素、化学因素、生物因素、遗传因素、免疫因素等，如长期接触 X 射线、放射性核素，使用某些药物，某些病毒感染，自身免疫功能异常，家族性遗传性疾病等。

　　血液病的临床表现多种多样，常见贫血，出血，发热，淋巴结、肝、脾肿大等。贫血一般表现为疲劳乏力、心悸、气促、头晕眼花、食欲减退、消化不良、皮肤黏膜爪甲颜色苍白、记忆力减退、反应迟钝等。出血主要表现为皮肤、黏膜出血，可见皮肤瘀点、瘀斑、紫癜、血肿，也常见鼻出血、牙龈出血、月经过多。严重者消化道出血、内脏出血、颅内出血，可见血尿、便血。少数严重者，出血可导致死亡。发热也是血液病常见的临床表现之一，多为感染性发热或肿瘤热。淋巴结、肝、脾肿大多因造血系统肿瘤浸润或骨髓病变引起的髓外造血。血液系统疾病常会影响其他重要脏器的功能，加重病情。血液病患者免疫力下降，容易并发感染，也是引起患者死亡的主要原因之一。

　　血液病的西医诊断，主要依靠详细询问病史，全面体格检查，完善辅助检查，综合分析诊断。

血液病的西医治疗，首先明确血液病诊断，进行原发病治疗，去除病因，脱离致病因素。饮食营养支持，补充造血元素，成分输血，抗感染对症治疗，必要时予以精神与心理治疗。避免接触有毒有害化学物质和放射性物质，加强体育锻炼，增强体质，戒烟限酒，定期体检，是及早发现及预防血液系统疾病的有效措施。随着医学的发展，血液系统疾病的疗效大大提高。骨髓、外周、脐带血造血干细胞移植用于治疗白血病或再生障碍性贫血等难治性血液病方兴未艾。

传统中医学没有血液病的概念，关于血液病的描述，多见于血证、血虚、虚劳、萎黄、热劳、髓劳、髓枯、癥瘕等病证中。

传统中医学认为，气和血，是人体生命活动的动力和源泉，是脏腑功能的反映，是脏腑活动的产物，人体病机变化无不涉及气血。脾胃为气血生化之源，血来源于水谷之精气，通过脾胃的生化输布，注之于脉，化而为血。脾为后天之本，肾为先天之本，血与肾的关系密切，"肾为水脏，主藏精而化血"，精血互生。血的功能主要是充润营养全身。五脏六腑功能之协调，无不赖血之营养。血液循行脉中，周流不息。气行则血行，气滞则血瘀，气脱则血失。

血病，一般分为出血、血瘀、血虚。出血导致血虚，出血蓄积于内又导致血瘀，三者既有区别，又有联系。正常情况下，血液循行于脉中。脉络受伤，血溢脉外，即为出血。从上而出，称为上溢，可见衄血、咳血、吐血等；从下而出，称为下溢，如尿血、便血、崩漏等。出血的病机，多因风、火、燥、热损伤脉络；七情激扰，五志化火；饮食不节，辛辣动火；肥甘厚味，蓄积为患；素有血病，恣情纵欲，耗伤肾阴，虚火伤络；气之不足，血无所依。凡离经之血停滞于体内，或脉中之血运行受阻，均为血瘀。血瘀病机多为邪气、邪毒、痰火、湿热阻滞脉道；出血后处理不当，瘀血内留；跌扑损伤，挫伤脉络；产后恶露不下；以及其他气血疾病等。血虚多因失血过多，如衄血、咳血、吐血、崩漏、产后以及外伤性出血等，失血过多，新血未生。或因脾胃虚弱，水谷精微不能化生营血。或因久病不愈，肠中虫积，营血消耗等，均能出现一系列血虚的病理反应。

出血，中医名"血证"，是因热伤血络、气不摄血或瘀血阻络等导致血液不循经脉运行，溢于脉外，以口鼻诸窍、前后二阴出血，或肌肤紫斑为主要临床特征的病证。血从牙龈、舌、鼻、眼、耳、肌肤而出者分别称齿衄、舌衄、鼻衄、眼衄、耳衄、肌衄，统称为衄血；血从肺或气道而来，随咳嗽而出者为咳血；血从胃或食道而来，从口中吐出者为吐血或呕血；血从肛门而下者为便血；血从尿道而出者为尿血；如口、鼻、眼、耳、皮肤出血和咳血、呕血、便血、尿血并见者称为大衄。女子月经过多或经血频频者，称为崩漏。瘀血主要表现为疼痛，瘀血部位疼痛，痛处不移，痛如针刺，颈部血瘀，可兼见唇色枯萎，皮肤紫斑，血丝红缕，肌肤甲错，舌黯，或见瘀斑、瘀点，舌下络脉青紫粗大迂曲，脉细涩。血虚可见面色苍白，口唇、爪甲色淡无华，头晕目眩，心悸怔忡，气短，疲倦乏力，脉细。出血的治疗由火热引起者，以清热止血为治法。因脾不统血或气不摄血者，以益气摄血为治法。瘀血内结者，行血破瘀；瘀血阻滞者，行气活血化瘀；寒滞经脉血瘀者，温经活血；正虚无力推动血行成瘀者，扶正祛瘀。血虚者治以补气养血；精血双亏，补血兼顾益肾填精。

第一章
贫　血

贫血是指人体外周血红细胞容量减少，低于正常范围下限，不能运输足够的氧至组织而产生的综合征。临床上常以血红蛋白（Hb）浓度来代替红细胞容量。贫血是一种综合征，不是一种疾病。我国的贫血诊断标准：海平面地区，成年男性 Hb ＜ 120g/L，成年女性（非妊娠）Hb ＜ 110g/L，孕妇 Hb ＜ 100g/L。血液稀释、浓缩时易致误诊。久居高原地区的居民，血红蛋白正常值较海平面居民高。妊娠、低蛋白血症、充血性心力衰竭、脾肿大及巨球蛋白血症时，因血浆容量增加，血液被稀释，血红蛋白浓度降低，容易被误诊为贫血。脱水等引起循环血容量减少，血液浓缩，即使红细胞容量偏低，因血红蛋白浓度增高，贫血也容易漏诊。

贫血的分类基于不同的临床特点，有不同的分类方法。从贫血的发病机制和病因进行分类，有助于诊断治疗疾病。

（一）红细胞生成减少性贫血

造血细胞、造血调节和造血原料的异常影响红细胞生成，可形成红细胞生成减少性贫血。

1. 造血干（祖）细胞异常

（1）再生障碍性贫血（再障）：是一种骨髓造血功能衰竭症，与原发和继发的造血干（祖）细胞损害有关。

（2）纯红细胞再生障碍贫血：是指骨髓红系造血干（祖）细胞受到损害，进而引起贫血。

（3）先天性红细胞生成异常性贫血：是一类遗传性红系干（祖）细胞良性

克隆异常所致的、以红系无效造血和形态异常为特征的难治性贫血。

（4）造血系统恶性克隆性疾病：造血干（祖）细胞发生了质的异常，包括骨髓增生异常综合征及各类造血系统肿瘤性疾病，如白血病等。

2. 造血调节异常

（1）骨髓基质细胞受损所致的贫血：骨髓坏死、骨髓纤维化、骨髓硬化症、大理石病、各种髓外肿瘤性疾病的骨髓转移及各种感染或非感染性骨髓炎，均可因损伤骨髓基质细胞及造血微环境而影响血细胞生成。

（2）造血调节因子水平异常所致的贫血：干细胞因子（SCF）、红细胞生成素（EPO）、肿瘤坏死因子（TNF）、干扰素（IFN）、白细胞介素（IL）、粒细胞—巨噬细胞集落刺激因子（GM-CSF）、粒细胞集落刺激因子（G-CSF）、血小板生成素（TPO）、血小板生长因子（TGF）等均具有正负调控造血作用。

慢性肾功能不全、慢性肝病、垂体或甲状腺功能低下、红细胞生成素产生不足、肿瘤性疾病或某些病毒感染均会诱导机体产生较多的造血负调控因子，如肿瘤坏死因子、干扰素、炎症因子等，均可导致慢性病贫血。

3. 造血原料不足或利用障碍

造血原料是造血细胞增殖、分化、代谢所必需的物质，如蛋白质、脂质、维生素（叶酸、维生素 B_{12} 等）、微量元素（铁、铜、锌等）等。任一种造血原料不足或利用障碍都可能导致红细胞生成减少。

（1）缺铁和铁利用障碍所致的贫血：缺铁性贫血是最常见的贫血。

（2）叶酸或维生素 B_{12} 缺乏或利用障碍所致的贫血：由于各种生理或病理因素导致机体叶酸或维生素 B_{12} 绝对或相对缺乏或利用障碍引起的巨幼细胞贫血。

（二）溶血性贫血

溶血性贫血是由于红细胞破坏速率增加，超过骨髓造血的代偿能力而发生的贫血。

（1）红细胞内在缺陷，包括红细胞膜缺陷、红细胞酶缺陷、珠蛋白异常等。

（2）红细胞外部因素异常，包括免疫性因素（自身免疫性溶血性贫血、新生儿溶血、血型不合的输血、药物性溶血等）；非免疫性因素，如血管性因素（弥散性血管内凝血、血栓性血小板减少性紫癜等）、理化因素（大面积烧伤等）、生物因素（毒蛇咬伤、疟疾等）、感染因素（支原体肺炎、传染性单核细胞增多症等）。

（三）失血性贫血

根据失血速度分为急性贫血和慢性贫血，慢性失血性贫血往往合并缺铁性贫血。可分为出凝血性疾病（如特发性血小板减少性紫癜、血友病和严重肝病等）所致和非出凝血性疾病（如外伤、肿瘤、结核、支气管扩张、消化性溃疡、痔疮和妇科疾病等）所致两类。

第一节　缺铁性贫血

缺铁性贫血是人体贮存铁缺乏导致血红蛋白合成量减少而形成的一种贫血，以小细胞低色素性贫血为典型表现。缺铁性贫血是机体铁缺乏症的最终表现。缺铁性贫血是最常见的营养性贫血，多见于育龄妇女和儿童。临床特点是红细胞计数、血红蛋白降低。

缺铁性贫血的诊断标准如下。①男性血红蛋白＜120g/L，女性血红蛋白＜110g/L，孕妇血红蛋白＜100g/L；平均红细胞体积＜80fL，平均红细胞血红蛋白含量＜26pg，平均红细胞血红蛋白浓度＜0.31；红细胞形态可有明显低色素表现。②有明显的缺铁病因和临床表现。③血清（血浆）铁＜10.7μmol/L（60μg/dL），总铁结合力＞64.4μmol/L（360μg/dL）。④运铁蛋白饱和度＜0.15。⑤骨髓铁染色显示骨髓小粒可染铁消失，铁粒幼红细胞＜15%。⑥红细胞游离原卟啉＞0.9μmol/L（50μg/dL）（全血），或血液锌原卟啉＞0.9μmol/L（60μg/dL）（全血），或红细胞游离原卟啉血红蛋白＞4.5μg/g血红蛋白。⑦血清铁蛋白＜14μg/L。⑧铁剂治疗有效。符合第①条和②～⑧条中任何两条以上者可诊断为缺铁性贫血。

缺铁性贫血的西医治疗如下。①查明病因，治疗原发病：去除引起缺铁的病因，是治疗缺铁性贫血的根本。虽然补充铁剂可能使血常规暂时恢复，临床症状得到缓解，但不能使贫血得到彻底治疗。②改变不合理的饮食结构：鼓励多吃肉类等吸收率较高的富铁食物或铁强化食物，婴幼儿要及时添加辅食；女性月经期，尤其是妊娠期妇女可考虑进行预防性铁剂补充。③补充铁剂治疗：口服铁剂方便、安全，是治疗本病首选的方法。

缺铁性贫血，根据本病的临床表现，当属于中医学"虚劳""虚损""血虚""萎黄""黄肿""黄胖"等范畴。

传统中医学认为，本病的病因主要有后天喂养不当或饮食偏嗜、虫积、失血、妊娠失养、七情内伤、慢性脾胃病等。由于饮食不节（洁）损伤脾胃，或平素脾胃虚弱，或胃病日久，或七情所伤，郁怒伤肝，忧思伤脾，而使脾胃功能减退，胃不能腐熟，脾不能运化、吸收，导致水谷精微不足，化血无源，出现血虚；或由于崩漏、吐血、便血、月经过多等导致血液流失、血少气衰，出现血虚；或肾脏素虚，或其他脏腑病变，不能将精气输送至肾脏而藏之，则精不能化血，而致血虚；或由于虫栖肠中，大量吸收精微物质，导致精微物质缺乏而引起血虚。

因脾为气血生化之源，肝藏血，脾统血，肾藏精，故贫血的病机与脾、肝、肾的功能失调，脏腑虚损密切相关，其中脾胃虚弱、运化失常、气血生化乏源是本病发生的基本病机。治疗上也应以健脾、益气生血、养肝、补肾填精为主要治疗原则。

一、钟新林医案——心脾两虚案

刘某，女，34岁。2019年6月3日初诊。

主诉： 反复头晕伴乏力5年，再发加重2天。病史：患者诉5年前无明显诱因开始出现头晕，无目眩，伴全身乏力，易疲劳，未行特殊医治，反复发作。2天前出现头晕伴乏力加重，精神欠佳。刻下症见：头晕，无明显目眩，乏力，易疲劳，精神欠佳，月经量多，纳差，寐欠佳，多梦易醒，小便一般，大便溏。神清，体重正常，睑结膜苍白，面色少华。舌脉：舌淡红、苔薄白，脉细。血常规：

白细胞 7.1×10^9/L，血红蛋白 64g/L。血清铁：3.2μmol/L。

西医诊断： 缺铁性贫血。

中医诊断： 虚劳。

中医辨证： 心脾两虚。

治法： 健脾益气，养心补血。

方药： 归脾汤加减。

党参 30g	白术 15g	黄芪 30g	当归 15g
茯神 9g	远志 10g	龙眼肉 10g	酸枣仁 10g
焦山楂 9g	熟地黄 20g	阿胶（烊化）10g	炒麦芽 10g
川芎 10g	炙甘草 6g		

14 剂，每日 1 剂，水煎前加入 4 粒大枣和 2 片生姜，早晚分服。

2019 年 6 月 17 日二诊： 患者诉头晕较前明显减轻，乏力改善，精神好转，月经量较前减少，纳可，夜间睡眠好转，二便一般。原方去山楂、麦芽，继续服用 14 剂，煎服方法同前。

2019 年 7 月 1 日三诊： 患者诉无明显头晕，乏力明显改善，精神可，月经量正常，纳可，夜间入睡可，二便可。查血常规：白细胞 8.2×10^9/L，血红蛋白 100g/L。患者贫血明显改善，为加强治疗效果，改服归脾丸半月。

【评析】 患者中年女性，平素饮食不洁，损伤脾胃，致使脾胃亏虚，气血生化无源，无以濡心，致使心脾两虚。脾气亏虚，气不摄血，致使月经量多，进而加重血虚；气血亏虚，无以上荣于脑，血不养神，致使头晕，体倦乏力，寐差；脾虚则运化失职，大便溏，纳差；舌淡红、苔薄白，脉细，均为气血亏虚之象。该病中医辨证：心脾两虚型。初诊时加用山楂、麦芽，开胃醒脾，增强患者进食；加用熟地黄、阿胶，以加强补血的功效，加用川芎行气活血，使全方补而不滞。二诊时患者胃口正常，则去山楂、麦芽，继续服用。三诊时，患者症状基本改善，贫血改善，则改服归脾丸继续巩固疗效。钟新林在临床上，对于心脾两虚型贫血的患者，若患者纳差，常加入山楂、麦芽开胃，改善胃口，增加进食，以益气血生化。若患者血虚较甚，常加入熟地黄、阿胶，熟地黄益精填髓补血，精血同源，精足则血盛；阿胶为血肉之品，补血要药，可以加强机体血液的补充。

［1］吴鹏飞，钟新林. 钟新林教授治疗心脾两虚型缺铁性贫血经验 [J]. 中国中医药现代远程教育，2021，19（3）：87-88.

二、孙伟正医案——心脾两虚案

患者，女，35 岁。2018 年 10 月 16 日初诊。

主诉：乏力、气短 7 年，加重 1 周。病史：患者自诉 7 年前无明显诱因乏力、心悸、气短，活动后加重，头晕，于哈尔滨市某医院就诊，经相关检查诊断为"缺铁性贫血"，予静脉输注铁剂（具体用药及剂量不详），症状好转后出院。出院后医生建议继续口服铁剂及叶酸等药物治疗，但患者因服用铁剂后自觉胃部不适自行停药。1 周前自觉上述症状加重。刻下症见：神志清楚，精神疲乏，乏力，活动后尤重，头晕，心悸，气短，胸闷，自汗，腰膝酸软，皮肤干燥，无口干眼干，无脱发，饮食尚可，睡眠一般，多梦，二便正常。舌脉：舌淡苔薄白，脉细。既往史：否认消化性溃疡病史，否认妇科相关疾病病史，否认痔疮病史，怀孕 2 次，流产 1 次，育有 1 女，剖腹产史。月经量正常，月经周期及经期正常，自诉妇科检查未见异常。血常规：白细胞计数 2.75×10^9/L，红细胞计数 4.19×10^{12}/L，血红蛋白 69g/L，红细胞压积 26.2%，平均红细胞体积 62.5fL，平均红细胞血红蛋白含量 16.5pg，平均红细胞血红蛋白浓度 263g/L，血小板计数 436×10^9/L。贫血三项：铁蛋白 1.9ng/mL，维生素 B_{12} 468.7pg/mL，叶酸 15.87ng/mL。血清铁：4.1μmol/L。

西医诊断：缺铁性贫血。

中医诊断：萎黄。

中医辨证：心脾两虚。

治法：补气生血，健脾养心。

方药：陶壶饮加减。

黄芪 50g	当归 15g	熟地黄 15g	白芍 15g

川芎 15g	太子参 15g	茯苓 15g	白术 15g
炙甘草 15g	大枣 10g	麦冬 15g	枸杞子 20g
龙眼肉 15g	山药 15g	酸枣仁 15g	覆盆子 15g
五味子 15g	乌梅 15g	阿胶（烊化）10g	浮小麦 20g
糯稻根 20g	杜仲炭 15g	怀牛膝 15g	石斛 15g
玉竹 1g	合欢花 15g	首乌藤 15g	

14 剂，每日 1 剂，水煎 300mL，早晚温服。

2018 年 11 月 6 日二诊： 患者自诉乏力、头晕明显减轻，腰膝酸软，自汗，畏热，手足心热，口干眼干，偶有心悸，纳差，没有食欲，睡眠正常，大便溏，小便正常，舌淡红，边有齿痕，苔薄白，脉细。

方药： 上方去合欢花、首乌藤，加苍术 15g，炒薏苡仁 30g。

7 剂，每日 1 剂，水煎 300mL，早晚温服。

2018 年 11 月 21 日三诊： 患者自诉乏力症状消失，无心悸，皮肤干燥，鼻干，膝部疼痛，无自汗，饮食正常，睡眠正常，二便正常，舌淡红，苔白，脉细。复查血常规：白细胞计数 3.8×10⁹/L，血红蛋白 112g/L，平均红细胞体积78.1fL，平均红细胞血红蛋白含量22.9pg,平均红细胞血红蛋白浓度263g/L。

方药： 上方去浮小麦、糯稻根、地骨皮、银柴胡、苍术、炒薏苡仁，加桂枝 15g，怀牛膝 15g。

7 剂，每日 1 剂，水煎 300mL，早晚温服。

【评析】 该患者确诊为缺铁性贫血，因不能耐受口服铁剂，欲求中医治疗，于我院就诊。首诊患者心悸、自汗症状严重，"汗为心之液"，汗出过多，耗伤心液，孙教授在陶壶饮基础上加浮小麦、糯稻根，固表敛阴止汗。患者腰膝酸软，予怀牛膝强壮筋骨，引药下行。合欢花、首乌藤养血安神，是孙教授治疗夜寐不安常用药对。二诊针对患者便溏症状，辨证加入苍术、炒薏苡仁，燥湿运脾，利水渗湿，"利小便以实大便"。

［2］王金环，张丽琴，雍彦礼，等．孙伟正教授应用"补脾益肾，酸甘化血"
法治疗缺铁性贫血经验 [J]．中医药学报，2020，48（10）：56-59．

三、孙伟正医案——气血两虚案

患者，女，29岁。2018年5月28日初诊。

主诉： 胸闷、干呕3天。病史：患者3天前无明显诱因胸闷、干呕，无心前区疼痛，于当地医院查血常规：血红蛋白计数偏低（具体不详），为求中西医结合诊治，遂来我院门诊。刻下症见：患者畏寒，倦怠乏力，少气懒言，胸闷，干呕，偶头晕，口干眼干，腰膝酸软，脱发，皮肤干燥，无舌痛，无指甲软脆，无手指麻木，否认消化性溃疡病史，否认妇科相关疾病病史，否认痔疮病史。月经量多，月经周期提前10天左右。睡眠正常，饮食正常，无偏嗜，小便正常，大便溏。舌脉：舌淡紫，苔薄白，脉细。血常规：白细胞计数4.33×10^9/L，红细胞计数3.71×10^{12}/L，血红蛋白73g/L，红细胞压积25.3%，平均红细胞体积68.2fL，平均红细胞血红蛋白含量19.7pg，平均红细胞血红蛋白浓度289g/L，血小板计数379×10^9/L。贫血三项：铁蛋白4.45ng/mL，维生素B_{12} 301.4pg/mL，叶酸16.71ng/mL。血清铁：4.4μmol/L。

西医诊断： 缺铁性贫血。

中医诊断： 萎黄。

中医辨证： 气血两虚。

方药： 陶壶饮加减。

黄芪50g	当归15g	熟地黄15g	白芍15g
川芎15g	太子参15g	茯苓15g	白术15g
炙甘草15g	大枣10g	麦冬15g	枸杞子20g
龙眼肉15g	山药15g	酸枣仁15g	覆盆子15g
五味子15g	乌梅15g	石斛15g	阿胶（烊化）10g
玉竹15g	升麻15g	柴胡15g	杜仲炭15g
怀牛膝15g			

14剂，每日1剂，水煎300mL，早晚温服。

配合右旋糖酐铁片口服。

2018 年 6 月 11 日二诊： 患者干呕、头晕症状减轻，仅于情绪激动时发作，畏寒，倦怠乏力，少气懒言，胸闷，口干，腰膝酸软，脱发，皮肤干燥，寐可，纳可，二便正常。舌淡，苔薄白，脉滑。

方药： 上方加三七粉（冲服）10g。21 剂，每日 1 剂，水煎 300mL，早晚温服。配合右旋糖酐铁片口服。

2018 年 7 月 19 日三诊： 患者乏力、胸闷、干呕症状消失，偶有头晕，脱发，皮肤干燥，寐可，纳可，二便正常。复查血常规：白细胞计数 $4.86×10^9$/L，红细胞计数 $4.59×10^{12}$/L，血红蛋白 114g/L，红细胞压积 37.4%，平均红细胞体积 81.5fL，平均红细胞血红蛋白含量 24.8pg，平均红细胞血红蛋白浓度 305g/L，血小板计数 $318×10^9$/L。

方药： 上方去杜仲炭、怀牛膝、三七粉。

14 剂，每日 1 剂，水煎 300mL，早晚温服。

配合右旋糖酐铁片口服。

【评析】 孙教授认为该患者虽因"胸闷、干呕 3 天"就诊，并非心血管及胃肠道疾病，主要矛盾仍为贫血，多为心前区及胃肠道失于血液的濡养所致。患者月经量多，且经期提前，孙教授并未用大量收敛止血药物，在自拟陶壶饮基础上加升麻、柴胡两味轻清升提之药，以收益气固脱，升陷止血之功。二诊患者症状明显改善，予三七粉，活血止血，加强止血作用。三诊患者血常规升高明显，仅予陶壶饮基础方巩固治疗。

[3] 王金环，张丽琴，雍彦礼，等.孙伟正教授应用"补脾益肾，酸甘化血"法治疗缺铁性贫血经验 [J].中医药学报，2020，48（10）：56-59.

四、周郁鸿医案——脾胃失健，气血两虚案

陈某，男，46 岁。

主诉： 头晕乏力 1 年，加重半月。病史：患者 1 年前无明显诱因出现头晕乏力，心悸气短，在当地医院诊断为"缺铁性贫血"，予以红源达 2 片 / 天口服，疗效

不佳。半个月前，头晕乏力症状加重，稍活动后心悸、气促，且偶感上腹部隐痛，于 2015 年 1 月 20 日就诊于我院。详细询问病史，患者自诉无创伤出血、痔疮等急慢性失血史。平时喜饮酒，有饮酒史 26 年，平时偶感胃脘部不适，服用铁剂后加重。行胃镜检查，报告示：胃角、胃窦充血，胃窦近幽门口处变形，后壁可见多个溃疡，最大者约 0.8cm×1.0cm，于溃疡周边取活检 6 块送病理，病理诊断为"胃窦多发性溃疡"。刻下症见：患者神清，精神差，形体瘦削，面色萎黄，心悸气促，倦怠乏力，不思饮食，胸胁满闷，夜寐欠安，大便稀薄，小便调。舌脉：舌淡胖、苔薄白，脉细弱。血常规：白细胞 $5.6×10^9$/L，红细胞 $3.40×10^{12}$/L，血红蛋白 62g/L，红细胞压积 29%，平均红细胞体积 65.5fL，血小板 $160×10^9$/L。血清铁蛋白 13μg/L，血清铁 8.5μmol/L，不饱和铁结合力 62.1μmol/L，总铁结合力 70.6μmol/L。骨髓常规涂片：红系、粒系、巨核系增生明显活跃，以红系增生为主，各阶段红细胞均可见，以中晚幼红细胞为主，其体积小，中心浅染，铁幼粒细胞 7%。铁染色阴性。

西医诊断：胃溃疡合并缺铁性贫血。

中医辨证：脾胃失健，气血两虚。

治法：健脾益胃，补气养血。

方药：八珍汤加减。

炙黄芪 30g	炒当归 15g	茯苓 15g	炒谷芽 15g
炒麦芽 15g	炒白术 12g	炒白芍 12g	熟地黄 12g
川芎 10g	人参 6g	炙甘草 6g	三七粉（冲服）3g

28 剂。水煎服，每日 1 剂，每次 120mL，早晚各服 1 次，用生姜及大枣煎汤送服。

同时联合口服红源达（2 片／次，1 次／天）、维生素 C 片（2 片／次，3 次／天），并嘱其饭后服用，以减少胃肠不良反应，忌饮酒。

二诊：患者仍面色萎黄，头晕乏力，余症有所减轻，但时感心烦口苦，脉左关稍弦细。复查血常规：白细胞 $5.8×10^9$/L，红细胞 $3.62×10^{12}$/L，血红蛋白 76g/L，红细胞压积 32%，平均红细胞体积 76fL，血小板 $156×10^9$/L。

中医辨证：脾土虚弱，肝木气盛，肝乘脾土。

方药：在前方基础上加柴胡 9g，海螵蛸 15g，佛手 6g。

嘱其继续服用铁剂及中药。

三诊：1 个月后患者诸症减轻，复查血常规：白细胞 $5.0×10^9$/L，红细胞 $4.0×10^{12}$/L，血红蛋白 90g/L，红细胞压积 32%，红细胞平均体积 81.2fL，血小板 $154×10^9$/L。周教授认为脾气渐复，仍守前方。

方药：炙黄芪 30g，炒当归、薏苡仁、茯苓各 15g，川芎、怀山药、肉豆蔻各 9g，炒白芍、熟地黄、党参、炒白术各 12g，炙甘草 6g。

28 剂。水煎服，每日 1 剂，每次 120mL，早晚各服 1 次。

继续服用铁剂加维生素 C 片。

四诊：患者服上方 4 周后，查血常规正常，无明显不适，饮食、睡眠及大小便正常。周教授嘱其铁剂改为每日 1 片，维生素 C 片每日 3 次，每次 1 片及前中药方不变，巩固治疗 2～3 个月，再复查血常规。

2015 年 7 月患者告知复查血常规正常，周教授嘱其停药，注意饮食营养搭配，不可嗜酒，定期复检。

【评析】 患者胃溃疡合并缺铁性贫血，胃镜示胃窦多发性溃疡，铁吸收不良为其缺铁性贫血主因，有无溃疡引起的上消化道出血尚未明确，中医辨证为脾胃失健，气血两虚，处方以八珍汤加减，二诊已见成效。但患者心烦口苦，脉左关稍弦细。周教授考虑为脾土虚弱，肝木气盛，肝乘脾土，故而加疏肝之药，实乃见微知著，故而效佳。中医诊疗疾病，正应如此，方能辨证准确，效如桴鼓。

[4] 徐玲珑，王紫齐，吴迪炯，等.周郁鸿中西医结合诊治缺铁性贫血学术经验 [J]. 浙江中医杂志，2016，51（7）：477-478.

五、李应存医案——气不摄血，冲任不调，心脾两虚，肝肾不足案

患者，女，37 岁。2013 年 5 月 12 日初诊。

主诉：月经量多伴头昏、疲乏 2 年余。病史：患者平素月经淋沥不尽，经期 8～10 天，多则 20 天不尽，体虚易感，腰困肢冷，面色苍白，神疲乏力，心悸

气短，食欲不振。舌脉：舌淡苔白，脉细弱。贫血三项：叶酸 11.4μg/L，维生素 B₁₂ 220ng/L。铁蛋白：5.81μg/L。血常规：血红蛋白 73g/L，红细胞 3.2×10^{12}/L，平均红细胞体积 77fL，平均血红蛋白含量 22.8pg，平均血红蛋白浓度 296g/L，均低于正常范围。

西医诊断：缺铁性贫血。

中医辨证：气不摄血，冲任不调，心脾两虚，肝肾不足。

治法：益气补血，健脾养心，补益肝肾。

方药：敦煌疗风虚瘦弱方加减。

黄芪 20g	当归 6g	熟地黄 20g	桂枝 12g
川芎 6g	白术 10g	墨旱莲 30g	女贞子 30g
地榆 30g	仙鹤草 30g	醋香附 15g	六神曲 30g
焦山楂 30g	焦麦芽 20g	炙甘草 20g	桑葚 30g

12 剂，水煎，每日 1 剂，早、晚饭后 1 小时口服。

嘱其注意休息，劳逸结合，加强营养，预防感冒。

二诊：患者自述月经规律，经量较前减少，疲乏症状减轻，纳食较前增加，月经淋沥改善，时有自汗，手心热。复查贫血三项：叶酸 11.4μg/L，维生素 B₁₂ 220ng/L，铁蛋白 98μg/L，血常规检查示：血红蛋白、红细胞、平均红细胞体积、平均血红蛋白含量均达到正常范围。

方药：在前方基础上，加牡丹皮 6g、浮小麦 30g 以滋阴敛汗。6 剂。

三诊：患者月经已明显改善，精神转佳，汗出明显减少。

方药：前方当归加至 10g，另加白芍 12g、血余炭 15g、防风 6g，桂枝加至 15g，以加强养血摄血、固表之功，墨旱莲、女贞子加至 40g，以增强补益肝肾之功。

四诊：患者自述月经规律，经量较前减少，神疲乏力症状进一步减轻，食欲明显好转，月经淋沥明显改善，劳累后仍有心悸气短。

方药：前方去焦山楂、血余炭，加炙甘草至 30g、川芎 6g，以增强调中益气养血之功。

五诊：患者自述月经规律，经量较前明显减少，疲乏症状缓解，仍时有汗出，月经淋沥已止。

方药：上方加黄芪至 30g、煅牡蛎（先煎）30g，以加强益气固表敛汗之力。

【评析】　本案贫血系气不摄血，冲任不调，心脾两虚，肝肾不足，治法：益气补血、健脾养心、滋养肝肾。方中黄芪、当归、白芍、桑葚合用益气补血；熟地黄、墨旱莲、女贞子补益肝肾；白术、焦山楂、神曲、焦麦芽合用以健脾助运，使气血生化有源；炙甘草、桂枝、川芎益气通阳养心；醋香附调气调血；仙鹤草、地榆、血余炭敛血止血以治其标。

[5] 梁丽娟，孙超. 李应存教授运用敦煌疗风瘦弱方治疗贫血经验 [J]. 中医研究，2014，27（11）：32-34.

六、杨淑莲医案——肝郁乘脾，气不摄血案

许某，女，72 岁。2012 年 6 月 16 日初诊。

主诉：间断面色萎黄、乏力 10 年，加重伴胁肋胀痛、黑便 7 个月。病史：患者 10 年前曾出现面色萎黄，自觉乏力，胃脘部间断性疼痛，烧灼感，无恶心呕吐，偶有心悸气短，就诊于某医院，诊断为胃、十二指肠溃疡，缺铁性贫血。给予奥美拉唑（具体用药及剂量不详）、铁剂（具体药物不详）等口服，因服铁剂后胃痛加重放弃治疗。近年胃脘疼痛、泛酸间断发作，曾服汤剂及补血中药治疗未能有效控制，面色萎黄、乏力严重时曾输血治疗。7 个月前因家庭纠纷，情志失调后出现右侧胁肋胀痛，时伴刺痛，自右肋下向背部放射，黑色软便，每日 2 次，就诊于某医院，诊断为上消化道出血，缺铁性贫血。给予泮托拉唑、法莫替丁等输注及输血治疗，症状好转后出院，出院后继续口服奥美拉唑等（具体用药及剂量不详）抑酸药物，面黄、乏力症状进行性加重，间断黑便，为求进一步治疗就诊于我院。刻下症见：面色萎黄，乏力，晨起口苦，略干，活动后心悸、气短，胁肋胀痛，易惊，无发热，无咳嗽、咯痰，无腹痛，自汗，盗汗，手足心热，纳差，夜寐不佳，小便黄，黑色软便。舌脉：舌质淡，苔白，脉弦细数。既往史：吸烟史 40 余年，胃十二指肠溃疡病史 10 年，原发性高血压病史 10 余年，冠心病病

史 6 年，冠状动脉支架术后 1 年。外周血常规：白细胞计数 $11.47 \times 10^9/L$，红细胞计数 $2.56 \times 10^{12}/L$，血红蛋白 65g/L，血小板计数 $564 \times 10^9/L$，平均红细胞体积 60fL，平均红细胞血红蛋白含量 21pg，平均红细胞血红蛋白浓度 22%。血清铁测定：4.53μmol/L；血清铁蛋白：6μg/L。上消化道造影示：胃及十二指肠溃疡。腹部超声：慢性胆囊炎，肝、胰、脾、肾未见异常。大便常规：褐色软便，潜血（+++）。心电图：窦性心律，ST 段压低。

西医诊断：缺铁性贫血，胃及十二指肠溃疡，上消化道出血。

中医诊断：虚劳。

中医辨证：肝郁乘脾，气不摄血。

治法：收敛止血。

方药：四味止血散藕粉调服。

蒲黄炭 10g　　　　白及粉 10g　　　阿胶珠 15g　　三七粉 6g

5 剂。上药研粉混匀，每次 10g，纯藕粉 10～20g 热水调服，每日 4 次。

乌梅消食颗粒（院内制剂，批准文号：Z20090669）10g，每日 3 次口服。

2012 年 6 月 21 日二诊：患者诉食欲好转，大便呈褐色成形便，胃脘疼痛明显减轻，偶泛酸，胁肋胀痛同前，仍乏力、心悸等，舌质淡，苔白，脉弦细数。大便常规：褐色便，潜血（+-）。思其便血基本消失。

中医辨证：肝气不舒，肝胃不和。

方药：柴胡疏肝散加减。

陈皮 10g　　　　柴胡 10g　　　川芎 10g　　　枳壳 6g

白芍 10g　　　　炙甘草 6g　　　香附 4.5g　　　瓦楞子（先煎）15g

延胡索 10g　　　海螵蛸 15g　　川楝子 10g　　阿胶珠（烊化）15g

白及 10g　　　　蒲黄炭 10g　　三七粉（冲服）3g

每日 1 剂，水煎取汁 300mL，分早、晚 2 次服。

上方加减服用 21 剂，胁肋胀痛、胃脘烧灼、反酸均消失，饮食增加，乏力心悸好转，后以归脾汤加减调治 2 月余痊愈。

【评析】　本例以胃脘疼痛、烧灼感、纳差、乏力、心悸等为主症起病，病史较长，虚实夹杂，虚证为主，可诊为虚劳。平素饮食不节，加之多年吸烟史，湿热之邪侵袭，蕴聚于胃，耗伤胃阴，损伤胃膜，瘀阻胃络，肉腐血败而成溃疡。日久脾胃虚弱，健运失常，气血生化失司，故面黄、乏力；血不养心故心悸气短，易惊；加之情志失调，郁怒伤肝，肝失条达，气滞血瘀则胁肋胀痛、刺痛；肝气乘克脾土，脾胃更伤，则黑便不断。急则治其标，故初诊先以蒲黄炭、白及粉、阿胶珠、三七粉（自拟四味止血散）藕粉调服，以收敛、凉血、止血而不留瘀，且阿胶珠、藕粉冲调后呈黏稠膏状，服用后可敷布于胃肠黏膜，既有利于药物缓慢排空，更好地发挥疗效，又可保护黏膜创面，利于止血；配以乌梅消食颗粒健脾理气，消食导滞，重在调理脾胃，促进饮食，增其化源。二诊便血已止，以肝气不舒、肝胃不和为主，故予柴胡疏肝散疏肝解郁，行气止痛，并于方中继予四味止血散以防便血复发。其后针对其气血两虚以归脾汤加减，一是心脾同治，重点在脾，使脾旺则气血生化有源。二是气血并补，但重用补气，意在生血。使气旺则血自生，血足则心有所养。

由本例治疗可以看出，患者虽为一缺铁性贫血病例，绝非简单补铁可愈，病机繁复，尤要注意标本之缓急，治疗更宜潜心辨证，审证求因，止血、疏肝、行气、益气、养血诸治法先后有序，但重在顾护后天，调理脾胃。

［6］李君，王茂生.杨淑莲教授诊治缺铁性贫血经验[J].河北中医，2014，36（5）：650-652.

七、孙伯扬医案——脾肾两虚，胃气失和案

施某，女，28岁。2010年8月11日初诊。

主诉：头晕、乏力、心悸。病史：贫血病史，平时血红蛋白60～90g/L，曾经诊断为缺铁性贫血。未行骨髓穿刺检查，不耐受口服铁剂治疗。刻下症见：活动后头晕乏力，心悸自汗，腰酸腿软，不思饮食，便秘，颜面痤疮痒痛，月经周期尚准，适逢行经，12天未净，经量不多，小腹喜按，面色白。舌脉：舌淡黯、苔白，舌下紫黯，脉沉细。

中医辨证：脾肾两虚，胃气失和。

治法：调补脾肾，和胃。

方药：

山茱萸 15g	茯苓 15g	炒麦芽 15g	炒谷芽 15g
熟地黄 20g	肉苁蓉 30g	炒神曲 10g	白术 10g
续断 10g	土茯苓 10g	白鲜皮 10g	鸡内金 10g
大黄炭 10g	砂仁（后下）5g		

7 剂，每日 1 剂，水煎服。

二诊：药后知饥欲食，大便通畅，腰酸腿软减轻，月经已净，颜面痤疮已不痒痛；两侧下腹疼痛缓解。

方药：前方加制何首乌 15g，阿胶（烊化）10g 养血善后。

【评析】 本案显然是血虚证，虚则用补，人皆能为。然孙伯扬戒之曰："久病宜缓图"；"调胃为先，务使滞热得降"。究其原因，在于患者痤疮、便秘，胃肠原有滞热，滞热不去，补药难以见功。再者细究患者纳差表现，是"不欲食"而非"食不化"。不欲食者病在胃，食不化者病在脾；在胃宜和降调胃，在脾宜温运健脾。故而本病属虚中夹实，证虽虚而不能骤补。二诊患者知饥欲食，排便通畅，是滞热得降，胃气恢复之佳兆，乃增入制何首乌、阿胶养血。设若辨证未精细至此，先以地、胶、归、芍等药相投，腻胃碍膈，在所难免，何谈补养。又经血淋沥，难免不以益气收涩为治，则芪、参之属，又在常选，然则痤疮、便秘，与药抵牾。反思本案，论治关键首先是胃失和降，"调胃"一语，实在是直中肯綮。

［7］张海滨，张云云，段显方. 孙伯扬调脾肾治疗内科杂病验案 3 则 [J]. 新中医，2012，44（10）：165-166.

八、王占玺医案——心脾两虚案

刘某，女性，40 岁。1974 年 6 月 6 日初诊。

病史：1968 年做输卵管结扎术时发现贫血，血红蛋白波动于 48～55g/L，红

细胞 2.50×10^{12}/L，红细胞压积 29%，平均红细胞血红蛋白浓度 14%，平均红细胞血红蛋白含量 27.6pg，诊断为"小细胞低色素性贫血"而来门诊。经仔细询问，患者月经来潮时间，自 1968 年输卵管结扎术后，由原 3 天增至 7 天，继之每 10～20 天来潮一次，伴随着贫血进展而月经量也相继增加。心跳、失眠、善太息、面色㿠白。舌脉：舌苔薄白质淡，脉象虚大。

中医辨证： 心脾两虚。

治法： 补益心脾。

方药：

党参 30g	白术 9g	黄芪 15g	当归 6g
茯神 12g	远志 3g	合欢皮 18g	赤石脂（先煎）12g
炒酸枣仁 18g	生姜 9g	大枣（去核）3 枚	

平时每日服 1 剂，每服 6 剂停药 1 日，于月经来潮时，则于上方中加黑豆 30g、艾叶炭 9g、棕榈炭 9g 以补肾暖胞止血，共服 90 剂。

9 月 3 日复诊： 月经自开始服药后第 2 个月，月经周期转为正常，由 10 余天一潮转为 28 天一潮，但每潮时间仍长，可达 10 天之久，无血块而色淡。

服至第 3 个月，月经来潮时间缩短为 7 天，量也较前减少，周期间隔正常。面色好转，脉象虚大好转，复查红细胞 4.06×10^{12}/L，血红蛋白 90g/L。

方药： 上方 3 剂加菟丝子 60g、淫羊藿 60g、鹿角霜（先煎）60g、五味子 60g，共为细末，炼蜜为丸，每丸重 10g。

早晚各服 1 丸，兼固其肾，缓图其本，为善后返里。

1977 年 11 月 21 日访，红细胞及血红蛋白均正常，且已恢复工作年余。

【评析】 本例缺铁性贫血，审察其病因，为慢性失血（经漏）引起。"血为气之母"，患者由于经漏日久，气也会随之耗失；且血能养气，血虚则气亦衰，故出现气血两虚。"血无气领，血不归经"，气虚不能摄血，更加重出血，故患者月经周期缩短、来潮时间过长；气血两虚，不能养心，则有心悸、失眠、面白、脉虚大，属脾气虚心血不足的两虚证，故用归脾汤双补心脾为治。方中党参、黄芪补气；白术、赤石脂、生姜、大枣健脾助运化；当归、茯神、远志、炒酸枣仁、合欢皮益气养心安神。全方配伍具有补益心脾之功效。本例重用黄芪，以扶气统血归经；去木香之香散，加赤石脂，取其味甘、酸、涩，性温入心肾二经，以扶气制漏，赤石脂为矿石中硅酸类的含铁陶土，对低铁性贫血颇有补益之功。心脾两虚，病久及肾，乙癸同源，肝肾同属下焦，肝主胞宫，于月经来潮时加黑豆、艾叶炭、棕榈炭，在双补气血基础上，以补肾助脾，暖胞止血。如此标本兼固，证因兼施，使其于经漏减轻的同时，贫血相继好转。

［8］王占玺，临床验集 [M]. 北京：科学技术出版社，1985.

九、龚志贤医案——气阴两亏，精、气、神俱虚案

钟某，女，36 岁。1981 年 3 月 2 日初诊。

病史：失眠、头晕 10 年以上，稍有事或其他刺激即通宵失眠。头晕伴头部空虚，心悸约五六年，说话气不接续，走路不稳，上楼气喘甚。1978 年曾因宫外孕做手术并行输卵管结扎术，月经提前，经来腹痛，已服中药百余剂，效不佳，特来求治。刻下症见：平素坐、卧即觉舒适，动则累甚，极易疲倦，懒言懒动，面色苍黄晦黯，形体瘦削，体重 70 余斤，不能上班已经 1 年多。月经每次提前 4～7 日，有日益提前之势。经来量少，色紫有瘀块，经来小腹痛，经行七八日乃至十一二日。近半年来脱发甚剧，以至畏惧梳头。两胁胀痛拒按，胸闷，叹气则舒。睡则汗出，眼皮重，喜闭目，极度烦躁，无故恼怒，甚至毁物骂人，过街看不得汽车，听不得噪声，否则即眩晕呕吐、倒仆。记忆力差，手足心灼热，恶梦纷纭。检查除有轻度贫血外，肝、胆、胰、胃正常，心电图、脑电图、脑血流图正常，已排除梅尼埃病。舌脉：舌质淡白，脉沉弱结代，两尺重按即无。

中医辨证：气阴两亏，精、气、神俱虚。

治法：益气养阴，养血安神。

方药：

黄芪 60g　　　　当归 12g　　　　生地黄 30g　　　　熟地黄 20g

黄芩 10g	黄连 60g	黄柏 10g	酸枣仁 18g
知母 10g	北沙参 30g	地骨皮 30g	牡丹皮 15g
川芎 5g	丹参 30g	炙甘草 5g	

4 剂，水煎服。

3 月 16 日二诊：服上方 4 剂后觉效果较好，又服 4 剂，盗汗大减，精神好转，疲倦乏力、眼皮沉重、手足心热减轻。

方药：按上方加北沙参 60g、生龙骨（先煎）30g、生牡蛎（先煎）30g、玄参 30g、鳖甲（先煎）15g，10 剂。

3 月 26 日三诊：盗汗止，手足心热大减，恐惧感消失，大便基本正常，梦似有减少，睡眠似有好转，但精神好转。头晕、头空也有减轻，脉沉弱结代，两尺弱甚，舌质渐红润，脸色晦黯之气渐退。

方药：人参养荣汤、归脾汤、青蒿鳖甲汤加减。

黄芪 90g	太子参 60g	山药 30g	茯苓 15g
当归 15g	银柴胡 18g	白芍 30g	生地黄 30g
玄参 30g	酸枣仁 25g	知母 12g	丹参 30g
鸡血藤 30g	牡丹皮 18g	地骨皮 30g	青蒿（后下）10g
麦冬 30g	炙甘草 5g		

10 剂，水煎服。

4 月 30 日四诊：上方连服 20 剂后盗汗止未再作，手足心热止。月经在 3 月 27 日来潮只提前了 5 天，4 月 24 日来潮只提前 3 天，已无瘀块，腹痛也消失。恐惧消失，心悸明显减轻，头晕、头空明显减轻，脱发也明显减轻。诊脉沉弱但已有神，结代脉尚存，两尺尚不盛指。睡眠较前为好，但仍有梦，心烦易怒大减。改用丸剂以图善后。

方药：

黄芪 100g	红参 100g	当归 30g	丹参 60g
白芍 60g	生地黄 60g	玄参 30g	鸡血藤 60g
川芎 20g	山药 60g	茯苓 30g	酸枣仁 60g

柴胡 30g	佛手 30g	知母 30g	天冬 30g
肉苁蓉 50g	菟丝子 60g	远志 30g	车前子（包煎）30g
枸杞子 60g	女贞子 30g	合欢皮 30g	龙眼肉 30g
沙苑子 30g	桑葚 30g	阿胶 30g	焦山楂 30g
鸡内金 30g	五味子 50g	神曲 30g	麦冬 30g

上药共研细末，炼蜜为丸，每丸重 9g，每日早晚各服 1 丸。

1985 年遇于街头，自言 1981 年 10 月即已上班工作，诸症悉愈，形体已丰，体重已增加到 51.5kg。

【评析】 患者脉沉弱结代，两尺脉重按即无，是为气阴（血、津液）两亏之脉，舌质淡白无华，懒言懒动，坐卧即舒，动则累甚，面色苍黄晦黯，眼皮重喜闭目是为气阴两亏之症。气阴两虚，不能上荣于脑故头晕而空；不能濡养于发，故脱发甚剧；不能养心，故心悸怔忡，失眠健忘；心虚则神不守舍，故多梦纷纭，神志不宁；不能养肝，则肝失其柔和条达之性，遂至烦躁易怒；肝藏魂，《金匮要略》说："使魂魄不安者，血气少也，血气少者属于心，心气虚折；其人则畏，合目欲眠，梦远行而精神离散，魂魄妄行。"故恐惧而多梦。肾藏精为人体生命活动源泉，《类经附翼》说："五脏之附气非此不能滋，五脏之阳气非此不能发。"病者两尺重按即无，可知其肾精亦虚；汗为心之液，肾主五液，气阴两虚，心肾之液不能敛藏，则随阳气（虚阳）外泄，则盗汗之症作矣。

气与血乃人体生命活动的重要物质基础，而脏腑则赖之以滋，神魂赖之以安，颜色赖之以润，营卫赖之以充，津液赖之以通行，二阴赖之以调畅，人之一身外而皮毛肌肉筋骨，内而五脏六腑，凡形质所在，皆气血之用也。气血亏虚，则使气主煦之、血主濡之的作用减退，当调补气血。所以补精、气、神，首用当归六黄汤合酸枣仁汤益气养阴、止盗汗以收耗散之津液，盗汗止后又以人参养荣汤、归脾汤、青蒿鳖甲汤加减，加强了益气养阴之力。阴虚甚则出现手足心热，即所谓五心烦热，20 剂后，五心烦热止。月经量有所增加，经期渐趋对月，此不调经而自调，不治之治也。气虚则血瘀，故经来有块，气足则血行，故瘀块消失，瘀块消失，腹痛亦止，随着气血恢复，头晕、心悸、失眠、恐惧、脱发、健忘等皆随之而治，最后以丸药巩固和发展疗效，以为善后之计。信哉！治病必求其本也。

是例龚志贤按语从脉案分析，丝缕分明，诚吾辈后学之人学习之榜样。

［9］龚志贤．龚志贤临床经验集 [M]．北京：人民卫生出版社，1984．

第二节　巨幼细胞贫血

巨幼细胞贫血是多种原因引起的以增殖细胞巨幼变为特征的一组贫血综合征，叶酸和（或）维生素 B_{12} 缺乏或某些影响核苷酸代谢的药物导致细胞核脱氧核糖核酸（DNA）合成障碍所致的贫血称巨幼细胞贫血。叶酸和（或）维生素 B_{12} 缺乏导致的营养性巨幼细胞贫血占 90% 以上。患者不仅有贫血，还有白细胞、血小板减少以及出现椭圆形大细胞和中性粒细胞分叶过多现象，可有皮肤、黏膜异常表现，如口腔黏膜、舌乳头萎缩，舌面呈"牛肉样舌"；神经系统方面异常表现，如对称性远端肢体麻木、深感觉障碍；共济失调或步态不稳；味觉、嗅觉降低；锥体束征阳性、肌张力增加、腱反射亢进；视力下降。叶酸缺乏者有易怒、妄想等精神症状。维生素 B_{12} 缺乏者有抑郁、失眠、记忆力下降、谵妄、幻觉、妄想甚至精神错乱、人格变态等。本病常见于妊娠妇女和婴幼儿。

（一）叶酸缺乏性巨幼细胞贫血国内诊断标准

临床表现：①贫血症状。②伴消化道症状，如食欲不振、恶心、腹泻及腹胀等，舌质红、舌乳头萎缩、表面光滑。

辅助检查：①大细胞性贫血：平均红细胞体积＞100fL，多数红细胞呈大卵圆形。②白细胞和血小板常减少，中性粒细胞核分叶过多（5叶者＞5% 或 6叶者＞1%）。③骨髓明显增生，红系呈典型巨幼红细胞生成。巨幼红细胞＞10%。粒系及巨核系也有巨型变，特别是晚幼粒细胞改变明显，核质疏松、肿胀，巨核细胞有核分叶过多，血小板生成障碍。

特殊检查：①血清叶酸低于 6.8nmol/L（3ng/mL）。②红细胞叶酸低于227nmol/L（100ng/mL）。

符合上述特殊检查①及②项者，诊断为叶酸缺乏。这类患者可能同时具有临床表现的②项。如加上贫血的临床表现及实验室检查①及（或）②项者，诊断为叶酸缺乏性巨幼细胞贫血。

（二）维生素 B_{12} 缺乏性巨幼细胞贫血国内的诊断标准

临床表现： ①贫血症状。②消化道症状及舌痛、色红、舌乳头消失、表面光滑。③可有神经系统症状，如脊髓后侧束变性，表现为下肢对称性深部感觉及振动感消失。严重的可有平衡失调及步行障碍，呈痉挛性共济失调。也可同时出现周围神经病变及精神忧郁。儿童患者可表现为精神障碍和智力低下。

辅助检查： ①大细胞贫血：平均红细胞体积 > 100fL，红细胞呈大卵圆形。②白细胞和血小板常减少，中性粒细胞核分叶过多（5叶者 > 5% 或 6 叶者 > 1%）。③骨髓呈典型的巨幼红细胞生成。巨幼红细胞 > 10%。粒系及巨核系也有巨幼变。

特殊检查： ①血清维生素 B_{12} 低于 74pmol/L（100ng/mL）。

符合上述特殊检查者，诊断为维生素 B_{12} 缺乏，这类患者可能同时伴有临床表现的②、③项或仅有③项。如加上贫血症状及实验室检查①、③和（或）②项，诊断为维生素 B_{12} 缺乏性巨幼细胞贫血。

巨幼细胞性贫血的西医治疗首先应积极治疗基础病，去除病因；进行营养知识教育，纠正偏食及不良的烹调习惯；同时给予补充叶酸或维生素 B_{12} 的药物治疗。

巨幼细胞贫血，根据本病的临床表现，当属于中医学"虚劳""血虚""血虚风动""萎黄"等范畴。

传统中医学认为，引起本病的病因主要有以下 3 点。

（1）禀赋薄弱：患者由于胎中失养、孕育不足，或因生后喂养失当，营养不良，导致禀赋薄弱，体质不强，脏腑气血虚衰、化源不足，而致血虚。

（2）饮食失调：脾胃为后天之本，气血生化之源，饮食欠缺或饮食偏嗜导致营养不良，脾胃虚弱，不能运化水谷精微，气血无以化生，造成血虚或虚劳。

（3）内伤七情：《黄帝内经》云："怒伤肝，思伤脾。"五志过极，七情为患，均可损伤脾胃功能，影响消化吸收功能，致气血生化乏源。

本病属于"精气夺则虚"的虚证，病位早期在脾，病机的关键在于脾肾亏虚。

一、郭子光医案——肝脾血虚气弱案

钟某，女，41 岁。1999 年 3 月 16 日初诊。

病史： 3 个月前因一次晕倒于厂职工医院住院治疗，查血诊断为"贫血"，服中药 8 剂缓解出院，未进一步查治。此后仍眩晕乏力。半月前出差来成都，因几次眩晕欲倒，肢麻，于某省立医院诊治，骨髓穿刺等检查诊为"巨幼细胞性贫血"，当即收住院，准备输血。因全家笃信中医，又因前次服中药有效，而来求治。刻下症见：眩晕耳鸣，肢麻疲软，下肢常抽掣疼痛，长期纳呆、不喜肉蔬，仅好麻辣凉粉之类。月经显著减少，似欲停闭之状。曾患"甲亢"病治愈。查其形体虚胖，神萎，两眼微突，面萎黄无华，唇、睑淡白，爪甲苍白不荣。舌脉：舌质淡苔薄白湿润，脉濡弱。

中医辨证： 肝脾血虚气弱。

方药：

（1）参苓白术散加减。

党参 30g	谷芽 30g	茯苓 15g	白术 15g
陈皮 15g	山药 15g	白扁豆 15g	鸡内金 15g
建神曲 15g	红参 12g	法半夏 10g	木香 10g
砂仁（后下）10g			

浓煎，每日 1 剂，3 次分服。

（2）大枣、连皮花生仁、莲子各 15～20g，桥米适量。

熬粥，每日 1 餐。

鼓励进食牛乳、鸡蛋、肉类、绿叶蔬菜、水果等，以能消化为度。

二诊： 4 月 2 日来电称，服完 10 剂，纳旺神振，余症均缓，求寄方续治。

方药：

黄芪 40g	党参 30g	谷芽 20g	大枣 20g
红参 15g	茯苓 15g	白术 15g	当归 15g
熟地黄 15g	白芍 15g	川芎 15g	炙甘草 15g
阿胶（烊化）15g	枸杞子 15g	陈皮 12g	

每日 1 剂，食疗同前。

三诊：5 月 1 日电告，16 剂后，查血各项指标正常（未做骨髓检查），诸症缓解。

方药：上方炼蜜为丸。

每丸 10 ～ 15 克，每日 3 次，坚持服用 3 月以巩固疗效。

【评析】　钟某所患之巨幼细胞性贫血，有典型的血虚症状，可遵中医"虚劳"病辨证论治。本案患者属于慢性贫血的第一个层次，即肝脾血虚证，初诊予参苓白术散，缘其不喜肉蔬，长期纳呆，只能先平补脾胃，深恐滋腻峻补反壅中碍运，并佐莲、枣、花生、秔米熬粥增加营养，配合食疗以冀胃气渐甦；待复诊纳旺神振后，始改八珍汤加红参、黄芪、阿胶、枸杞子、红枣等，重在健脾益气、养血补肝，因《黄帝内经》曰："中焦受气取汁，变化而赤，谓之血。"俟脾胃生机日旺，贫血自可复常。三诊时患者各项指标果然复常，遂宗"治慢性病当有方、有守"之旨，改丸药缓收全功。

［1］黄丽平．郭子光诊治血液疾病经验研读 [C].// 中华中医药学会．中华中医药学会名医学术思想研究分会年会论文集．西宁：中华中医药学会，2013：4.

二、王烈医案——血虚（亏）动肝（风）案

罗某，男，10 个月。1973 年 10 月 21 日就诊。

病史：患儿为第一胎，足月顺产，母乳喂养，发育较差。平时常有腹泻，多汗不宁。近 1 个月来，患儿精神不振，情绪烦躁。诊前 7 天，患儿头颤，舌口每

于哺乳时喜弄而动，目视发呆，乳食减少，夜眠不实，大便稀薄，小便清长。经某院诊为大细胞性贫血，建议用叶酸、维生素 B_{12} 治疗。家属未用而求中医治疗。查体：精神萎靡，面色苍黄，营养不良，目呆唇淡，心音不纯，肺呼吸音清，腹满而软，肝肋下 1.5cm，脾未触及。舌脉：舌苔薄白，舌质淡红，脉细无力。血常规：白细胞 10.8×10^9/L，分叶 44%，淋巴细胞比例 56%；红细胞 2.5×10^{12}/L，血红蛋白 80g/L；网织红细胞 0.2%；血小板 110×10^9/L。

西医诊断： 营养性巨幼细胞性贫血。

中医辨证： 血虚（亏）动肝（风）。

治法： 养血祛风，益脾柔肝。

方药：

当归 5g	白芍 5g	制何首乌 5g	鸡血藤 5g
木瓜 5g	太子参 5g		

水煎服。治疗 10 天。

二诊： 精神好转，头、舌不颤。继服 10 天。

三诊： 一般状态明显进步。血常规：红细胞 3.35×10^{12}/L，血红蛋白 105g/L。

方药： 处方去白芍，加党参 5g，赤石脂（先煎）5g。

用药 10 天，血常规红细胞与血红蛋白均为正常，一般状态如常。

【评析】 本病较一般性贫血为重，大多用叶酸和维生素 B_{12} 疗法，疗程至少需要 1 个月。本病诊治大致相同，以中药为主，配合食疗，所治时间和西药不相上下。临床诊断不难，但易忽视，一般经验，凡贫血患儿伴有神经精神方面异常均应考虑本病，进一步查血，出现红细胞比血红蛋白降低明显，多属本病。中医以血虚动风的辨证理论为指导，选用养血祛风和益脾柔肝法治疗。方中当归为君，白芍为臣，主补肝血，辅以何首乌、鸡血藤、木瓜养血柔肝而发挥作用。应用本法所治的患儿，肢体颤抖现象消失为快，大多于服药 10 天之后逐渐恢复；血常规的改善，约为 1 个月左右。治疗除治血疗肝外，尚应顾及脾胃，所以方中太子参、党参为常选之剂。任何药物治疗的同时，均应改善患儿的喂养，尤其增加辅食、不用羊奶等有利于本病之治。患儿由于生后喂养失当，时常腹泻，营养不良，导致脏腑气血虚衰、化源不足，而致血虚，血虚不能养肝，而致肝风虚动。

　　［2］王烈．营养性巨幼细胞性贫血证治二则 [J]．黑龙江中医药，2002（5）：
　　　　32-33.

三、裴正学医案——脾胃虚弱案

　　李某，女，60 岁。1999 年 8 月初诊。

　　病史： 慢性胃炎病史，反复鼻腔出血 2 年加重 3 天，曾经多方治疗无效，遂于 1999 年 8 月求治于裴正学。刻下症见：患者精神萎靡倦怠，面色萎黄，纳差，口苦口干，腹胀便秘，间断性鼻腔出血。舌脉：舌红少苔，脉沉细。血常规：红细胞 2.01×10^{12}/L，血红蛋白 50g/L，平均红细胞体积 120fL，白细胞 2.9×10^9/L，血小板 50×10^9/L。骨髓检查示：骨髓有核细胞明显增多，以巨幼红细胞增生为主。

　　西医诊断： 营养性巨幼细胞性贫血。

　　中医辨证： 脾胃虚弱。

　　治法： 调理脾胃。

　　方药：

北沙参 15g	麦冬 10g	玉竹 6g	石斛 6g
丹参 10g	木香 6g	草豆蔻 3g	薄荷炭 15g
丹皮炭 15g	血余炭 15g	大黄 6g	黄连 3g

　　　　　　　　　　　　　　　　水煎分 2 次温服，每日 1 剂。服 10 剂。

　　西医治疗： 维生素 B_{12} 500μg 肌内注射每日 1 次，叶酸 30mg 口服每日 1 次。

　　二诊： 患者服上方 10 剂后述鼻腔出血明显减少，大便干缓解，但仍有纳差、口苦。

　　方药： 上方去薄荷炭、丹皮炭、血余炭，加黄连 3g、黄芩 10g、焦三仙各 6g。

　　　　　　　　　　　　　　　　　　　　　　　继服 10 剂。

　　并停用维生素 B_{12} 及叶酸，嘱其增加营养，注意休息。

三诊：患者又服原方 10 剂后，诸症好转，但仍有轻度的乏力、纳差、腹胀，偶有鼻腔出血，舌红苔薄黄，脉弦。血常规：红细胞 3.03×10^{12}/L，平均红细胞体积 92fL，血小板 60×10^9/L，血红蛋白 90g/L，白细胞 3.2×10^9/L。

治法：以健脾调胃为主，疏肝为辅。

方药：

木香 3g	草豆蔻 3g	北沙参 10g	麦冬 10g
玉竹 6g	白术 10g	茯苓 12g	柴胡 10g
白芍 10g	牡丹皮 10g	栀子 10g	当归 10g
黄连 3g	黄芩 10g		

水煎分 2 次温服，每日 1 剂，10 剂。

四诊：患者又服 20 剂后，诸症消失，血常规和骨髓检查复查示正常，极少再有鼻腔出血的情况，精神饮食也明显改善。

【评析】 脾胃为气血生化之源，又为后天之本。脾胃的运化功能在机体营养吸收、血液成分的形成方面有着至关重要的作用。脾主运化，主升，喜燥而恶湿，胃主受纳，主降，喜润而恶燥。在正常生理情况下，脾胃一升一降，一燥一润，共同维护着人体的消化、吸收功能的平衡。本例胃病日久，脾胃功能失调，气血生化无源，故产生营养性巨幼细胞性贫血。该例鼻衄、脉细、舌苔少、口苦干、便干、胃阴不足、虚火动血之征明显，故先治予滋养胃阴的沙参麦冬汤加减，加用凉血止血之品治其标，出血之标象控制后再以沙参麦冬汤合疏肝健脾清热的加味逍遥散加减，肝脾得调，气血化生正常，不补血而血自生。这也是辨证与辨病相结合，在临床中收到满意的效果。

[3] 李文福，薛文翰. 裴正学教授治疗营养性巨幼细胞性贫血例析 [J]. 中医药学刊，2001（5）：432-434.

四、方英杰医案——心脾两虚案

患者，男，58 岁。1986 年 5 月 10 日入院。

病史： 3个月前，患者丧偶后，精神不振，逐渐自觉头晕，心悸，食欲减退，乏力，水肿。经血、尿、便常规化验、胸透、超声等检查，均无明显异常；胃镜检查为萎缩性胃炎。近日又见畏寒，嗜睡，大便溏，四肢萎软。刻下症见：背入病室，气短言微，精神萎靡，消瘦，面色苍白，重度贫血貌，全身浅表淋巴结无肿大，皮肤未见出血点及蜘蛛痣，无特殊气味，睑结膜苍白，巩膜无黄染，球结膜无水肿。甲状腺不大，胸廓对称，叩诊肺肝界于右锁骨中线第5肋间，心界叩诊不大，听诊两肺清晰，心尖部可闻及Ⅱ级收缩期杂音，心律规整，A2＞P2，腹平软，肝右肋下1.6cm，质软，脾左肋下2.0cm，腹无压痛及反跳痛，肠鸣音略亢进，腹水征阴性，双下肢水肿明显，四肢自主活动存在。神经系统检查正常。舌脉：舌质淡润无苔。血常规：红细胞1.08×10^{12}/L，血小板34×10^9/L，血红蛋白40g/L，白细胞2.2×10^9/L，中性粒细胞比例0.66，淋巴细胞比例0.34。尿常规正常，便潜血阴性。胃液分析：总酸度30，游离酸0。骨髓穿刺涂片结果：巨幼红细胞性贫血。心电图：心房内游走性节律。肝功能正常，谷丙转氨酸35U以下，乙型肝炎表面抗原（－），血浆总蛋白55g/L。

中医诊断： 虚劳。

中医辨证： 心脾两虚。

治法： 补益心脾。

方药： 归脾汤加味。

党参30g	焦白术20g	黄芪30g	当归20g
炙甘草15g	龙眼肉20g	茯苓20g	远志10g
酸枣仁20g	广木香20g	生姜15g	大枣15g
砂仁（后下）15g			

水煎服。

二诊： 上方连服3周，病情明显好转，患者体力倍增，行走自如，面色红润，语声有力，双下肢水肿消退，二便正常，无明显不适。红细胞4.1×10^{12}/L，血小板116×10^9/L，血红蛋白120g/L，白细胞5.6×10^9/L，中性粒细胞比例0.68，淋巴细胞比例0.32，痊愈出院，随访2年未见复发。

【评析】 患者由于丧偶，思虑过度，耗伤心脾，损伤脾胃功能，影响消化吸收功能，致气血生化乏源，脾气虚则面色苍白、舌质淡润；中阳不振则头晕，气短，语声无力；血不养心则心悸，脾气虚运化失职则食欲不振，腹泻，水肿；气血两虚，筋脉失养则四肢萎软无力。心脾两虚，归脾汤为正治之方，健脾养心，益气补血，药证相符，故收良效。

[4] 方英杰. 归脾汤治愈巨幼红细胞贫血一例 [J]. 辽宁中医杂志，1990（2）：33.

五、焦中华医案——气血双亏案

患者，男，60 岁。1976 年 5 月 6 日入院。

病史： 自觉厌食乏力，舌痛腹胀，下肢麻木。患者家居山区，平时很少食用新鲜蔬菜、水果及蛋肉食物。病后也未得医治。入院检查：面色苍黄，神情呆滞，反应迟钝，下肢水肿，感觉减退，心肺肝脾大致正常。舌脉：舌质红，干裂少津，脉细弱。血常规：血红蛋白 60g/L，白细胞 2×10^{12}/L，血小板 100×10^{9}/L。肝功能正常，血浆总蛋白 62g/L，白蛋白／球蛋白比值为 4.2/2.0。骨髓片：骨髓增生活跃，粒系未见明显异常，红系增生旺盛，幼红细胞比例 53%，可见较多的巨幼红细胞，并见早巨幼红细胞，成熟红细胞以体大者居多。全片见巨核细胞 15 个。

西医诊断： 巨幼细胞性贫血。

中医诊断： 虚劳。

中医辨证： 气血双亏。

治法： 补气养血，佐以温通经脉。

方药：

黄芪 30g	党参 30g	白术 15g	白芍 15g
鸡血藤 30g	桂枝 12g	沙参 24g	麦冬 24g
生地黄 18g	甘草 6g		

住院治疗 30 天，诸症消失。

复查血常规：血红蛋白 115g/L，白细胞 5.9×10^9/L，血小板 110×10^9/L。痊愈出院。

【评析】　患者由于长期饮食偏嗜、营养不良，导致脾胃损伤，气血生化乏源，而致气血两亏，脏腑经络失于濡养，故乏力、舌痛、麻木、面色苍黄、神情呆滞，脉细弱。药用黄芪、党参、白术健脾益气；白芍、鸡血藤补血活血而不滞血，《现代实用中药》云鸡血藤："为强壮性之补血药，适用于贫血性之神经麻痹证，如肢体及腰膝疼痛，麻木不仁等。"血属阴，阴血不足，故舌干裂少津，加沙参、麦冬、生地黄滋阴养血；气为血帅，少火生气，故加善入血分的桂枝温通血脉振奋气血，有助于益气生血。药味虽简，但立法遣药，独具匠心。

［5］焦中华，张天芳. 实用中医血液病学 [M]. 青岛：青岛出版社，1989.

第三节　再生障碍性贫血

再生障碍性贫血简称再障，是一种获得性骨髓造血功能衰竭症。主要表现为骨髓造血功能低下、全血细胞减少和贫血、出血、感染综合征。物理、化学或生物因素引起的造血组织异常、造血功能衰竭，为常见的血液病之一。再障按病情轻重程度，分为重型再障、非重型再障；按发病原因分为先天性再障、获得性再障。其发病原因不明确，可能为：①病毒感染，如肝炎病毒、微小病毒 B19 等；②化学因素，如氯霉素、苯等；③放射线；④免疫异常等。传统学说认为，再障可能通过三种机制发病。①造血干（祖）细胞缺陷，CD34+ 细胞数量减少，集落形成能力下降。②造血微环境异常。③免疫异常，Th1 细胞、CD8+T 抑制细胞、γδTCR+T 细胞升高；IL-2、IFN-γ、TNF 等异常升高。

重型再障临床表现为快速进展的贫血、感染、发热、广泛出血，有颅内出血危险。非重型再障起病和进展较缓慢，病情较重型轻。再障的诊断标准：①全血细胞减少，网织红细胞比例 < 0.01，淋巴细胞比例增高；②一般无肝、脾肿大；③骨髓多部位增生减低或重度减低，造血细胞减少，非造血细胞比例增高，骨髓

小粒空虚；④除外引起全血细胞减少的其他疾病。

再障的支持治疗包括：①保护措施，避免感染、出血；②对症治疗，纠正贫血，成分输血，控制出血，控制感染，护肝治疗等。针对发病机制的治疗包括：①免疫抑制治疗；②促造血治疗；③造血干细胞移植等，不再赘述。

再生障碍性贫血，根据本病的临床表现，急性再障当属中医学"急劳""热劳""血证""髓枯"等范畴；慢性再障则属于中医学"虚劳""虚损""血虚""血证"等范畴。

传统中医学认为，本病的病因病机主要为先天不足，后天失养，或饮食失调，或劳倦内伤，或七情失调；或药毒、疫毒入骨髓。部分患者也可由外感六淫之邪，侵入机体，损伤正气而发病。

再障是以精气内夺为病理基础，病机以虚损为本。病位在肾（髓），与五脏有关，主要与肝脾二脏功能失调有关。《医学正传·医学或问》指出："盖虚劳之证，必始于肾。"精血同源，《景岳全书》说："血即精之属也。"《素问·上古天真论》说："肾者主水，受五脏六腑之精而藏之。"肾为先天之本，主骨生髓，髓能化血，先天精亏，则精化血少。

脾为后天之本，主运化，为气血生化之源，脾之健运有赖于肾阳之温煦，而肾气之充沛又需脾胃之补养。再障患者精血亏虚，其血亏乃由后天之脾化源匮乏，以致血不得赖气化生；精亏则由先天之肾阴亏损，以致肾虚精亏，骨髓虚乏，精不化血。脾肾不得相协，导致气血阴精亏损。

肝在再障的发病中也起着重要作用。肝喜条达、主疏泄，肝木得疏则脾能升清运化。肾藏精，肝藏血，精血互生。本病因感受病邪或情志伤肝或劳损脾肾，其火热邪毒乘虚内伏少阴，耗伤精髓和阴精。肾阴亏则肝火失制，精血益损；土虚木乘，化源更为匮乏。再障脾肾亏损为本，肝火伏热为标。肾虚阴亏是导致阴阳失调、精髓亏枯、生血障碍的根本原因。

另外，邪毒入骨髓也为本病发生的重要因素：药物、化学毒物、物理辐射、病毒等，按中医来讲其实都是毒邪。再障患者多感受毒邪（如药物、化学、物理因素、病毒等），毒邪或持续，或过强，或趁虚而入骨髓，炼精血为痰（骨髓被脂肪组织所取代），或热毒伏于骨髓，髓枯而无以化血，气血生化乏源，而见虚象；毒邪致深而肆虐，水已枯涸而不胜火，以致气血逆乱而见鼻衄、齿衄、紫斑、呕血、便血等出血证候。

一、孙伟正医案——肾阴虚案

郭某，男，25 岁。

病史：患者心悸、眩晕、乏力，活动后加剧 6 个月，伴皮肤散在出血点，偶有口腔颊黏膜血疱而就诊。患者在 1 年前不明原因出现皮肤紫癜、出血点。血常规：血小板 32×10^9/L，白细胞 4.0×10^9/L，红细胞 3.95×10^{12}/L，血红蛋白 125g/L。血小板相关 IgG（－），ENA、ANA、甲状腺功能正常；^{13}C 查幽门螺旋杆菌（＋）。骨髓片：骨髓增生Ⅲ～Ⅳ级，巨核细胞 3 个 / 片，血小板少见。西医诊断为原发免疫性血小板减少症。口服地塞米松、皮下注射 rh TPO 治疗，住院 1 个月，血小板稍有恢复，出院。不久前血小板又下降至 30×10^9/L，白细胞 3.0×10^9/L，血红蛋白 98g/L，红细胞 3.1×10^{12}/L。遂来我院住院治疗。入院时体温、血压、呼吸正常，心率 96 次 / 分。骨髓穿刺涂片：骨髓增生Ⅳ级，红系、粒系增生均减低，未见巨核细胞，骨髓小粒空虚，脂肪细胞增多，非造血细胞多见，淋巴细胞比例 53%。骨髓活检：造血面积 30%，纤维化分级 0 级。CD55：96%，CD59：97%，Hams 试验（－），Rous 试验（－）。腹部彩超：肝脾不大。刻下症见：患者除血虚及伴随证候外，尚有手足心热、面色无华、口唇色淡、盗汗少许、口干、眼干、腰酸无力、足跟痛、食欲尚佳、大便稍干、夜尿不多、无水肿和无易感倾向。舌脉：舌瘦质淡红，苔薄白而干，脉细数无力。

西医诊断：非重型再障。

中医诊断：慢髓劳。

中医辨证：肾阴虚。

治法：滋阴补肾，益精生血。

方药：天水围饮加减。

生地黄 15g	山茱萸 15g	牡丹皮 15g	泽泻 15g
枸杞子 20g	墨旱莲 15g	淫羊藿 15g	补骨脂 15g
炙黄芪 30g	西洋参 10g	地骨皮 15g	银柴胡 15g
连翘 15g	茜草 10g	鸡血藤 15g	三七粉（冲服）10g
甘草 15g	猪苓 15g	白花蛇舌草 15g	

20 剂，每日 1 剂，水煎，早晚 2 次温服。

二诊： 患者心悸、眩晕、乏力稍有好转，颊黏膜血疱消失，皮肤出血点减少，但仍有盗汗、腰酸不适、口干和眼干等症。

方药： 上方去茜草、鸡血藤，加浮小麦 25g，糯稻根 25g，杜仲炭 15g，怀牛膝 15g。

再进 30 剂。

三诊： 患者心悸、眩晕、乏力消失，皮肤无紫癜、出血点，手足心热、口干、眼干好转，血常规：血红蛋白 109g/L，红细胞 3.34×10^{12}/L，白细胞 3.4×10^9/L，血小板 35×10^9/L。

方药： 在二诊药方基础上加石斛 15g，玉竹 15g，炙鳖甲（先煎）10g。

每日 1 剂，连服 2 个月。

四诊： 患者诸症大为减轻，但仍有腰酸、足跟痛等症状。血常规：血红蛋白 112g/L，红细胞 3.49×10^{12}/L，白细胞 3.5×10^9/L，血小板 39×10^9/L，嘱其改服补髓生血颗粒，每日 3 次，每次 2 袋（30g），连服 3 个月。

五诊： 患者无不适感、面色红润、语声有力、体力大增，无出血和发热表现。血常规：血红蛋白 120g/L，红细胞 3.68×10^{12}/L，白细胞 3.9×10^9/L，血小板 40×10^9/L。嘱其继续服用补髓生血颗粒，定期复查血常规，门诊随诊。总疗程一年有余。

【评析】 患者除血虚及伴随证候外，还有手足心热、盗汗少许、口干、眼干、腰酸无力、足跟疼痛，舌瘦，苔薄白而干，脉细数无力等一派肾阴亏损，阴血不足，虚火上炎，络伤溢血等征象，故中医诊为慢髓劳（非重型再障），肾阴不足型。治法：滋阴补肾、填精益血，方中除使用生地黄、山茱萸、枸杞子、墨旱莲补肾阴，还使用泻肾火、清虚热之牡丹皮、泽泻、地骨皮、银柴胡等，止血摄血之三七粉、茜草，加清热解毒祛邪之连翘、白花蛇舌草。依据"善补阴者，必于阳中求阴"，在使用滋补肾阴的药物同时，会佐以温补肾阳的淫羊藿、补骨脂以阳中求阴。全方共奏滋阴补肾、填精养血之功。鉴于该患者属于肾阴不足型非重型再障，病情相对较重，治疗有一定难度，故费时较长。

[1] 于孙婉琪，谷梦宇，史文萱，等. 孙伟正教授从肾论治非重型再生障碍性贫血经验撷英 [J]. 中医药信息，2022，39（3）：25-28，54.

二、孙伟正医案——肾阳虚案

封某，女，39 岁。

主诉： 心悸、气短、乏力 3 个月。血常规：血红蛋白 105g/L，红细胞 3.08×10^{12}/L，白细胞 3.1×10^9/L，血小板 56×10^9/L。骨髓穿刺涂片：骨髓增生Ⅳ级，原始粒细胞和早幼粒细胞不多，红系、粒系减少，巨核细胞 2 个／片，血小板少许散在，淋巴细胞和非造血细胞增多。骨髓活检：造血组织面积 38%，无病态造血，纤维化分级为 0 级。CD55、CD59 正常，Hams 试验（－），糖水试验（－），Rous 试验（－）。腹部彩超：肝脾不大。刻下症见：除血虚及伴随症状外，还有轻微畏寒肢冷、夜尿频数清长、下肢轻微水肿、食少纳呆、大便溏薄等症。不发热，皮肤黏膜无出血表现。舌脉：舌淡胖有齿痕，脉弱无力。

西医诊断： 非重型再障。

中医诊断： 慢髓劳。

中医辨证： 肾阳虚。

治法： 温肾助阳，填髓化血。

方药： 天阳煎剂加减。

熟地黄 15g	山药 20g	山茱萸 15g	淫羊藿 15g
补骨脂 15g	巴戟天 15g	肉苁蓉 15g	菟丝子 15g

枸杞子 15g	麦冬 15g	炙黄芪 50g	太子参 15g
生甘草 15g	猪苓 15g	白花蛇舌草 15g	

20 剂，水煎服，每日 1 剂，早晚分服。

二诊： 药后食少纳呆、便溏改善，但仍有畏寒肢冷、夜尿频多和下肢水肿表现。血常规稳定，未见加重趋势。

方药： 在一诊方药的基础上加肉桂（后下）15g，锁阳 15g，车前子（包煎）15g，大腹皮 15g，泽泻 15g。

嘱患者连服 45 剂。

三诊： 患者畏寒肢冷明显减轻，下肢水肿消退，夜尿减少，面色口唇转为红润，舌淡红，齿痕消失，脉濡。

方药： 上方去白花蛇舌草、麦冬，加桑葚 15g，墨旱莲 15g。

每日 1 剂，连服 2 个月。

四诊： 诸症基本消失，无明显不适。患者面色红润，语声有力，行走自如，自述每天早晚各散步 30 分钟，且无心悸、气短和疲乏感。嘱其改用补髓生血胶囊，每次 6 粒，每日 3 次，口服。

五诊： 感觉良好，症状消失。血常规：血红蛋白 130g/L，红细胞 4.15×10^{12}/L，白细胞 4.1×10^9/L，血小板 80×10^9/L。嘱其再服补髓生血胶囊 3 个月巩固疗效，疗程共计 8 个月。

【评析】 患者通过骨髓穿刺、骨活检等检查，诊断为非重型再障。但中医四诊示患者轻度畏寒肢冷、夜尿频数清长、下肢轻微水肿、食少纳呆、大便溏薄，舌淡胖有齿痕，脉弱无力，表明该患者为肾阳虚型。因肾阳为一身之阳，脾阳全赖肾阳温煦，所以该患者除肾阳虚表现外，还有食少纳呆、大便溏薄等脾阳虚表现。治以温肾助阳、益髓化血。方中使用熟地黄、山茱萸、山药补肾益脾，淫羊藿、补骨脂、巴戟天、肉苁蓉、菟丝子温补肾阳、填精化血，麦冬、枸杞子阴中求阳，炙黄芪、太子参、甘草健脾益气生血。全方具有温肾助阳、益髓化血之功。由于该患者为肾阳虚型，贫血及贫血证候较轻，无出血及发热的兼证，故疗程较短，巩固治疗采用温补肾阳之补髓生血胶囊，恢复较快，符合"阳虚易治"

的预后结果。

［2］于孙婉琪，谷梦宇，史文萱，等．孙伟正教授从肾论治非重型再生障碍性贫血经验撷英 [J]. 中医药信息，2022，39（3）：25-28，54.

三、孙岸弢医案——脾肾阳虚案

患者，女，33 岁。

主诉：乏力半年余，加重 1 月余。病史：患者于 2019 年 10 月 4 日就诊于北京市某医院门诊。自诉于 2019 年 2 月单位组织体检，发现全血细胞减少，当时血红蛋白示 52g/L。于本地医院行骨髓穿刺提示：骨髓（右髂骨）增生活跃，粒系 52% 增生低下，红系 48% 增生低下，淋巴细胞比例 50%，未见巨核细胞。骨髓活检示：造血组织几乎被脂肪代替，无巨核细胞。即诊断为再生障碍性贫血，治疗上予环孢素 50mg，每日 2 次，司坦唑醇 2mg，每日 3 次。刻下症见：乏力，畏寒，腰酸背痛，便溏纳差，寐差，双下肢偶有出血点，二便调。血常规：白细胞 1.97×10^9/L，血红蛋白 68g/L，血小板 47×10^9/L，中性粒细胞比例 34%。既往身体健康，有婚育史，否认高血压、糖尿病、冠心病病史，有输血史，否认手术及外伤史，否认药物过敏，否认传染病史。舌脉：苔薄白，脉沉细弱。

中医辨证：脾肾阳虚。

治法：补肾健脾，祛瘀生血。

方药：

生地黄 15g	熟地黄 15g	山药 10g	山茱萸 10g
牡丹皮 10g	茯苓 10g	泽泻 10g	女贞子 20g
川萆薢 20g	补骨脂 15g	菟丝子 15g	制何首乌 20g
太子参 30g	炒白术 10g	炒苍术 10g	

同时口服司坦唑醇 2mg，每日 3 次，肝泰乐 100mg，每日 3 次。

2019 年 11 月 2 日复诊：患者月经量少、延后且伴有痛经，纳可，二便调。血常规：白细胞 2.31×10^9/L，血红蛋白 75g/L，血小板 48×10^9/L，中性粒细胞比例 33%。苔薄白，脉沉细。

方药： 原方去苍术，加桂枝 10g、鸡血藤 30g、益母草 30g。

同时口服司坦唑醇 2mg，每日 3 次，肝泰乐 100mg，每日 3 次，加温阳活血之雄黄。

2019 年 11 月 16 日三诊： 血常规：白细胞 2.94×10^9/L，血红蛋白 80g/L，血小板 53×10^9/L，中性粒细胞比例 45%。苔薄白，脉沉细。

方药： 原方继服。

同时口服司坦唑醇 2mg，每日 3 次，肝泰乐 100mg，每日 3 次，加温阳活血之雄黄。

2019 年 12 月 4 日四诊： 血常规：白细胞 3.4×10^9/L，血红蛋白 92g/L，血小板 77×10^9/L，中性粒细胞比例 45%。

方药：

生地黄 15g	熟地黄 15g	山药 10g	山茱萸 10g
牡丹皮 10g	茯苓 10g	泽泻 10g	女贞子 20g
川草薢 20g	补骨脂 15g	菟丝子 15g	制何首乌 20g
太子参 30g	炒白术 10g	炒桑葚 30g	鸡血藤 30g
益母草 30g			

加温阳活血之雄黄。

同时口服司坦唑醇 2mg，每日 3 次，肝泰乐 100mg，每日 3 次。

2019 年 12 月 22 日五诊： 患者月经量少，自觉身凉，喜热饮。血常规：白细胞 3.08×10^9/L，血红蛋白 95g/L，血小板 78×10^9/L，中性粒细胞比例 50%。舌脉：舌白苔薄，脉沉弦。

方药：

生地黄 15g	熟地黄 15g	山药 10g	山茱萸 10g
牡丹皮 10g	茯苓 10g	泽泻 10g	女贞子 20g
川草薢 20g	补骨脂 15g	菟丝子 15g	制何首乌 20g
太子参 30g	炒白术 10g	炒桑葚 30g	巴戟天 10g

鸡血藤 30g　　　　　益母草 30g

加温阳活血之雄黄。

同时口服司坦唑醇 2mg，每日 3 次，肝泰乐 100mg，每日 3 次。

2020 年 1 月 8 日六诊：血常规：白细胞 $3.82×10^9$/L，血红蛋白 90g/L，血小板 $75×10^9$/L，中性粒细胞比例 47%。2020 年 1 月 9 日骨髓穿刺提示：骨髓增生活跃，红系病态，淋巴细胞比例 38.5%，巨核细胞 3 个，以脂肪细胞为主。舌脉：舌边齿痕，脉沉，苔薄白。

方药：中药上方将泽泻改为五味子 10g。

同时口服司坦唑醇 2mg，每日 3 次，肝泰乐 100mg，每日 3 次。

2020 年 1 月 20 日七诊：血常规：白细胞 $3.32×10^9$/L，血红蛋白 92g/L，血小板 $80×10^9$/L，中性粒细胞比例 46%。患者近日状态较好，纳可，寐可，二便调，休息时间得当，身体乏力减轻，月经量增加，手脚温热。由于时间接近春节，故决定按上次方药服用一月余，观察身体状况后再复诊。

【评析】　本例患者为典型慢性再生障碍性贫血患者，结合本身症状及舌脉，中医辨证为脾肾阳虚，治以补肾健脾，祛瘀生血，兼以健脾化湿为主。患者在就诊前，已于外院使用免疫抑制剂治疗长达半年以上，效果均不佳。孙岸弢教授结合患者舌苔脉象，一方面采用六味地黄汤及茯苓、白术补肾健脾，苍术健脾化湿以利药物发挥药效；另一方面加川萆薢、鸡血藤及益母草以活血调节免疫，加雄黄温阳活血，针对"瘀血不去，新血不生"之病机，温热之性助阳生血。

慢性再生障碍性贫血药物治疗有效的患者往往会表现为药物依赖，减停药物后病情反复迁延。绝大部分患者长期处于终身服药的痛苦中，但西药所带来的不良反应，与长时间服药及药物服用剂量有关，长期药物性肝损害严重且不可逆。为避免长期服用药物的患者及尝试过多种西医方案治疗效果欠佳的患者，常常寻求中医治疗，本例患者中西医结合治疗三月余，外周血细胞明显上升，体现出中西医结合治疗再生障碍性贫血的优势。患者外周血常规达到临床缓解时，孙岸弢教授认为辨证指导下的守方坚持治疗，疗效显著，可减少西药用量，避免西药不良反应损伤人体。

［3］李芮，孙岸弢，唐旭东．孙岸弢教授以"扶正祛邪、祛瘀生新"思路诊疗再生障碍性贫血的经验总结 [J]. 中国医药导报，2021，18（27）：113-116.

四、高萍医案——肾阳虚证案

李某，男，14 岁。2010 年 11 月初诊。

病史：以全血细胞减少 1 年余就诊于本院。患者 1 年余前由于双下肢皮肤出现出血点至河南省某医院就诊，行相关检查确诊为非重型再障。后口服激素治疗，疗效欠佳，遂就诊于本科室门诊。血常规：白细胞 2.3×10^9/L，红细胞 2.8×10^{12}/L，血红蛋白 63g/L，血小板 22×10^9/L。刻下症见：乏力面黄，畏寒明显，颜面部痤疮，牙龈肿胀伴有出血，双下肢皮肤出血点，余未见明显不适，纳眠尚可，大小便可。求诊时仍服用西药，司坦唑醇片，每日 3 粒；环孢素，每日 6 粒。检查示：环孢素浓度 150ng/mL。

西医诊断：非重型再障。

中医诊断：虚劳。

中医辨证：肾阳虚。

方药：

黄芪 20g	生地黄 30g	熟地黄 30g	女贞子 30g
墨旱莲 15g	淫羊藿 15g	连翘 15g	泽泻 15g
鸡血藤 20g	猪苓 20g	仙鹤草 40g	甘草 10g
鹿角胶（烊化）6g			

10 剂，每日 1 剂，水煎服。

另外，由于患者牙龈肿胀出血给予漱口方。

方药：金银花 10g，五倍子 2g，薄荷（后下）8g，白茅根 15g。

10 剂，每日 1 剂，煎汤代茶漱口。

西医治疗：高老师建议患者环孢素减量为每日 5 粒，司坦唑醇片按原量继续服用，并嘱于 14 天后复查环孢素浓度。

二诊：患者畏寒较前改善，但仍有双下肢出血点，牙龈肿胀疼痛出血好转，舌质淡红、苔白，脉细弱。其余同前。血常规：白细胞 $3.0 \times 10^9/L$，红细胞 $3.5 \times 10^{12}/L$，血红蛋白 80g/L，血小板 $35 \times 10^9/L$。

方药：

生地黄 20g	熟地黄 20g	淫羊藿 20g	菟丝子 20g
鸡内金 20g	鸡血藤 30g	仙鹤草 60g	甘草 10g
紫河车（冲服）2g			

10 剂，每日 1 剂，水煎服。

三诊：血常规：白细胞 $3.0 \times 10^9/L$，红细胞 $3.5 \times 10^{12}/L$，血红蛋白 85g/L，血小板 $55 \times 10^9/L$。刻下症见：面黄乏力较前改善，双下肢出血点较前减少，牙龈肿胀好转，舌质淡红、苔白，脉细弱。

方药：

当归 15g	太子参 15g	山茱萸 15g	黄精 30g
泽泻 12g	陈皮 12g	阿胶（烊化）6g	仙鹤草 60g
淫羊藿 18g	鸡血藤 20g	甘草 10g	

10 剂，每日 1 剂，水煎服。西药继续服用，查环孢素浓度后减量，每日 4 粒。

四诊：患者面黄乏力好转，下肢无出血点，其余无明显不适，纳眠可，大小便可，舌质淡红、苔白，脉细弱。

方药：上方加连翘 18g、防风 15g、黄芪 12g。

10 剂，制作水丸长期服用，并定期复查，预防感染，防止复发。

【评析】 高老师辨治本病时坚持以肾虚为本，谨遵治病求本的原则，治疗时以补肾为第一要义。用淫羊藿、鸡血藤、鹿角胶、紫河车等药温补肾阳，兼加黄芪、太子参、陈皮、猪苓等补气健脾行气。后天气血化生充足则滋养先天肾阳力强，且气充血行，补而不滞，止血而不留瘀，血随气行，行血则血循经络，不止自止。用生地黄、熟地黄、女贞子、墨旱莲、黄精等滋肾阴，"善补阳者必于阴中求阳，则阳得阴助而生化无穷"，阴中求阳以平补肾中阴阳精气。用连翘、泽泻、仙鹤草补虚止血。达到补而不滞、止血而不留瘀、阴阳平调而阴平阳秘之效。

[4] 王涛，郝春芝，万姜维，等 . 高萍治疗再生障碍性贫血经验介绍 [J]. 新中医，2021，53（9）：193-197.

五、王树庆医案——肾虚血瘀案

范某，男，54 岁。2016 年 11 月 28 日初诊。

病史： 患者于当地医院诊断为慢性再生障碍性贫血 30 余年。刻下症见：面黄，乏力，全身无明显出血点，纳眠可，二便调。舌脉：舌淡略胖大、苔黄，脉弦滑。血常规：白细胞 2.17×10^9/L，中性粒细胞 0.9×10^9/L，红细胞 1.39×10^{12}/L，血红蛋白 56g/L，血小板 30×10^9/L。

中医辨证： 肾虚血瘀。

治法： 补肾益精，通络活髓。

方药：

熟地黄 20g	生地黄 15g	山茱萸 15g	茯苓 15g
鸡血藤 15g	山药 10g	泽泻 10g	牡丹皮 10g
续断 10g	当归 10g	黄芪 30g	阿胶（烊化）10g

7 剂，水煎，分早、晚 2 次服。

2017 年 6 月 24 日二诊： 患者面黄，贫血貌，乏力症状较前减轻，全身无明显出血点，无口干，纳眠可，二便调，舌淡胖大、苔白，脉沉弦。血常规：白细胞 2.68×10^9/L，中性粒细胞 1.6×10^9/L，红细胞 1.56×10^{12}/L，血红蛋白 63g/L，血小板 22×10^9/L。

方药：

太子参 10g	当归 10g	山药 10g	泽泻 10g
牡丹皮 10g	续断 10g	杜仲 10g	女贞子 10g
墨旱莲 10g	地龙 10g	黄精 10g	龟甲（先煎）10g

熟地黄 20g　　　　山茱萸 15g　　　茯苓 15g　　　　鸡血藤 30g

黄芪 30g

14 剂，水煎服。

2017 年 8 月 24 日三诊： 患者面黄，贫血貌，乏力症状减轻，全身无明显出血点，纳眠可，二便调，舌淡胖大、苔白腻，脉沉弦。血常规：白细胞 3.0×10^9/L，中性粒细胞 1.8×10^9/L，红细胞 2.0×10^{12}/L，血红蛋白 71g/L，血小板 34×10^9/L。

方药：

熟地黄 20g　　　　太子参 10g　　　当归 10g　　　　山药 10g

泽泻 10g　　　　　牡丹皮 10g　　　续断 10g　　　　杜仲 10g

女贞子 10g　　　　墨旱莲 10g　　　地龙 10g　　　　龟甲（先煎）10g

黄精 10g　　　　　紫河车 10g　　　山茱萸 15g　　　茯苓 15g

鸡血藤 30g　　　　黄芪 30g。

后以此方加减服用 60 余剂，全身乏力症状明显改善，血红蛋白、血小板、白细胞均较首诊时上升。

【评析】 慢性再生障碍性贫血的病变在于骨髓，属中医学髓劳、髓枯、虚劳、怪病、络病等范畴。肾精亏虚，骨络瘀阻为其病机，四诊合参，给予补肾益精、活血生髓的愈障汤加减治疗。重用熟地黄、生地黄、山药、山茱萸、墨旱莲以补益肝肾，鸡血藤等活血补血，地龙活血化瘀通络，阿胶、龟甲等血肉有情之品以补血益髓。同时，以大剂量黄芪补气，茯苓、泽泻、牡丹皮以健脾利湿，清泻虚热。诸药合用，共奏补肾活血、填精生髓之功。

王树庆教授运用"络瘀致障"理论指导治疗慢性再生障碍性贫血，其学术观点：对于慢性再生障碍性贫血的病机，可从"络瘀致障"方面入手分析，辨证论治，以补肾通络活髓为治疗总则。根据病情的深浅轻重不同，辨证用药，将补肾益精药物与通络药物联合应用，大胆运用搜风通络活髓药物，如地龙等，为临床治疗慢性再生障碍性贫血提供了新的思路。

［5］王鑫，李明，韩晓琳，等 . 王树庆运用络瘀致障理念治疗慢性再生障碍性贫血经验介绍 [J]. 新中医，2020，52（21）：191-192.

六、李秀军医案——气血两虚，血热案

张某，男性，62岁。

病史：患者因"反复肢软乏力长达7年，加重伴发热1天"于2019年7月26日20时入院。7年前无明显诱因出现乏力，血便，呈滴血样，血量不多，无明显头晕、牙龈出血、皮肤紫癜、鼻内出血等病症，未经针对治疗，常于饮食不慎、大便干结后反复加重。患者查体时，体温38℃，窦性心律81次/分，呼吸20次/分，血压120/81mmHg。血常规：白细胞$3.17×10^9$/L，红细胞$0.85×10^{12}$/L，血红蛋白31g/L，血小板$4×10^9$/L。骨髓检查：骨髓增生明显减低，粒∶红＝30∶1；粒系占30%，以分叶核粒细胞为主；红系占1%，幼红细胞未见明显异常，成熟红细胞中控区扩大++～+++；淋巴系占68%，形态未见明显异常；其他：环片一周，未见骨髓小粒及巨核细胞；血常规：无血片。随机血糖：6.9mmol/L。心电图：电轴右偏，完全性右束支传导阻滞。西医诊断为慢性再生障碍性贫血。西医治疗：先给予患者西药环孢素、十一酸睾酮治疗，病情出现反复，后考虑进行中西医结合治疗。刻下症见：面色萎黄，贫血貌，发热，肢软乏力，感腰酸，咳痰，精神睡眠差，饮食可，二便调。舌脉：舌淡红，苔薄白，脉细弱。

中医诊断：髓劳。

中医辨证：气血两虚，血热。

治法：补益气血，凉血清热。

方药：

熟地黄20g	白芍20g	龟甲（先煎）16g	黄芪20g
茯苓16g	天花粉20g	玄参20g	麦冬20g
酒赤芍18g	郁金10g	醋乌梅10g	北沙参20g
当归15g			

4剂，每日1剂，煎服，每剂加水煎至300mL，分3次服用。

二诊：患者病情有好转迹象，患者未发热，感肢软乏力，腰痛，无牙龈渗血、尿血、便血、头晕、胸闷等症状，饮食可，小便调，患者感大便干结。血常规：

白细胞 2.68×10^9/L，红细胞 2.16×10^{12}/L，血红蛋白 67g/L，红细胞压积 0.2L/L，血小板 32×10^9/L，中性粒细胞 1.12×10^9/L。

方药：继续以熟地黄 20g、白芍 20g、龟甲（先煎）16g、黄芪 20g、茯苓 16g、天花粉 20g、玄参 24g、麦冬 20g、酒赤芍 18g、郁金 24g、醋乌梅 10g、北沙参 20g、当归 15g，增加炒火麻仁 24g、芒硝 15g、姜厚朴 18g。

共计 4 剂，每日 1 剂，煎服，每剂加水煎至 300mL，分 3 次服用。

三诊：患者病情明显好转，四肢乏力病症减轻，无发热，无牙龈渗血、便血、尿血、头晕头痛、胸闷等症状，精神纳眠尚可，二便调。血常规：白细胞 3.32×10^9/L，红细胞 2.06×10^{12}/L，血红蛋白 64g/L，红细胞压积 0.2L/L，血小板 38×10^9/L。遂安排患者出院。

方药：继续以熟地黄 20g、白芍 20g、龟甲（先煎）16g、黄芪 20g、茯苓 16g、天花粉 24g、玄参 30g、麦冬 20g、酒赤芍 18g、郁金 10g、醋乌梅 20g、北沙参 30g、当归 15g，增加炙甘草 9g、麸炒建曲 15g、生麦芽 15g、生山楂 10g。

共计 14 剂，每日 1 剂，煎服，每剂加水煎至 300mL，分 3 次服用。

【评析】　本案例中张某是在西药治疗无明显改善情况下转为中西药结合治疗，临床表现出明显肢软乏力、血便，呈滴血样，血量不多。李秀军教授根据张某临床病症，将其诊断为"髓劳"，判断出张某因肾脾亏损所致。李秀军教授根据慢性再生障碍性贫血患者不同病证表现，灵活用药组成不同方剂，紧紧围绕健脾益肾原则，初诊所用药方中熟地黄、白芍、龟甲滋阴补肾，黄芪、茯苓健脾益气，共奏补肾健脾之效；臣以天花粉、玄参、麦冬、酒赤芍、郁金清热泻火，凉血散瘀；佐以麦冬、醋乌梅、北沙参养阴清肺生津、润肺止咳；郁金活血"瘀血不去，则新血难生"，并与当归相伍，改善造血微环境，有利于造血干细胞的生长。诸药配伍主要针对患者血便、肾脾久亏、阴精耗损病证；二诊增加炒火麻仁、芒硝、姜厚朴，主要针对大便干结、胃肠阻滞的病证；三诊增加炙甘草、麸炒建曲、生麦芽、生山楂，以调和胃肠消化功能、增加食欲，增加出院后营养吸收，对治疗贫血、远期调养辅助效果较好。李秀军教授根据上述药方加减，短期内有效治疗便血、大便干结、四肢乏力等病证，同时兼顾远期调养，有效治疗慢性再生障碍性贫血，患者顺利出院，值得深入研究推广。

［6］董孟锡，李秀军．李秀军教授治疗慢性再生障碍性贫血的经验[J]．中西医结合心血管病电子杂志，2020，8（19）：179-180．

七、梁冰医案——脾肾两虚案

患者，男，10 岁。2012 年 5 月 15 日初诊。

主诉： 反复发热 5 个月余。病史：2012 年 3 月被确诊为再生障碍性贫血，2012 年 4 月行 ATG 治疗，血常规未恢复正常，发病至今反复发热，热峰 39℃，每 2 周输注红细胞悬液和血小板。刻下症见：精神疲倦，少动，面色发白，口唇色淡，牙龈增生，手心发热，汗多，食欲差，低热，无恶寒。舌脉：舌淡，舌边尖红，苔薄白，脉沉细。血常规：白细胞 3.98×10^9/L，血红蛋白 62g/L，血小板 30×10^9/L。

西医诊断： 慢性再生障碍性贫血。

中医诊断： 虚劳血虚。

中医辨证： 脾肾两虚。

治法： 益肾健脾生血。

方药： 参芪仙补汤加减。

黄芪 20g	太子参 30g	生地黄 20g	天冬 20g
黄连 15g	鸡血藤 10g	黄精 20g	砂仁（后下）5g
鹿角 12g	柴胡 10g	枳壳 10g	麸炒白术 10g
山药 30g	巴戟天 20g	甘草 10g	三七粉（冲服）5g

21 剂，每日 1 剂，水煎服，早晚分服。

2012 年 6 月 5 日二诊： 大腿可见散在出血点，牙龈渗血，无发热，纳食一般，眠差。血常规：白细胞 2.45×10^9/L，血红蛋白 82g/L，血小板 12×10^9/L。

方药：

黄芪 20g	党参 30g	白芍 20g	旋覆花（包煎）10g

生地黄 20g	当归 10g	鹿角 10g	三七粉（冲服）12g
黄精 20g	川芎 20g	天冬 30g	代赭石（先煎）10g
何首乌 30g	鸡血藤 10g	甘草 10g	砂仁（后下）30g

21 剂，每日 1 剂，水煎服，早晚分服。

2012 年 6 月 26 日三诊： 服中药至就诊未输血，牙龈渗血，牙龈增生较前好转，无发热，纳食一般，眠可。舌淡薄苔，脉沉细。血常规：白细胞 6.43×10^9/L，血红蛋白 86g/L，血小板 18×10^9/L。

方药：

黄芪 50g	党参 20g	当归 10g	川芎 20g
赤芍 20g	白芍 20g	生地黄 20g	熟地黄 20g
鹿角 12g	黄精 20g	五味子 10g	鸡血藤 10g
三七粉（冲服）5g	淫羊藿 10g	仙鹤草 20g	天冬 20g
麸炒白术 10g	紫珠草 20g		

21 剂，每日 1 剂，水煎服，早晚分服。

每月门诊随诊 1 次，皮下出血、牙龈出血逐渐改善，血常规：血红蛋白、血小板缓慢上升。

2012 年 10 月 6 日复诊： 偶有嗳气，纳眠一般，无牙龈渗血，眠可。舌淡苔薄，脉沉细。血常规：白细胞 3.9×10^9/L，血红蛋白 122g/L，血小板 67×10^9/L。

方药：

黄芪 30g	太子参 20g	当归 10g	阿胶（烊化）10g
赤芍 20g	白芍 20g	生地黄 20g	代赭石（先煎）20g
大黄 5g	川芎 20g	黄精 10g	三七粉（冲服）5g
鸡血藤 10g			

21 剂，每日 1 剂，水煎服，早晚分服。

继续服药 1 年，每月门诊随诊 1 次，易出汗、乏力、易疲劳、易感冒等症状明显改善，检测血常规：白细胞、血红蛋白、血小板一年以来皆为正常水平。

2013 年 10 月 21 日复诊： 偶有咯痰，纳眠一般，眠可。舌淡薄苔，脉沉细。

血常规：白细胞 4.9×10^9/L，血红蛋白 127g/L，血小板 165×10^9/L。

方药：

黄芪 30g	太子参 20g	当归 10g	川芎 20g
赤芍 20g	白芍 20g	生地黄 20g	三七粉（冲服）5g
黄精 10g	天冬 20g	何首乌 10g	苦杏仁（后下）5g
鸡血藤 10g			

21 剂，每日 1 剂，水煎服，早晚分服。

随访至今，血常规未见异常，发育亦与同龄人相同，临床治愈。

【评析】 儿童慢性再障临床常见，小儿为稚阳之体，症状复杂多变，俗有"阳虚易治，阴虚难调"之说。治疗初期，患儿多以阴虚内热、血虚自热或外感温热为主，治疗上以凉血解毒、滋阴补肾为主；伴随临床治疗好转，病情进入肾阴阳俱虚期，就要滋阴补阳，即温补肾阳和滋补肾阴并施；当进入到单纯肾阳虚为主，病情稳定，无出血、感染症状，可施稳补脾肾、益气生血之品，达到临床治愈，但血常规全部正常还要巩固治疗 2～3 年。处方以参芪仙补汤加减。方中黄芪、太子参补益元气，砂仁、白术、山药健脾益气助运化，巴戟天、鹿角补肾阳，黄精、天冬、生地黄滋肾阴，鸡血藤、三七活血生血，黄连、柴胡清心肝之热。二诊时，已无发热，说明阴虚得补、虚热已退，已入肾阴阳两虚阶段，故去黄连、柴胡；出血较明显，乃瘀血内阻脉道，迫血妄行所致，故加川芎活血，旋覆花、代赭石重镇降逆，凉血止血。三诊时，患儿已脱离输血，造血功能恢复，病情趋于稳定，提示已入肾阳虚阶段，故加淫羊藿补肾阳，当归、熟地黄以补血，血小板偏低则加赤芍、五味子、仙鹤草、紫珠草以凉血，收敛止血。巩固维持治疗阶段，患儿血常规虽已恢复至正常水平，但病邪所损之正气未完全恢复，仍有复发或影响患儿正常生长发育的可能，故继续予益气健脾、补肾填精之品，培补先后天之本，助患儿正常生长发育。

［7］袁秋全，代喜平，李玓，等．梁冰治疗儿童慢性再生障碍性贫血经验［J］．中医药导报，2019，25（20）：137-138，141．

八、徐瑞荣医案——肾阳虚案

患者，男，72 岁。

病史： 诊为慢性再生障碍性贫血 20 余年，最初应用环孢素 A 联合雄性激素治疗有效，近 10 年出现严重的输血依赖。几乎每周需输注红细胞 2U，血小板输注频率高。就诊时已停用环孢素 A 2 年余。血常规：白细胞 2.15×10^9/L，中性粒细胞 0.72×10^9/L，血红蛋白 31g/L，血小板 5×10^9/L。骨髓检查：形态学示骨髓增生低下，淋巴细胞比例增高；染色体为正常核型 46，XY 活检示骨髓增生低下，造血成分约占 15%。刻下症见：患者面色㿠白，头晕乏力，时有憋喘，无发热，伴畏寒肢冷、腰膝酸软，时有齿衄、鼻衄，纳呆，夜尿多，大便尚调。走路困难，需用轮椅辅助。舌脉：舌淡白边有齿痕，苔白厚，脉沉细弱。

西医诊断： 慢性再生障碍性贫血。

中医诊断： 虚劳。

中医辨证： 肾阳虚。

治法： 温补肾阳，填精益髓。

方药： 协定方"再障一号方"。

盐补骨脂 15g	当归 10g	黄芪 30g	党参 15g
烫骨碎补 15g	菟丝子 15g	茯苓 10g	制巴戟天 15g
麸炒白术 15g	淫羊藿 15g		

14 剂，水煎服，每日 1 剂，分早晚 2 次温服。

同时给予补肾阳膏方：

麦冬 150g	天冬 150g	甘草 60g	砂仁 30g
焦山楂 60g	炒麦芽 60g	炒谷芽 60g	连翘 100g
酒女贞子 150g	墨旱莲 150g	熟地黄 200g	牡丹皮 100g
附子 90g	肉桂 20g	茯神 100g	盐补骨脂 200g
山茱萸 200g	茯苓 200g	白芍 200g	麸炒白术 150g
泽泻 100g	菟丝子 200g	酒苁蓉 200g	制巴戟天 100g

烫骨碎补 200g　　麸炒山药 200g　鹿角胶 300g　　饴糖 400g

收膏，1 料。

1 袋，温水冲服，每日 2 次。

二诊：自觉乏力感有所减轻，继续服用中药治疗。此后患者约 1 个月复诊一次，自觉体力好转，精神状态渐好，基本无鼻衄、齿衄症状，虽然化验指标未见明显提升，但患者对中药治疗依从性较好。

上方加减服用 10 月余，患者输血依赖有所改善，血常规开始明显升高，血红蛋白最高可升至 80g/L，中性粒细胞 1.7×10^9/L，血小板 30×10^9/L。

患者继续坚持服用至 1 年半左右，血红蛋白最高升至 110g/L，白细胞基本在正常范围，血小板（$60 \sim 80$）$\times 10^9$/L，完全脱离输血依赖，且患者生活能自理，脱离轮椅，生活质量明显改善。现患者主要服用中药膏方治疗，巩固疗效。

【评析】　再障的发病部位在骨髓，基本病机在于肾虚髓枯，同时兼有脾虚、气血不足的表现。本例患者为老年男性，《黄帝内经》有云："丈夫……五八，肾气衰，发堕齿槁；六八，阳气衰竭于上，面焦，发鬓颁白；七八，肝气衰，筋不能动；八八，天癸竭，精少，肾藏衰，形体皆极，则齿发去。肾者主水，受五藏六府之精而藏之……"说明正常情况下，随着年龄的增长，老年男子肾精日益虚衰。本例患者加之病发骨髓，肾虚更重。肾为先天之本，是人体阴阳的根本，不仅藏先天之精，而且接受来自五脏六腑的后天之精；脾为后天之本，气血生化之源，脾土旺则气血足。补益先天为主，兼顾后天，使先后天之本充盛，有利于脏腑虚衰症状的恢复。本例患者初诊时见面色㿠白，头晕乏力，时有憋喘，伴畏寒肢冷，腰膝酸软，纳呆，舌淡白边有齿痕，苔白厚，脉沉细弱，一派肾阳虚衰证候，兼有脾虚症状。治法以温补肾阳，填精益髓为主，兼以补脾益气。对于病程长、难治的血液病患者，徐瑞荣擅用中药配合膏方治疗，往往收效显著。此类患者，病久体质受损严重，膏方具有滋养脏腑气血津液，平衡人体阴阳，兼具调养滋补和治病防病的综合作用，适宜长期服用；中药方剂灵活性大，对于服药过程中可能出现的症状可以随证加减，两方合用，事半功倍。

此中药方剂及膏方中的中药配伍颇具特色，如附子配肉桂，菟丝子配肉苁蓉，巴戟天配补骨脂，意在温补肾阳，对改善虚劳患者之乏力、倦怠、形寒肢冷等症状有明显的疗效。黄芪配当归，取"气能生血"之意，补气以生血，有利于改善增强患者器官功能，有利于增强患者服用中药治疗的信心。同时天冬与麦冬、女贞子与墨旱莲的配伍，既补益肝肾、凉血止血，又取其"善补阳者，必于阴中求阳，使阳得阴助而生化无穷"之意。此外，茯神、炒白术、炒山药益气健脾；连翘透达表里、清热解毒；砂仁、炒麦芽、炒谷芽、焦山楂防膏剂黏腻碍胃，改善脾胃功能。本方以温补肾阳为主，兼以补脾肾之阴，使阴血生化有源，此是徐瑞荣思虑周全，辨证准确，切中病机，分清主次，攻补兼施，用药之妙也。

[8] 王琰，沈明月，徐瑞荣 . 徐瑞荣治疗慢性再生障碍性贫血中药配伍应用经验举隅 [J]. 湖北中医杂志，2018，40（9）：17-21.

九、江劲波医案——肾虚血瘀案

李某，男，29 岁。

主诉：反复乏力、牙龈出血 3 周。病史：患者于 2015 年 3 月 7 日就诊。患者曾于 2014 年 6 月 10 日因"乏力、瘀斑 3 天"就诊于长沙市某医院。血常规：白细胞 2.3×10^9/L，红细胞 2.73×10^{12}/L，血红蛋白 78g/L，血小板 39×10^9/L。骨髓象：骨髓增生活跃，无骨髓小粒，大量脂肪滴，有核细胞极少，全片找到 2 个幼稚巨核细胞，细胞外铁阴性。其他检查均正常。西医诊断为慢性再生障碍性贫血。西医治疗：此前治疗上予以输注红细胞、血小板等支持治疗，口服环孢素。复查血常规：血红蛋白 79g/L，白细胞 2.5×10^9/L，血小板 37×10^9/L，红细胞 2.65×10^{12}/L。出院后患者病情反复，遂求诊于江教授。刻下症见：面色萎黄、乏力、腰酸腰痛，皮肤偶见瘀点，偶有牙龈渗血，低热，无恶心呕吐，纳眠可，二便调。查体：四肢浅表皮肤有散在瘀斑、瘀点，肝脾肋下未及。舌脉：舌质黯红，少苔，脉细涩。

西医诊断：慢性再生障碍性贫血。

中医诊断：髓劳。

中医辨证： 肾虚血瘀。

治法： 补肾填髓治其本，化瘀解毒治其标。

方药：

生黄芪 30g	太子参 20g	仙鹤草 15g	紫河车（超微颗粒）10g
丹参 15g	虎杖 15g	石韦 10g	陈皮 9g
升麻 9g	黄精 10g		

14 剂，每日 1 剂，水煎服。

复诊： 患者诉瘀斑颜色较前变淡，较少出现新见青紫斑点，乏力感较前明显好转，无发热，食欲好转，夜寐欠安，轻度烦躁。舌红，少苔，脉细数。血常规：血红蛋白 82g/L，白细胞 2.8×10^9/L，血小板 39×10^9/L，红细胞 3.12×10^{12}/L。续予上方加生地黄、熟地黄、女贞子各 15g。

14 剂。

4月8日三诊： 患者自觉精神明显好转，大小便正常，睡眠也正常。血常规：血红蛋白 96g/L，白细胞 3.52×10^9/L，红细胞 3.12×10^{12}/L，血小板 45×10^9/L。

此后每月复诊 1 次，服药至 2016 年 1 月 4 日复诊时，血常规值除血小板为 54×10^9/L 外，余正常，浅表皮肤未再出现明显瘀斑，予以院内自制剂再生胶囊 2 号继续巩固治疗，每月复查血常规，血小板仍波动在（50～70）$\times 10^9$/L，现随访至今近 1 年，患者情况良好。

【评析】 江教授结合多年的临床经验，将"以肾为本，分型论治"作为诊疗本病的主线。结合本案病例，患者有典型的肾虚（乏力、腰酸腰痛、脉细弱）和血瘀（瘀斑、瘀点）的临床表现，治疗中其采用辨病与辨证相结合的方法，抓住肾虚、血瘀邪毒的病机特点，标本兼治，同时治疗中注重保护脾胃，顾护正气。本案所用方中以紫河车补益肾精、益气养血为君药；肾为一身阴阳之根本，肾精亏虚，精亏则不能化生心血，日久累伤心脾，故予以太子参、黄芪益气健脾生血为臣药，以改善头晕乏力等病症；阴虚生内热，予仙鹤草、石韦退热止血；正气不足，邪毒外侵，加虎杖、升麻清热解毒；另慢性再生障碍性贫血病程绵长，久病必瘀，配以丹参活血化瘀，少加陈皮理气，上述 6 味共为佐药。全方配伍严谨，使肾阴得补，热毒自清，瘀血得散，新血乃生，则诸症可解。

现代药理学研究发现，紫河车提取物能刺激 IgM 抗体分泌，加强机体免疫；太子参多糖粗提物也能调节细胞免疫；丹参具有调节造血微环境或造血刺激因子的作用。

［9］胡哲，刘凯．江劲波辨治慢性再生障碍性贫血经验［J］.湖南中医杂志，2018，34（7）：42-43.

十、张新渝医案——肾虚血瘀案

黄某，男，21 岁。2017 年 6 月 11 日初诊。

病史：患者无明显诱因神疲 1 年半，被某三甲医院确诊为再障。刻下症见：神疲懒言，头昏，口干，觉身热，唇舌、爪甲色淡白，全身散在深红色瘀点，牙龈渗血。舌脉：舌红苔黄，脉细数。血常规：白细胞 3.5×10^9/L，中性粒细胞 1.8×10^9/L，红细胞 3.02×10^{12}/L，血红蛋白 89g/L，血小板 31×10^9/L。

中医诊断：虚劳。

中医辨证：肾虚血瘀。

治法：滋阴填精，解毒凉血。

方药：

晒参须 30g	生黄芪 40g	生地黄 20g	枸杞子 20g
当归 15g	制何首乌 20g	肉苁蓉 20g	炒蒲黄（包煎）30g
丹参 15g	川芎 15g	仙鹤草 50g	龟甲胶（烊化）18g
水牛角粉 50g	大青叶 20g	板蓝根 20g	鹿角胶（烊化）18g
虎杖 15g	蒲公英 20g	黄芩 15g	紫河车粉（冲服）18g
白茅根 30g	菟丝子 20g	生三七粉（冲服）12g	

3 剂。2 日 1 剂。常法煎服。

复诊：诸症缓解，龈血止，膝软肢冷，夜低热，舌淡红、苔黄，脉细弦。血常规：白细胞 5.8×10^9/L，中性粒细胞 2.2×10^9/L，红细胞 3.2×10^{12}/L，血红蛋白

95g/L，血小板 $33×10^9$/L。

方药： 上方去大青叶、板蓝根、蒲公英、黄芩，加沙苑子 15g、鹿衔草 15g、补骨脂 15g、知母 15g、黄柏 15g。3 剂，服法同前。

至今仍在调治中，近查血小板 $41×10^9$/L、血红蛋白 100g/L，其余血细胞值均正常。

【评析】 患者初诊有肾阴亏虚，毒伤血络之象，故以左归丸合犀角地黄汤加减。药用晒参须、生黄芪健脾补肺，托毒外出；枸杞子、制何首乌、肉苁蓉、菟丝子、龟鹿二胶、紫河车粉补精益髓；丹参、川芎、当归化髓海之瘀；炒蒲黄、仙鹤草、白茅根、生三七粉化瘀凉血止血；生地黄、水牛角粉、板蓝根、虎杖、大青叶、蒲公英、黄芩解毒凉血泻肝。二诊患者中医辨证为肾阴阳亏虚，在前方的基础上减清热解毒药，加温补肾阳与清虚热药。

［10］周怡驰，汤朝晖，秦灵鸽，等.张新渝补肾解毒泻肝法治疗慢性再生障碍性贫血经验举要 [J].江苏中医药，2018，54（4）：24-26.

十一、周郁鸿医案——肾阴虚案

患者，女，24 岁。2013 年 6 月 10 日初诊。

主诉： 反复乏力 2 个月余。2013 年 4 月感冒发热后，出现头晕乏力，当地医院诊断为慢性再生障碍性贫血。血常规：白细胞 $2.5×10^9$/L，血红蛋白 62g/L，血小板 $25×10^9$/L，网织红细胞比例 2.39%。骨髓常规：有核细胞增生低下，粒：红 =1.8：1，粒系增生低下占 30%，红系增生低下占 17%，环片一周见巨核细胞 1 个，血小板少见。西医治疗：予环孢素 75mg，每日 2 次，口服；十一酸睾酮胶丸 80mg，每日 2 次，口服。刻下症见：面色无华，时有低热乏力，手足心热，腰膝酸软，咽红，四肢可见散在陈旧性瘀斑瘀点。患者形体偏胖，肤白，皮肉松软，头面易生油脂、眼睑微浮，性格偏温和，喜食肥甘，经常熬夜晚起，少运动，梅雨及长夏时胃纳减少、带下易增多。舌脉：舌瘦小、淡红、少苔，脉细数。

西医诊断：慢性再生障碍性贫血。

中医诊断：髓劳，痰湿质。

中医辨证：肾阴虚。

治法：滋阴补肾，凉血止血。

方药：

生地黄 10g	牡丹皮 10g	白芍 10g	知母 10g
山茱萸 6g	炙鳖甲（先煎）10g	仙鹤草 15g	连翘 10g
甘草 3g	紫草 15g	白茅根 15g	蒲黄（包煎）10g
炭白及 3g			

嘱清淡饮食，根据四时调整睡眠时间，适当运动。

7 剂，每日 1 剂，水煎服。

2013 年 6 月 18 日二诊：辨证无明显变化，继予守方 90 剂。每日 1 剂，水煎服。

2013 年 9 月 18 日三诊：血常规：白细胞 3.1×10^9/L，血红蛋白 63g/L，血小板 35×10^9/L，网织红细胞比例 2.44%。予环孢素 75mg，每 8 小时 1 次，口服；安特尔 80mg，每日 2 次，口服。已无低热，偶感手足心热，仍感乏力，咽不红，舌红苔薄白，脉细弱。

方药：初诊方中去连翘、蒲黄、炭白及，加阳春砂 6g、党参 12g、陈皮 6g。

90 剂，每日 1 剂，水煎服。

2013 年 12 月 23 日四诊：血常规：白细胞 3.7×10^9/L，血红蛋白 95g/L，血小板 55×10^9/L，网织红细胞比例 2.09%。面色少华，乏力较前好转，时觉腰膝酸软，无手足心热，胃纳可，舌淡红苔薄白，脉迟，尺脉重按无力。

方药：

牡丹皮 12g	白芍 12g	熟地黄 9g	龟甲（先煎）15g
石斛 9g	淫羊藿 12g	巴戟天 9g	补骨脂 9g
仙鹤草 30g	茜草 9g	紫草 30g	黄芪 15g
党参 12g	茯苓 12g	鸡内金 9g	

每日 1 剂，水煎服。

期间多次复查，辨证无明显变化，继予守方 105 剂。西药同前。

2014 年 4 月 8 日五诊：血常规：白细胞 3.7×10⁹/L，血红蛋白 107g/L，血小板 93×10⁹/L，网织红细胞比例 2.31%。面黄，诉偶觉右胁闷胀，脘痞，带下色黄量多，月经延迟量少，舌胖大边有齿痕，苔黄腻，脉滑。

方药：

白芍 12g	北柴胡 9g	黄芩 6g	黄柏 6g
制半夏 12g	干姜 6g	茯苓 12g	芡实 9g
山药 12g	鸡内金 9g	益母草 12g	车前子（包煎）9g

每日 1 剂，水煎服。

期间多次复查，辨证无明显变化，继予守方 78 剂。

2014 年 6 月 25 日六诊：血常规：白细胞 4.5×10⁹/L，血红蛋白 111g/L，血小板 99×10⁹/L，网织红细胞比例 2.09%。偶有腰膝酸软、乏力，胃纳尚可，经带正常，脉滑，尺脉重按无力，舌淡红，苔薄微腻。

方药：

牡丹皮 12g	白芍 12g	熟地黄 9g	龟甲（先煎）15g
石斛 9g	淫羊藿 12g	巴戟天 9g	补骨脂 9g
仙鹤草 30g	茜草 9g	紫草 30g	黄芪 15g
党参 12g	茯苓 12g	鸡内金 9g	阳春砂 6g

每日 1 剂，水煎服。

期间多次复查，辨证无明显变化，继予守方 90 剂。西药同前。

2014 年 9 月 24 日七诊：环孢素改早上 50mg、中午 75mg、晚上 50mg 口服；十一酸睾酮胶丸 80mg，每日 2 次，口服。血常规：白细胞 4.3×10⁹/L，血红蛋白 103g/L，血小板 118×10⁹/L，网织红细胞比例 2.47%。牙龈增生出血，舌淡红边有齿痕，苔薄白微腻，脉细。

方药：

党参 10g	白术 15g	炙甘草 6g	当归 15g
陈皮 10g	炒柴胡 6g	升麻 6g	麸炒山药 18g

茯苓 15g	麦芽 15g	阳春砂 3g	玉竹 15g
麦冬 12g	玄参 12g	绿萼梅 12g	肉苁蓉 9g
三七 9g	紫草 30g		

每日 1 剂，水煎服。

期间多次复查，效不更方，守方治疗 2 年余，并逐渐减少西药用量。

2017 年 4 月 14 日门诊随访： 环孢素减量至 25mg，每日 1 次；十一酸睾酮胶丸已逐渐减量至停药。血常规：白细胞 5.2×10^9/L，血红蛋白 126g/L，血小板 139×10^9/L。骨髓常规：有核细胞增生活跃，粒：红 =2.6：1，粒系增生活跃占 52%，红系增生活跃占 20%，以中晚幼红细胞为主；环片一周见巨核细胞 13 个，其中产板型巨核细胞 4 个，血小板中小簇可见。皮肤肌肉较前明显紧致，已无明显头面部出油，经带正常，无明显牙龈增生出血。中药仍以七诊方加减调理痰湿体质。

【评析】 初诊根据患者形体偏胖，皮肉松软，头面易生油，眼睑微浮等特征，辨体质应为痰湿质；因外感邪毒，侵犯骨髓，致骨髓空虚，阴精亏少，阴不养阳，故表现为低热乏力，手足心热，舌瘦少苔脉细数等一派阴虚内热之象，肾虚为慢性再生障碍性贫血之本，多有腰膝酸软，故辨证当属肾阴虚证。其以痰湿质为本，肾阴虚证为标，痰湿质在治法上化湿、燥湿、利湿等均与阴虚证相左；现阴虚内热之象突出，急则治其标，当先辨证施治。故嘱其在饮食、睡眠、运动上调理体质；治以滋阴补肾，凉血止血。方中鳖甲、知母滋阴潜阳清虚热；山茱萸、白芍滋阴敛阳；生地黄、牡丹皮、白茅根清热凉血止血；紫草、蒲黄、炭白及、仙鹤草止血，仙鹤草兼有补虚强壮之功；佐连翘清热利咽；甘草为使，调和诸药。三诊时阴虚内热明显好转，乏力、苔薄白、脉细弱为气阴两虚证；病情尚平稳，当辨证、辨体质同施，治以滋阴益气，同时兼顾健脾祛湿。故加党参、甘草益气；阳春砂、陈皮健脾祛湿，助脾胃运化，而调痰湿质。四诊症见腰膝酸软、脉迟、尺脉重按无力为肾阳虚证；考虑其痰湿体质，温肾填精止血同时仍须兼顾健脾益气。故方中淫羊藿、巴戟天、补骨脂温肾助阳；龟甲、熟地黄、白芍、牡丹皮、石斛滋阴补肾填精，与温阳药同用，以阴中求阳；黄芪、党参、茯苓、鸡内金健脾益气而调痰湿质；佐仙鹤草、茜草、紫草止血之品；化瘀之牡丹皮、茜草与健脾药同施，寓"痰瘀同治"之意。五诊时肝经湿热以湿为主，治以疏肝清热，健脾利湿。方中柴胡、黄芩、白芍疏肝清热；黄芩、黄柏、半夏、干姜辛苦同用，消痞散结；芡实、山药、鸡内金健脾祛湿消食；茯苓、车前子、益母草利湿，湿祛则热无所依，又调痰湿体质；益母草与柴胡、白芍同用疏肝调经。六诊时已无湿热，仍为痰湿质，脾肾两虚之象，于四诊方中加阳春砂，以健脾化湿，增强调痰湿体质之效。七诊病情平稳，牙龈增生为环孢素不良反应。当辨体质为主，兼顾辨证；为痰湿质兼肾虚瘀阻，治以健脾胃兼化痰瘀。叶天士《临证指南医案》谓："太阴湿土，得阳始运；阳明燥土，得阴自安，以脾喜刚燥，胃喜柔润也。"脾胃健运则痰湿无源，故常用能调痰湿体质，以治病求本。

［11］郑仁智，吴迪炯，叶宝东，等．周郁鸿辨证辨体质相结合治疗慢性再生障碍性贫血经验［J］．中医杂志，2017，58（23）：1997-2000.

十二、周仲瑛医案——肝肾阴伤，营血伏热，血热妄行案

患者，女，16 岁。2010 年 3 月 19 日初诊。

病史：患者去年 11 月双下肢出现血性红点，瘀斑，头晕，鼻衄，经潮量多，于某医院住院治疗 2 次，骨髓穿刺 4 次，血液检查显示：骨髓增生减低，粒系、红系均明显减低，巨核细胞未见。诊断为"重型再生障碍性贫血"；妇科查有"黄体囊肿"。曾行西医治疗，并数十次输血。刻下症见：患者面容增胖，口唇生长毛须。下肢肿胀发硬，皮肤粗糙长毛。偶有头晕，时有鼻衄，下肢常有出血性紫斑，月经量多，经常不净，最多迁延 60 天，大便尚调，手心有热感。舌脉：舌黄薄腻，脉细数。3 月 8 日于某医院查血常规：白细胞 2.8×10^9/L，红细胞 1.96×10^{12}/L，血红蛋白 61g/L，血小板 8×10^9/L。

中医辨证：肝肾阴伤，营血伏热，血热妄行。

治法：滋养阴血，凉血散瘀。

方药：

地榆 15g	生地黄 15g	山茱萸 10g	炒阿胶珠（烊化）10g
牡丹皮 10g	地锦草 15g	墨旱莲 15g	炙鳖甲（先煎）15g
炙女贞子 10g	肿节风 20g	红景天 10g	仙鹤草 15g
鸡血藤 15g	土大黄 12g	白薇 15g	太子参 12g

14 剂，每日 1 剂，水煎服。

2010 年 4 月 2 日二诊：输血小板 2 次、红细胞 1 次，输血间期，可从 1 周延至 20 天，头晕稍轻，下肢未见出血点、瘀斑，月经迁延难尽，有血块，小腹痛，大便正常，食纳平平，口唇有疱疹，唇旁有毛须。舌黯隐紫，有齿痕，苔淡黄薄腻，脉细数。血常规：白细胞 4.7×10^9/L，红细胞 2.19×10^{12}/L，血红蛋白 66g/L，血小板 14×10^9/L。

方药：原方加制黄精 10g、水牛角片（先煎）5g、赤芍 12g，增强凉血之功。服法同前。

2010 年 4 月 23 日三诊：输红细胞一次，停服妇康片，昨日经潮量多，自觉头昏，面水胖，呈满月状，口唇旁有毛须。

方药：原方加水牛角片（先煎）20g、三七 20g、赤芍 10g、茜根炭 10g、制海螵蛸 20g、紫珠叶 20g、大蓟 20g。凉血止血。服法同前。

2010 年 5 月 14 日四诊：近来间隔 20 天未输血，时有头晕，右足趾附近曾现瘀斑，现基本消散，牙龈时有肿痛。舌黯淡，苔淡黄薄腻，脉细滑。5 月 13 日于某医院复查血常规：白细胞 3.7×10^9/L，红细胞 2.07×10^{12}/L，血红蛋白 66g/L，血小板 21×10^9/L。

中医辨证：肝肾阴虚，络热血瘀。

治法：滋阴清热，凉血止血。

方药：

牡丹皮 10g	赤芍 12g	生地黄 20g	水牛角片（先煎）20g
地锦草 15g	墨旱莲 12g	炙女贞子 10g	三七 20g
紫珠叶 20g	红景天 15g	制海螵蛸 20g	茜根炭 10g

| 大蓟 20g | 地榆 15g | 肿节风 20g | 仙鹤草 15g |
| 土大黄 10g | 玄参 10g | 天、麦冬各 10g | |

服法同前。

2010 年 12 月 3 日五诊： 11 月 29 日血常规：白细胞 4.1×10^9/L，红细胞 1.95×10^{12}/L，血小板 54×10^9/L，血红蛋白 70g/L，铁蛋白：1168.9μg/L，球蛋白：44.6g/L。血常规略有改善。中药治疗至今已 7 月余未再输血，肌肤几乎无出血瘀点，时有牙肿，未见鼻衄，月经大出血基本控制，血量稍多，6 天干净，已停用妇康片，食量良好，大便正常，尿黄，面色萎黄，手心热感消失。舌黯紫，有齿痕，苔淡黄，脉细滑。

方药： 5 月 14 日方去女贞子 15g、墨旱莲 15g，加穿山龙 20g、黄柏 6g、知母 6g、炒阿胶珠（烊化）15g、炙龟板（先煎）12g、花生衣 20g、地骨皮 15g、制黄精 10g，增强滋阴之功。服法同前。

2012 年 4 月 27 日六诊： 经潮周期正常，血量不多，5 天干净，时有胸闷，下肢无瘀点、瘀斑。舌黯红，苔黄薄腻，脉细滑。2012 年 4 月 24 日复查血常规：白细胞 7.3×10^9/L，血红蛋白 9.5g/L，红细胞 2.95×10^{12}/L，血小板 128×10^9/L，铁蛋白：384.57μg/L。B 超：双侧卵巢部分囊性占位，子宫直肠陷凹积液。

方药：

牡丹皮 10g	赤芍 12g	生地黄 20g	水牛角片（先煎）20g
地锦草 15g	墨旱莲 12g	炙女贞子 10g	三七 20g
紫珠叶 15g	红景天 15g	制海螵蛸 20g	茜根炭 10g
大蓟 20g	地榆 15g	肿节风 20g	仙鹤草 15g
黄柏 10g	知母 10g	穿山龙 30g	制龟甲（先煎）10g

服法同前。

服药期间查白细胞、红细胞、血红蛋白、血小板均正常，中药调治 3 年余，病情稳定。月经正常，经量不多，守方巩固。

患者 2014 年 5 月 23 日来诊随访，守用上方调治 2 年，长期稳定，近期查血常规正常，经行周期正常，量不多，5 天干净。

【评析】 本案患者首因"双下肢出现血性红点瘀斑"住院治疗，属中医"肌衄"范围，鼻出血属"鼻衄"，经潮量多，是为"崩中"之象。追溯病史，住院期间骨髓穿刺4次，嗜酸性粒细胞、中性粒细胞、嗜碱性粒细胞、红细胞均明显减低，先后输血数十次，显有"血虚"之征，中医辨病应属"虚劳""崩漏""血证"。来诊之时，下肢肿胀发硬，皮肤粗糙长毛，胖而多须、手心热既属"络热血瘀"，又与久用激素类药有关。故周仲瑛中医辨证："肝肾阴伤，营血伏热，血热妄行"。鉴于既有"阴血不足"本虚的一面，又有"瘀热动血"标实的一面，而"血虚"与"出血"又可互为因果。血虚气弱，络空不守，而加重出血，出血不止，血溢脉外，则血虚愈甚。据此作为采用复法制方的着眼点，清滋并施，治本以"滋养阴血"，治标以"凉血散瘀"，复合施治，标本兼顾，使血虚得补，血热可清，血出能止。制方选用二至丸补益肝肾，其中阿胶珠、红景天、仙鹤草、鸡血藤滋养阴血；太子参、山茱萸补益精气，固经止血；生地黄、牡丹皮、炙鳖甲、土大黄、地榆、白薇、肿节风凉血散瘀止血。

患者二诊诸症悉减，但见头晕，月经迁延难尽，脉细数，仍见瘀热动血之候，故合入水牛角片、赤芍，取犀角地黄汤全方，以加强凉血止血之功。三诊经潮量多，故周仲瑛在继用犀角地黄汤全方的基础上，合入四乌鲗骨—芦茹丸、三七养血止血，加用紫珠叶、大蓟凉血止血。四诊病势平稳，守法继进，仍以犀角地黄汤为主方，合入二至丸、增液汤、四乌鲗骨—芦茹丸，滋中寓清，清中寓滋，清滋并施。五诊病情稳定，未再输血，血常规回升，崩漏控制，手心热感消失，提示热去瘀散，故在上方中加大二至丸用量，并合入大补阴丸，补益肝肾之阴。五诊之后病入坦途，临床症状控制稳定，一年多均为守法执方调治。自行采用原方长期服用，取得良好疗效。

[12] 朱垚，郭立中.国医大师周仲瑛复法辨治重型再障临床思路剖析 [J].环球中医药，2016，9（7）：810-811.

十三、李芮医案——脾肾两虚案

李某，男，44岁。

病史：患者因"反复发热 1 月"于 2015 年 1 月 9 日入我院门诊就诊。**血常规：**白细胞 1.07×10^9/L，红细胞 0.3×10^{12}/L，血红蛋白 14g/L，血小板 2×10^9/L。遂以"急性重型再生障碍性贫血"收入我病区。刻下症见：患者重度贫血貌，口唇发绀，乏力，高热（$38 \sim 40$℃），全身散在出血斑点，伴胸闷喘憋，头晕头痛，纳眠差，大便黑，小便可，精神萎靡恍惚，来院就诊前有一过性昏迷，近 1 个月体重下降 4kg。入院后完善骨髓穿刺等相关检查，并紧急给予参芪扶正注射液扶正固脱，予重组人促红素刺激红系造血，重组人粒细胞集落刺激因子刺激粒系造血，予左氧氟沙星注射液防治感染。并嘱减少活动，防止出血。辅助检查：1 月 10 日骨髓细胞学检查报告示（骨髓）增生明显减低，粒系增生明显减少，仅见少数晚幼粒以下各期粒细胞，比例低，为 7%，形态大致正常；红系仅见少数晚幼红细胞，比例为 2%，形态大致正常；淋巴细胞比例明显增高，为 88%，形态大致正常；全片未见巨核细胞，血小板少见。

西医诊断：急性重型再生障碍性贫血。

西医治疗：多次给予输注血小板和浓缩红细胞以纠正贫血、防止出血。

中医辨证：脾肾两虚。

治法：补益脾肾。

方药：芪贞固本方加减。

黄芪 30g	桂枝 15g	制附子 24g	熟地黄 30g
酒女贞子 30g	菟丝子 30g	麸炒苍术 15g	枸杞子 15g
炙甘草 12g	酒黄精 15g	白术 15g	鹿角胶（烊化）15g
麸炒枳壳 15g	白芍 30g	麸炒神曲 30g	仙鹤草 45g
三七粉（冲服）3g			

7 剂，水煎服，每日 1 剂。

1 月 17 日复诊：患者重度贫血貌，乏力，无发热，全身散在出血斑点，胸闷喘憋微减轻，头晕头痛，纳眠差，大便黑，小便可，精神萎靡。血常规：白细胞 0.71×10^9/L，红细胞 0.66×10^{12}/L，血红蛋白 23g/L，PLT：5×10^9/L。

方药：在上方基础上改制附子 30g、鹿角胶（烊化）30g、生地黄 15g，加酒仙茅 12g、盐补骨脂 30g，继服 10 剂。

1 月 29 日复诊： 患者脸色白，全身皮肤可见散在斑点，胸闷喘憋明显减轻，略头晕，无发热，纳眠较前改善，未发现大便颜色发黑，小便调，精神萎靡，体力差。血常规：白细胞 2×10^9/L，红细胞 1.23×10^{12}/L，血红蛋白 39g/L，血小板 8×10^9/L。在上方基础上改制附子 45g、鹿角胶（烊化）45g，继服 10 剂。

2 月 9 日复诊： 患者脸色发白，全身皮肤散在瘀斑已渐渐消退，走路后易胸闷喘憋，头晕乏力改善，纳尚可，眠一般，二便调，精神状态略显疲惫。血常规：白细胞 2.43×10^9/L，红细胞 1.06×10^{12}/L，血红蛋白 36g/L，血小板 11×10^9/L。在上方基础上改制附子 60g、鹿角胶（烊化）60g，继服 10 剂。

经过多次中药治疗，患者症状渐渐改善。3 月 1 日查血常规：白细胞 2.37×10^9/L，红细胞 1.87×10^{12}/L，血细蛋白 51g/L，血小板 50×10^9/L。后继续在我病区治疗近 1 个月，患者好转出院，嘱定期查血常规，不适随诊。

【评析】 鉴于重型再障发病急剧，病势凶险，出血、贫血、感染较严重等特征，故在初步对症治疗时，应以抗感染、应用促造血因子、止血与输血等抢救治疗为主。李芮教授高度重视运用中医方法治疗该病，"急则治其标，缓则治其本"，在急性期，可重点用清热解毒、凉血止血、活血化瘀以治其标，在缓解期，可重点采用补肾益髓、调节阴阳、健脾益气、养血补血以治其本，标本兼治，方可发挥中医优势。该病患者病情往往较复杂，故要灵活运用中西医结合治疗，要按照病情的发展给予综合性治疗，以提高治愈率。

［13］王爱杰.李芮治疗重型再生障碍性贫血经验 [J].湖南中医杂志，2016，32（5）：26-28.

十四、黄世林医案——毒热血亏案

患者，男，19 岁。

病史： 反复发热、咳嗽 1 周，口服数片对乙酰氨基酚，来诊时发热，咳嗽，咯黄痰，体温 39.4℃，周身乏力，心悸气短，汗出增多，烦渴。舌脉：舌淡、苔黄腻，脉数。血常规发现三系减少，骨髓穿刺提示重型再生障碍性贫血。

西医诊断：重型再生障碍性贫血Ⅰ型（急性再障）。

中医诊断：血虚劳。

中医辨证：毒热血亏。

治法：清热解毒，凉血。

方药：

金银花 20g	板蓝根 20g	连翘 20g	黄芩 30g
丹参 20g	党参 20g	生地黄 20g	生石膏（先煎）50g
女贞子 15g	菟丝子 15g	补骨脂 20g	百部 20g
紫菀 15g	桔梗 15g		

5 剂，水煎服。

二诊：体温明显下降，低热，体温波动在 37.3 ~ 37.8℃，手足心热，盗汗，仍乏力，心悸改善，口渴不喜饮，舌淡边尖红、苔白腻，脉细数。

中医诊断：血虚劳。

中医辨证：余毒潜伏，阴虚火旺。

方药：上方去生石膏，加百合 15g、枸杞子 20g。

继服 5 剂，病情渐稳定。

三诊：无发热，手足心热、盗汗、乏力、心悸、皮肤紫癜、色黯红，咽干痛不适，舌淡边尖红、苔厚，脉细数。

中医诊断：血虚劳。

中医辨证：肾阴虚型，余毒未清。

方药：上方加玄参 15g、青果 10g。

继服 10 剂，病情持续稳定。

四诊：乏力、动则心悸、惕惕不安、手足心热、腰酸膝软、头晕、耳鸣、口渴思饮、便干，舌质淡尖红、舌苔薄黄，脉细数。

中医诊断：血虚劳。

中医辨证：肾阴虚型，兼心气不足。

方药：

生地黄 20g	熟地黄 20g	荷叶 10g	阿胶（烊化）15g
鸡血藤 25g	丹参 25g	当归 20g	制何首乌 15g
太子参 25g	茯苓 15g	炙甘草 5g	蒲公英 20g
麦冬 15g	五味子 15g		

15 剂，水煎服。

四诊后患者病情逐渐稳定，输血次数逐渐减少，进入稳定期。

【评析】 急性再障患者起病急，发展迅速，早期病死率高，尽早给予中西医结合治疗，并严格消毒、隔离患者，加强口腔、皮肤、外阴、肛周及心理护理都非常关键。分期多处于疾病进展期，病情发展迅速，黄老师在辨证分型论治的基础上，重用蒲公英、板蓝根、金银花、连翘、白芍、黄芩、生地黄、当归等清热解毒、凉血止血的药物，往往对于减少发热、控制感染、防止出血等有良好的疗效，并可减少西药抗生素、止血药物及血液制品的应用。

［14］李海霞，陈楠楠. 黄世林治疗再生障碍性贫血经验 [J]. 中医杂志，2015，56（12）：1006-1007.

十五、柯微君医案——脾肾不足，阴阳两虚案

患者，女，7 岁。2012 年 7 月 5 日初诊。

病史：因住新装修房屋，发现全血细胞减少 1 个月就诊。患者因感冒于当地治疗 2 周，期间输液 4 天（具体不详），之后查血常规发现全血细胞减少。血小板最低 $9 \times 10^9/L$，输血小板治疗 1 次，输血后血小板 $40 \times 10^9/L$。2012 年 7 月 2 日血常规：白细胞 $2.2 \times 10^9/L$，血红蛋白 9.9g/dL，红细胞 $3.04 \times 10^{12}/L$，血小板 $52 \times 10^9/L$。骨髓穿刺提示：再生障碍性贫血，AA、MBS 相关抗原检测支持再障贫血。患者在当地口服皂矾丸及利可君治疗。刻下症见：皮肤有少许青斑，食纳欠佳，眠可，二便调。查体：面色萎黄，口唇色淡。舌脉：舌尖红舌苔白，脉象沉细滑。

西医诊断：再生障碍性贫血。

中医诊断：虚劳。

中医辨证：脾肾不足，阴阳两虚。

治法：健脾补肾，调补阴阳，扶以凉血解毒，活血止血。

方药：

生黄芪 30g	当归 10g	炒白术 12g	茯苓 30g
熟地黄 12g	菟丝子 30g	巴戟天 12g	牡丹皮 15g
白芍 15g	枸杞子 15g	淫羊藿 15g	小蓟 15g
三七粉 3g	甘草 10g	太子参 20g	砂仁（后下）10g

2012 年 8 月 8 日复诊：复查血常规：白细胞 1.93×10^9/L，血红蛋白 9.9g/dL，红细胞 2.4×10^{12}/L，血小板 54×10^9/L。患者皮肤青斑消退，食欲改善，大便稍溏，2～3 次/天。舌质淡红，舌苔薄白，脉象沉细滑。

中医辨证：阴阳两虚，偏脾肾阳虚。

方药：前方改太子参 30g，加补骨脂 12g，龟甲胶（烊化）10g，鹿角胶（烊化）6g。

2012 年 9 月 7 日复诊：复查血常规：白细胞 2.81×10^9/L，血红蛋白 9.6g/dL，红细胞 3.02×10^{12}/L，血小板 96×10^9/L。患者食欲改善，大便成形，胸前偶有出血点。舌质淡红，舌尖红，舌苔白，脉象沉细滑。患者脾肾阳虚好转，血分蕴热未减，故加羚羊角粉、玳瑁粉，增加三七粉用量以清热凉血止血。

方药：

生黄芪 30g	当归 10g	炒白术 12g	茯苓 30g
熟地黄 12g	菟丝子 30g	巴戟天 12g	鹿角胶（烊化）6g
白芍 15g	枸杞子 15g	淫羊藿 15g	三七粉（冲服）6g
小蓟 15g	甘草 10g	太子参 20g	砂仁（后下）10g
鸡内金 10g	木香 5g	何首乌 12g	龟甲胶（烊化）10g
补骨脂 12g	紫河车 15g	牡丹皮 15g	羚羊角粉（烊化）0.6g
玳瑁粉（冲服）1.5g			

2012 年 11 月 22 日复诊：复查血常规：白细胞 2.58×10^9/L，血红蛋白 11g/dL，

红细胞 $3.1 \times 10^{12}/L$，血小板 $89 \times 10^{9}/L$。患者一般情况可，食欲一般，夜眠可，二便调。舌尖红，舌苔白，根稍厚，脉象沉细。患者出血止，舌苔白根稍厚，加强益肝肾和胃之品，减去龟甲胶、小蓟滋阴凉血之品。

方药：前方去小蓟、龟甲胶，加生麦芽 30g，炒神曲 12g，莲子 12g，肉苁蓉 12g。

2012 年 12 月 6 日复诊：复查血常规：白细胞 $3.01 \times 10^{9}/L$，血红蛋白 12.2g/dL，红细胞 $3.51 \times 10^{12}/L$，血小板 $120 \times 10^{9}/L$。患者一般情况可，食欲可，皮肤无青斑，二便调。舌尖红，苔白，脉沉细尺弱。患者血常规全面好转，唯白细胞尚偏低，加重滋阴补血、温补肾气肾阳之品，使正气复、阳气升，以期达到阳生阴长。

方药：前方改三七粉（冲服）3g，熟地黄 15g，何首乌 15g，巴戟天 20g，淫羊藿 20g，加鹿茸粉（冲服）1g。

2013 年 6 月 21 日复诊：复查血常规：白细胞 $4.58 \times 10^{9}/L$，血红蛋白 12.2g/dL，红细胞 $3.64 \times 10^{12}/L$，血小板 $195 \times 10^{9}/L$。一般情况可，食欲可，眠可，便调。舌尖红，苔薄白，脉象细滑。

方药：

生黄芪 35g	当归 10g	炒白术 30g	巴戟天 20g
熟地黄 18g	菟丝子 50g	牡丹皮 6g	女贞子 30g
白芍 15g	枸杞子 15g	淫羊藿 24g	三七粉（冲服）3g
山药 20g	甘草 20g	太子参 30g	砂仁（后下）10g
鸡内金 10g	木香 10g	补骨脂 18g	法半夏 10g
紫河车 15g	柴胡 3g	升麻 3g	羚羊粉（冲服）0.3g
炒神曲 12g	莲子 12g	茯苓 12g	白扁豆 12g
鹿茸粉（冲服）1g			

【评析】 该患者先天禀赋不足，后天失养，因家里装修接触有毒之物使正气更伤，以脾肾两虚为本。柯老师以右归饮合当归补血汤加减以健脾补肾，填精益髓，方中以熟地黄滋阴填精为主药，辅以菟丝子、枸杞子、滋补壮肾，配以巴

戟天、淫羊藿、鹿角胶温补肾阳，以白术、茯苓补中健脾，黄芪、当归益气养血，少佐小蓟、牡丹皮、三七粉活血化瘀、凉血解毒之品，诸药合用，使阴生阳长，阴阳互根，治疗 5 个月后，患者血常规全面上升至正常水平。在患者食欲好转、体质增强的同时，适时加入填精益髓、血肉有情之品，如紫河车、鹿茸粉。特别注意在治疗中要始终关注脾胃功能，加以调理，以防滋腻碍脾。继续维持治疗近 1 年，患者血常规一直维持在正常范围。

［15］刘晓翔，高飞，柯微君. 柯微君治疗慢性再生障碍性贫血经验［J］. 世界中西医结合杂志，2015，10（9）：1201-1203，1332.

十六、柯微君医案——阴虚血热，迫血妄行案

患者，女，58 岁。2013 年 3 月 12 日初诊。

病史： 患者主因"鼻衄、全身紫癜、乏力心慌 1 月余"就诊。患者近 1 个月余来经常鼻出血，多次填塞止血治疗，牙龈出血，并且皮肤多处紫癜，呈片状，时感头晕，咽干咽痛，午后身热，大便亦干。血常规：红细胞 2.03×10^{12}/L，白细胞 2.5×10^9/L，血红蛋白 5.6g/dL，血小板 9×10^9/L。骨髓穿刺提示：再障贫血。舌脉：舌质淡红，舌苔薄黄，脉象沉细数。

中医辨证： 阴虚血热，迫血妄行。

治法： 滋阴潜阳，凉血止血。

方药：

生地黄 30g	白芍 15g	牡丹皮 12g	玄参 15g
沙参 30g	地骨皮 12g	小蓟 30g	生龙牡（先煎）各 12g
枸杞子 15g	藕节 15g	茯苓 30g	三七粉（冲服）3g
女贞子 30g	霍石斛 15g	何首乌 15g	羚羊粉（冲服）3g

2013 年 4 月 16 日复诊： 复查血常规：红细胞 3.15×10^{12}/L，白细胞 3.9×10^9/L，血红蛋白 8.6g/dL，血小板 12×10^9/L。患者在当地间断输血治疗，鼻衄、牙龈出血止，皮肤紫癜明显减少，头晕、心悸、咽干等症状减轻。舌质淡

少苔，脉象沉细。患者阴虚阳亢、血热妄行症状减轻，全身无力、足踝部微肿等脾肾气虚症状出现，予滋阴养血、健脾补肾之法治疗。

方药：

生黄芪 30g	太子参 30g	炒白术 12g	山药 12g
当归 10g	莲子 12g	丹参 12g	牡丹皮 12g
熟地黄 12g	白芍 20g	龟甲（先煎）30g	阿胶（烊化）10g
巴戟天 10g	小蓟 30g	砂仁（后下）10g	菟丝子 30g

2013 年 6 月 11 日复诊： 复查血常规：红细胞 4.26×10^{12}/L，白细胞 3.78×10^{9}/L，血红蛋白 10.8g/dL，血小板 36×10^{9}/L。患者乏力症状减轻，未见新鲜出血，食欲可。舌质淡红，舌苔薄白，脉象沉细。

方药： 熟地黄改为 15g，加枸杞子 15g，鳖甲（先煎）15g，加强滋阴养血之力。

经过 1 年余的治疗，患者血常规基本恢复正常。

【评析】 该患者病情较重，初诊时全血常规很低，伴有鼻出血、牙龈出血、皮肤紫癜、午后低热、乏力等症状，舌质淡，苔薄黄。患者气血两亏，阴阳俱虚，以阴虚阳亢、血热妄行为主证。柯老师急则治标，以大剂滋阴潜阳、凉血止血之苍玉潜龙汤加减，配合输血，急救其阴。患者病情好转，出血症状缓解。继之出现踝肿无力等脾肾气虚表现，适时加用生黄芪、太子参、阿胶、菟丝子、巴戟天等补气健脾。但患者始终以阴血虚为主，脾肾气虚为辅，没有明显的脾肾阳虚症状。所以，苍玉潜龙汤治疗阴虚阳亢、血热妄行之再障，疗效明显。再障是以骨髓衰竭为特征的综合征，其发病机制虽复杂，但多涉及骨髓造血干细胞受损。中医学认为肾主骨生髓，毒邪侵犯骨髓则引起骨髓造血功能损害。柯老师抓住慢性再生障碍性贫血脾肾虚为本，热毒瘀为标的病机特点，治疗上以补脾肾、调阴阳为基本大法，配合化瘀解毒清热，临床疗效甚佳。中药治疗慢性再障既减少了西药治疗的不良反应，又很好地改善了患者的生存质量，具有广阔的发展前景。

［16］刘晓翔，高飞，柯微君 . 柯微君治疗慢性再生障碍性贫血经验 [J]. 世界中西医结合杂志，2015，10（9）：1201-1203，1332.

十七、刘永年医案——脾胃虚弱，肾虚血瘀案

高某，女，33 岁。2012 年 11 月 26 日初诊。

主诉：月经过多，皮肤紫癜数年余。病史：患者多年来月经过多，曾经骨髓穿刺诊断为"再障"，血小板最低 8×10^9/L，今诊无明显出血倾向，局部碰撞后较易出现皮下紫癜，月经量多，面色萎黄，疲乏，胃纳尚可，二便自调。舌脉：舌苔薄，舌尖红，脉细。血常规：白细胞 4.7×10^9/L，血红蛋白 96g/L，血小板 14×10^9/L。

方药：

生黄芪 15g	当归 10g	山药 12g	熟地黄 12g
山茱萸 10g	仙鹤草 15g	黄精 12g	炒白术 10g
枸杞子 12g	花生衣 12g	三七 3g	卷柏 10g
炙甘草 5g			

7 剂。水煎服。

12 月 3 日复诊：血红蛋白 101g/L，血小板 17×10^9/L，均略有上升，面色稍红润，右手背紫癜一枚，余无明显出血倾向，易感疲乏，食欲尚可，大便或稍偏多，舌苔薄，舌尖略红，脉弦小。治循原法。

方药：原方加女贞子 12g、墨旱莲 12g。

7 剂，水煎服。

12 月 10 日三诊：四肢未见明显出血倾向，疲乏，面色欠华，舌苔薄，脉濡，口干。治以益肾生髓，气血兼顾。

方药：

生黄芪 15g	当归 10g	生地黄 12g	熟地黄 12g
山药 12g	花生衣 15g	卷柏 10g	墨旱莲 10g
三七 3g	枸杞子 12g	菟丝子 10g	穿山甲 4g
仙鹤草 20g	生甘草 3g		

14 剂，水煎服。

【评析】 本患者以血小板减少及各种出血倾向为主要表现，伴疲乏、面萎黄等虚象。以往有"治痿独取阳明"的说法，就是对于虚劳应首先从后天之本脾胃入手，使脾胃功能正常，水谷精微充沛，再予进补。本病例的治疗思路即由此入手，健运脾胃，兼以补肾化瘀止血，初诊予黄芪、当归仿当归补血汤之意，益气补血，这两味药在对国内再障的中医处方分析中也是使用最多的两味药。同时予山药、白术、黄精健脾，陈皮理脾气，使补而不滞，熟地黄、枸杞子、山茱萸补肾益阴，仙鹤草、卷柏、三七化瘀止血。二诊药物有效，血红蛋白及血小板上升，患者仅口干，故原方加用女贞子、墨旱莲补肾阴。三诊患者无明显出血倾向，症情平稳，故功专补肾，并予长期服用，予加用菟丝子温阳，血虚夹瘀，仿大黄蟅虫丸之义，予穿山甲攻窜，活血通经，使旧血得去，新血得生。

［17］朱翔，刘永年.刘永年辨治非重型再生障碍性贫血的经验 [J].江苏中医药，2015，47（7）：26-28.

十八、丘和明医案——脾肾亏虚案

郭某，女，24 岁。2008 年 2 月 11 日初诊。

病史：患者自诉 2 年前出现面色苍白，疲乏倦怠，伴有皮肤瘀点、瘀斑，于广东省某医院行骨髓细胞形态学、骨髓活检等检查，诊断为再生障碍性贫血，给予环孢素、十一酸睾酮等药物治疗，症状有所好转，但血常规一直未明显改善，且逐渐出现肝功能损害，后停服以上药物，寻求中医治疗。就诊时口干，乏力，刷牙时牙龈出血，时有腰酸，纳差，眠一般，二便调。查体：面色无华，皮下少量瘀点，色黯红，胸骨无压痛，淋巴结未触及肿大，肝脾肋下未触及。舌脉：舌稍红，苔薄黄，脉细。血常规：白细胞 1.9×10^9/L，红细胞 1.87×10^{12}/L，血红蛋白 74g/L，血小板 23×10^9/L。

中医诊断：虚劳。

中医辨证：脾肾亏虚。

治法：补益肾阴精髓，加以健脾摄血、清退虚热。

方药：养阴益髓方加减。

怀山药 15g	生地黄 15g	山茱萸 15g	龟甲（先煎）30g
巴戟天 15g	何首乌 20g	菟丝子 15g	鹿角胶（烊化）15g
鸡血藤 30g	绵茵陈 15g	白芍 15g	玄参 15g
阿胶（烊化）20g			

14 剂，水煎服，每日 1 剂。

2008 年 2 月 27 日二诊：患者服用上方后，症状稍好转，自诉 2 月 15 日因月经来潮，月经量多，色鲜红，出现头晕乏力症状加重，于当地医院输注红细胞悬液和血小板。后继续服用以上方药调理，就诊时月经已干净约 1 周，口干好转，间有腰酸，眠差，舌淡红，舌苔微黄，脉细。血常规：白细胞 2.1×10^9/L，红细胞 2.85×10^{12}/L，血红蛋白 101g/L，血小板 49×10^9/L。丘和明察患者服用上方后部分症状好转，但其间适逢月经来潮，月经量多，色鲜红，质稀，虑其虚火妄动，导致月经过多，出血后气随血脱，邪气去其大半，但虚证仍在，故于原方去巴戟天，加入枸杞子养阴柔肝，酸枣仁养阴安神，党参、黄精益气补脾肾，同时避免动血。

方药：原方加枸杞子 15g、党参 20g、酸枣仁 20g、黄精 20g、甘草 6g。水煎服，每日 1 剂。服 40 余剂。

2008 年 4 月 12 日三诊：患者发热，体温 38.6℃，咳嗽咯痰，痰中带血，无咽痛，无腹泻，舌淡红，舌苔白厚，脉浮，虑其脾肾亏虚，正气虚弱，正值温热之邪季节，风热邪气袭表，首先犯肺，故而咳嗽发热，但因正气虚弱，无力祛邪，邪正相争尚不剧烈，故以中度发热为主。表证尚浅，正气不足，则舌苔白厚，脉浮。考虑患者本证仍在，但目前以外感之邪作乱为主要标证，治疗当保留养阴益髓方中的仙鹤草、何首乌、生地黄、山茱萸等以巩固疗效，同时给予桑菊饮加减进行清疏肺卫之邪。

方药：

桑叶 15g	桔梗 10g	前胡 15g	杏仁 10g
连翘 15g	黄芩 15g	茜草 10g	仙鹤草 15g
何首乌 15g	生地黄 15g	山茱萸 15g	甘草 6g

水煎服，每日 1 剂。服 7 剂。

发热 6 天后消退，咳嗽好转，继续服用二诊方药。

2008 年 4 月 24 日四诊： 患者无发热恶寒，症状改善，但有咽干，稍欲饮，纳差，纳眠可，便溏。舌淡红，舌苔白厚，脉弦。患者出现咽干，但结合大便溏薄，纳差，舌淡红，苔白厚，脉弦，认为其邪气虽减，但损伤脾胃之气，脾胃虚弱，津液不能上输，故见咽干，用药当加强健脾益气之功。

方药：

太子参 15g	白术 15g	怀山药 15g	枸杞子 15g
牛蒡子 15g	火炭母 20g	鸡血藤 30g	绵茵陈 15g
麦芽 30g	鸡内金 10g	仙鹤草 15g	玄参 15g

水煎服，每日 1 剂。服 18 剂。

2008 年 5 月 16 日五诊： 患者昨天开始出现双下肢皮肤散在性出血点，舌淡红，舌苔白，脉细。血常规：白细胞 3.6×10^9/L，红细胞 2.8×10^{12}/L，血红蛋白 94g/L，血小板 53×10^9/L。患者再次出现出血症状，考虑为本证脾肾虚弱，由原发病引起，故以健脾补肾、养阴摄血方药为主。

方药： 上方去太子参、枸杞子、牛蒡子、火炭母、绵茵陈、麦芽、鸡内金，加用熟地黄 15g、山茱萸 15g、茯苓 15g、牡丹皮 15g、党参 20g、何首乌 20g、巴戟天 15g、黄精 15g，联合六味地黄丸为组方补肝肾之阴。

水煎服，每日 1 剂。服 25 剂。

2008 年 6 月 11 日六诊： 患者咽干症状基本缓解，无明显腰酸，无明显牙龈出血，但仍时有气短，大便偏溏，舌淡红，舌苔白，脉细，考虑患者肝肾阴虚以及脾肾虚弱为主要矛盾，给予右归丸加减进行维持治疗。

方药：

怀山药 15g	熟地黄 15g	山茱萸 15g	龟甲（先煎）30g
巴戟天 15g	何首乌 20g	菟丝子 15g	鹿角胶（烊化）15g
茜草 10g	党参 20g	茯苓 15g	甘草 6g

水煎服，每日 1 剂，连服 30 天。

2008 年 7 月 12 日复诊：血常规：白细胞 $3.96×10^9$/L，红细胞 $2.93×10^{12}$/L，血红蛋白 101g/L，血小板 $76×10^9$/L。追踪观察，气短症状消失，大便改善，余无其他明显不适，患者一直主要以左归丸加减治疗，取得较好效果。

【评析】　本医案的治疗采用固本培元，补益脾肾，但不忘适时扶正祛邪，充分体现了补脾与补肾、补肾阴与补肾阳、扶正与祛邪、补益与活血四者的关系。

［18］黎耀和，蓝海，胡曦月，等.丘和明治疗慢性再生障碍性贫血经验[J].广州中医药大学学报，2015，32（5）：940-942.

十九、李晓惠医案——精亏阳虚案

张某，男，33 岁。2009 年 5 月初诊。

病史：患者于 2000 年 11 月无明显诱因下出现乏力，活动后加重，至当地医院就诊，查血常规：全血细胞减少，未予诊治。2009 年 4 月初患者因乏力加重，至外院就诊。查血常规：白细胞 $3.0×10^9$/L，血红蛋白 124g/L，血小板 $53×10^9$/L。骨髓涂片：粒系、红系增生尚活跃，巨核系增生减低，血小板散在偶见，免疫球蛋白、抗核抗体均阴性。后于 4 月 21 日转至我院。复查血常规：白细胞 $2.16×10^9$/L，血红蛋白 107g/L，血小板 $30×10^9$/L。骨髓涂片：骨髓增生减低，淋巴细胞相对增高。骨髓活检：造血组织重度抑制，直接、间接抗人球蛋白试验均阴性，CD55/CD59 在正常范围。西医诊断为慢性再生障碍性贫血。西医治疗：予安特尔、益血生等口服后出院。5 月初于李老师门诊诊治。刻下症见：乏力，活动后气短、心悸，腰膝酸软，怕冷，偶有皮肤瘀点。舌脉：舌淡白，苔薄白边有齿痕，脉沉细。

中医辨证：精亏阳虚。

治法：益肾填精，鼓舞阳气。

方药：

菟丝子 20g	女贞子 20g	熟地黄 10g	制何首乌 10g
黄芪 30g	当归 10g	炒白术 10g	补骨脂 10g

巴戟天 10g　　　　淫羊藿 15g　　　阿胶珠（烊化）10g　　　炙甘草 5g

14 剂，水煎服，每日 1 剂，早晚各 1 次。

二诊： 患者乏力、气短改善，皮肤未见出血点，腰酸腿软，夜寐欠佳，舌淡红，苔薄白，脉沉细。血常规：白细胞 2.5×10^9/L，血红蛋白 108g/L，血小板 25×10^9/L。

方药： 于上方中去阿胶珠，加肉苁蓉 10g，淫羊藿增至 20g，百合 10g，首乌藤 15g。

14 剂，水煎服，每日 1 剂，早晚各 1 次。

三诊： 患者腰酸减轻，活动后感乏力，心悸、气短未作，无鼻腔、牙龈渗血及皮肤出血点，食欲可，夜寐安和，舌淡红，苔薄白，脉细。血常规：白细胞 2.6×10^9/L，血红蛋白 108g/L，血小板 35×10^9/L。于上方加紫河车 10g。继服 30 剂，后多次复查血常规，白细胞稳定于 2.8×10^9/L 左右，血红蛋白稳定于 109g/L 左右，血小板 40×10^9/L 左右。

【评析】 患者先天禀赋不足，肾精亏虚，加之后天工作操劳，饮食不规律，脾胃受损，运化功能失司，先后天之精均不足，不能化生血液，濡养身体各脏腑，五脏六腑不能抵抗外邪，邪毒侵入，深入骨髓而发病。疾病初期即表现为腰膝酸软、怕冷、舌淡白、脉沉细等阳气虚弱的征象，故治以补肾填精、鼓舞阳气。二诊时，因无明显出血倾向，故加大温阳力度，加用肉苁蓉、淫羊藿，服用半月后，阳虚征象明显改善，复查血常规也有所提升，在此基础上，循序渐进，加用紫河车补气养血益精，患者也可耐受，此后病情一直稳定，定期门诊随访。由此可见，补肾可为治疗再障的第一要则，但在疾病早期切记避免过度滋腻，注意顾护脾胃，同时随着疾病的进程，可适当加用养血活血、清热解毒、凉血止血之品。

［19］林琳.李晓惠治疗再生障碍性贫血经验[J].辽宁中医杂志，2014，41（10）：2064-2065.

二十、魏克民医案——肾虚案

章某，男，19 岁。2012 年 9 月 15 日初诊。

病史：患者 2012 年 4 月 10 日因感全身乏力明显，活动后心悸，面色少华，无恶寒发热、无恶心呕吐、无胸闷气促、无头晕头痛，至诸暨市某医院就诊。血常规：白细胞 $2.96×10^9/L$，血红蛋白 70g/L，血小板 $70×10^9/L$，中性粒细胞 $1.4×10^9/L$，网织红细胞比例 2.2%。骨髓穿刺提示：骨髓增生尚可，粒系、红系增生欠活跃，巨核系增生欠佳，全片可见 5 个，非造血细胞比例 37.7%。西医诊断为再障。西医治疗：给予十一酸睾酮口服，效果不明显。遂来魏克民处行中医治疗。刻下症见：面色苍白，神疲乏力。舌脉：舌质淡、苔薄白，脉细虚。

中医辨证：肾虚。

治法：活血化瘀，补肾生血，补脾益气，养阴生津。

方药：

生黄芪 30g	黄精 15g	黄芩 15g	仙鹤草 30g
淫羊藿 15g	仙茅 30g	芦根 30g	太子参 15g
枸杞子 15g	杜仲 15g	补骨脂 15g	鸡血藤 15g
墨旱莲 15g	藕节 15g	白及 30g	茜草 15g
紫草 15g	肉苁蓉 15g	菟丝子 15g	丹参 30g
当归 30g	川芎 12g	赤芍 12g	白芍 12g
炒白术 15g	绞股蓝 30g	生地黄 15g	怀山药 15g
茯苓 15g	泽泻 15g		

14 剂，水煎服。

同时服用生血宁 500mg，每日 3 次，肝血宝 40mg，每日 3 次。

二诊：患者乏力明显好转，舌苔同前，但睡眠欠佳。血常规：白细胞 $3.5×10^9/L$，中性粒细胞 $2.2×10^9/L$，血红蛋白 90g/L，血小板 $80×10^9/L$，网织红细胞比例 2.64%。

方药：原方去生地黄、怀山药、茯苓、泽泻，加酸枣仁 15g，合欢皮 15g，首乌藤 15g、制何首乌 15g，继服 14 剂。

同时服用生血宁 500mg，每日 3 次，肝血宝 40mg，每日 3 次。

三诊：患者诉有感冒症状，无咳嗽咳痰，无咽喉疼痛，舌淡苔薄白，脉濡细。

复查血常规：白细胞 3.0×10^9/L，中性粒细胞 0.9×10^9/L，血红蛋白 80g/L，血小板 60×10^9/L，网织红细胞比例 2.55%。

方药：原方加防风 12g，继服 14 剂。

同时服用生血宁 500mg，每日 3 次，肝血宝 40mg，每日 3 次。

此后，患者多次门诊随访治疗，辨证调整用药，未发生感冒。最近 1 次复查血常规：白细胞 4.0×10^9/L，中性粒细胞 2.51×10^9/L，血红蛋白 100g/L，血小板 90×10^9/L，网织红细胞比例 2.8%。目前仍在治疗随访中。

【评析】 魏克民认为，再生障碍性贫血是一种慢性消耗性疾病，发展过程缓慢，久病必然耗气伤津，气为血之帅，气虚则血虚，脾胃气虚则血失统摄而出血，津液大伤，必然出现阴虚为主的表现，"留得一分津液，便有一分生机"，但凡舌红苔薄白，脉细数均可采用补气养阴为治疗大法。故魏克民喜用生黄芪、黄精、太子参（男多用）、党参（女多用）、南沙参、北沙参、女贞子（女多用）、杜仲、枸杞子、当归、白芍、赤芍、紫草、芦根、黄芩、炙鳖甲等补气养阴之药。

魏克民还认为，再生障碍性贫血多迁延日久，"久病多瘀，久病入络"，必然会导致血瘀，故常用川芎、丹参、桃仁、益母草（女用）等活血化瘀。所谓"瘀血不去，新血不生"，血为气之母，血行则气行，故用活血化瘀药必然能推动全身气血的运行，促进机体功能的恢复，从而增强患者的免疫力，使病情得以缓解，症状得以好转，继而提高临床疗效。现代研究也证实了活血化瘀之法对于改善再障骨髓微循环，提高黏附分子水平具有一定的作用，进而促进造血功能恢复。

［20］符陆帅，魏克民. 魏克民教授治疗再生障碍性贫血经验撷菁［J］. 浙江中医药大学学报，2014，38（7）：848-850.

二十一、张慧医案——气血亏虚，湿邪内困案

梁某，男，25 岁。2010 年 10 月初诊。

病史： 患者反复头昏乏力伴皮肤紫癜、牙龈出血8年余。西医诊断为"慢性再生障碍性贫血"，患者先后经雄激素、环孢素A，输血、输血小板等治疗，病情常反复，且输血频繁，遂于2011年10月来本科就诊，以行中西医结合治疗。刻下症见：头昏乏力，面色苍白少华，双下肢散在针尖样细小出血点，伴牙龈出血，感胸闷、心悸，活动后明显，四肢困重，脘闷纳呆，口腻口黏，大便溏薄，小便清稀。舌脉：舌淡胖，苔白厚腻，脉濡细。

中医辨证： 气血亏虚，湿邪内困。

治法： 生髓益血，健脾化湿，调和气机。

方药： 自拟方"生髓益血汤"基础方加味。

黄芪30g	当归15g	生地黄15g	菟丝子20g
太子参20g	肿节风20g	灵芝20g	生蒲黄（包煎）10g
陈皮10g	茯苓15g	半夏10g	白豆蔻（后下）10g
厚朴15g	杏仁10g	薏苡仁20g	

14剂，每日1剂。

服药14天后，患者胸闷心悸基本缓解，四肢困重、脘腹闷胀症状明显减轻，舌苔变薄，无活动性出血。

继续服药2周，口腻口苦消失，舌苔薄白微腻，后随症加减。

服药2年余，患者病情较稳定，无牙龈、口腔出血，无皮肤青紫瘀斑，无脘腹不舒，饮食规律，输血次数逐步减少，目前仍在接受中西药治疗。

【评析】　本例所出现的症状，属气血亏虚，湿邪内阻，究其因有二。①患者病程日久，气血亏虚，脏腑失养，导致脾胃受损，津液不得运化和转输，水谷不能化生精微，而反成痰湿。②患者曾用雄激素、环孢素等纯阳之品日久，耗伤脾胃之气，湿邪内生，脾胃运化无力，气血生化乏源，则虚者更虚，病情缠绵。本方在生髓益血的基础上加用化湿健脾之品，方中黄芪、当归甘温益气健脾，共奏气血双补、益精填髓之效，以资气血生化之源；生地黄"凉血补血，补益肾水真阴不足"；陈皮具有理气健脾之功，重在调理脾胃气机，促进脾胃运化，使气血得以化生，又可使补益之药补而不腻。配伍白豆蔻、砂仁、薏苡仁、茯苓宣上、畅中、渗下以加强化湿之功，健脾与化湿并举，使湿邪透达，调畅气机，使血循其道，而不溢脉外，全方消中有补，补不碍滞。

[21] 王雪，张慧，吴敏，等.张慧从"湿"、从"瘀"论治慢性再生障碍性贫血经验浅析 [J].辽宁中医杂志，2014，41（4）：645-647.

二十二、张慧医案——气血亏虚，瘀血阻滞案

何某，女，72岁。2012年3月初诊。

主诉：反复头昏乏力伴面色晦黯20年余，加重伴四肢紫斑半个月。病史：患者20余年前因头晕乏力伴皮肤瘀斑于某院就诊，诊断为慢性再生障碍性贫血，未予以正规治疗，后病情加重，为求中西医结合治疗求诊。刻下症见：头昏乏力，胸闷心悸，面色晦黯，皮肤青紫瘀斑，以四肢及胸背部为甚，肌肤甲错，口干纳呆，二便平调。舌脉：舌黯淡有瘀点，脉沉涩细弦。入院时血常规：红细胞 2.14×10^{12}/L，血红蛋白68g/L，血小板 8×10^9/L，白细胞 3.65×10^9/L。

中医辨证：气血亏虚，瘀血阻滞。

治法：生髓益血，活血化瘀，祛瘀生新。

方药：自拟方"生髓益血汤"基础方加味。

黄芪30g	当归15g	生地黄15g	菟丝子20g
党参20g	肿节风20g	灵芝20g	生蒲黄（包煎）10g
陈皮10g	三七3g	鸡血藤20g	丹参15g

7剂，每日1剂。

服药7天后，患者胸闷心悸基本缓解，皮肤青紫瘀斑无明显减轻，加入没药5g增强祛瘀之功，服用2周后，皮肤紫斑基本消失，无新增瘀点瘀斑。出院时血常规：红细胞 3.17×10^{12}/L，血红蛋白82g/L，血小板 31×10^9/L，白细胞 4.73×10^9/L。

继续服药2周，口干好转，舌质淡无瘀点，后随症加减，一直口服中药，同时接受西药治疗，现患者病情较稳定，无牙龈、口腔出血，无皮肤青紫瘀斑。

【评析】 患者病程日久，由虚致瘀，久病多瘀，气虚无力推动血行而留瘀，且患者年老，反复出血，致离经之血交结成瘀，难以消散。《血证论·吐血》云："旧血不去，则新血断然不生，而新血不生，则旧血亦不能自去。"故补益气血之际当祛瘀生新，张慧以生髓益血汤为基础方补益气血，加行瘀通络之品，三七、鸡血藤、丹参等使离经之血得以消散，促使经脉畅通，气血得以运行，新血得以复生。二诊因考虑患者久病瘀血较深，离经之血未能完全消散，碍于新血之化生，加小剂量的没药散久瘀之宿血。《本草述》认为没药"久服舒筋膜，通血脉，固齿牙，长虚发"，可见小剂量的没药无破血之烈，反可散瘀补虚。全方将活血化瘀之品配伍于脾肾双补之药中，既可祛瘀生新，又可使气血双补，体现张教授"补益与祛瘀"共存的思想。

［22］王雪，张慧，吴敏，等. 张慧从"湿"、从"瘀"论治慢性再生障碍性贫血经验浅析 [J]. 辽宁中医杂志，2014，41（4）：645-647.

二十三、孙伟正医案——肾阳虚案

患者，男，20岁。

主诉： 皮肤瘀斑反复发作7个月，乏力3个月。病史：患者于就诊前7个月无明显诱因出现皮肤紫斑，在哈尔滨市某医院就诊，血常规：血小板 32×10^9/L，骨髓穿刺涂片分类可见巨核细胞4个，血小板相关抗体高，抗盐水可提取性核抗原（ENA）检查正常。西医诊断为免疫性血小板减少性紫癜，采用激素、血小板生成素（TPO）等药物治疗，血小板升至正常，但停药后又下降，住院51天后出院。1个月后复查血小板下降至 3×10^9/L，遂来我院求治。就诊时全血细胞减少，复查骨髓穿刺涂片分类及活检，更改西医诊断为慢性再生障碍性贫血。孙老师查房时，患者皮肤紫斑，口腔血疱，头晕，乏力，心悸，气短，活动后更甚，面色苍白，畏寒怕冷，腰膝酸软，食欲不振，睡眠尚可，二便正常。舌脉：舌淡、苔薄，脉弱无力。血常规：白细胞 2.88×10^9/L，红细胞 2.14×10^{12}/L，血红蛋白72g/L，血小板 7×10^9/L。

中医诊断：髓劳。

中医辨证：肾阳虚。

治法：补肾壮阳，益气生髓。

方药：右归丸加减。

熟地黄 20g	山茱萸 15g	茯苓 15g	山药 20g
巴戟天 20g	淫羊藿 15g	补骨脂 15g	鹿角胶（烊化）10g
制何首乌 15g	枸杞子 15g	墨旱莲 15g	炙黄芪 50g
红参 10g	炙甘草 15g	猪苓 15g	棕榈炭 15g
侧柏炭 15g			

14 剂，水煎服，每日 1 剂，早晚分服。

二诊：患者肌肤散在少许紫斑，口腔血疱已消失，乏力，面白，畏寒肢冷，饮食尚可，睡眠一般，二便正常，舌淡、苔薄，脉细。血常规：白细胞 3.02×10^9/L，红细胞 2.57×10^{12}/L，血红蛋白 76g/L，血小板 11×10^9/L。

方药：上方中加附子（先煎）5g，肉桂（后下）10g。

30 剂，水煎服，每日 1 剂，早晚分服。

三诊：患者肌肤无紫斑，无衄血，无明显乏力，饮食、睡眠及二便正常，舌淡红、苔薄，脉细。血常规：白细胞 4.36×10^9/L，红细胞 3.08×10^{12}/L，血红蛋白 90g/L，血小板 25×10^9/L。

方药：

生地黄 15g	熟地黄 15g	茯苓 10g	牡丹皮 10g
山茱萸 15g	山药 15g	黄芪 50g	太子参 10g
巴戟天 20g	仙茅 15g	制何首乌 15g	枸杞子 15g
鸡血藤 15g	当归 15g	炙甘草 20g	

患者继服 2 个月后白细胞、红细胞、血红蛋白基本恢复正常，血小板维持在 45×10^9/L 左右。

【评析】 孙教授认为，治疗髓劳时在补肾基础上应配合健脾益气生血之法，使得气血阴阳兼顾。髓劳为肾阴阳及气血皆亏，治疗中要处理好补肾和健脾，补阴和补阳，扶正和驱邪三方面的关系。此例患者为肾阳虚型髓劳，符合"阳虚易治"的特点，故其治疗见效快，治疗效果好。

［23］王金环，孙伟正.孙伟正治疗慢性再生障碍性贫血经验［J］.中医杂志，2013，54（21）：1814-1816.

二十四、裴正学医案——脾气虚案

王某，男，55岁。2010年11月初诊。

主诉：头晕、乏力半年余。刻下症见：面色苍白，头晕神疲乏力，腰膝酸软，纳差，大便时干时稀。舌脉：舌淡苔少，脉沉无力。查体：形体消瘦，贫血貌，心、肺未见异常，腹平软，脾脏肋下可触及约2cm。血常规：红细胞 2.1×10^{12}/L，血红蛋白63g/L，血小板 50×10^9/L，白细胞 2.0×10^9/L，网织红细胞比例1.2%。

西医诊断：再生障碍性贫血（经骨髓涂片确诊）。

中医辨证：脾气虚。

治法：益气健脾。

方药：归脾汤加减。

党参15g	白术10g	黄芪30g	当归10g
茯苓12g	甘草6g	木香3g	肉桂（后下）3g
女贞子15g	墨旱莲15g	龙眼肉20g	鹿角胶（烊化）10g
鸡血藤15g	补骨脂10g		

水煎分服，每日1剂。

服30余剂后，患者精神好转，饮食增加，大便已成形，但仍感腰膝酸软。复查血常规：血红蛋白72g/L，血小板 61×10^9/L，红细胞 2.85×10^{12}/L，白细胞 3×10^9/L。

方药：更方为兰州方加味。

生地黄20g	山药10g	山茱萸30g	牡丹皮10g
茯苓12g	泽泻10g	人参须15g	太子参15g

北沙参 15g	西洋参 15g	党参 15g	麦冬 10g
五味子 6g	桂枝 12g	白芍 15g	生姜 6g
大枣 6 枚	炙甘草 6g	浮小麦 30g	鹿角胶（烊化）10g
丹参 10g	木香 3g	草豆蔻 3g	肉桂（后下）3g
附子（先煎）6g			

水煎分服，每日 1 剂。

继服 30 余剂，患者各症状均明显改善。复查血常规：血红蛋白 80g/L，血小板 $74×10^9$/L，红细胞 $3.3×10^{12}$/L。

方药： 上方去鹿角胶、附子。

水煎分服，每日 1 剂。

配合鹿茸、水蛭、三七等分装胶囊，每次 0.5g，每日 2 次。

患者每月复查 1 次，病情稳定。

【评析】 兰州方由生地黄、山茱萸、山药、牡丹皮、北沙参、人参须、党参、太子参、桂枝、浮小麦、大枣、麦冬、五味子、炙甘草、白芍、肉桂等组成，以六味地黄汤、桂枝汤、生脉散、甘麦大枣汤为基础方。人参须、太子参、北沙参、党参健脾益气；桂枝汤内安脏腑阴阳；生脉散益气养阴；甘麦大枣汤养心安神。该方集补肾、健脾于一炉，立方严谨、内涵丰富。临证每每配合水蛭、三七等养血活血、破血逐瘀之品；血肉有情壮阳之鹿茸，以填精补髓；也可应用大剂量山茱萸、龙眼肉，以阳中求阴，阴中求阳，阴阳互补互用。

［24］黄邦荣，张东鹏 . 裴正学教授治疗再生障碍性贫血的经验 [J]. 西部中医药，2013，26（7）：37-39.

二十五、裴正学医案——肾阴亏虚，迫血妄行案

陈某，女，15 岁。2011 年 2 月初诊。

主诉： 再障 3 年，发热、牙龈出血 3 天。刻下症见：发热、乏力、咽干、月经量多。查体：体温 38.6℃，面色苍白。心肺未见异常，腹平软，脾脏肋下未

触及。舌脉：舌质黯红苔少，脉细涩微数。血常规：白细胞 $1.8×10^9$/L，红细胞 $1.39×10^{12}$/L，血红蛋白 48g/L，网织红细胞比例 1%，血小板 $27×10^9$/L。

西医诊断：再生障碍性贫血。

中医辨证：肾阴亏虚，迫血妄行。

治法：泻火凉血，益气补髓。

方药：

人参须 15g	太子参 15g	北沙参 15g	党参 15g
当归 10g	川芎 6g	鸡血藤 15g	黄芩 10g
黄连 6g	半夏 10g	生地黄 20g	生石膏（先煎）30g
仙鹤草 15g	何首乌 15g	土大黄 15g	黑豆 15g
山茱萸 20g	女贞子 15g	补骨脂 15g	

水煎分服，每日 1 剂。

住院当天输全血 2U，服上方 3 剂后，发热、牙龈出血止，月经量明显减少，仍乏力、咽干。复查血常规：血红蛋白 5.2g/L，血小板 $44×10^9$/L，红细胞 $2.4×10^{12}$/L，白细胞 $2.8×10^9$/L。

方药：继用兰州方加减。

生地黄 20g	山药 10g	山茱萸 30g	牡丹皮 10g
茯苓 12g	泽泻 10g	人参须 15g	太子参 15g
北沙参 15g	党参 15g	麦冬 10g	五味子 6g
桂枝 12g	白芍 15g	生姜 6g	大枣 6 枚
炙甘草 6g	浮小麦 30g	仙鹤草 15g	何首乌 15g
土大黄 15g	黑豆 15g	墨旱莲 15g	女贞子 15g
淫羊藿 15g	补骨脂 15g	菟丝子 15g	

水煎服，每日 1 剂。

服用 15 剂后，复查血常规：血红蛋白 60g/L，血小板 $50×10^9$/L，红细胞 $3×10^{12}$/L，白细胞 $3.2×10^9$/L。再次输全血 1U，第 2 天患者家属要求出院。

配合鹿茸、水蛭、三七等分装胶囊，每次 0.5g，每日 2 次。

患者每月复查 1 次，病情稳定。

【评析】　三黄泻心汤、白虎汤是裴正学治疗再障发热、出血之常用方剂，裴正学认为：一派苦寒，直折实火，寓止血于泻火之中。生石膏味淡、质沉，淡则入气，沉则达血，血证之发热，非此不能清解。配合三黄泻心汤效著，加生地黄 20g，意在凉血，使其止血之力更大；太子参、人参须、北沙参、党参四参，"味淡气雄，可入血分"。人参须更是"须者形尖气锐，径入血分""气为阳之根"。在补气药中，酌加淫羊藿、补骨脂、菟丝子等壮阳之品，每能获效。

［25］黄邦荣，张东鹏．裴正学教授治疗再生障碍性贫血的经验 [J]．西部中医药，2013，26（7）：37-39.

二十六、刘锋医案——髓枯温热案

患者，女，40 岁。2009 年 10 月 23 日初诊。

病史：患者于 2009 年 10 月初感全身乏力明显，活动后心悸，无头晕恶心，体温间断升高，最高 38.5℃，无恶寒，无自汗及盗汗，至某医院就诊。血常规：白细胞 0.96×10^9/L，血红蛋白 53g/L，血小板 11×10^9/L，中性粒细胞 0.04×10^9/L，网织红细胞比例 1.0%。2009 年 10 月 16 日行骨髓穿刺提示：骨髓增生重度减低，粒红比倒置，粒系 7%，红系 11%，细胞形态正常，淋巴细胞比例增高至 80%，形态正常，巨核细胞全片未见，血小板减少。西医诊断为急性再障。刻下症见：发热，鼻衄，肌出血，手足心热，头晕，口燥咽干，盗汗，大便干。舌脉：舌苔少，脉细数。

中医诊断：急髓劳。

中医辨证：髓枯温热。

治法：清热解毒，补肾填精。

方药：

白茅根 20g	当归 12g	炙黄芪 20g	水牛角粉（冲服）30g
何首乌 12g	女贞子 12g	墨旱莲 15g	石膏（先煎）30g

| 玄参 12g | 紫草 12g | 卷柏 12g | 菟丝子 12g |
| 补骨脂 12g | 炙甘草 12g | 紫河车 10g | |

3 剂，水煎服，每日 1 剂。

药后患者症状明显减轻，体温恢复正常。

2009 年 10 月 27 日行抗胸腺细胞球蛋白（ATG）治疗，225mg/d，静脉滴注维持 4 小时，共 5 天。ATG 治疗后以十一酸睾酮胶丸 80mg 口服，每日 3 次；司坦唑醇片 2mg 口服，每日 3 次，重组人粒细胞刺激因子 300μg 皮下注射，每日 1 次。十一酸睾酮胶丸、司坦唑醇片应用至外周血常规完全恢复正常后 3 个月停药。重组人粒细胞刺激因子在外周血中性粒细胞大于 0.5×10^9/L 后停用。

11 月 10 日二诊：患者诉下腹部疼痛，有月经，量较多，色深红，未发热，无咳嗽，纳食可，二便调，舌质淡，苔薄，脉细沉。

中医辨证：气不摄血。

治法：益气摄血，固冲摄血。

方药：固冲汤加减。

白术 10g	党参 30g	炙黄芪 30g	当归 20g
炙甘草 6g	茯苓 15g	槐花 15g	五味子 10g
地榆 15g	白及 15g	仙鹤草 15g	海螵蛸 12g
白茅根 15g	茜草 9g	藕节炭 15g	煅龙骨（先煎）30g
荆芥炭 15g	赤石脂 15g	血余炭 15g	煅牡蛎（先煎）30g

14 剂，水煎服，每日 1 剂。

11 月 27 日三诊：患者出血已止，仍有明显乏力，少气，纳食可，二便调，面色苍白无华，唇淡，甲床苍白，舌质淡，苔薄，脉细。

中医诊断：急髓劳。

中医辨证：髓枯虚寒。

治法：补肾助阳，填精益髓。

方药：

| 熟地黄 15g | 山茱萸 15g | 山药 15g | 制何首乌 18g |

茯苓 15g	黄精 15g	菟丝子 15g	补骨脂 15g
淫羊藿 15g	仙茅 15g	巴戟天 9g	当归 15g
鸡血藤 15g	仙鹤草 30g	茜草 15g	焦山楂 15g
肉桂（后下）6g	生黄芪 24g	党参 20g	鹿角胶（烊化）10g

30 剂，水煎服，每日 1 剂。

2010 年 2 月 10 日骨髓穿刺示：增生活跃，粒：红（G：E）=3.18：1，G=71.5%，E=22.5%，粒系增生，中幼粒细胞比例偏高，形态未见明显异常，红系增生，以中晚红细胞为主。成熟红细胞大小不等，淋巴细胞比例 6%，全片巨核细胞 3 个，均为颗粒型巨核细胞，血小板少见。

其后患者守方，连续服用 3 个月后完全脱离输血，随访近 2 年无复发。现患者血常规：白细胞 $3.6×10^9$/L，血红蛋白 124g/L，血小板 $90×10^9$/L，已能正常生活。

【评析】 急髓劳自然病程 6 个月左右，1 年内病死率高达 90% 以上，刘老师认为其可分为急性期和稳定期两个阶段。在急性期，病情危重，多有严重的出血，宜先缓病势，急则治标，中医辨证多为急髓劳髓枯温热型，治以清热解毒、凉血止血，西医治疗可用造血干细胞移植、ATG、环孢素 A 等免疫抑制剂及造血细胞生长因子，能取得良好的疗效。稳定期病情平稳，热象不著，患者多表现为正气虚损之象，此期宜治本，中医辨证多为急髓劳髓枯虚寒型，治以滋阴补肾或阴阳双补为主。但无论在急髓劳的稳定期还是急性期，贫血是其共有的临床表现，故均应加用当归补血汤（黄芪、当归），标本兼治；有出血者加用止血中药，久治不愈有瘀血者，酌加鸡血藤、丹参等活血化瘀之品，以期瘀血去、新血生。

［26］唐旭东，刘锋.刘锋治疗急性再生障碍性贫血经验 [J].山东中医药大学学报，2012，36（1）：52-53.

二十七、麻柔医案——肾阳虚兼血瘀案

尚某，男，30 岁。2009 年 8 月 27 日初诊。

病史： 再生障碍性贫血25年余。25年前不明原因出现全血细胞减少，在当地做骨髓等检查诊断为再生障碍性贫血，用司坦唑醇及强的松治疗无效，病情日趋加重，近2年用司坦唑醇联合中药治疗仍无效，血小板降至 10×10^9/L 以下，每月需输注全血 400mL。刻下症见：乏力，纳差，畏寒，腰酸痛，无出血，口干，二便调，面色青黑无光泽。舌脉：舌体胖边有齿痕，舌质色淡黯，苔薄白，脉沉细。血常规：白细胞 3.4×10^9/L，血红蛋白 37g/L，血小板 10×10^9/L。

西医诊断： 重型再生障碍性贫血（SAA－Ⅱ）。

中医诊断： 髓劳。

中医辨证： 肾阳虚兼血瘀。

治法： 温肾健脾调阴阳，兼活血化瘀。

方药：

生地黄15g	熟地黄15g	山药10g	山茱萸10g
牡丹皮10g	茯苓10g	泽泻10g	女贞子20g
川萆薢20g	补骨脂15g	菟丝子15g	制何首乌20g
桑葚30g	太子参30g	炒白术10g	锁阳20g
鸡血藤30g	生姜10g	大枣10枚	

每日1剂，连续服用8个月。

配合本院制剂益肾生血片（主要由菟丝子、女贞子、枸杞子、熟地黄、何首乌、山茱萸、墨旱莲、桑葚、补骨脂、肉苁蓉等组成，每片0.5g），每日5片，中午1次口服。西药续用司坦唑醇每次4mg，每日3次口服。探索性加用雄黄细末装胶囊每粒0.4g，每次1粒，隔日1次，晚饭后口服，取其温阳散瘀作用。

2010年4月29日二诊： 血常规：白细胞 2.33×10^9/L，血红蛋白 60g/L（输血后），血小板 10×10^9/L，输血量减少，稍畏寒，牙龈时有渗血，二便调，舌质淡黯体胖，苔薄白，脉沉细。益肾生血片、司坦唑醇及雄黄细末续用，剂量等同上。

方药： 原方加墨旱莲10g，滋阴凉血止血，每日1剂，连续服用5个月。

2010年9月30日三诊： 血常规：白细胞 1.96×10^9/L，血红蛋白44g/L，血

小板 7×10^9/L，中性粒细胞比例 35%，脉沉，苔薄白，自觉体力好转，牙龈出血好转，输血间隔延长。益肾生血片、司坦唑醇、雄黄细末续用同前。

方药：原方加枸杞子 20g，桂枝 10g，阴阳双补；继续服用 6 月余，并加紫河车焙干后磨粉装胶囊，每日 10g，借血肉有情之品加强补肾生血作用。

2011 年 3 月 31 日四诊：血常规：白细胞 2.17×10^9/L，血红蛋白 59g/L，血小板 7×10^9/L，中性粒细胞比例 31.7%。已 3 月余未输血，舌质淡黯，苔薄白，面色较前润泽，精神体力好转，乏力不显，纳食睡眠可，无出血，能正常工作生活。益肾生血片、司坦唑醇、雄黄细末续用同上。中药原方加桂枝 10g，枸杞子 20g。

【评析】 本例为重型障碍性贫血患者，病史已 25 年余，结合本例的症、舌、脉，属肾阳虚兼血瘀型，治以温肾填精，调节阴阳兼健脾活血。既往单独使用雄性激素多年无效，经加用含砷中药治疗 8 个月，输血量减少，治疗 1 年半基本脱离输血。近期随访，患者诉精神体力佳，乏力不显，纳食睡眠可，无出血，能正常工作生活，生活质量明显改善。病史长的重型再生障碍性贫血患者临床表现多以"贫血"为主，骨髓处于耗竭状态，对雄性激素及免疫抑制剂等西药治疗反应差，是目前再障治疗的难点。本例患者在中医辨证治疗补肾调阴阳兼健脾的基础上合用雄黄，取其性温散瘀之功效，针对瘀血病机，且其温热之药性可助阳生血，达到改善贫血症状，起到先"减症"然后提升血红蛋白的目的。

［27］李柳，麻柔. 麻柔教授应用含砷中药治疗血液病的临床实践 [J]. 中国中西医结合杂志，2011，31（8）：1138-1140.

二十八、焦中华医案——气血两虚案

刘某，女，47 岁。

病史：患者再障病史 27 年，在外院行骨髓细胞检查示再生障碍性贫血。曾服司坦唑醇、环孢素治疗，疗效可，现服中药汤剂治疗。此次住院因阴道出血 20 余天，发热 2 天，最高体温 38.3℃，在家自服清开灵颗粒，疗效一般，遂住院治疗。

刻下症见：阴道出血，色鲜红，午后发热 37.2～38.3℃，头晕，心悸，身倦，乏力，恶心纳呆，面色不华，爪甲色淡。舌脉：舌苔薄白，舌质淡，脉细弱。血常规：白细胞 2.8×10^9/L，中性粒细胞 1.5×10^9/L，红细胞 2.4×10^{12}/L，血红蛋白 60g/L，血小板 20×10^9/L。

中医辨证：气血两虚。

治法：补养气血、佐清虚热。

方药：归脾汤加减。

人参 9g	黄芪 60g	白术 15g	砂仁（后下）12g
炒白扁豆 30g	炒山药 20g	升麻 6g	青蒿（后下）12g
石斛 15g	女贞子 20g	生地黄 15g	阿胶（烊化）11g
熟地黄 15g	白芍 15g	当归 12g	三七粉（冲服）3g
甘草 9g			

服药 6 剂，患者自觉乏力减轻，阴道出血较前减少，体温 37.2～37.6℃，头晕，心悸，身倦，面色不华，爪甲色淡，舌苔薄白，舌质淡，脉细弱。血常规：白细胞 2.8×10^9/L，中性粒细胞 1.6×10^9/L，红细胞 2.5×10^{12}/L，血红蛋白 61g/L，血小板 22×10^9/L。

方药：

人参 12g	黄芪 60g	白术 15g	砂仁（后下）15g
炒白扁豆 30g	炒山药 30g	升麻 9g	青蒿（后下）15g
女贞子 20g	熟地黄 20g	白芍 15g	阿胶（烊化）22g
当归 15g	炒三仙各 12g	甘草 9g	三七粉（冲服）6g

继服 5 剂后，患者阴道不再出血，体温 36.2～36.6℃，仍头晕，心悸，但症状较前减轻，舌苔薄白，舌质淡，脉细弱。

方药：

人参 12g	黄芪 60g	白术 20g	砂仁（后下）15g
炒白扁豆 45g	炒山药 45g	升麻 9g	青蒿（后下）15g
女贞子 20g	熟地黄 30g	白芍 15g	阿胶（烊化）22g

炒三仙各 15g　　　　当归 20g　　　　陈皮 12g　　　　三七粉（冲服）3g

甘草 9g

继服 6 剂后，阴道不再出血，不发热，仍乏力，舌苔薄白，舌质淡，脉细弱。以金匮肾气丸加减治疗原发病。

【评析】　焦中华指出疾病的发生发展是错综复杂的，或单证表现，或多证同现，或虚实夹杂。通过以上病例可见中医治病不仅要识病，关键还要辨证，正确的辨证是治疗的关键。中医认为再生障碍性贫血多由六淫、七情、饮食、劳倦等因素伤及气血、脏腑所致，尤以脾肾二脏损伤最为密切。其临床症状错综复杂，血亏难调，阴虚难复，病情缠绵难愈，故我们在治疗再障发热时均考虑到再障的特殊性，慎用发汗药物，因"气血同源""夺血者无汗"，多用辛凉解表药、清气泄热药、滋阴凉血药、健脾益气药等。

［28］周延峰，郑洪敏.焦中华教授治疗再生障碍性贫血发热的经验总结[J].辽宁中医药大学学报，2011，13（3）：12-13.

二十九、刘大同医案——热毒内陷，气阴两虚案

杨某，女，51 岁。2006 年 10 月初诊。

病史：患者因头晕、乏力 2 年，近日加重并伴有发热、鼻衄而前来就诊。该患者于 2 年前无明显原因见头晕、乏力，面色苍白，于当地医院查全血细胞减少，初步诊断为巨幼细胞贫血，给予叶酸、维生素 B_{12}，症状未见好转，反而逐渐加重，先后去国内多家大医院治疗，多次骨髓穿刺、活检后确诊为"慢性再生障碍性贫血"，给予康力隆、环孢素 A、强的松等药物，病情时轻时重。半个月前见头晕、乏力加重，且见鼻衄和皮下广泛出血，遂来我院住院治疗。刻下症见：面色苍白，身热不退，气短神疲，烦热口渴，眩晕乏力，鼻衄，皮下瘀点、瘀斑，色泽鲜红，齿衄，便干尿赤。体温：38.4℃，腹平软，肝脾不大。舌脉：舌淡，苔黄厚而干，脉虚大而数。血常规：白细胞 1.07×10^9/L，红细胞 1.02×10^{12}/L，血红蛋白 36g/L，血小板 6×10^9/L。骨髓涂片示：①骨髓有

核细胞增生减低；②粒系：增生减低，占 20%，各阶段粒细胞均少，形态无明显改变；③红系：增生重度减低，占 5%，形态：成熟红细胞无明显异常；④淋巴细胞比例相对增多，占 74%，形态正常；⑤全片未找到巨核细胞，血小板少见。符合再障骨髓象。骨髓活检示：造血面积 10%，脂肪面积 50%，骨小梁 40%。巨核细胞 0/mm²。骨髓有核细胞增生减低。粒红两系比例减低。巨核细胞未见，脂肪细胞及组织细胞多见。

西医诊断：慢性再生障碍性贫血。

中医诊断：髓劳。

中医辨证：热毒内陷，气阴两虚。

治法：清热解毒，益气养阴，托邪外出。

方药：解毒补托汤加减。

紫草 20g	漏芦 25g	连翘 30g	党参 30g
黄芪 20g	太子参 20g	鸡血藤 30g	鱼腥草 15g
柴胡 15g	升麻 10g	当归 20g	水牛角（先煎）30g
丹参 15g	白茅根 30g	生石膏（先煎）50g	

每日 1 剂，并输新鲜全血 2 次，共 800mL。

服用 5 剂后体温正常，鼻衄停止，皮下出血减少，二便正常，仍有气短神疲，五心烦热等症状。患者热毒虽减，但气阴未复。

方药：上方减石膏加墨旱莲 20g、阿胶（烊化）10g、仙鹤草 25g。

每日 1 剂。

连服 14 剂后，面色好转，皮下出血消失。复查血常规：白细胞 3.2×10^9/L，红细胞 2.7×10^{12}/L，血红蛋白 60g/L，血小板 25×10^9/L。其后以解毒补托汤加味治疗，病情日渐好转。

再服 60 剂后，于 10 月查血常规：白细胞 4.8×10^9/L，红细胞 4.15×10^{12}/L，血红蛋白 122g/L，血小板 104×10^9/L。复查骨髓涂片示：大致正常骨髓象。

本病例治疗的全过程，共服用解毒补托汤加味 229 剂，迄今经 3 年随访，未见复发。

【评析】 中医药治疗再障远期疗效甚佳，有远期随访二十余年者，血常规、骨髓象正常，未见复发。凡临床疗效判定"基本治愈"者，刘大同均嘱做骨髓涂片复查，结果近 1/3 的病例显示"大致正常骨髓象"。国外有些学者称，骨髓再生障碍，用任何方法都不可能改变，此结论的正确性值得怀疑。

[29] 徐亚文，刘奇峰，金萍. 刘大同教授解毒生血法治疗再生障碍性贫血经验 [J]. 中国实用医药，2011，6（2）：222-223.

三十、裴正学医案——阴虚内热，血不守舍案

乔某，男，19 岁。

病史： 患者再生障碍性贫血 14 年，门诊常以兰州方加减治疗，病情稳定。2000 年 7 月，患者因感冒症见皮肤紫斑，伴齿衄，鼻衄，头晕乏力，面色苍白，手足心热。查体：体温 37.8℃，心率 112 次 / 分，呼吸 22 次 / 分，血压 108/86mmHg，神清，重度贫血貌。舌脉：苔薄黄，脉数。血常规：白细胞 2.1×10^9/L，红细胞 1.28×10^{12}/L，血红蛋白 40g/L，血小板 14×10^9/L，网织红细胞 0.012%。尿常规：潜血（++），余无异常。大便常规正常。生化检查：谷丙转氨酶 68U/L，余无异常。骨髓象示：骨髓增生低下，以红系为甚，巨核细胞 2 个 / 全片。

中医辨证： 阴虚内热，血不守舍。

方药： 兰州方加减。方中加升血小板之土大黄 15g，墓头回 10g，女贞子 15g，墨旱莲 15g，减人参须，党参及桂枝汤，意在养阴而不助火，防补气助热。出血盛时加薄荷炭 15g，侧柏炭 15g，茜草炭 15g，水煎服，每日 1 剂。间断输血及血小板。

治疗 1 个月后患者牙龈出血及鼻衄减轻，皮肤出血点减少，仍面色苍白，四肢无力，且易感冒，舌质淡，舌苔薄白，脉大，停输血。血常规：红细胞 3.2×10^{12}/L，白细胞 2.4×10^9/L，血红蛋白 51g/L，血小板 81×10^9/L，网织红细胞 0.042%。

方药：

生地黄 12g	山茱萸 20g	山药 10g	牡丹皮 10g
茯苓 12g	泽泻 10g	桂枝 10g	白芍 10g
生姜 6g	大枣 4 枚	炙甘草 6g	西洋参 15g
黄芪 30g	土大黄 15g	女贞子 15g	墨旱莲 15g
枸杞子 15g	仙鹤草 15g	连翘 15g	马钱子（油炸）1 个
当归 10g	浮小麦 30g	麦冬 10g	五味子 3g
鸡血藤 15g	鹿茸（冲服）1.5g		

服药 3 个月后，患者面色红润，舌质淡红，苔薄白，脉沉细。血常规：红细胞 $2.4×10^{12}$/L，白细胞 $4.6×10^9$/L，血红蛋白 103g/L，血小板 $90×10^9$/L，网织红细胞 0.039。

方药： 上方减连翘、枸杞子、仙鹤草、鹿茸、土大黄，加防风 12g、人参须 15g，龙眼肉 30g，玄参 15g，党参 15g，白术 10g，水蛭 3g。

服 3 个月后，改为裴氏扶正颗粒（兰州方之院内制剂），服药 1 年，随访病情未反复。

2002 年 3 月患者因"黄疸、乏力、齿衄 2 周"门诊急诊入院，查谷丙转氨酶：246U/L，确诊为急性黄疸性肝炎。当时血常规显示全血细胞减少，网织红细胞 0.013，骨髓象为增生活跃，但巨核细胞全片仅见 2 个，裴教授诊之，认为新病与痼疾相兼，先治新病，后治痼疾。

中医辨证： 本虚标实。

治法： 标本兼顾。

方药： 小柴胡汤加五味消毒饮。

柴胡 10g	黄芩 10g	半夏 6g	党参 10g
生姜 6g	甘草 6g	大枣 4 枚	金银花 15g
连翘 15g	蒲公英 15g	败酱草 15g	白花蛇舌草 15g
半枝莲 15g	茵陈 15g	栀子 10g	生大黄 10g
丹参 30g	黄芪 30g	女贞子 15g	墨旱莲 15g

10 剂后患者黄疸尽退，肝功能恢复正常，而血红蛋白升至 100g/L，网织红细胞恢复正常，白细胞 5.6×10⁹/L，血小板 114×10⁹/L。疑有误差，即行骨髓穿刺，骨髓象示：正常骨髓象。再生障碍性贫血因之而临床痊愈，即嘱以兰州方常服。

随访 3 年，患者病情稳定。

【评析】　先天内在缺陷引起的疾病，易感染甲肝，裴正学教授认为，中医之"至虚有盛候，大实有羸状"，再生障碍性贫血易感染肝炎，中药小柴胡汤是治疗再生障碍性贫血并发各种肝炎的首选方剂，且常有起死回生之效。该患者病情危笃，治疗于举手之间发生逆转，因而临床必须重视。且中药水蛭具有类激素样效应，用之有效。二至丸补肾而无滋腻伤脾之害，特别是再生障碍性贫血久病之人，阴虚难调，宜常用之，使"阴平阳秘"，故再生障碍性贫血乃治。

[30] 张太峰，张桂琼. 裴正学教授中西医结合治疗再生障碍性贫血的经验 [J]. 中国中西医结合杂志，2009，29（5）：451-453.

三十一、裴正学医案——脾气虚案

白某，男，54 岁。2003 年 11 月初诊。

病史：自诉头晕、乏力、纳呆、便溏、形寒肢冷、腰膝酸软。查体：形体消瘦，贫血貌，心、肺（－），腹平软，脾脏肋下可触及约 3cm。舌脉：舌淡苔少，脉沉细无力。血常规：红细胞 2.1×10¹²/L，血红蛋白 63g/L，血小板 50×10⁹/L，白细胞 2×10⁹/L，网织红细胞 1.2%。

西医诊断：再生障碍性贫血（骨髓片）。

治法：益气健脾。

方药：归脾汤加减。

党参 10g	白术 10g	黄芪 30g	当归 10g
茯苓 12g	甘草 6g	木香 3g	附子（先煎）6g

龙眼肉 20g   鸡血藤 15g   补骨脂 15g   肉桂（后下）3g

水煎，每日 1 剂。

服 20 余剂后，精神饮食好转，大便已成形，但仍畏寒腰困、耳鸣，查舌脉同前。血常规：血红蛋白 82g/L，血小板 61×10⁹/L，红细胞 2.85×10¹²/L，白细胞 2.6×10⁹/L。

方药：右归丸加味。

山药 15g   枸杞子 15g   杜仲 10g   鹿角胶（烊化）10g

山茱萸 30g   当归 10g   木香 3g   肉桂（后下）3g

菟丝子 15g   生地黄 15g   丹参 10g   附子（先煎）6g

草豆蔻 13g

水煎服，每日 1 剂。

又服 30 余剂，畏寒、腰困之症均明显改善。复查血常规：血红蛋白 103g/L，血小板 64×10⁹/L，红细胞 3.4×10¹²/L，白细胞 3.4×10⁹/L，接近正常。

【评析】 裴正学在长期临床实践中，提出了壮阳升"白"、养阴升"板"、补气养血升"红"的概念，虽然仅属朴素的经验，但却具备临床实践的精髓。《素问·阴阳应象大论》云："阳化气，阴成形。"张景岳曰："阳动而散，阴静而凝，故成形。"从白细胞和血小板的功能属性来看，白细胞似属于阳；血小板似属于阴；红细胞可谓有形之血，提升之法自当补气养血。现将裴正学常用药物列举如下：提升白细胞主要用肉桂、附子、苦参、党参、补骨脂、鸡血藤、黄芪、西洋参、八角茴香；提升血小板主要用玉竹、黄精、大枣、生地黄、阿胶、龟甲胶、鹿角胶、连翘、土大黄；提升红细胞主要用归脾汤、人参养荣汤、太子参、人参须、党参、黄芪、何首乌、山茱萸、龙眼肉、鸡血藤、女贞子、墨旱莲。裴正学根据《灵枢·决气篇》"中焦受气，取汁变化而赤是为血"《难经·四十二难》"脾主裹血，温五脏"等论述，认为血液的生成和输布与脾的关系至为密切，健脾益气法有助于改善末梢血常规，首选归脾汤；《素问·阴阳应象大论》云："肾主骨生髓。"裴正学认为欲使"再障"患者之骨髓象得以改善，须从治肾着眼。本例治疗先以归脾汤健脾益气，患者饮食好转后再予补肾壮阳的右归丸，其疗效是裴正学"肾主骨髓，脾主末梢"理论的最好佐证，即用补肾调节骨髓造血功能，用健脾益气改善末梢血常规。

[31] 王晓丽. 裴正学教授治疗再生障碍性贫血经验 [J]. 甘肃中医学院学报，2006（1）：3-4.

三十二、黄振翘医案——脾肾亏损，伴有血热伏邪案

黄某，男，24 岁。2006 年 6 月 7 日初诊。

病史：患者 3 岁时在某医院曾确诊为再障，后在我院门诊服用中药治疗半年后血常规恢复正常而停药。2000 年 5 月发热，查血常规：三系下降，一直未予重视。2004 年 5 月 17 日行骨髓穿刺示骨髓增生明显减低，巨核细胞未见，病理未见造血细胞。某医院予利血生等治疗，服用 1 周后停药，后曾服用中药治疗但病情未见好转。2006 年 3 月 15 日起开始服用环孢素 300mg/d，及阿赛松 16mg/d。白细胞 2×10^9/L，血红蛋白 40g/L，血小板 10×10^9/L，平均每周输血 400mL。故来我院诊治。刻下症见：头晕乏力，面色㿠白，胸闷心悸，齿衄，大便干结。舌脉：舌质淡胖而干，苔薄，脉细。

中医辨证：脾肾亏损，伴有血热伏邪。

治法：补益脾肾，清泻火热，凉血止血。

方药：

党参 15g	生黄芪 30g	炒白术 10g	制何首乌 15g
当归 10g	生白芍 15g	巴戟天 15g	淫羊藿 20g
菟丝子 30g	炒枳壳 5g	蒲公英 30g	补骨脂 10g
茜草炭 15g	白茅根 30g	陈皮 5g	甘草 5g

以本方加减调治 2 个月。

2006 年 8 月 16 日，患者查血常规：白细胞 1.52×10^9/L，血红蛋白 50g/L，血小板 15×10^9/L，便干已除，但仍齿衄不止，舌苔黄腻，脉细数。此时西药阿赛松及环孢素减量。

治法： 滋阴补肾健脾，凉血止血。

方药：

党参 15g	生黄芪 15g	炒白术 10g	生白芍 15g
生地黄 15g	熟地黄 15g	女贞子 30g	炒牡丹皮 10g
墨旱莲 30g	巴戟天 10g	茜草 15g	水牛角（先煎）30g
白茅根 30g	生槐花 30g	荆芥炭 10g	生龙骨（先煎）30g
小蓟炭 15g	黄连 3g	陈皮 5g	牡蛎（先煎）30g
甘草 5g			

调治 1 个月。

2006 年 9 月 13 日起，患者无齿衄，但反复鼻炎发作，鼻塞，喷嚏，流涕。

方药： 上方加苍耳子 10g，蝉蜕 5g，炒黄芩 10g，防风 10g。

调治 2 个月喷嚏流涕减轻。

2006 年 10 月 25 日起上方再加用淫羊藿 10g，菟丝子 15g，补骨脂 12g，患者守方服用，无明显头晕乏力，无齿衄等出血症状。

2007 年 3 月 15 起停止输血。3 月 28 日血常规：白细胞 2.22×10^9/L，血红蛋白 70g/L，血小板 33×10^9/L。上方加减服用至今。2008 年 7 月 30 日血常规：白细胞 2.8×10^9/L，血红蛋白 113g/L，血小板 43×10^9/L。

随访至今仍在服药，白细胞及血红蛋白均正常，血小板在 50×10^9/L 水平。

【评析】 患者幼年曾确诊为再生障碍性贫血，先天禀赋不足，脾肾亏虚，虽经中药治疗后好转，但患者未坚持治疗后复发。患者病程较长，来诊时表现为头晕乏力，心悸，大便干结，齿衄，属本虚标实，中医辨证为脾肾阴阳两虚，兼有邪伏、血热，治疗上给予补益脾肾，清泻火热，兼顾凉血止血，予党参、黄芪、白术、菟丝子、淫羊藿补益脾肾，兼用蒲公英清泻里热，茜草炭、白茅根凉血止血，调治 2 个月患者血小板虽有所上升仍齿衄不止，考虑血热及伏邪未祛，应用辛通温肾的补骨脂及淫羊藿易动血，方药调整为养阴清热凉血为主，兼予以调补脾肾，药用生地黄、熟地黄、墨旱莲、女贞子、巴戟天及水牛角、槐花、炒牡丹皮等加重凉血止血之意，使伏热渐除，出血渐止，后加淫羊藿、菟丝子、补骨脂补肾调养精血。患者治疗过程中反复出现鼻塞、流涕等外感症状，反复感邪会引动伏邪，伤及精血，伤及正气，故期间用苍耳子、防风、荆芥、蝉蜕等药物疏风散邪。患者体型肥胖，易汗，面色㿠白，属阳虚体质，治疗中贯穿应用温阳药物，尤其在凉血驱邪后，病情稳定后加大温阳药物的使用，经调治，白细胞和血红蛋白升至正常，血小板较前明显上升。

[32] 胡明辉，周韶虹，许毅，等. 黄振翘治疗慢性再生障碍性贫血的经验
　　[J]. 中医杂志，2010，51（S2）：138-139.

三十三、裴正学医案——肾阴亏虚，瘀血内阻案

沈某，女，19岁。2004年2月初诊。

病史：患者有3年再障病史。刻下症见：头晕、乏力、目眩、耳鸣、鼻衄、牙龈出血、咽干、月经量多。查体：面色苍白，双上肢皮下有散在瘀斑。心肺未见异常，腹平软，脾脏肋下未触及。舌脉：舌质黯，红苔少，脉弦细涩。血常规：白细胞 2.8×10^9/L，红细胞 1.39×10^{12}/L，血红蛋白 58g/L，网织红细胞 1%，血小板 27×10^9/L。

西医诊断：再生障碍性贫血（骨髓片）。

中医辨证：肾阴亏虚，瘀血内阻。

治法：滋阴补肾，活血化瘀。

方药：

当归 10g	川芎 6g	鸡血藤 15g	丹参 15g
红花 6g	生地黄 12g	仙鹤草 15g	何首乌 15g
土大黄 15g	黑豆 30g	山茱萸 20g	龙眼肉 15g
女贞子 15g	枸杞子 15g	补骨脂 15g	肉苁蓉 10g

服上方28剂后，头晕目眩之症缓解，但仍有鼻衄、咽干。血常规：血红蛋白 63g/L，血小板 39×10^9/L，红细胞 2.54×10^{12}/L，白细胞 4.4×10^9/L。

方药：上方去补骨脂，加黄连 3g、黄芪 10g。

继服 40 余剂后，复查血常规：血红蛋白 85g/L，血小板 63×10^9/L，红细胞 3.5×10^{12}/L，白细胞 3.8×10^9/L。患者诸症消失。

【评析】 裴正学治疗再障，遵古而不泥古，一方面继承前人补益气血、调理脾胃之大法；另一方面在健脾补肾、益气养血的基础上酌加活血化瘀之品，对改善骨髓微循环有良好的作用。中医学认为"肾主先天，脾主后天"，在对血液病的治疗中，裴正学领悟出"肾主骨髓，脾主末梢"，即用补肾调节骨髓造血功能，用健脾益气改善末梢血常规；另外，裴正学长期临床实践中，提出了壮阳升"白"、养阴升"板"、补气养血升"红"的概念，虽然仅属朴素的经验，但却具备临床实践的精髓。《素问·阴阳应象大论》云："阳化气，阴成形。"张景岳曰："阳动而散，阴静而凝，故成形。"从白细胞和血小板的功能属性来看，白细胞似属于阳；血小板似属于阴；红细胞可谓有形之血，提升之法自当补气养血。本例出血、咽干、舌质黯红苔少、脉弦细涩，证属阴虚血瘀，故治予滋阴、补血、活血为主，方药对症，故效如桴鼓。

［33］王晓丽．裴正学教授治疗再生障碍性贫血经验[J]．甘肃中医学院学报，2006（1）：3-4.

三十四、黄振翘医案——正气亏虚，邪热灼伤脉络案

孙某，女，26 岁。2001 年 6 月 16 日初诊。

主诉： 反复鼻衄、月经量多 2 年，伴发热、肌衄 2 周。病史：西医诊断为再障，因接受雄激素、环孢素 A 等治疗无效，一直靠输血维持，因而慕名求黄振翘诊治。刻下症见：面色苍白，鼻衄、齿衄，肌肤瘀点、瘀斑，咽痛发热、纳谷少进。舌脉：舌淡苔薄，脉细数而浮。血常规：白细胞 2.2×10^9/L，血红蛋白 54g/L，血小板 16×10^9/L。

中医诊断： 虚劳。

中医辨证： 正气亏虚，邪热灼伤脉络。

治法： 疏邪解毒，佐以扶正。

方药：

金银花 15g   连翘 15g   大青叶 20g   水牛角（先煎）30g

炒牡丹皮 10g   炒赤芍 12g   生地黄 20g   太子参 20g

柴胡 10g   黄芩 15g   炙甘草 6g   薄荷（后下）3g

炒枳壳 6g   蒲公英 20g

服药 1 周。发热已退，鼻衄好转，月经量少，但有头晕耳鸣、腰膝酸软、心烦易怒、神疲乏力、心悸气短。舌淡红而干，苔薄黄，脉弦细数。外邪渐去，正虚未复，肾水不足、肝火伏热，病势向缓。

治法：补益肾阴为主，佐以泻肝凉血。

方药：

熟地黄 15g   生地黄 15g   女贞子 20g   补骨脂 15g

淫羊藿 12g   牡丹皮 15g   大青叶 15g   水牛角（先煎）30g

枸杞子 15g   白芍 12g   茜草 15g   制半夏 12g

紫苏梗 10g   炙甘草 10g

并嘱饮食清淡，富含营养，忌食辛辣，注意寒暖，防止感染。

药后 2 周出血又平，再拟原法加减治疗，证情稳定。

半年后复查血常规：白细胞 3.6×10^9/L，血红蛋白 104g/L，血小板 56×10^9/L。

一年后复查血常规：血红蛋白 110g/L，白细胞 4.4×10^9/L，110g/L，血小板 78×10^9/L。

随访至今，血常规恢复正常。

【评析】 黄振翘认为治疗再障必须掌握病情标本，权衡轻重缓急，根据"急则治其标，缓则治其本"的原则进行治疗。"急则治其标"就是在感受外邪而表现出血、发热时，因病情凶险，进展迅速，应速投清热解毒、凉血止血之剂，如金银花、连翘、羚羊角、生地黄、水牛角、牡丹皮、大青叶之类。本例咽痛发热，系外邪乘虚入侵，故急则治其标，治拟疏邪解毒。然本病由劳伤其肾，复有情志失调，待外邪祛除、发热控制，再治其本。证属肾精不足，肝火伏热，耗伤肾精，髓枯血虚。治疗法取补肾精之亏虚，泻肝火之伏热，但补益肾精当顾及阴阳，泻肝清火宜注意柔肝。肾阴虚者，补肾阴为主，佐以补肾阳，此乃"从阳引阴、从阴引阳"之谓，阴得阳升则生化无穷，阳得阴助则泉源不竭；泻肝清火要泻中寓补，切忌纯用苦寒泻肝，应配伍柔肝之品。盖肝为藏血之脏，体阴而用阳，得柔肝药以养之，则宁谧收敛而肝火受抑，使肝木柔和调达，血有所藏，有利于肝火伏热的清泻和整体功能的恢复。

［34］周永明．黄振翘治疗再生障碍性贫血的经验［J］．中医文献杂志，2005（1）：38-39．

三十五、黄振翘医案——肾精亏虚，阴虚火旺案

杨某，女，61岁。

病史： 患者因头晕、乏力、胸闷十余年，于2003年7月收治入院。患者于十年前出现头晕乏力，伴胸闷心悸，外院多次查血常规：血红蛋白及网织红细胞减低，白细胞及血小板均正常。骨髓穿刺明确西医诊断：纯红再障。曾予糖皮质激素、雄激素等治疗，血红蛋白无明显上升，基本维持在40g/L左右。入院后予大剂量甲基强的松龙冲击治疗，血红蛋白上升至60g/L左右，但患者出现低钾、心悸、心律失常，口腔大面积溃疡，无法进食，病原学检查找到霉菌。查体：贫血貌，形体肥胖，口腔黏膜溃烂，心率80次/分，期前收缩3～4次/分，两肺呼吸音稍低，未闻及干湿啰音，余无阳性体征。刻下症见：精神尚可，面色㿠白，颧部略潮红，胸闷，动则心悸，口腔糜烂，进食困难，口干，大便秘结，小便短赤，夜寐欠安。舌脉：舌质淡红，苔薄黄腻，脉弦大而数。

中医辨证： 肾精亏虚，阴虚火旺。

治法： 滋阴泻火解毒。

方药：

生地黄15g	麦冬15g	生白芍12g	生石膏（先煎）30g
川黄连5g	生黄芩10g	炒知母10g	生大黄（后下）5g

淡竹叶 10g　　　土茯苓 15g　　　生竹茹 5g　　　青黛（包煎）9g

炒枳壳 10g　　　生甘草 5g

10 剂，每日 1 剂，水煎服。

二诊： 患者口腔溃疡明显好转，已能少量进食，大便通畅。

续守上方，再加蒲公英 15g，陈皮 6g，生大黄改为 3g，7 剂。

三诊： 患者口腔溃疡已基本治愈，仅舌边尖处仍有小溃疡。

上方减清热解毒药，加太子参、生黄芪补益气阴。

此后待患者口腔溃疡痊愈后施以滋补肾精、生化气血药物，前后调整用药 2 月余，患者血红蛋白上升至 90g/L，病情明显好转而出院。

【评析】 黄振翘认为患者年事已高，病发日久，肾精亏虚则气血生化乏源，肾阴精不足而滋生内热，故发为本病。加之患者曾大剂量应用糖皮质激素，导致胃火上炎，阳明热盛，腑气不通，邪毒内留，湿毒不化，出现虚热实火夹杂并见之症。患者舌质淡、苔薄黄腻，脉弦大而数也反映了其本虚标实的病机实质，即肾精不足为本，胃火邪毒为标。故治疗上滋其肾水、清其胃火。患者虽有气血亏虚，但此时却不宜补气，以免助火，故方选玉女煎合泻心汤加减。

［35］许毅，黄振翘. 同病异治——黄振翘治疗单纯红细胞再生障碍性贫血经验 [J]. 上海中医药杂志，2004（10）：16-17.

三十六、黄振翘医案——肾精亏虚，脾肺气虚，痰饮内停案

郑某，男，55 岁。

病史： 患者因头晕乏力 2 月余伴咳嗽气急，于 2003 年 11 月收治入院。患者于 2 个月前自觉头晕乏力，当地医院检查血常规：血红蛋白 49g/L，血小板、白细胞正常。网织红细胞 0.2%，骨髓象示：红系幼红细胞显著减少，粒、巨二系呈现分化成熟，未见异常。西医诊断为纯红再障。西医治疗：予输血等支持治疗。1 个月前出现头晕乏力加重，伴高热，咳嗽咳痰，气急，血红蛋白 46g/L。入院后予西药抗感染、止咳平喘、输血等对症处理，体温渐平，但咳嗽、咯吐脓痰、

气急等症状无明显改善。患者既往有慢性支气管炎、肺气肿、支气管扩张史，十余年前有胸腺瘤切除术史。查体：贫血貌，形体消瘦，二肺呼吸音粗，可闻及干湿啰音，心率78次/分，律齐，余无特殊。刻下症见：精神萎靡，面色无华，咳嗽，咯脓痰，动则气急，口干，纳差，盗汗，便秘，夜寐欠安。舌脉：舌质淡红，苔薄黄，脉弦滑数。

中医辨证： 肾精亏虚，脾肺气虚，痰饮内停。

治法： 滋补肾精，调治脾肺，消痰化饮。

方药：

生黄芪 15g	太子参 15g	茯苓 15g	熟地黄 15g
炒黄柏 10g	干姜 3g	制半夏 10g	炙龟甲（先煎）15g
陈皮 10g	大血藤 30g	败酱草 30g	薏苡仁 15g
芦根 15g	炒知母 12g	炒黄芩 10g	桃仁 10g
前胡 15g	炙甘草 5g		

14剂，每日1剂，水煎服。

患者用药后咳嗽减轻，黄脓痰转稀白，口干、便秘也缓解，但血常规尚无明显上升，配合输血，续守前方加大生黄芪、太子参剂量治疗。

服药10余日后痰量明显减少，血常规无下跌。佐补肾益精之品，至出院时血红蛋白维持在68g/L。

【评析】 该患者病程较短，但既往有慢性支气管炎、肺气肿、支气管扩张史十余年，提示素体亏虚，正气不足，痰饮内停，日久导致脏腑功能失调，气血生成受阻，故发为本病。本病的发生与肺、脾、肾三脏关系密切。肾精不足则气血化生乏源，而久咳咯痰更耗伤肾之精气；肺主气，通调水道，肺气虚弱则通调无力，水化为痰，痰郁日久而化热，则更损肺金；脾为气血生化之源，脾运失司，则不能化生气血。故本病以肺、脾、肾三脏亏虚为本，寒热夹杂之痰湿、痰热内蕴为标。治疗时宜标本兼顾，调治肺脾，消痰化饮，补益肾精，具体用药更是精当，补脾肺之气而不恋邪，首推黄芪异功散，方中生黄芪、太子参、茯苓益气健脾，以化水湿；大补阴丸之炙龟甲、熟地黄、知母、黄柏滋阴降火，以化精气；因痰热未清，暂不补阳，但痰由湿生，所化为水饮，故佐干姜、陈皮、制半夏温运化湿以除其痰饮；千金苇金汤合薏苡附子败酱散加强清化痰湿之力。综观全方补益温运，不恋湿、不恋邪、不伤正，痰祛则正气复，精血生。

[36] 许毅，黄振翘．同病异治——黄振翘治疗单纯红细胞再生障碍性贫血经验 [J].上海中医药杂志，2004（10）：16-17.

三十七、周永明医案——脾肾亏虚血瘀证案

李某，男，17 岁。1999 年 3 月 5 日初诊。

病史：患者因头晕乏力、活动后气短 1 年余就诊。刻下症见：面色萎黄，头晕乏力，活动后气短，唇爪色淡。舌脉：舌淡苔白，脉细数。查体：一般情况可，重度贫血貌，四肢皮肤有瘀点、瘀斑，双肺（-），心率 100 次 / 分，肝脾淋巴结未触及肿大，余无异常。血常规：白细胞 1.32×10^9/L，红细胞 0.9×10^{12}/L，血红蛋白 37g/L，血小板 6×10^9/L。骨髓穿刺及活检示：骨髓高度再生不良，符合再障。遂住院治疗。

中医辨证：脾肾亏虚，血瘀。

治法：健脾补肾，活血化瘀。

方药：

黄芪 50g	太子参 20g	当归 15g	山药 30g
山茱萸 15g	枸杞子 20g	白芍 20g	白术 12g
何首乌 20g	菟丝子 20g	黄精 12g	阿胶（烊化）12g
丹参 15g	赤芍 12g	鸡血藤 15g	淫羊藿 15g
熟女贞子 15g	补骨脂 15g	炒枳壳 12g	豆蔻（后下）3g

每日 1 剂，水煎，分 2 次服。

并单输血小板，去白红细胞，辅以激素等治疗。

3 个月后症状改善，查血常规：白细胞 3.42×10^9/L，红细胞 2.8×10^{12}/L，血

红蛋白 68g/L，血小板 35×10^9/L。

后患者出院，门诊治疗，以上方加减，长期服用 2 年余。

虽病情有反复，2 次住院治疗，但血常规逐渐好转，三系均正常，最后骨髓穿刺及活检正常，又观察 1 年余未复发。

【评析】 慢性再生障碍性贫血病机以虚为主，次则为瘀，属本虚标实；脏腑之中与脾肾关系密切；治以补益为原则，健脾补肾活血为大法，重用血肉有情之品，注重气血同治、阴阳并调、脾肾双补，宜补中有行，补而不滞。血细胞属于精血物质，阳虚易治，阴亏难疗，故医师和患者都要有信心，有耐心，保持乐观情绪，加强营养，预防感冒，这些都与疗效及预后有关。

［37］袁乃荣，周永明.慢性再生障碍性贫血中医治疗思路[J].江苏中医药，
    2003（10）：16-17.

三十八、周永明医案——脾肾亏损，精血无源，病久入络，髓海瘀阻案

朱某，女，23 岁。

病史： 患者因反复头晕乏力、面色苍白 5 年余而于 1999 年 12 月 8 日初诊。患者于 1994 年 10 月无明显诱因下出现神疲乏力，伴头晕目眩，随后出现面色苍白，且日渐加重，遂至外院就诊。血常规：白细胞 2.2×10^9/L，血红蛋白 58g/L，血小板 23×10^9/L。骨髓象及组织病理学即明确西医诊断为再障。西医治疗予十一酸睾酮、环孢素 A（CSA）治疗 4 月，血常规有所上升，但出现肝功能损害，减量服用十一酸睾酮、CSA 过程中外周血常规又下降。近半年来病情加重，常靠输血减轻症状。刻下症见：头晕乏力，面色少华，口唇色淡，下肢皮肤散见瘀斑瘀点，胃纳少进，二便尚调。查体：心肺（－），腹软，肝脾未及，神经系统（－）。舌脉：舌淡紫黯胖、苔薄白腻，脉细弦。当日血常规：白细胞 2.8×10^9/L，血红蛋白 62g/L，血小板 18×10^9/L。

中医辨证： 脾肾亏损，精血无源，病久入络，髓海瘀阻。

治法： 健脾益肾，活血祛瘀，标本兼施。

方药：

生黄芪 30g	鸡血藤 30g	党参 15g	云茯苓 15g
熟地黄 15g	补骨脂 15g	当归 15g	炙龟甲（先煎）15g
丹参 15g	炒白术 10g	山茱萸 10g	牡丹皮 10g
制何首乌 20g	菟丝子 12g	陈皮 6g	三七粉（冲服）2g
甘草 6g	豆蔻（后下）4g		

服药 14 剂后，精神改善，下肢皮肤瘀斑瘀点消退，纳谷进步，外周血常规有所上升。再以上方加减治疗，半年后复查血常规：白细胞 $3.8 \times 10^9/L$，血红蛋白 104g/L，血小板 $64 \times 10^9/L$。

1 年后复查血常规：白细胞 $4.4 \times 10^9/L$，血红蛋白 110g/L，血小板 $82 \times 10^9/L$。随访至今，血常规一直正常。

【评析】　再障患者精血亏虚的病机贯穿疾病的始终，其血亏乃由后天之脾化源匮乏，以致血不得赖气化生；精亏则由先天之肾阴亏损，以致肾虚精亏；骨髓空虚，精不化血。脾肾不得相协，导致气血阴精亏损。诚如《医宗必读》所说："夫人之虚，不属于气，即属于血，五脏六腑莫能外焉，而独举脾肾者，水为万物之源，土为万物之母，两脏安合，一身皆活，百疾不生。"脾肾两虚在虚劳、虚损中占有主要地位。故周永明重视再障患者以健脾补肾治其根本。另外，周永明还认为再障病机不仅为脾肾亏虚，而是一种虚实夹杂的病理改变，即当以脾肾亏虚为本，髓海瘀阻为标。因虚致瘀，由瘀致虚的恶性循环，使再障病情进一步加重。所以在健脾补肾治本的基础上，酌加活血化瘀之品，起到相辅相成的作用。周永明常用鸡血藤、三七、丹参等。鸡血藤既可补血又可活血，但补血而不留瘀，活血又不伤正；三七可活血止血，对于瘀血内停又有出血者用之更为适宜，同时三七还可补益正气，故有"参三七"之名；"丹参一味，功同四物"，可补可活，故丹参也较为常用。

［38］胡明辉 . 周永明治疗再生障碍性贫血经验 [J]. 浙江中医杂志，2002（9）：
　　　376-377.

三十九、吴正翔医案——脾肾阳虚案

陈某，男，15 岁。2000 年 9 月 12 日初诊。

病史： 确诊为慢性再障 3 年余。刻下症见：头晕，心悸，气短乏力，面色苍白，形寒肢冷，面浮肢肿，腹胀，纳差，双下肢散在瘀点。舌脉：舌质淡胖、苔白滑，脉沉无力而数。血常规：白细胞 2.6×10^9/L，中性粒细胞 0.32，淋巴细胞 0.65，红细胞 1.62×10^{12}/L，血红蛋白 54g/L，血小板 15×10^9/L。

中医诊断： 虚劳。

中医辨证： 脾肾阳虚。

治法： 温肾健脾，填精益髓，补气生血。

方药：

太子参 20g	炙黄芪 20g	土大黄 30g	肉桂（后下）6g
焦白术 12g	茯苓 12g	炒白芍 12g	砂仁（后下）3g
淫羊藿 12g	仙茅 12g	补骨脂 12g	鹿角胶（烊化）12g
枸杞子 12g	山茱萸 12g	当归 10g	制附子（先煎）10g
巴戟天 20g	熟地黄 12g	焦楂曲 15g	炙龟甲（先煎）5g
炒蒲黄（包煎）5g			

21 剂，每日 1 剂，水煎服。

另予右归丸，每次 3g，每日 3 次，口服。

10 月 3 日二诊： 双下肢瘀点已消失，头晕、乏力好转，面色微黄，四肢欠温，下肢仍水肿，纳可，舌脉同前。

方药： 上方去仙茅、肉桂、炒蒲黄、土大黄，加菟丝子、鸡血藤各 30g，阿胶（烊化）、丹参各 12g，以养血活血，续服 21 剂。右归丸继续服用。

10 月 24 日三诊： 面色开始红润，下肢水肿消失，四肢已温，舌质淡、苔薄白，脉沉细。用二诊方去制附子、砂仁，21 剂，停用右归丸。

继续调治至 2001 年 01 月 27 日，复查血常规：白细胞 3.9×10^9/L，中性粒细胞 0.42，淋巴细胞 0.53，红细胞 3.42×10^{12}/L，血红蛋白 112g/L，血小板

$74 \times 10^9/L$。

【评析】　吴正翔认为因为血虚日久，脏腑失于濡养，功能衰退，久则气随血耗，以致气虚。故提出"血虚必兼气虚，补血必先补气"。因有形之血不能自生，必得无形之气而始生，主张在补血药中加入大剂的补气药以生血。常用太子参、炙黄芪各30g，配伍当归、炒白芍、熟地黄使气旺而血生，实践证明确有较好疗效。针对脾气虚衰，纳运失司的食欲不振、腹胀、四肢虚浮、水肿等症，加用焦白术、茯苓益气健脾利湿；加砂仁理气行滞，芳香悦脾；焦楂曲消导助纳。另外，再障的发病之源为肾精亏乏，生髓不足。治疗上主张补肾填精益髓，强调用血肉有情之品以峻补精血，故加鹿角胶、炙龟甲。鹿角胶味咸性温，益气补阳，强骨髓，善通督脉；炙龟甲味咸性寒，专补任脉，相伍，则任督通利，百脉调和，气血自生。鹿角胶、炙龟甲和太子参、枸杞子同用，取龟鹿二仙膏之义，可补人身三宝精、气、神，是治疗虚损的佳品。肾虚有偏肾阳虚、偏肾阴虚及肾阴阳两虚之分。因此，治疗也有所侧重，或补肾阳为主，或滋肾阴为主，或肾阴阳双补。处方中常将甘温性刚的补阳药与甘寒阴柔的滋阴药合用。本例再障属肾阳虚，用补肾阳药淫羊藿、仙茅、巴戟天、补骨脂，配以滋阴药枸杞子、山茱萸，从阴引阳，以静制动，纠正补阳药的刚燥之偏，以免动血伤阴。此外，吴正翔认为，治疗再障不必拘泥于"力戒辛热"之说，无论何种证型均可少佐制附子、肉桂之属。肾阳虚用之可少火生气，振奋肾阳，刺激造血。

［39］代喜平．吴正翔教授治疗再生障碍性贫血用药探析[J]．新中医，2002（7）：12-13.

四十、周霭祥医案——肾阴虚案

患者，女，21岁。

病史：患者因头晕乏力，心悸纳差半年，于1976年2月19日住入本院。患者于1975年8月因贫血在某医院经骨髓穿刺诊断为再障。用皮质激素和雄激素治疗半年病情无明显好转，遂来本院求中医治疗。入院时查血常规：血红蛋白

77g/L（输血后），白细胞 2.1×10^9/L，血小板 20×10^9/L。刻下症见：头部晕胀，眠差多梦，腰腿酸软，手足心热，乏力纳差，面色萎黄。舌脉：舌淡苔薄白，脉沉细无力。

西医诊断：慢性再障。

中医诊断：虚劳。

中医辨证：肾阴虚。

治法：滋阴补肾。

方药：菟丝子饮加减。

菟丝子 12g	熟地黄 15g	何首乌 15g	枸杞子 15g
补骨脂 12g	女贞子 15g	黄精 15g	当归 12g
黄芪 10g	酸枣仁 12g	首乌藤 12g	陈皮 6g

每日 1 剂。

服药后 3 个月，输血间隔延长至每月输血 1 次，1976 年 8 月因地震疏散病员而出院。

1976 年 9 月 25 日再次住院时血常规：血红蛋白又降至 42g/L，白细胞 2×10^9/L，血小板 5×10^9/L。继以上方治疗，每日 1 剂，很快脱离输血。

1976 年 12 月起血常规稳步上升。

1977 年 4 月血常规：血红蛋白 130g/L，白细胞 4.1×10^9/L，血小板 20×10^9/L，骨髓穿刺为再障治疗后恢复期骨髓象。

出院后继续在门诊服用周霭祥的中药治疗，血常规恢复正常，1 年后停药。并于 5 年后婚育一子，母子均健，随访至今，未再复发。

2000 年 1 月 14 日查血常规：血红蛋白 130g/L，白细胞 5×10^9/L，血小板 130×10^9/L。患者至今已存活 24 年，仍健在，一直工作至今。

【评析】 再障患者往往首先和主要表现为气血亏虚、五脏失养，可伴有肾虚髓亏症状，也可不出现肾虚髓亏症状，在早期治疗再障的实践中，以补脾益气生血的方法治疗也取得了疗效。对此周霭祥认为气血亏虚引起的一系列表现是疾病的外在表现，不反映疾病的本质。肾为先天之本，受五脏六腑之精而藏之，虚

（髓）劳肾虚精伤之初，尚能受其余四脏精气之补充，肾脏尚可自救，因而本脏虚损尚不明显；但精伤髓亏，不能化生气血，气血无以补充，因之肾虚髓亏之质反以气血虚为主要表现，这正是虚劳（髓劳）的特点，而这一特点又由肾脏的特殊性，即肾藏五脏六腑之精决定的。精（髓）虚是本，血（气）虚是标，健脾补气生血也能取得初步疗效，是治标的结果；进一步的医疗实践证明补肾能取得更好的疗效，这是治本的结果。

［40］胡乃平，李柳，陈瑶. 周霭祥教授治疗再生障碍性贫血经验浅探 [J]. 中国中西医结合杂志，2001（7）：541-542.

四十一、黄振翘医案——脾肾两虚，肝郁化火案

张某，男，46 岁。

病史： 患者因头晕乏力 10 余年于 1997 年 2 月 24 日就诊于血液专科门诊。患者 1986 年因头晕乏力，行血常规、骨髓象及组织病理学检查即明确诊断再障，虽经外院中西医结合治疗，疗效欠佳。刻下症见：头晕乏力，面色萎黄，口唇色淡，无皮肤瘀点、瘀斑，胃纳可，夜寐安，大小便正常。查体：心肺（-），腹软，肝脾未及，神经系统（-）。舌脉：舌淡紫黯胖、苔薄黄腻，脉细弦。血常规：白细胞 3.8×10^9/L，血红蛋白 56g/L，血小板 27×10^9/L。

中医辨证： 脾肾两虚，肝郁化火。

治法： 益肾健脾，佐以疏肝清化。

方药：

党参 15g	生黄芪 30g	炒白术 10g	枸杞子 15g
茜草 15g	云茯苓 12g	仙鹤草 30g	生熟地黄各 12g
补骨脂 15g	菟丝子 30g	紫苏梗 10g	五味子 5g
鹿角片 10g	巴戟天 15g	制半夏 10g	当归 10g
山茱萸 15g	制何首乌 15g	鸡血藤 15g	蒲公英 15g
重楼 15g	熟女贞子 15g	陈皮 10g	肉桂（后下）3g

炒牡丹皮 10g 　　怀山药 12g。

每日 1 剂。14 剂。

另服司坦唑醇，每日 3 次，每次 2mg。

以上方加减治疗数月，血红蛋白保持在 60g/L 左右。

1997 年 10 月 14 日复诊： 出现牙龈肿痛、汗出、口臭、尿赤等现象，大便如常。血常规：白细胞 $3.3×10^9$/L，血红蛋白 65g/L，血小板 $11×10^9$/L。舌淡胖齿痕，脉细弦数。

方药： 仍以前法治疗，减刚燥之品肉桂，加重泻肝清火力度，方药中加入黄连泻热，小蓟凉血止血。司坦唑醇 2mg，每日 3 次。

此后中药以此方加减至口臭消失。

1998 年 1 月 21 日复诊： 诉心悸，余无不适，舌淡胖、苔薄黄腻，脉结代细。血常规：白细胞 $3.7×10^9$/L，血红蛋白 60g/L，血小板 $21×10^9$/L。仍以补肾泻肝为原则。

方药： 基本以初诊时药方加减，司坦唑醇 2mg，每日 3 次。

此后中药以上方加减。

2000 年 1 月 11 日复诊： 心悸，舌淡胖、苔薄腻淡黄，脉细。血常规：白细胞 $3.8×10^9$/L，血红蛋白 64g/L，血小板 $28×10^9$/L。

仍遵补肾泻肝原则，方药基本同前，司坦唑醇 2mg，每日 1 次。此后中药以此加减。

2001 年 3 月 20 日血常规：白细胞 $5.2×10^9$/L，血红蛋白 103g/L，血小板 $51×10^9$/L，司坦唑醇已停用 4 个月。

【评析】 本案患者病程已逾 10 年，既往中西医结合疗效不佳。黄振翘在辨证准确的前提下，采用温肾健脾、疏肝清化法。早期阳虚较明显，故选用刚燥温肾之品肉桂，虽为脾肾阳虚，开始便加入牡丹皮。随着温阳药的应用，肝火伏热表现突出，出现牙龈肿痛、口臭，故减去肉桂，并加入清热之黄连及凉血止血之品小蓟，肝火伏热外发即得以控制。此后的治疗始终不离补肾泻肝的大法。经治 4 年余，已停用司坦唑醇，血常规稳步上升，血红蛋白已达 100g/L 以上。再障的治疗是一个较长的过程，在辨证和用药准确的前提下守方治疗相当关键。肝火伏热每遇外感诱发或出现其他变化，宜在原方药的基础上加入相应药物。同时黄振翘也强调患者宜注意饮食起居，忌辛辣动血之品，勿妄作劳，10 余年顽疾终趋稳定。

［41］丁敬远.黄振翘教授治疗再生障碍性贫血经验介绍 [J].江苏中医，2001（7）：13-14.

四十二、章真如医案——心脾不足，营血亏虚案

林某，女，40 岁。1973 年 11 月 6 日初诊。

病史：患者贫血半年之久，半年前因患肾炎、膀胱炎等，服用过多抗生素，如青霉素、链霉素、红霉素、氯霉素，以及呋喃类药物，自觉精神体力日渐下降，饮食减少，面色㿠白无华，乃至市某医院检查。血常规：红细胞 2.2×10^{12}/L，血红蛋白 40g/L，白细胞 2×10^{9}/L，血小板 40×10^{9}/L。西医诊断贫血原因待查。服用诸多补血药品，亦未好转，乃转某医院做骨髓穿刺检查，发现红骨髓明显受到抑制，西医诊断为慢性再障。建议服中药治疗。刻下症见：唇淡，面色㿠白，颜面微浮，眩晕，心悸，睡不安寐，多梦纷纭，食少纳呆，精神不振，头发枯槁脱落，月经量少且 1 天即净。舌脉：脉沉细无力，舌淡，苔薄白。

中医辨证：心脾不足，营血亏虚。

治法：补益心脾。

方药：

白术 10g	党参 10g	黄芪 15g	当归 10g
炙甘草 8g	茯神 10g	远志 8g	酸枣仁 10g
龙眼肉 10g	大枣 8g	广木香 10g	枸杞子 10g

10 剂，水煎服。

二诊：上方连续服 30 剂，精神微有好转，睡眠略安，余况同前，血常规检查与前无变化，脉沉微。乃转补益脾肾法。

方药：

淫羊藿 10g	巴戟天 10g	枸杞子 10g	鹿角胶（烊化）10g
肉苁蓉 10g	黄芪 15g	党参 15g	龟甲胶（烊化）10g
山茱萸 10g	熟地黄 15g	当归 10g	陈皮 10g。

嘱按上方服 20～30 剂。

三诊： 上方连续服用 30 余剂，其间感冒 2 次，且精神、饮食、睡眠均有好转，肌衄现象显著减少，面容唇色微转红润。血常规：红细胞 $2.6×10^{12}$/L，血小板 $60×10^{12}$/L，血红蛋白 60g/L，白细胞 $2.8×10^9$/L。血常规有起色，病有转机。

方药： 原方加制何首乌 20g，大枣 8g，再服 30 剂。

并嘱如食欲好转，可将猪骨髓、牛骨髓煨汤服食，鳖鱼、乌龟之类食物，尽可能多食，以采取精血有情之品，温柔补肾之法补之。

四诊： 上月轻感冒 1 次，精神、饮食、睡眠均在好转中，出血已停止，面色出现光泽，月经来潮，量少色红，脉沉细有力，舌淡红，苔薄白。血常规：红细胞 $3.2×10^{12}$/L，血红蛋白 80g/L，白细胞 $3.4×10^9$/L，血小板 $70×10^9$/L，病情大有进步。

嘱仍照原方进服 30 剂，并增加营养食物，药食并进，取效当更速。

五诊： 连续服原方 2 个月，精神、饮食逐渐恢复正常，颜面唇色均现红润，月经已正常，发黑有泽，睡眠亦安，并且能正常工作。因服汤药既久，且工作不便，要求改服膏剂。

方药：

冬虫夏草 60g	阿胶 60g	枸杞子 80g	鹿角胶（烊化）60g
肉苁蓉 80g	龙眼肉 60g	大枣 200g	龟甲胶（烊化）60g
制何首乌 80g	熟地黄 80g	当归 80g	陈皮 60g
黄芪 100g	红参 60g	山药 80g	山茱萸 80g
巴戟天 60g	女贞子 100g	沙苑子 80g	

一料加冰糖 2kg，收膏，每日 3 次，每次 1 匙，开水冲服。

2个月后复诊，据述精神正常，能胜任工作，肤色、面色有泽，很少感冒，脉沉细有力，舌淡红，苔薄白。血常规复查：红细胞 3.8×10^{12}/L，白细胞 4.5×10^9/L，血红蛋白 90g/L，血小板 90×10^9/L，接近正常。仍旧原方膏剂1料，以巩固疗效。

近期随访，患者已过花甲之年，退休在家安度晚年。

【评析】 本案初起中医辨证：心脾两虚，用补益心脾法并不见效，故易以脾肾两补法，重用补肾，如龟鹿二仙膏是治疗中主要药物。龟鹿二胶合用能峻补肾精，益气血，两者都用气血以补气血，所谓补之以其类也。人参大补元气，枸杞子滋阴助阳，此乃血气阴阳交补之剂。山药、山茱萸、熟地黄3味药合用，也达到三阴并补之功；佐陈皮理气醒脾；龙眼肉、当归养血和营；配黄芪以益气养血；巴戟天、肉苁蓉温壮肾阳；女贞子、沙苑子滋补肝肾。诸药合用，填补真阴，峻补肾精。由于患者坚持服药，药证合拍，从而收到预期效果。

［42］章汉明，陈永厚.章真如健脾补肾法治疗慢性再生障碍性贫血的经验[J].安徽中医临床杂志，2000（3）：212-213.

四十三、梁冰医案——温热案

患者，男，42岁。

病史： 因四肢皮下硬肿3年余，伴乏力，间断牙龈渗血7个月于1997年9月入院。患者于1994年2月无原因出现右下肢硬肿，逐渐延及左下肢及双上肢，以肘、膝关节以下明显，屈伸障碍。于1997年2月伴发头晕，乏力，间断牙龈渗血，查血常规诊断为贫血，遂于1997年3月就诊于某医院。血常规：血红蛋白51g/L，血小板 10×10^9/L，白细胞 3.4×10^9/L，网织红细胞0.009。红细胞沉降率103mm/h。骨髓象：有核细胞增生低下，粒红两系增生不良，全片未见巨核细胞，血小板少见，骨髓活检示脂肪细胞较多，造血组织减少，网硬蛋白纤维（+）。腓肠肌筋膜及皮下组织活检：真皮、皮下血管周围大量淋巴细胞浸润，胶原组织增生变性，诊为嗜酸性筋膜炎。西医诊断为再生障碍性贫血。

住院期间反复皮肤出血，牙龈渗血，鼻出血，尿血，且发生过脑出血，经输血、止血及对症处理后，得以控制。予以激素、环孢素治疗6个月，肢体活动有所改善，但再障病情无变化，靠输血维持，为求进一步治疗于同年9月转入我院。入院查体：体温37.2℃，脉搏90次/分，中度贫血貌，浅表淋巴结未及，皮肤黏膜无出血，巩膜无黄染，双瞳孔等大等圆。对光反射灵敏，胸骨无压痛，心肺（-），肝脾未及，双上肢及下肢肌肉发硬，抬举上肢时，病变处表面凹凸不平，四肢肌力正常，左侧肢体复合感觉障碍，腱反射减弱，病理反射未引出。血常规：血红蛋白63g/L，红细胞2.06×10^{12}/L，血小板18×10^{9}/L。T细胞亚群测定：CD3 54.3%，CD4 28.2%，CD8 29.5%，CD4/CD8 0.96。骨髓涂片及活检均提示增生不良。肝肾功能正常。

入院后7～10天输血1次。间断皮肤、牙龈出血较明显，伴烦热口干，头晕不适，纳食不香，失眠多梦，面部及背部多发小疖肿。舌脉：舌质淡红、苔少，脉细数。

西医诊断：嗜酸性筋膜炎合并再生障碍性贫血。

中医诊断：急髓劳。

中医辨证：髓枯温热。

治法：凉血解毒，滋阴补肾。

方药：凉血解毒汤加味。

牡丹皮 10g	生地黄 25g	赤芍 10g	羚羊角粉（冲服）1g
白芍 10g	茜草 20g	三七 3g	辛夷（包煎）10g
仙鹤草 25g	天冬 25g	黄精 25g	知母 10g
女贞子 20g	墨旱莲 15g	甘草 10g	阿胶（烊化）10g

水煎服，每日1剂，配合司坦唑醇2mg，每日3次口服治疗。

服药1月余，病情趋于稳定，出血症状明显减轻，输血间隔时间延长，14～21天输血400mL。

继续治疗1月余，脱离输血，血常规保持于血红蛋白65～70g/L，白细胞3×10^{9}/L，血小板20×10^{9}/L，网织红细胞0.005左右，出血症状消失。刻下症见：

倦怠乏力，间或大便溏薄，日行 3～4 次，时有腹部隐痛，喜温喜按，腰膝酸软，舌淡苔薄白，脉弦细略沉。

中医诊断：急髓劳。

中医辨证：髓枯虚寒。

治法：补益脾肾，填精益髓。

方药：参芪仙补汤加味。

太子参 30g	党参 20g	淫羊藿 10g	红参（另煎）10g
黄芪 10g	补骨脂 10g	枸杞子 10g	肉桂（后下）10g
白术 10g	茯苓 15g	肉豆蔻 10g	淡附片（先煎）10g
莲子 25g			

与上方隔日交替服用。

连服 2 月余，症状消失，血常规逐渐恢复，血红蛋白 120g/L，白细胞 3.5×10^9/L，血小板 25×10^9/L，网织红细胞 0.005，于 1998 年 3 月出院，行院外治疗。

同年 12 月随访，血常规：血红蛋白 120g/L，白细胞 4.5×10^9/L，血小板 60×10^9/L，网织红细胞 0.01，提示再障缓解，并恢复原工作。

【评析】 该病乃造血之源肾精枯竭，复加外感温热，邪陷营血所致，髓枯精竭血少更甚，致血证凶险，时有发热，血虚之象进行性加剧，诊为急髓劳髓枯温热型病证，以凉血解毒、滋阴清热为主，先稳定病情，待出血、发热症状消失，逐渐脱离输血时，再施补益脾肾、填精益髓之剂以固其本，凉温兼施，促进造血功能恢复。

［43］梁冰，胡晓梅，李达，等. 中药缓解嗜酸性筋膜炎合并再生障碍性贫血 1 例 [J]. 中医杂志，2000（2）：84.

四十四、焦中华医案——肾阴阳俱虚案

马某，男，36 岁。

病史：患者 1993 年 5 月 31 日以再障入院，患者 5 岁时出现乏力面黄、鼻

衄、齿衄、肌衄，经血常规、骨髓象确诊为再障。开始几年用司坦唑醇等中西药物效果好，病情曾一度改善。近 3 年来，因劳累使病情恶化，血红蛋白最低降到 20g/L，需半月输血 400mL。刻下症见：头晕，乏力，心悸，低热，齿衄、肌衄。舌脉：舌淡，苔黄厚，脉细弱。血常规：血红蛋白 40g/L，白细胞 1.0×10^9/L，血小板 17×10^9/L。骨髓检查：增生低下，红系、粒系增生均低下，非造血细胞 56%，未见巨核细胞。

西医诊断：再障。

中医辨证：肾阴阳俱虚。

治法：阴阳双补，益气养血。

方药：

生黄芪 30g	党参 30g	淫羊藿 20g	仙鹤草 24g
补骨脂 24g	当归 12g	白术 12g	阿胶（烊化）10g
茯苓 12g	女贞子 15g	墨旱莲 15g	焦三仙 30g
丹参 20g			

水煎服，每日 1 剂。

用药 3 个月后出血症状消失，但血常规改善不明显，仍需输血维持生命。

9 月 9 日复诊：嘱在上方基础上加入附子（先煎）12g、肉桂（后下）6g。

其后逐渐加大附子剂量，血红蛋白逐渐升高，最后附子剂量加到 120g，共服药 8 个月，患者症状消失。查血常规：血红蛋白 101g/L，白细胞 3.2×10^9/L，血小板 33×10^9/L，网织红细胞 0.8%，病情明显好转出院。

【评析】　在临床诊治时，焦中华在补肾基础上强调健脾、气血阴阳兼顾，补阳善用附子，扶正时不忘祛邪。再障为脾肾阴阳气血皆亏，又多兼夹杂证，治疗中要处理好健脾和补肾、补阴和补阳、扶正和祛邪三方面的关系。既不能单从脾胃气血调治，也不能只从肾阴肾阳用药。而应当气血阴阳兼顾。扶正祛邪并施，先后天并补。补先天以促后天运化之机，补后天以滋生先天之本精，借此达到骨髓造血功能恢复的目的。焦中华常用的祛邪法有以下两种。①清热解毒、凉血止血，对急性再障或慢性再障复感外邪，以感染发热出血为重者，焦中华自拟了解毒凉血汤：生地黄、板蓝根、水牛角粉、贯众、小蓟、蒲公英、生石膏、知母、牡丹皮、仙鹤草、太子参、甘草。②活血化瘀、祛瘀生新：对久治不愈或面色灰黯有瘀血表现者，加用活血化瘀药，如复方丹参注射液、当归尾、川芎、赤芍、丹参、三七粉等。

［44］李芮．焦中华治疗再生障碍性贫血经验［J］．中医杂志，1999（8）：462-463.

四十五、吴翰香医案——阴虚内热，气血不足案

金某，女，20 岁。

病史： 患者确诊再障 1 年余，骨髓造血功能明显低下，全血重度减少。长期低热不退，头晕乏力，口腔及皮肤反复出血，平时畏寒而手汗多。考虑脾肾两虚、气虚发热，用健脾温肾法配合定期输血治疗 4 个月，以期甘温除热，但诸症不减，请吴翰香诊之。刻下症见：两手心尺肤俱热，手汗自出。舌脉：舌质淡、苔薄黄，脉沉细。

中医辨证： 阴虚内热，气血不足。

治法： 滋肾养肝，补益气血，清热止血。

方药： 一贯煎合六味地黄丸、当归补血汤合四君子汤、补络补管汤合四生丸。

黄芪 15g	当归 15g	党参 15g	茯苓 15g
白术 15g	炙甘草 10g	熟地黄 15g	白芍 10g
生地黄 15g	麦冬 15g	枸杞子 15g	北沙参 15g
山茱萸 15g	牡丹皮 10g	龙眼肉 9g	生龙骨（先煎）30g
侧柏叶 30g	荷叶 15g	炙艾叶 10g	煅牡蛎（先煎）30g
蒲公英 15g			

14 剂后诸症有减。

2 个月后热退不复。

【评析】 再障为骨髓造血功能衰竭所致，吴翰香认为，其病之根在于肾虚，肾主骨生髓，脾能"受气取汁，变化而赤"。脾肾不足，造血无力，导致精血衰涸而见面白无华、头晕乏力、心悸气短、形寒腿软、舌淡脉沉。其证偏于阳虚，当用健脾温肾法来达到促进造血的目的。然而本例再障患者反复感染、出血之后，必将损及肝肾之阴，阴虚生内热，遂发热不止，尺肤足心热、手汗出，苔黄而脉沉细带数。阳虚易治，阴虚难调，故当先治阴分，平调阴阳之后，再用温补。吴翰香主张用一贯煎养肝育阴，六味滋肾，四君、归脾、八珍等方补益气血，配合补络补管汤补气摄血，四生丸清热止血，再伍牡丹皮、地骨皮、青蒿等以透虚热，金银花、连翘、蒲公英解毒清热，配合输血，共奏治效。

［45］邱仲川，胡琦.吴翰香治疗血液病发热经验 [J].中医杂志，1999（5）：279-280.

四十六、盛国荣医案——气血两燔，气亏阴伤案

杨某，男，45岁。1970年7月10日初诊。

病史： 患者以急性再生障碍性贫血于当地某医院治疗，经检骨髓和血液均符合本病诊断。近10日来，反复高热（体温38.5～41℃），已昏迷过3次，住院医师已私下通知患者家属与所在单位准备后事，后特邀盛国荣会诊。刻下症见：患者昏迷不醒已30小时，并时有谵语，撮空理线、牙龈、鼻出血，皮下也有多处大面积出血点，呼吸急促，小便短赤。体温41℃，血压70/50mmHg，心率124次/分。舌脉：舌绛、苔黄厚而干，脉数大而中空。血常规：血红蛋白40g/L，红细胞$1.4×10^{12}$/L，白细胞$1.7×10^9$/L，血小板$30×10^9$/L。

中医辨证： 气血两燔，气亏阴伤。

治法： 清热开窍，凉血止血，益气养阴。

方药：

焦栀子10g	茜草10g	黄连5g	生石膏（先煎）120g
生地炭20g	焦藕节20g	知母20g	怀山药（代粳米）20g

高丽参（另煎）10g　　　　　　紫雪丹（冲服）9g

水煎服，每日2剂，用鼻饲管注入胃中。

服药之后，症渐转轻。

药后3天，患者神清热退血止。后以牛髓养血膏加减调治。

5个月后，病愈，今年追访，患者仍健在。

【评析】 盛国荣认为本病治疗应区分标本，当感染、出血、发热严重时，"急则治标"，多用犀角地黄汤清热凉血止血，或白虎加人参汤合紫雪丹清热镇肝息风，而且，一经准确辨证，则当机立断，药量甚宏，待标证解除后，再以其经验方"牛髓养血膏"治本。本病贫血之所以顽固难愈，实乃肾精亏虚，根本动摇之故，一般的补肾养精之品疗效不佳，"形不足者，补之以味"，盛国荣强调一定要选用动物有形之品，方能取效，药如动物骨髓、鹿茸、鹿角胶、黄花鱼鳔、龟甲胶等。牛髓养血膏组成和制法：血鹿茸、移山参各9g，藏红花、田三七各6g，共研细末，合黄牛骨髓、蜂蜜各250g，文火熬成膏。每日1剂，分3～4次服完（若量大而服不完，也应尽量多服）。此方有补精髓、益元气、养血活血止血的功效。方中用黄牛骨髓为主药，《神农本草经》认为其能"补中，填骨髓"。盛国荣认为黄牛骨髓的补精养血的功效比其他动物骨髓强。辅之以血鹿茸补肾中真精，移山参大补元气，佐以藏红花（藏红花性味甘平，川红花性味辛温，此方不可以川红花替代藏红花）和田三七活血止血，复以补中润燥的蜂蜜调熬成药。全方立法严谨，用药精炼，药重力宏，用之于急慢性再生障碍性贫血，热象不明显者，能取得良好的治疗效果。

[46]王彦晖.盛国荣教授治疗急性再生障碍性贫血经验介绍[J].新中医，1996（4）：2-3.

四十七、屠金城医案——脾肾两虚，阴虚血亏，瘀毒未尽案

王某，女性，32岁。已婚，1985年3月14日初诊。

病史：患者于半月前患泄泻，每日4次左右，便稀色黑，经治疗后好转，

但此后自觉周身疲乏，头昏心悸，食欲减退，四肢乏力，病情日益加重，而于1987年2月入某医院治疗，西医诊断为再生障碍性贫血。经输血及激素治疗，3个月后病情稳定出院。去年一年，上述症状再度出现，再次住入该院。住院2月余，每5～7日输血300mL，共输血3800mL，并服强的松治疗。贫血现象已好转，仍然头晕乏力，心悸气短，出现满月脸，毛发增多，性格改变，患者希望中医治疗故转来本院，刻下症见：体型肥胖，满月脸，面色萎黄。血常规：红细胞2.24×10^{12}/L，血红蛋白70g/L，白细胞4.9×10^{9}/L，网织红细胞0.3%，血小板34×10^{9}/L。现患者仍每日服强的松15mg，嘱在以中药治疗时不宜骤停，继续服用并逐步减少剂量，乃至停服。刻下症见：面无华色，形瘦神疲，纳食甚少，月经色淡量少，经期延长。舌脉：舌质淡有瘀点，脉细弦。

西医诊断：再生障碍性贫血。

中医辨证：脾肾两虚，阴虚血亏，瘀毒未尽。

治法：益气养阴补血，从脾肾着手，佐以化瘀止血。

方药：

朱茯苓 12g	菟丝子 9g	太子参 9g	生龙牡各（先煎）12g
朱麦冬 9g	何首乌 15g	当归身 9g	鹿角胶（烊化）9g
干石斛 12g	杭白芍 12g	稻、麦芽 30g	砂仁（后下）6g
黄精 12g	白术 5g	山药 9g	仙鹤草 15g

水煎服，3剂。

3月17日以后，以上方加减（去生龙牡、黄精，加黄芪9g），服至3月31日。

4月1日：头晕乏力，心悸短气，形体消瘦，胃纳不振。舌苔薄质淡，脉沉细。治拟健脾温肾，益气补血。

方药：

黄芪 15g	熟地黄 12g	山药 9g	鹿角胶（烊化）12g
巴戟天 15g	当归 9g	白芍 9g	红参 6g
仙鹤草 9g	炙甘草 6g	白术 9g	砂仁（后下）6g

云茯苓 12g

5 剂。

以后按上方加减，有时加藿香梗、神曲、山楂等化湿开胃。服至 30 剂左右。血常规：血红蛋白 95g/L，红细胞 3.09×10^{12}/L，网织红细胞 0.6% ～ 1.5%，白细胞 5.8×10^9/L，血小板 120×10^9/L，骨髓象正常，病情稳定。

【评析】　本例所出现的症状，主要表现为面白无华，全身乏力，食欲减退，月经量少，形成贫血现象。中医学认为，血液来源于水谷精微，通过脾胃的生化输布，上奉于心，化而为血，注之于脉，营养全身。如血虚气衰，不能上荣于面，周流于内外，故面无华色，全身乏力。肝主藏血，脾主统血，肝脾藏统失职，可见衄血、便血、皮下出血、妇人崩漏等症。《灵枢·百病始生篇》说："起居不节，用力过度，则络脉伤。阳络伤则血外溢，血外溢则衄血（衄血包括鼻血、齿血、皮下出血等）；阴络伤则血内溢，血内溢则后血（后血包括大小便出血、月经过多等）。"本病由于肝脾内伤，藏统失职。故治法以健脾温肾、益气补血为主。进而对肾阳肾阴俱衰之证从根本上采用补阳生阴之法，取阳生阴长之意。因而取得了较好的效果。

［47］屠连茹.屠金城教授治疗再生障碍性贫血症验案举隅 [J].北京中医，1996（5）：3.

四十八、吴翰香医案——脾肾阳虚，气血两虚案

徐某，女，43 岁。1988 年 9 月 20 日初诊。

病史：患者 60 年代末始常感头昏、乏力，4 年后发现白细胞减少，逐渐出现全血减少，在上海市某医院骨髓检查提示增生低下。西医诊断为慢性再生障碍性贫血。刻下症见：头昏乏力，胸闷气短，脚酸，脚底痛，肌肤有时瘀斑，口舌破溃，常患感冒，面色苍白，不思饮食。舌脉：舌质淡、苔薄白，脉象缓细小。

中医诊断：虚劳。

中医辨证：脾肾阳虚，气血两虚。

治法：健脾温肾，益气养血。

方药：

补骨脂 10g	菟丝子 15g	甘草 10g	肉桂（后下）3g
党参 15g	白术 10g	陈皮 10g	鹿角霜（先煎）10g
熟地黄 15g	当归 10g	侧柏叶 15g	生炙黄芪各 15g
茜草 15g	连翘 15g		

水煎服，7 剂。

1988 年 9 月 27 日二诊：精神稍有好转，余无明显变化，舌质淡、苔薄白，脉缓细小，此属痼疾，非一日之功，药病尚觉合宜，仍守原法，以徐图功效。

守方出入近 1 年，患者自觉症状渐消失，血常规逐渐上升。1989 年 8 月 23 日再诊时，血常规已全部恢复正常，如若常人，嘱再守原方调理以巩固疗效。

随访 1 年未曾复发。

【评析】 原案云：再生障碍性贫血，中医学属于"虚劳"范畴，其发病与心、肝、脾、肾四脏有关，其中关键在于脾肾两脏。肾为先天之本，肾主骨生髓，"肾藏精"化血，脾为后天之本，气血生化之源，脾肾亏虚，则气血生化无源，而见头昏乏力、面色苍白、胸闷气短、脉缓细小等气血亏虚症状；脾不统血则见瘀斑，正气亏虚，易感外邪，因而常患感冒，故在治疗上侧重温补脾肾，选用肉桂、补骨脂、菟丝子、鹿角霜，温补肾阳，八珍合当归补血汤健脾益气养血，佐以连翘、侧柏叶、茜草清热解毒止血，先生曾运用此法治疗"慢性再障"数十例，疗效甚佳。

［48］梁宏 . 吴翰香治疗杂病验案 3 则 [J]. 江西中医药，1994（4）：8-9.

四十九、董德懋医案——五脏俱病，寒湿困脾案

张某，男，47 岁。1973 年 10 月初诊。

主诉：头晕目眩、贫血 8 年。病史：患者患再生障碍性贫血、十二指肠球部溃疡、间质性肝炎、冠心病、阵发性房颤、继发性甲状腺功能低下、慢性气管

炎和肺气肿等多种慢性病，均经住院确诊。连续住院已逾6载，始终濒于病危，递经中西医专家会诊治疗而效鲜，每周输血200～400mL，当时已累计输血6000mL，服中药1800余剂。刻下症见：头晕目眩，面色晦黯，唇甲苍白而黯，心悸怔忡，心烦失眠，身体困重，四肢水肿，汗出畏寒，气短懒言，腰腿酸软，性欲消失，两胁疼痛，嗳气不舒，胸闷腹胀，脘闷纳呆，腹痛腹泻，呕血便血。舌脉：舌苔白厚而腻，脉缓细而滑。血常规：血红蛋白60g/L，白细胞$4×10^9$/L，血小板$8×10^9$/L，网织红细胞0.004%。骨髓象显示再生不良。

中医诊断：虚劳。

中医辨证：五脏俱病，寒湿困脾。

治法：燥湿温中，醒脾开胃。

方药：平胃散合藿香正气散加减。

藿香 10g	紫苏叶 10g	云茯苓 15g	苍术 10g
干姜 6g	厚朴 10g	木香 6g	附片（先煎）6g
草果 6g	木瓜 6g	大腹皮 10g	甘草 10g
生姜 3 片			

水煎服，每日1剂。

连进4剂，即应。遂以此方续服20剂，患者胃纳已佳，胸闷、胁胀、腹痛、腹泻亦减，至月余，即停输血。辅助检查：血红蛋白91g/L，网织红细胞0.014%，继服上方出入。

二诊：患者唯感头晕目眩，倦怠无力，间断腹泻，舌质淡，苔白腻，脉细弱。

中医辨证：脾肾两虚。

治法：温补脾肾。

方药：理中汤合四神丸加减。

党参 10g	白术 10g	茯苓 10g	干姜 6g
补骨脂 6g	吴茱萸 6g	木香 6g	附片（先煎）6g
木瓜 6g	藿香 10g	甘草 10g	

水煎服，每日1剂。

三诊：服 20 剂，患者腹泻即止，大便 4 日行 1 次，水肿亦消，其他病症均大减。6 年来第一次回家过春节，此时检查一切正常，骨髓象显示接近正常。

治法：健脾，养心，益气，补血。

方药：人参归脾汤合当归补血汤。

黄芪 15g	党参 10g	白术 10g	干姜 6g
酸枣仁 10g	远志 10g	木香 6g	附片（先煎）6g
当归 10g	甘草 10g		

水煎服，每日 1 剂。

连续服用本剂，历时 4 个月余出院。患者血常规上升且稳定，经心电图、X 线、血清蛋白结合碘、肝功能等检查，诸病缓解或痊愈，改嘱其继服人参归脾丸和金匮肾气丸，以补先后天之本。

1974 ～ 1975 年 2 次骨髓象显示接近正常。

1980 年 3 月随访，患者已能半日工作，并且多次出差东北地区而无恙。

【评析】 患者心悸怔忡，少寐失眠，自汗时出，心气虚矣；畏寒怯冷，腰腿酸软，性欲全无，肾阳惫矣；两胁疼痛，嗳气不舒，肝已病矣；面色晦黯，气短懒言，肺气虚矣；头晕目眩，心中烦躁，呕血便血，唇甲苍白而黯，血亏极矣；身体重困，胸闷腹胀，腹痛便溏，不思饮食，口中无味，舌苔厚白而腻，脉象缓细而滑，寒湿困脾矣；心、肝、脾、肺、肾五脏俱病，寒湿困脾。《慎斋遗书》说："诸病不愈，寻到脾胃而愈者颇多。"脾胃为后天之本，脾气得健，五脏受荫，脾气虚弱，百病丛生。本病为血液病，治疗始终以健脾为主，未用治血之剂。治疗先祛寒湿，治其病本，取法平稳，祛邪安正。寒湿得除，胃开食增，谷气充足，散精于肝，浊气归心，百脉朝肺，精血化生，中土一健，五脏自安。看似平淡，实寓意深。若囿于属虚，徒用滋补，闭门留寇，反助湿邪；且脾薄胃弱，药补难达，无助精血。张景岳"治脾胃以安五脏"之说，洵非虚语。

[49] 段荣书. 董德懋医疗经验琐谈 [J]. 中医杂志，1981（2）：9-12.

第四节　溶血性贫血

溶血是红细胞遭到破坏、寿命缩短的过程。骨髓具有正常造血 6 ～ 8 倍的代偿能力，当溶血超过骨髓的代偿能力时，引起的贫血称为溶血性贫血。溶血发生而骨髓能够代偿时，可无贫血表现，称为溶血状态。溶血按发病时间和病情轻重分为急性溶血、慢性溶血。按溶血部位分为血管内溶血、血管外溶血。按病因分为红细胞自身异常，如红细胞膜的缺陷、葡萄糖 -6- 磷酸脱氢酶缺乏、遗传性珠蛋白生成障碍所引起的溶血，多为遗传性。红细胞外部因素，如生物因素、理化因素、免疫因素、血管因素所致的溶血。

急性溶血性贫血临床表现为：①头痛、呕吐、高热；②腰背四肢酸痛；③面色苍白与黄疸；④血红蛋白尿；⑤严重者有周围循环衰竭、急性肾衰竭。慢性溶血性贫血多见贫血、黄疸、肝脾肿大，为血管外溶血的特征，出现血红蛋白尿提示血管内溶血。溶血性贫血的诊断，首先要依据临床表现，实验室检查有贫血、红细胞破坏增多、骨髓红系代偿性增生的证据，确定溶血性贫血的存在及溶血部位。其次依据家族史、实验室的特殊检查等确定溶血性贫血的病因和类型。溶血性贫血的治包括针对发病机制的治疗和针对贫血及溶血并发症等的治疗。

遗传性球形红细胞增多症是一种遗传性红细胞膜缺陷导致的溶血性贫血。主要特征是间断出现的溶血性贫血、不同程度的脾肿大、外周血涂片可见球形红细胞增多、红细胞渗透脆性增高。脾切除效果好。

红细胞葡萄糖 -6- 磷酸脱氢酶缺乏症指参与红细胞磷酸戊糖旁路代谢的红细胞葡萄糖 -6- 磷酸脱氢酶活性降低和（或）酶性质改变导致的以溶血为主要表现的一种遗传性疾病。根据溶血发生时的诱因不同分为以下五种临床类型：药物或氧化剂诱发的溶血性贫血、感染期间发生的溶血性贫血、蚕豆病、新生儿黄疸、慢性非球形红细胞性溶血性贫血。红细胞葡萄糖 -6- 磷酸脱氢酶缺陷本身不需要治疗，防治原则为避免氧化剂的摄入、积极控制感染和对症治疗。

血红蛋白病是一组遗传性溶血性贫血。分为珠蛋白肽链合成数量异常（珠蛋白生成障碍性贫血）和珠蛋白肽链结构异常（异常血红蛋白病）两大类。异常血红蛋白病以溶血、发绀、血管阻塞为主要表现。主要类型包括镰状细胞贫血、不稳定血红蛋白病、氧亲和力增高的血红蛋白病、血红蛋白 M 病及其他少见类型。珠蛋白生成障碍性贫血是某个或多个珠蛋白基因异常引起一种或一种以上珠蛋白链合成减少或缺乏引起的遗传性溶血性疾病。主要有 α 和 β 珠蛋白生成障碍性贫血两类。

自身免疫性溶血性贫血是因免疫调节功能发生异常，产生抗自身红细胞抗体，致使红细胞破坏的一种溶血性贫血。温抗体型自身免疫性溶血性贫血临床表现主要为慢性血管外溶血，常见临床表现为贫血、黄疸和脾大。库姆斯试验阳性是其最具有诊断意义的实验室检查。其一线治疗为肾上腺糖皮质激素，二线治疗包括脾切除，抗 CD20 单克隆抗体及其他免疫抑制剂。冷抗体型自身免疫性溶血性贫血包括：①冷凝集素综合征，是由于自身反应性红细胞凝集及冷诱导因素导致慢性溶血性贫血和微循环栓塞为特征的一组疾病，临床表现为末梢部位发绀，受暖后消失，伴贫血、血红蛋白尿等，冷凝集素试验阳性；②阵发性冷性血红蛋白尿，多继发于梅毒或病毒感染，临床表现为遇冷后出现血红蛋白尿，伴发热、腰背痛、恶心、呕吐等；发作多呈自限性，仅持续 1 ～ 2 天；冷热溶血试验阳性可以诊断。

阵发性睡眠性血红蛋白尿症是一种后天获得性造血干细胞基因突变所致的红细胞膜缺陷性溶血病。临床主要表现为与睡眠有关、间歇发作的睡眠后血红蛋白尿，为慢性血管内溶血，反复血栓形成。外周血流式细胞术检测 CD55、CD59和（或）FLAER 为最有价值的诊断指标。糖皮质激素，重组人源型抗补体蛋白 C5 单克隆抗体（依库珠单抗）可控制溶血；异基因造血干细胞移植是目前唯一可能治愈的方法。

溶血性贫血，根据本病的临床表现，当属于中医学"虚劳""血虚""黄疸""血证""胎黄""积聚"等范畴。

传统中医学认为，本病的病因多由先天禀赋不足，后天失于调养，而致脾肾两亏，精血化生乏源；或兼外感时邪，入里化热；或劳倦过度，更伤脾气；或七情过激，气机逆乱；或用药不当，伤正助邪等；导致精、气、血虚，形体失养或湿、热、瘀、毒相搏，熏蒸发黄，病久脉络受损而兼瘀血的正虚邪实之候。病位主要涉及脾、肾、肝胆；病机特点是脾肾亏虚，精血不足，肝木失调，湿热郁于中焦，熏蒸肝胆，瘀血阻络，甚或积聚胁下。以脾肾两亏、正气不足为本虚，内伏之湿、热、瘀、毒为标实。

阵发性睡眠性血红蛋白尿症一般认为多由素体亏虚，复感外邪，或由脾胃虚损，湿浊内生，日久化热，伤及气血。

由于本病是一类以溶血为主要表现的疾病，分类复杂。一般急性或发作期以邪实为主，慢性或缓解期多以本虚为主，虚实夹杂多贯穿于整个病程。根据疾病的不同阶段及个体差异，或以本虚为主，或以邪实为重，故扶正固本兼祛邪实为其治疗大法，在遣方用药时宜灵活变通，以达扶正不恋邪、祛邪不伤正的目的。

一、杨文华医案——阳黄，热重于湿案

患者，女，20 岁。2015 年 7 月 10 日初诊。

主诉：乏力、皮肤、白睛色黄 1 个月。病史：患者就诊前 1 个月无明显诱因出现低热、乏力、口唇苍白、心悸、皮肤色黄、食少纳呆、恶心呕吐、关节疼痛、浓茶色尿、腹泻腰痛，于院外查血红蛋白 61g/L，红细胞、白细胞正常，诊断为营养性贫血。予叶酸 10mg，每日 2 次；维生素 B_{12} 250μg，肌内注射，每周 2 次。2 周后复查血常规：血红蛋白 50g/L，网织红细胞 11.5%，病情加重，为进一步治疗就诊。刻下症见：患者体倦乏力、口唇苍白、发热无寒战、头身困重、心悸气短、皮肤白睛色黄、食少纳呆、恶心呕吐、关节疼痛、浓茶色尿、便稀不爽。舌脉：舌体大有齿痕、苔黄腻，脉滑数。生化：总胆红素 45μmol/L，间接胆红素 28μmol/L。库姆斯试验 IgG（＋），C3（＋），抗核抗体 ANA（＋）1：100。骨髓象：骨髓增生性贫血，血片中未见异常红细胞，外周血 CD55、CD59、哈姆试验、染色体均为阴性。

西医诊断：温抗体型自身免疫性溶血性贫血。

西医治疗：予阿赛松 16mg/d，环孢素 A 50mg，每日 2 次。

中医诊断：黄疸病，阳黄。

中医辨证：热重于湿。

治法：清热利湿，凉血解毒，益气生血。

方药：茵陈蒿汤、犀角地黄汤加当归补血汤加减。

茵陈 15g	生栀子 15g	大黄 5g	水牛角粉（冲服）15g
生地黄 15g	牡丹皮 15g	赤芍 15g	黄芪 15g
当归 15g	泽泻 15g	猪苓 15g	滑石（先煎）30g
甘草 15g			

　　　　7 剂，水煎服，每日 1 剂，分 2 次服用，每次服用 150mL。

二诊：患者皮肤、白晴色黄消退，无发热，尿色淡黄，但仍见疲乏、周身困重、心悸气短、食少纳呆、下肢水肿、舌淡苔白腻，脉弦滑。

治法：除湿化浊，泻热除黄，益气生血。

方药：茵陈四苓汤合甘露消毒丹。

茵陈 20g	猪苓 15g	泽泻 15g	白术 15g
茯苓 15g	黄芩 15g	石菖蒲 15g	滑石（先煎）30g
浙贝母 15g	木通 15g	藿香 10g	豆蔻（后下）10g
连翘 15g	射干 15g	甘草 15g	薄荷（后下）10g

　　　　7 剂，水煎服，每日 1 剂，分 2 次服用，每次服用 150mL。

三诊：患者下肢水肿消退，乏力、心悸气短、失眠、纳可，舌淡苔白，脉沉细。湿邪困脾日久，伤及脾阳，运化失司，气血化生乏源，心失所养，则成心脾两虚夹湿证。

治法：健脾养心，益气利尿。

方药：归脾汤加减。

生黄芪 30g	当归 15g	炒白术 15g	阿胶（烊化）15g
茯苓 15g	太子参 15g	远志 15g	木香 15g
龙眼肉 15g	茵陈 20g	栀子 15g	大黄 5g

猪苓 15g　　　　　泽泻 15g　　　　甘草 10g　　　　滑石（先煎）30g

　　14 剂，水煎服，每日 1 剂，分 2 次服用，每次服用 150mL。

患者经过 4 周治疗后症状基本消退，西药逐渐减量：阿赛松 4mg/d，环孢素 A 25mg/d，继续服用 1 周停药。

随访 6 个月无复发。

【评析】　该患者西医诊断为抗体型溶血性贫血，中医辨证为热毒内盛，采用凉血解毒、祛湿退黄方法效果明显。血液病黄疸有别于肝胆疾病黄疸，前者以血细胞破碎为主，尿黄甚于皮肤、白睛，中药可以加大茵陈剂量，热重者加金银花、连翘、大青叶、虎杖等。本证发病急，进展快，属于热毒之邪动血破血，必须急投以清热利湿、凉血解毒之法，使热清毒散，呈现心悸气短，头晕乏力，气血俱虚之时用药兼顾生血补血，如阿胶、白芍、当归、黄芪等。

［1］王鸣，杨文华.杨文华辨治溶血性贫血经验[J].河南中医，2017，37（9）：1536-1538.

二、梁冰医案——脾肾两虚，湿瘀内蕴案

患者，女，22 岁。2015 年 5 月 14 日初诊。

病史：患者患蚕豆病 14 年，溶血反复发作呈进行性加重。刻下症见：面色少华，身目黄染，形体瘦弱，疲倦乏力，少气懒言，腹部胀满，纳差，睡眠可，小便黄，大便偏烂不成形。舌脉：舌淡黯，苔黄稍腻，脉沉细。血常规：血红蛋白 64g/L。肝功能：总胆红素 53.1μmol/L，直接胆红素 20.8μmol/L。

西医诊断：蚕豆病。

中医诊断：虚劳。

中医辨证：脾肾两虚，湿瘀内蕴。

治法：健脾补肾，利湿活血。

方药：参芪四物汤加减。

黄芪 60g　　　　　党参 20g　　　　红景天 12g　　　鹿角粉（冲服）12g

当归 10g	川芎 10g	赤芍 10g	益母草 20g
炒白术 20g	茵陈 10g	茯苓 20g	车前子（包煎）20g
瓜蒌皮 20g	甘草 10g		

7 剂，水煎服，每日 1 剂。

配合激素控制溶血。

2015 年 5 月 23 日二诊：自诉服药后乏力稍好转，易困倦，纳食无味，食少，小便黄，大便成形，舌淡红，苔黄腻，脉沉细。查体：胆囊区明显压痛，墨菲征阳性。

方药：原方减瓜蒌皮，加党参 10g，炒枳壳 10g，柴胡 10g，木香 15g，川楝子 10g，延胡索 10g，金钱草 20g，茵陈 10g，白扁豆 20g，大黄 10g。

14 剂，水煎服，每日 1 剂。停服激素。

2015 年 6 月 26 日三诊：患者诉精神逐渐好转，疲倦乏力改善，纳食较前明显好转，余未诉明显不适。复查血常规：血红蛋白 78g/L；肝功能：总胆红素 35.0μmol/L，直接胆红素 10.6μmol/L。

守方随症加减服用半年，患者病情稳定，未诉特殊不适，复查血红蛋白波动在 90～100g/L，总胆红素 20～30μmol/L，直接胆红素 10.0μmol/L 左右。

【评析】　患者因先天禀赋不足，加之后天失于调养，病情反复发作。症属脾肾两虚、湿瘀内蕴，治以健脾利湿为主、兼以补肾活血，拟方参芪四物汤加减：黄芪、党参、白术、红景天健脾益气；鹿角粉补肾填精，当归、川芎、赤芍、益母草活血化瘀，茵陈、车前子、茯苓利湿退黄。患者服药后症状好转，但易于困倦、纳差，胆囊区明显压痛，此乃湿瘀蕴久，中焦气机不畅，肝胆失于疏泄，不通则痛，守方加量党参、白扁豆健脾祛湿，加金钱草、大黄利湿退黄从二便分消，配伍理气之枳壳、木香，调畅中焦气机，柴胡、川楝子、延胡索疏肝止痛，甘草调和诸药，诸药合用，标本兼治，故得良效。

［2］蒋群，李琤，李达．梁冰辨治溶血性贫血经验 [J]．中华中医药杂志，
　　　2017，32（4）：1577-1579.

三、黄振翘医案——脾肾亏虚，气血不足，湿热内蕴，血络痹阻案

陈某，女，27 岁。

病史： 患者 1998 年第三次怀孕后出现头晕乏力，外院查血红蛋白为 80g/L，生化及骨髓象检查均提示自身免疫性溶血性贫血。曾予强的松、环磷酰胺、长春新碱等治疗，病情稳定，1 年后停药。2003 年 5 月下旬出现头晕乏力加重，查血红蛋白为 77g/L，网织红细胞为 7.8%，又予强的松 15mg/d，环磷酰胺 50mg/d，口服，未获效。2003 年 6 月 3 日来黄振翘工作室求诊。刻下症见：患者头晕乏力，血红蛋白 78g/L，网织红细胞 7.9%。查体：贫血面容，巩膜黄染，肝脾肋下未触及。舌脉：舌质淡红，苔薄黄腻，脉弦细数。

中医辨证： 脾肾亏虚，气血不足，湿热内蕴，血络痹阻。

治法： 健脾补肾，益气养血，佐以活血清利。

方药： 大补元煎合茵陈蒿汤加减。

党参 15g	黄芪 15g	当归 15g	枸杞子 15g
熟地黄 15g	山茱萸 15g	怀山药 15g	杜仲 15g
炒黄芩 12g	虎杖 12g	茵陈 12g	萹草 30g
炙甘草 10g			

水煎服，14 剂。

6 月 17 日二诊： 患者头晕乏力改善，血红蛋白已升至 95g/L，网织红细胞下降至 5.5%，但巩膜依旧黄染，舌苔薄黄腻渐化。继予补益脾肾、活血清利之品。

7 月 1 日三诊： 续服前方。至 8 月 5 日就诊时，患者血红蛋白进一步升至 101g/L，网织红细胞降至 1.8%，头晕乏力诸症消失。续进前方以巩固疗效，并撤减西药。

【评析】 该患者患病 5 年，年龄较轻，因多次怀孕，致元气耗伤，精血亏损，正如《景岳全书》所云："诸血藏于肝而血化于脾胃，精髓主于肾而受之于五脏。"故病本属脾肾两亏，然其症情多次反复，出现黄疸，且舌淡红，苔黄腻，脉弦细数，提示久病必有湿热瘀阻。故本病中医辨证为本虚标实，虚实夹杂，以

脾肾亏虚、气血不足为本，湿热内蕴、肝木失调、脉络瘀阻为标。对于此例患者，黄振翘用药精练，补益而不滋腻，温养而不燥热，阴、阳、精、气兼顾；同时用黄芩、茵陈、萆草、虎杖清热祛湿、利胆化瘀以治标实。

[3] 许毅，周韶虹，胡明辉. 黄振翘教授治疗自身免疫性溶血性贫血验案举隅 [J]. 上海中医药大学学报，2005（2）：3-4.

四、黄振翘医案——肾精不足，气阴亏虚，湿热邪毒内蕴案

周某，女，57岁。

病史：患者因头晕乏力15年，咳嗽胸闷半月余，于2004年1月收治入院。患者于1989年起自觉头晕乏力，外院查血常规：三系减少，结合生化及骨髓象检查，明确诊断为自身免疫性溶血性贫血。用强的松等治疗，症情时有反复，血红蛋白最低时仅为35g/L，定期输注三洗红细胞悬液纠正贫血。1995年起出现低热，查ANA、ENA阳性，西医诊断为系统性红斑狼疮，长期服用强的松。入院前半个月因外感出现咳嗽、咯痰、发热，血红蛋白44g/L，网织红细胞16.1%。查体：贫血面容，形体肥胖，巩膜黄染，心率80次/分，律齐，两肺呼吸音粗，可闻及少量湿啰音，腹软，肝肋下未触及，脾肋下4指，余无特殊。刻下症见：精神萎靡，面色㿠白，颧部略潮红，低热，头晕乏力，肢软腰酸，胸闷心慌，咳嗽咯痰。舌脉：舌质红，苔薄黄腻，脉细弦数。

中医辨证：肾精不足，气阴亏虚，湿热邪毒内蕴。

治法：补益脾肾，益气化精，清化湿热。

方药：黄芪异功散合六味地黄汤、茵陈蒿汤加减。

生黄芪 30g	党参 30g	炒白术 10g	生地黄 15g
熟地黄 15g	山茱萸 15g	炒牡丹皮 15g	当归 15g
炒川芎 5g	炒白芍 15g	茵陈 12g	大青叶 15g
虎杖 15g	陈皮 10g	茯苓 15g	肉桂（后下）3g
生甘草 3g	炙甘草 3g		

患者服药 2 周后热退，咳嗽咯痰减轻。

治疗 3 个月后，诸症得减，血红蛋白升至 80g/L，网织红细胞降至 7.2%。

【评析】　该患者病程长达 10 余年，又合并系统性红斑狼疮，主要表现为长期发热、乏力、黄疸。中医诊断除"虚劳""黄疸"外，还兼"内伤发热"。所谓"虚损之疾寒热，因虚而感也"（《素问病机气宜保命集》）。患者病程较长，所谓久病及肾，且长期服用糖皮质激素，耗伤元阴，"渐而至于真水枯竭，阴火上炎，而发蒸蒸之燥热"（《医学正传》），故而不能生精化血。精不化气，气亦虚，气虚则脾不化血，内生湿热，邪热内伏，易受外邪引动，触发外感；湿热熏蒸肝胆，则出现黄疸。故本例以脾肾亏虚、精血不足、气阴耗伤为本，湿热邪毒为标。治以扶正祛邪，标本兼顾，即健脾补肾、益气化精、滋阴养血以固本，清热解毒化湿以治标。黄振翘于方中巧用一味肉桂，体现了阳中求阴、少火生气的学术观点。

［4］许毅，周韶虹，胡明辉.黄振翘教授治疗自身免疫性溶血性贫血验案举隅［J］.上海中医药大学学报，2005（2）：3-4.

五、黄振翘医案——脾肾亏虚，湿热瘀毒内结案

江某，女，53 岁。

病史：患者因头晕乏力、心悸 1 月余收治入院。患者于 2004 年 4 月出现头晕乏力，心悸，面色萎黄，外地医院查血常规：血红蛋白 42g/L，网织红细胞 23.3%。后转上海某医院经生化及骨髓象检查，西医诊断为自身免疫性溶血性贫血。西医治疗予甲基强的松龙、强的松、丙种球蛋白等，血红蛋白达到 70g/L，但患者仍自觉头晕乏力、心悸，故来我院求中医继续治疗。追问病史，发病前曾服用阿莫仙、安乃近。入院时查体：贫血面容，巩膜无黄染，心肺（-），肝脾肋下未触及。刻下症见：头晕乏力，面色萎黄，心悸。舌脉：舌质淡黯，苔薄黄腻，脉弦细数。

中医辨证：脾肾亏虚，湿热瘀毒内结。

治法： 调治脾肾，化生气血，清化湿热，兼顾化瘀。

方药： 大补元煎合茵陈蒿汤加减。

生黄芪 30g	党参 15g	炒白术 10g	熟地黄 15g
山茱萸 10g	当归 15g	炒川芎 5g	炒白芍 12g
炒栀子 5g	炒黄芩 10g	虎杖 15g	茜草 15g
仙鹤草 15g	蒲公英 15g	陈皮 3g	白花蛇舌草 15g
炙甘草 5g			

患者服药 2 周后，头晕、乏力等症状明显减轻。

守方调理 1 月余，至出院时血红蛋白达 85g/L，网织红细胞为 5.6%。

【评析】 该患者发病前有阿莫仙、安乃近服药史。清代名家吴澄认为"虚损一症，不独内伤"（《不居集》）。黄振翘认为，此属药邪之毒侵入人体而成内伏之毒，易损及脾肾，伤及骨髓，导致气血亏虚。此伏毒郁于中焦则化热恋湿，阻滞脉络而成瘀血，湿热瘀血蕴结不利于气血的化生。故黄振翘对予该病例在补益脾肾而扶正的基础上，重视化湿热、祛瘀毒以治标实，从而促进气血化生，有助于气血运行。方中白花蛇舌草、蒲公英清利湿热而不伤脾土，虎杖、茜草行血活血不留瘀。这正如《不居集》中所言："外感日久，而余邪仍有未尽者，凡用补药，必兼驱邪，邪去则补亦得力。"

［5］许毅，周韶虹，胡明辉．黄振翘教授治疗自身免疫性溶血性贫血验案举隅 [J]．上海中医药大学学报，2005（2）：3-4。

六、赵心波医案——气血两亏，阴虚内热案

尹某，女，5岁。

病史： 患者出生后 3 个月发现面色苍白，因"贫血"每月需输血 1～2 次以维持生命，1 岁半时因周身淋巴结肿大，口鼻出血，曾做脾切除术，术后病情稍好转，输血间隔延长至每月 1 次，近 1 个月来又感身倦乏力，低热不退，输血后稍有好转。其母及两兄均患此疾。来院时检查：身体矮小，如 3 岁小儿，面色苍黄，

肌肤枯槁无泽，心前区可闻及杂音，肺无异常，肝肋下 2.5cm。血常规：血红蛋白 60g/L，红细胞 1.8×10^{12}/L，白细胞 12.8×10^9/L。血涂片：可见大量靶形细胞及幼稚红细胞，红细胞容积为 18%，红细胞脆性试验 0.6% 开始溶解，0.28% 完全溶解。西医诊断为地中海贫血。住院第 7 天改由赵心波诊治。刻下症见：患儿面色黯黄，唇淡少华。舌脉：舌质淡无苔，脉虚大。

中医辨证： 气血两亏，阴虚内热。

治法： 气血双补。

方药：

黄芪 30g	熟地黄 10g	白芍 6g	当归 6g
川芎 1.5g	南沙参 10g	云茯苓 10g	阿胶珠（烊化）6g
白术 5g	神曲 10g	紫河车 3g	甘草 3g

5 日后，精神饮食转佳，体温正常，舌质淡无苔，脉象沉细，仍用重剂气血双补。

方药：

全当归 10g	生杭芍 6g	紫河车 6g	阿胶珠（烊化）10g
茯神 10g	丹参 6g	生熟地黄各 6g	生龟甲（先煎）6g
黄芪 6g	党参 6g	煅牡蛎（先煎）10g	

7 日后，血红蛋白达 97g/L，红细胞 3.6×10^{12}/L，白细胞 7.5×10^9/L，后因外感合并支气管炎。经中西药控制感染，血常规又有下降趋势，继予补气养血，健脾之剂巩固之。

方药：

紫丹参 6g	全当归 10g	生杭芍 6g	阿胶珠（烊化）6g
云茯苓 10g	紫河车 6g	台党参 6g	鹿角胶（烊化）6g
白术 6g	炙甘草 3g		

【评析】　本例考虑为气血两亏，营阴耗损，精气内夺之象。《素问·阴阳应象大论》有"形不足者，温之以气；精不足者，补之以味"。故应重用补气补血，兼滋阴、清虚热，佐用血肉有情之品，力图达到生血的目的。但本病实属难

治，此例仅提供改善临床症状之方，从根本上治疗，尚需中西医结合探讨。

［6］景斌荣，葛安霞.中国百年百名中医临床家丛书·赵心波［M］.北京：
中国中医药出版社，2003.

七、万廷信医案——热毒内壅，邪陷营血案

杨某，男，32岁。1992年3月1日初诊。

病史：患者酱油色尿4个月，身目俱黄，头晕乏力2个月。查体：体温36.5℃，心率92次/分，呼吸20次/分，血压98/68 mmHg，巩膜及全身皮肤黄染，心肺（－），脾肋缘下6cm。舌脉：舌淡，苔薄黄略腻，脉弦细而数。血常规：血红蛋白55g/L，白细胞7.6×10^9/L，中性粒细胞0.79，淋巴细胞0.21。网织红细胞0.034～0.036。骨髓象：骨髓增生活跃，红系增生显著，以中、晚幼红细胞为主。血生化：尿胆原、尿胆素阳性，尿胆红素阴性。血总胆红素：54.8μmol/L，结合胆红素：＜6.0μmol/L，血清麝香草酚浊度试验4.1U，谷丙转氨酶14.5卡门氏单位。西医诊断为溶血性贫血。西医治疗予强的松60mg/d、环磷酰胺100mg/d。中医治疗予茵陈五苓散加味。2个月后黄疸渐退，血红蛋白上升。在激素减量过程中病情复发。刻下症见：黄疸加重，尿色变深，伴身热、烦躁、面红口干，牙龈出血。舌脉：舌质红绛，脉细数。

中医辨证：热毒内壅，邪陷营血。

治法：清热凉血，透营转气。

方药：犀角地黄汤（水牛角代犀角）加味。

白茅根15g	牡丹皮9g	赤芍9g	水牛角（先煎）30g
王不留行9g	连翘9g	生地黄15g	石膏（先煎）30g
大蓟15g	小蓟15g	茜草15g	鸡血藤15g
木通6g			

水煎服，每日1剂，并逐渐减停强的松等西药。

上方连服2周，黄疸渐退，尿呈茶色，仍觉乏力，口干咽燥，舌红少苔，脉

细数。此乃血热未尽，阴液已伤，气血亏虚。

方药： 原方去石膏、大蓟、小蓟、木通、茜草、连翘，加茯苓、当归、麦冬、阿胶。

随证损益，共服 20 剂，黄疸尽退。血常规：血红蛋白 120g/L。

出院后继续调理月余，至今近 10 年未复发。

【评析】 自体免疫性溶血性贫血多由于免疫功能调节紊乱，产生自身抗体，导致红细胞破坏增速，超过造血补偿能力范围所致。西医多用输血、激素及免疫抑制剂等治疗，虽可阻止溶血过程，改善贫血，但尚无根治办法。且某些药物不良反应较大，容易引起其他并发症。中医常将本病分为湿热内蕴、气滞血瘀、气虚血弱及脾肾亏虚等型，采用清热利湿、理气活血、益气补血、健脾固肾等法治疗，确可延长本病的缓解期或缩短急性发作时间，但对某些病例疗效欠佳。从自体免疫性溶血性贫血的临床特点来看，多有血热的症状，其发病机制为热毒内蕴化火，侵扰血分，耗伤营血，导致贫血；湿热毒邪搏结，交蒸于肝胆，肝失疏泄，胆汁外溢或下注膀胱而致黄疸或酱油色尿。故用犀角地黄汤加味，清凉血分颇为对证。

［7］万廷信. 犀角地黄汤加味治疗自体免疫性溶血性贫血体会 [J]. 实用中医药杂志，2002（1）：50.

八、万廷信医案——湿热互结，郁而化火，伤营耗血案

林某，男，41 岁。1995 年 5 月 9 日初诊。

病史： 患者间断发作酱油色尿 4 年，伴头晕乏力等症。曾在某医院内科住院，诊断为自体免疫溶血性贫血，应用强的松等药治疗后症状好转出院，自述常因劳累后病情复发。于 20 天前因感冒而诱发。刻下症见：身热烦躁，尿呈酱油色，鼻衄。体温 38.7℃，心率 108 次 / 分，呼吸 20 次 / 分，血压 105/83mmHg，贫血貌，巩膜黄染，心肺（－），肝脾触诊不满意。舌脉：舌质红，苔黄燥，脉细数。血常规：血红蛋白 76g/L，白细胞 13.6×10^9/L，中性粒细胞 0.7，淋巴细胞 0.3。网织红细胞 0.081，贫血形态学分类提示正常细胞性贫血。血生化：尿胆原、尿胆

素阳性，尿胆红素阴性。血总胆红素84.2μmol/L，结合胆红素＜6μmol/L。骨髓象：骨髓增生活跃，幼红细胞显著增多。

西医诊断：溶血性贫血。

中医辨证：湿热互结，郁而化火，伤营耗血。

治法：清热凉血。

方药：犀角地黄汤（水牛角代犀角）加味。

白茅根15g　　　牡丹皮9g　　　赤芍9g　　　石膏（先煎）30g

王不留行9g　　　当归9g　　　　生地黄15g　水牛角（先煎）30g

小蓟15g　　　　茜草15g　　　　鸡血藤15g　滑石（包煎）15g

木通6g

水煎服，每日1剂。

4剂后体温37.5℃，尿较前转清，精神好转。

方药：原方去石膏、滑石、茜草，加甘草6g。

再服6剂，热清黄退。后拟资生汤加减以助气血生化之源。

调理月余，复查血常规血红蛋白120g/L，他症若失。

【评析】　犀角地黄汤方中水牛角清热凉血为主；牡丹皮、赤芍凉血散血；生地黄清热凉血，养阴生津；大蓟、小蓟、茜草、白茅根凉血止血；配木通可清热利尿，导湿下行；石膏透营转气；鸡血藤既可补血又可散血；王不留行去瘀生新。诸药合用共奏清热凉血兼解毒除湿之功，另据报道，赤芍具有退黄作用；生地黄可拮抗外源性激素对下丘脑—垂体—肾上腺皮质的抑制作用，并能延缓肝脏对肾上腺皮质激素的分解代谢，从而调节自身免疫；大蓟、小蓟、白茅根、王不留行等似有改善溶血的作用。应用上述药物对阻止溶血、改善贫血、防止出血、消除黄疸、控制血红蛋白尿的发作可收到应有的效果。笔者通过临床实践体会到由于本病常表现为虚实夹杂之候，急性发作期当以清热凉血为主，缓解期应予健脾益气、补血养阴以固本善后，方可取得理想的效果。

［8］万廷信.犀角地黄汤加味治疗自体免疫性溶血性贫血体会[J].实用中医药杂志，2002（1）：50.

九、陈添炽医案——脾阳虚衰，脾不统血案

梁某，女，41 岁。1992 年 3 月 6 日初诊。

病史：患者眩晕，心悸，小便酱油样血尿，全身酸痛无力，反复发作 10 年。在省级医院治疗时骨髓象（胸骨）检查示：红细胞增生，有核红细胞增生。抗人球蛋白直接试验：阳性。西医诊断为自身免疫性溶血性贫血。西医治疗用大量皮质激素，免疫抑制剂，输血等。临床症状一度好转，终未痊愈。诊时上述症状仍存。体检心、肺、肝、脾、肾均未发现异常。舌脉：舌质淡胖、边有齿痕，舌底络脉淡红，舌苔白腻，脉虚弱。血常规：白细胞 3.7×10^9/L，红细胞 1.07×10^{12}/L，血红蛋白 32g/L，血小板 200×10^9/L。小便常规检查：白细胞 3 ～ 5，红细胞 7，无管型。

中医诊断：血证。

中医辨证：脾阳虚衰，脾不统血。

治法：补气健脾，温中摄血。

方药：附子理中汤加减。

| 党参 30g | 白术 15g | 干姜 6g | 熟附子（先煎）10g |
| 炙黄芪 30g | 当归 10g | 紫河车 15g | |

用清水 800mL 煎至 200mL，二煎用清水 400mL 煎至 200mL，两药汁混合分 2 次 / 日内服。

连服 25 剂为 1 疗程，休息 5 天后，再进行第 2 疗程。

辅助饮食疗法：牛脊椎骨 500g，炙黄芪 60g，大枣 20g。熬汤内服。隔天或 3 天 1 次。

治疗 2 个疗程，复查血常规：红细胞 3.8×10^{12}/L，血红蛋白 108g/L，血小板 210×10^9/L。

为巩固疗效，以后每周服药 1 剂。

随访 1 年，身体健康。

【评析】 中医理论分析，自身免疫性溶血性贫血症状表现呈一派中阳不足，脾胃虚寒，阳虚失血之象。治法：补气健脾，温中摄血。熟附子、党参、黄芪均

为中药免疫增强剂，能增强和调节机体免疫功能，刺激骨髓造血功能，提高机体抗病能力，且对特异性体液免疫有促进作用。紫河车为人之胞衣，有大补精血之功。牛骨髓饱满，性温。以《黄帝内经》"精不足者补之以味"之原则，用血肉有情之品配合温中健脾之药同用，能起填精髓，补气血，精充血旺之功。牛骨含钙质较高，钙盐在维持人体组织细胞的正常功能方面有重要作用。

［9］陈添炽.附子理中汤为主治疗自身免疫性溶血性贫血10例[J].江苏中医，1997（12）：15.

十、李晓惠医案——脾肾亏损，气血两虚案

蔡某，女，53岁。1993年10月5日初诊。

病史：患者头昏乏力，视物模糊间歇性发作10年，入院时头昏乏力，面色无华，动甚心悸，纳谷不香，多食胃胀，腰背发酸，尿色如浓茶水样，劳累后尤为明显，查体：贫血貌，巩膜无黄染，皮肤黏膜无出血点，心肺阴性，肝脾肋下未及。舌脉：舌淡红，有瘀点，苔薄白，脉细。血常规：血红蛋白85g/L。尿含铁血黄素阳性，酸溶血试验阳性。骨髓象示：增生性贫血。

西医诊断：阵发性睡眠性血红蛋白尿症。

中医辨证：脾肾亏损，气血两虚。

治法：健脾补肾，活血养血。

方药：

太子参12g	炙黄芪20g	茯苓12g	白赤芍各12g
当归10g	怀山药12g	紫河车10g	生熟地黄各10g
鸡血藤20g	虎杖12g	山楂12g	神曲12g

服药1月余，头昏乏力、腰背发酸减轻，但患者多食胃胀，口苦明显，胃镜示慢性浅表性萎缩性胃炎。

方药：处方中去生熟地，加炒麦芽、佛手、益母草、川芎。患者每因食醋、西红柿等酸性食物出现酱油色尿，故方中又去焦楂曲。

调理 20 天，口苦消失，胃胀明显减轻，头昏不明显，尿色转清，血红蛋白 103g/L。

于 1993 年 12 月 6 日出院，随访 3 个月，病情稳定。

【评析】 方中黄芪、当归益气生血，气旺则血归于经；川芎、益母草活血化瘀，瘀去则新血可生；广木香行气畅中，以防气壅；炙甘草补气和中，调和诸药。有药理学研究表明，黄芪能够促进各类血细胞的生成、发育和成熟，有利于纠正贫血；能够增强网状内皮系统的吞噬功能，对体液及细胞免疫有促进作用或调节作用，有助于加强抗病能力；可使聚集的血小板解聚，从而防止血栓的形成。川芎具有扩张血管、改善血循环、抑制血小板的聚集作用，延长特殊性血栓和纤维蛋白血栓的形成时间。当归具有抗维生素 E 缺乏的作用，而维生素 E 有稳定细胞膜的作用，从而减少红细胞的破坏。此外，在治疗中，避免使用酸性药物，这也是很重要的一点。多数患者有食酸性食物出现血红蛋白尿的现象，中医认为，多食酸物，能损伤脾气，如《素问·四气调神论》篇说："阴之所生，本在五味，阴之五宫，伤在五味。是故味过于酸，肝气以津，脾气乃绝。"脾为后天之本，气血生化之源，脾伤则气血无以化生，脾不统血而致失血。

[10] 季建敏，李晓惠. 益气化瘀法治疗阵发性睡眠性血红蛋白尿 [J]. 山西中医，1995（6）：28-29.

十一、张永健医案——气血两亏，血脉瘀阻案

患者，男，52 岁。1990 年 9 月 6 日初诊。

病史： 因酱油色尿反复发作 7 年余，加重 1 个月入院。于 1970 年开始全身皮下有散在出血点，并贫血、全血减少。1983 年即出现酱油色尿，曾做骨髓穿刺，报告为溶血性贫血伴缺铁性贫血，酸化血清溶血试验阳性。西医诊断为阵发性睡眠性血红蛋白尿症。曾在多家医院治疗但病情控制不满意，遂转入我院诊治。查体：贫血貌，皮肤及巩膜轻度黄染，皮下无出血点，营养一般，发育正常，心脏叩诊浊音界向左侧扩大，听诊心率 80 次 / 分，律齐，心前区可闻及收缩期

杂音，肝脾肋下尚未触及，两下肢无水肿。血常规：血红蛋白 30g/L，红细胞 $1.04×10^{12}$/L，白细胞 $1.3×10^9$/L，中性粒细胞 50%，淋巴细胞 48%，血小板 $8×10^9$/L，网织红细胞 10.6%。尿常规：蛋白（＋），尿潜血试验（＋），肝肾功能正常。刻下症见：尿色深如啤酒样，面色萎黄，形体消瘦，头发稀落，唇甲淡白，夜寐不安。舌脉：舌淡而黯，脉细弱。

中医辨证：气血两亏，血脉瘀阻。

治法：益气养血，活血化瘀。

方药：四物汤加减。

全当归 10g	熟地黄 12g	赤白芍各 15g	川芎 6g
丹参 20g	益母草 20g	茜草 10g	黄芪 20g
女贞子 15g	枸杞子 15g	补骨脂 10g	

每日 1 剂，水煎服。

二诊：上药服 3 剂后，尿色即转正常，尿潜血转阴，守方治疗 1 月余，病情继续稳定。

三诊：3 个月后，因饮食不节而引起酱油色尿发作，并伴神疲乏力，头晕目眩，腰酸疼痛，不思饮食等症状，卧床不起。舌淡苔黄腻，脉濡数。此乃气血两亏之体，湿热瘀血内阻。

治法：清化湿热，凉血化瘀。

方药：

苍术 6g	黄柏 6g	生薏苡仁 30g	六一散 20g
牡丹皮 10g	牛膝 10g	泽泻 10g	水牛角（先煎）60g
益母草 20g	石打穿 10g	生地黄 12g	白芍 12g
丹参 20g			

服药 4 天后，尿色转为淡黄，潜血消失，病情控制。并输入洗涤红细胞 3 单位。血常规：血红蛋白 64g/L，红细胞 $2.42×10^{12}$/L，白细胞 $3×10^9$/L，血小板 $136×10^9$/L，网织红细胞 5.6%。溶血得以控制，病情稳定。

【评析】 此例阵发性睡眠性血红蛋白尿症患者病史 7 年余，属频发性，多种西药治疗效果不佳。以中药为主治疗，发作得以较好控制。治疗的关键是以益气养血、活血化瘀为大法，四物汤为基础，随症加减。药用丹参、益母草、川芎等活血化瘀以消除内阻之瘀血，使血归于经，且新血乃生，配合水牛角、生地黄等药以凉血化瘀，助血止不留瘀；熟地黄、当归、白芍、枸杞子、黄芪等益气养血以扶正固本治疗；注意清化湿热以治标急，选用四妙散、六一散、泽泻等清热化湿以止酱油尿发作。

［11］陈一健，张永健.阵发性睡眠性血红蛋白尿症治验一例［J］.江苏中医，1992（4）：15.

十二、吴翰香医案——肝肾不足案

病史：患者贫血 4 年，血红蛋白 34 ～ 60g/L，误诊为溶血—再障综合征，应用泼尼松 30mg，每日 1 次，效果不佳，经两次蛋白电泳检查：血红蛋白 A1：0.82，血红蛋白 A2：0.09，血红蛋白 F：0.09。西医诊断为地中海贫血。刻下症见：面色黄，巩膜微黄，满月脸，腹大。舌脉：舌质淡，舌体瘦小，舌尖边缘有齿痕。

中医辨证：肝肾不足。

治法：补益肝肾。

方药：十四味建中汤加味。

党参	白术	炙甘草	茯苓
生地黄	熟地黄	当归	熟附子（先煎）
白芍	黄芪	川芎	肉桂（后下）
肉苁蓉	麦冬	制半夏	制何首乌
女贞子	枸杞子	白参	鹿茸（冲服）
骨碎补	狗脊	茵陈	佛耳草
凤尾草			

治疗 3 个月后，血红蛋白上升到 70g/L，此后加用地骨皮、黄柏、青蒿、知母等清热退蒸，并逐渐减用泼尼松至 5mg/d。

共治疗 200 天，服用中药 185 剂，贫血症状均已消失。血红蛋白稳定在 85 ～ 90g/L。患者结婚并生一子。

1983 年贫血再度发作，进一步检查确诊 β 地中海贫血，1984 年行脾切除术，术后一度不需输血，血红蛋白稳定在 60g/L。以后降至 30g/L。

再用上述中药治疗无效。存活至 1988 年 1 月失访。

【评析】 地中海贫血（简称地贫）是由于珠蛋白基因的缺陷或缺失、表达功能障碍而导致珠蛋白链合成障碍所引起的一组溶血性贫血，又称珠蛋白生成障碍性贫血。我国是地中海贫血高发国家，地中海贫血是长江以南各省发病率最高，影响最大的遗传病之一。本例为 β 珠蛋白合成缺陷性溶血性贫血。其病机为先天不足，肾精亏虚。《素问·六节脏象论》说："肾者主蛰，封藏之本，精之处也。"《张氏医通》说："精不泄，归精于肝而化清血。"肾精能化髓生血，今肾精亏虚不能生血，故治以补肾生髓为主。以十四味建中汤（《太平惠民和剂局方》卷五方）治荣卫不足，脏腑俱伤，积劳虚损，脾肾久虚，再加制何首乌、女贞子、枸杞子、鹿茸、党参、骨碎补、狗脊等增强补益肾精之功。肾精得补，精能生髓，髓化血，故症状减轻。然本病终属肾精枯竭之病，实属难治之病。

［12］吴翰香.实用中医血液病学 [M].上海：上海浦江教育出版社，1991.

第二章
白细胞减少和粒细胞缺乏症

正常成人外周血白细胞计数一般为（4～10）×10^9/L。当外周血白细胞（包括中性粒细胞、单核细胞、淋巴细胞等）总数持续低于 4×10^9/L，中性粒细胞比例正常或略减少时，称为白细胞减少症。成人中性粒细胞绝对计数低于 2×10^9/L；10岁及以上儿童中性粒细胞绝对计数低于 1.8×10^9/L；10 岁以下儿童中性粒细胞绝对计数低于 1.5×10^9/L，为外周血中性粒细胞减少。中性粒细胞绝对计数低于 0.5×10^9/L，称为粒细胞缺乏症。

其病因及发病机制如下。

（1）生成减少：①骨髓损伤：电离辐射、化学毒物、细胞毒性药物是最常见的继发性原因，可直接损伤或抑制造血干（祖）细胞及早期分裂细胞；某些药物可引起剂量依赖性骨髓抑制或特异性免疫反应。②骨髓浸润：骨髓造血组织被白血病、骨髓瘤及转移瘤细胞等浸润，可影响骨髓正常造血细胞增殖。③成熟障碍：维生素 B$_{12}$、叶酸缺乏者，大量幼稚粒细胞未能正常成熟，在骨髓内迅速死亡；骨髓增生异常综合征、阵发性睡眠性血红蛋白尿症、急性髓系白血病、某些先天性中性粒细胞减少等疾病，前体细胞群中造血活跃，但终末细胞最终未能释放入血液，出现无效造血。④感染：可见于病毒、细菌感染。其机制为中性粒细胞消耗增加和感染时产生负性造血调控因子的作用等。⑤先天性中性粒细胞减少。

（2）破坏或消耗过多：①免疫性因素包括药物（与药物的种类有关，与剂量无关，往往停药后可逐渐恢复）、自身免疫（如系统性红斑狼疮、类风湿关节炎等）。②非免疫性因素包括消耗增多（重症感染时，中性粒细胞在血液或炎症部位消耗增多）、脾功能亢进（大量中性粒细胞在脾内滞留、破坏增多）。

（3）分布异常：①假性粒细胞减少：中性粒细胞转移至边缘池导致循环池的粒细胞相对减少，但粒细胞总数并不减少。见于遗传性良性假性中性粒细胞减少症、严重的细菌感染、恶性营养不良病等。②粒细胞滞留循环池其他部位，如血液透析开始后2～15分钟滞留于肺血管内；脾肿大，滞留于脾脏。

中性粒细胞减少的主要临床表现是感染，但感染发生的危险度与中性粒细胞减少的程度相关。根据血常规检查的结果即可作出白细胞减少、中性粒细胞减少或粒细胞缺乏的诊断。为排除检查方法上的误差以及正常生理等因素的影响，必要时要反复检查。鉴别中性粒细胞减少的病因对治疗很重要。注意了解有无药物、化学物质、放射线的接触史或放化疗史。有无感染性疾病、自身免疫性疾病、肿瘤性疾病史等。注意中性粒细胞减少发病的年龄、程度、发作的速度、持续时间及周期性，是否有基础疾病及家族史等。若有脾肿大，注意脾功能亢进的可能。

中性粒细胞减少的治疗包括：①病因治疗，是治疗中性粒细胞减少的关键和首要步骤。②感染防治，轻度减少者一般不需特殊的预防措施。中度减少者感染风险增加，应注意预防，减少出入公共场所，保持卫生，去除慢性感染灶。粒细胞缺乏者极易发生严重感染，应采取无菌隔离措施。感染者应行病原学检查，以明确感染类型和部位。③促进粒细胞生成，造血生长因子可促进中性粒细胞增殖和释放，并增强其吞噬、杀菌及趋化功能。临床上常用重组人粒细胞集落刺激因子和重组人粒细胞—巨噬细胞集落刺激因子。其他药物有B族维生素（维生素B_4、维生素B_6）、鲨肝醇、利血生等，疗效不确切。免疫抑制剂，自身免疫性粒细胞减少和免疫机制所致的粒细胞缺乏可用糖皮质激素等免疫抑制剂治疗。

白细胞减少症，根据本病的临床表现，当属于中医学"虚劳""气血虚""温病"等范畴。

传统中医学认为，本病的发生与禀赋不足、劳伤过度、饮食不节、邪毒内侵（含药物毒邪）等相关，伤及脏腑，气血阴阳亏虚，则成诸虚不足之症。病位在脾肾及骨髓，病性以虚为本。

父母体虚，而胎气不足，胎中失养，致使婴儿脏腑不健，尤以肾精亏虚为关键；肾为先天之本，藏精生髓，因精血同源，精不足则血亦亏。烦劳过度，劳体则伤脾、房劳过度则伤肾，脾肾不足，精血亏虚，气血生化之源匮乏；七情内伤，情志不遂，气滞血瘀，气有余则是火，则耗伤肝肾精血；若暴饮暴食，嗜欲偏食，饮酒过度，伤及脾胃，使其腐熟水谷、化生精微、生长气血功能受损；凡用药不当、物理或化学毒物内侵，损及气血或伤及脾肾；久病失治，正气虚损，加之失于调理，遂影响气血生成。上述诸因，均伤及脏腑，尤其是脾肾及骨髓，气血阴阳亏虚，遂致虚劳之证。

若气血虚弱，感受外邪，入里化热，热毒内蕴，可见发热、寒战，上攻于咽喉则为喉痹，痰热蕴肺可见肺痈，湿热下注则为泄泻、痢疾，若热毒入于营血分，则见神昏、斑疹，进而阴竭阳脱。

一、陈正平医案——脾肾阳虚，兼夹痰瘀案

卞某，女，53 岁。2017 年 4 月 24 日初诊。

病史：患者体检发现白细胞减少 2 年，西医诊断为原发性白细胞减少症。经常规药物治疗效果不明显，白细胞波动在（2.5～3.3）×10⁹/L。刻下症见：患者近期感冒后咳嗽痰少，素体劳累，自觉疲乏嗜睡，畏寒，易腰膝酸软，纳差，进食生冷后易便溏，已绝经，夜寐差，小便正常。舌脉：舌体胖大，舌边有齿痕，舌质淡红隐紫，苔薄白，脉细。

中医辨证：脾肾阳虚，兼夹痰瘀。

治法：健脾益肾，活血化瘀，理气化痰。

方药：

党参 15g	炙黄芪 15g	茯苓 5g	牛膝 10g
炒杜仲 10g	桑寄生 10g	灵芝 10g	鸡血藤 15g
丹参 10g	首乌藤 15g	仙鹤草 30g	炒陈皮 10g
浙贝母 10g	绞股蓝 30g	白花蛇舌草 15g	

14 剂，常法煎服。

2017年5月8日二诊：用药后咳痰渐少，乏力、腰酸、纳食等均改善，仍觉畏风畏寒，舌苔脉象同前。血常规：白细胞$4.0×10^9$/L。

方药：原方去浙贝母、灵芝、绞股蓝，加防风10g，补骨脂10g，菟丝子10g，大枣5g。

14剂，续服。

2017年5月22日三诊：药后诸症皆缓，舌质淡红，舌边有齿痕，苔薄白，脉细。

此后以首方为主加减继续调理，以固疗效。

随访3个月，患者诸症皆平，偶有劳累后觉疲乏，复查血常规，白细胞波动于（4～4.3）$×10^9$/L。

【评析】　本案属"虚劳"范畴，中医辨证为脾肾阳虚证。患者年过半百，先天肾阳不足，失于温煦，故易形寒畏冷、腰膝酸软；加之平素饮食不节，饮食辛辣肥甘厚腻，损伤脾胃，脾失健运；舌质隐紫为瘀血阻滞之征，脉滑为痰浊内蕴之象。考虑为脾虚生痰、因虚致瘀、久病入络。总体病机为脾肾阳虚为主，兼有瘀血内阻、痰浊内结，虚实夹杂。故治法以健脾益气、温阳益肾为主，兼以活血化瘀、理气化痰。方中党参、黄芪、茯苓、大枣补中益气，牛膝、炒杜仲、桑寄生、灵芝、鸡血藤、丹参、首乌藤、仙鹤草、补骨脂、菟丝子温肾益精，陈皮理气化痰，浙贝母、白花蛇舌草、绞股蓝清化痰热，丹参活血化瘀。诸药并用，补益脾肾，以裕气血生化之源，以期阳生阴长，气旺血生。陈正平治疗白细胞减少症时，总在辨证的基础上，酌情加入黄芪、鸡血藤、大枣、仙鹤草、补骨脂、菟丝子等特色药物，量小效专，效如桴鼓，此法对于白细胞减少症之脾肾阳虚证尤为适用。

［1］周静洁，夏秋钰，陈正平，等．陈正平治疗白细胞减少症特色用药举隅［J］.吉林中医药，2018，38（12）：1383-1385.

二、李应存医案——气血不足，脾肾两虚，湿浊中阻，冲任不固案

患者，女，38岁。2014年2月23日初诊。

主诉：头晕、腰困，伴月经量多半年余。病史：患者近半年来自觉头晕腰困，并伴月经量多。刻下症见：胃胀恶心，神疲乏力，食欲不振，时有反酸，睡眠欠佳，带下量多，形体适中，大、小便通畅。舌脉：舌淡，苔白腻，脉弦细。血常规：白细胞 $2.4 \times 10^9/L$。

西医诊断：白细胞减少症。

中医辨证：气血不足，脾肾两虚，湿浊中阻，冲任不固。

治法：补血益气，温补脾肾，理气降浊，调摄冲任。

方药：疗风虚瘦弱方加减。

黄芪 30g	桂枝 6g	熟地黄 15g	麸炒白芍 10g
当归 10g	白术 10g	鸡内金 30g	墨旱莲 30g
神曲 30g	女贞子 30g	木香 15g	牡蛎（先煎）60g
忍冬藤 15g	杜仲 15g	槟榔 12g	瓦楞子（先煎）20g
枳壳 20g	大枣 6g	甘草 3g	生姜 3 片

每日 1 剂，水煎，于早、晚饭后 1 小时服用。

同时嘱患者注意休息，劳逸结合，加强营养，预防感冒。

2014 年 3 月 9 日二诊：患者腰困较服药前减轻，食欲有所增加，唯胃酸过多，舌质淡，苔白，脉沉细。

方药：原方加高良姜 10g、海螵蛸 15g。

2014 年 3 月 19 日三诊：患者诉痰多、胃胀，伴消化不良。

方药：上方去女贞子，加半夏曲 15g、陈皮 15g、麦芽 30g、焦山楂 30g。

2014 年 4 月 2 日四诊：患者症状明显减轻，舌苔白、略腻、有齿痕。

方药：上方加香橼 12g。

2014 年 4 月 27 日五诊：患者腰困已缓解，月经规律、量恢复正常，复查血常规，白细胞已完全正常，唯小腹略胀，大便偏干，时觉畏寒畏风。

治法：除胀通便，祛风固表。

方药：上方加莱菔子 12g、川芎 10g、桂枝 10g。

服药 6 剂，病愈。

【评析】 本例白细胞减少症系气血不足，脾肾两虚，湿浊中阻、冲任不固所致，治法：补血益气，温补脾肾，理气降浊，调摄冲任。方中黄芪、当归、白芍益气补血；杜仲、熟地黄、墨旱莲、女贞子、桂枝、白术补肾养肝，温阳健脾；木香、槟榔、枳壳、忍冬藤、瓦楞子、生姜理气消胀，调冲治带，和胃止酸；大枣、牡蛎调血安神。

[2] 梁丽娟，米友军，孙超. 李应存教授运用敦煌疗风虚瘦弱方治疗白细胞减少症经验 [J]. 中医研究，2014，27（9）：44-46.

三、李应存医案——气血不足，脾肾亏虚，肝郁气滞，湿浊内蕴案

患者，女，50 岁。2014 年 3 月 5 日初诊。

主诉：腰腿痛、胁痛、乏力 2 月余。患者患有胆囊炎、子宫肌瘤、腰椎骨质增生，实验室检查血常规：白细胞 2.92×10^9/L。刻下症见：腰腿酸困疼痛，胁痛不适，神疲乏力，食欲不振，烦躁易怒。舌脉：舌质淡，苔白腻，脉弦细。

西医诊断：白细胞减少症。

中医辨证：气血不足，脾肾亏虚，肝郁气滞，湿浊内蕴。

治法：益气调血，健脾补肾，理气养肝，化湿消食。

方药：疗风虚瘦弱方加减。

黄芪 30g	当归 10g	熟地黄 30g	白芍 10g
党参 15g	女贞子 30g	枳实 10g	黄芩 10g
白术 10g	香附 15g	金钱草 30g	白花蛇舌草 20g
鸡内金 30g	延胡索 10g	甘草 6g	神曲 30g
墨旱莲 30g	荔枝核 30g	橘核 30g	木香 15g
紫苏梗 30g	栀子 10g	大枣 30g	生姜 10g

每日 1 剂，水煎，于早、晚饭后 1 小时服用。

2014 年 4 月 27 日二诊：患者胁痛止，精神转佳，腰腿酸困疼痛亦明显

减轻。

方药：上方去白花蛇舌草、白芍、香附、黄芩、金钱草、木香，将熟地黄减至 15g，另加桂枝 10g、川芎 10g、透骨草 20g。

服药 6 剂，患者腰腿痛症状缓解，血常规：白细胞 5.25×10^9/L。

随访至今，未复发。

【评析】 本例白细胞减少症系气血不足、脾肾亏虚、肝郁气滞、湿浊内蕴所致，治法：益气调血，健脾补肾，理气养肝，化湿消食。方中黄芪、当归、白芍益气调血，党参、白术、熟地黄等健脾补肾，枳实、延胡索、木香、女贞子、墨旱莲等理气养肝，荔枝核、橘核、紫苏梗祛痰散结，黄芩、金钱草、白花蛇舌草、栀子燥湿解毒，神曲、鸡内金、生姜消食开胃。诸药合用，气血得补，湿浊得化，脾肾得健，诸症自愈。

［3］梁丽娟，米友军，孙超. 李应存教授运用敦煌疗风虚瘦弱方治疗白细胞减少症经验 [J]. 中医研究，2014，27（9）：44-46.

四、李应存医案——气血不足，肝郁痰凝，脾虚气滞案

患者，男，49 岁。2013 年 8 月 25 日初诊。

主诉：腹胀、乏力 1 年余。病史：患者近 1 年来因过度劳累，常觉腹胀、乏力。刻下症见：烦躁易怒，胸中时堵不适，饮食纳差，睡眠差，面黄，小便色黄，大便干燥。舌脉：舌苔黄腻，脉弦、右小于左。血常规：白细胞 3.5×10^9/L，血小板 84×10^9/L。

西医诊断：白细胞减少症、慢性乙型肝炎、胆囊炎。

中医辨证：气血不足，肝郁痰凝，脾虚气滞。

治法：益气调血，理气祛痰散结，健脾消食，泻肝化痰。

方药：疗风虚瘦弱方加减。

黄芪 15g	白芍 10g	熟地黄 10g	当归 10g
大枣 6g	甘草 3g	半夏曲 12g	生姜 3 片

半枝莲 15g	炒白芍 10g	鸡内金 30g	莱菔子 30g
海螵蛸 20g	厚朴 15g	黄芩 10g	神曲 40g
焦山楂 30g	炒白术 12g	木香 15g	牡蛎（先煎）80g
紫苏梗 30g	炒枳实 20g		

每日 1 剂，水煎，于早、晚饭后 1 小时服用。

同时嘱患者注意休息，劳逸结合，加强营养。

2013 年 9 月 1 日二诊： 患者腹胀、乏力均有减轻，面色红润，大、小便通畅，精神转佳，食欲增加，苔黄腻，弦脉。

方药： 上方去紫苏梗，加佩兰 20g。

服药 6 剂，症状好转，复查血常规：白细胞 $4.5×10^9/L$，血小板 $137×10^9/L$，在上方基础上根据症状相应加减，继续服用以巩固疗效，并嘱患者畅情志、适劳逸。

【评析】 本例白细胞减少症系气血不足、肝郁痰凝、脾虚气滞所致，治以益气调血、理气祛痰、健脾消食、泻肝化痰散结。方中黄芪、熟地黄、当归、炒白芍、大枣益气调血；枳实、厚朴、紫苏梗、莱菔子、木香、黄芩、半夏曲泻肝通便，化痰散结；神曲、鸡内金、生姜、白术健脾消食；重用牡蛎镇静安神。诸药合用，气血得补，肝气得疏，痰热得清，脾胃得健，气机通畅，则诸症自愈。

[4] 梁丽娟，米友军，孙超. 李应存教授运用敦煌疗风虚瘦弱方治疗白细胞减少症经验 [J]. 中医研究，2014，27（9）：44-46.

五、李兑坚医案——肝脾肾虚案

郑某，女，50 岁。2012 年 7 月 22 日初诊。

病史： 患者因咳嗽咳痰 1 月余就诊。患者 1 月余前无诱因下出现咳嗽咳痰，呈白色黏痰，痰量少，无发热，无盗汗，无消瘦，食欲、二便正常。辅助检查：肝功能、肾功能正常。结核分枝杆菌抗体（16KDa、38KDa）阳性，结核分枝杆菌脂阿拉伯甘露糖抗体（LAM）阳性。红细胞沉降率 31mm/h，纯蛋白衍化物试验 1.8cm×1.6cm，痰涂片抗酸杆菌阴性 ×3 次。胸部 CT 示：右肺可见斑片状密度增高阴影，伴有支气管扩张，右下结节灶。西医诊断为右上肺结核（-）初治；支气管扩张。西医治疗服用"HRZE（异烟肼、利福平、吡嗪酰胺、乙胺丁醇）"半个月后症见神疲乏力，声低懒言，纳食欠馨。舌脉：舌苔薄白，脉细微弱。血常规：白细胞 $3.5×10^9$/L，中性粒细胞 50.4%，淋巴细胞 43.6%。诊断为抗结核药物导致的白细胞减少症。

中医辨证：肝脾肾虚。

治法：滋补肝肾，益气健脾。

方药：

党参 12g	炙黄芪 15g	炒白术 10g	茯苓 10g
炒白芍 10g	熟地黄 12g	当归 10g	墨旱莲 12g
大枣 15g	陈皮 10g	炒谷芽 15g	炙甘草 3g

水煎服，7 剂。

二诊：2012 年 7 月 29 日。神疲乏力好转，纳可，二便正常，复查血常规：白细胞 $4.2×10^9$/L。续服前方 3 周，继前抗结核治疗半年未再有血常规化验异常。

【评析】 本例白细胞为 $3.5×10^9$/L，患者神疲乏力，声低懒言，脾气虚症状较明显，故在八珍汤基础上再加黄芪以重益气之功，以陈皮、大枣、炒谷芽等健脾开胃，墨旱莲配熟地黄滋补益肝肾之阴，因肾精依赖后天水谷精微的濡养，方能化生血液，故还需滋补肝肾，体现了精血同治的原则。在经过补气养血中药治疗后，患者的白细胞迅速升至正常范围，显示了益气补血药对于白细胞减少症的良好疗效。

［5］邓建平，周敏，李兔坚. 李兔坚治疗抗痨药物导致白细胞减少症的临床经验 [J]. 浙江中医药大学学报，2014，38（3）：280-282.

六、李兔坚医案——气血两虚案

杨某，女，47 岁。2012 年 4 月 12 日初诊。

病史：患者因"右上肺结核"服用"HRZE（异烟肼、利福平、吡嗪酰胺、乙胺丁醇）"半年后出现乏力头晕，纳食欠佳，食后饱胀，二便正常。舌脉：舌淡红苔薄白，脉细微沉。血常规：白细胞 2.7×10^9/L，中性粒细胞 28.5%，淋巴细胞 38.5%。痰涂片抗酸杆菌阴性 ×3 次。肝肾功能无殊。

中医辨证：气血两虚。

治法：补益气血。

方药：

炙黄芪 15g	党参 12g	炒白术 10g	茯苓 10g
炒白芍 15g	怀山药 15g	枸杞子 12g	熟地黄 12g
当归 10g	川芎 12g	大枣 15g	陈皮 10g
砂仁（后下）3g			

水煎服，7 剂。

治疗 2 周后血常规：白细胞 3.6×10^9/L。

继服前方增减，以后白细胞一直维持在（3.6 ～ 4.5）× 10^9/L，未停止抗结核治疗。

【评析】　本例患者因腹胀较著，故在应用以黄芪、党参、白术、茯苓等益气健脾之品的同时加用陈皮、砂仁等行气药，以防滋腻碍胃，同时在熟地黄、白芍、当归、川芎之养血滋阴药物中再伍以怀山药、枸杞等滋补肝肾，以使肾精得育，津血得生。患者白细胞 2.7×10^9/L，且中性粒细胞 > 1.5×10^9/L，因其原无其他系统疾病史，且在出现白细胞减少症前血常规检查均为正常，本次仅出现白细胞减少，其他各项如血红蛋白、红细胞等均正常，故仍予常规抗结核治疗，并在服用西药升白细胞药物的基础上加用中药治疗，可使白细胞迅速升至较为正常或正常范围，这在临床应用时具有非常积极的指导价值，值得进一步研究。

李凫坚以八珍汤加减在治疗抗结核药物导致的白细胞减少症时取得了良好的疗效。而实验研究也表明对血虚小鼠造血功能的疗效依次是八珍汤、四物汤和四君子汤，说明了对血虚病症的治疗，气血双补的疗效要优于单纯补血与单纯补气，验证了八珍汤的科学配伍。八珍汤能明显促进骨髓抑制小鼠外周血常规恢复及骨髓有核细胞数的增加，体内用药也能明显增加三系造血祖细胞集落生成，能有效拮抗放、化疗对小鼠造成的骨髓损伤，为八珍汤补气生血功效的临床应用进一步提供了依据。临床报道也有对晚期肺癌患者进行化疗联合中药八珍汤进行治疗，发生白细胞减少者较对照组下降更少，可见八珍汤在肿瘤治疗及肿瘤放化疗后不良反应控制中已得到广泛应用。抗肿瘤治疗与抗结核药物导致的骨髓抑制有相似之处，在我们的临床实践中也验证了八珍汤加减对于抗结核药物导致的白细胞减少症也有良好疗效。此外，加用中药对于提高机体的免疫功能也颇多益处，从而更有利于提高抗结核治疗的疗效。

［6］邓建平，周敏，李兔坚.李兔坚治疗抗痨药物导致白细胞减少症的临床经验[J].浙江中医药大学学报，2014，38（3）：280-282.

七、刁本恕医案——气阴两虚案

胡某，女，64岁。2013年4月1日初诊。

病史：患者行肺癌放化疗后3天，血常规：白细胞 3.4×10^9/L。患者感神疲乏力，不欲饮食，消瘦，低热。舌脉：舌质干红，苔少，脉沉细弱。

中医辨证：气阴两虚。

治法：益气养阴。

方药：生脉饮合百合固金汤加味。

红参须 30g	麦冬 10g	五味子 10g	黄芪 100g
生地黄 30g	玄参 30g	天冬 10g	石斛 30g
玉竹 10g	百合 30g	川贝母 6g	浙贝母 9g
无花果 100g	文仙果 30g	怀山药 30g	鳖甲（先煎）10g
白茅根 100g	仙鹤草 30g	薏苡仁 100g	龟甲（先煎）10g
桔梗 10g	山楂 15g	神曲 15g	炒稻芽 30g
炒麦芽 30g	鸡内金 15g	豆蔻（后下）3g	

每日1剂，水煎服。

外治选用钟罩灸，穴位选用中脘（行气），神阙（健脾）。耳穴：肺、脾、胃、肿瘤区。

2013 年 4 月 8 日复诊：患者诉饮食有所增加，乏力改善，睡眠尚可，复查血常规：白细胞 $3.6 \times 10^9/L$，舌质淡红，苔少，脉沉细弱。

中医辨证：脾胃阴虚。

方药：自拟苏藿健脾方。

紫苏梗 10g	藿香 10g	茯苓 30g	陈皮 3g
无花果 100g	文仙果 30g	猪苓 30g	仙鹤草 30g
红参须 30g	黄芪 30g	石斛 30g	玉竹 10g
天冬 10g	玄参 30g	山楂 15g	神曲 15g
炒稻芽 30g	炒麦芽 30g	鸡内金 15g	豆蔻（后下）3g

中药食疗：川明参 30g、北沙参 30g、怀山药 30g、连子 30g、芡实 30g、白扁豆 30g、薏苡仁 100g、无花果 100g、文仙果 100g、山楂 15g、豆蔻 10g。炖灰刺参 1 两，鸭菌肝 2 个，红慈菇、白慈菇各 10 个，仙人球 1 个。炖 4 小时后，只喝汤。每日 3 次。

外治同上选用钟罩灸，穴位选用中脘（行气），神阙（健脾），双侧足三里。耳穴：肺、脾、胃、肿瘤区。

1 周后患者复查血常规，白细胞为 $4.2 \times 10^9/L$，患者饮食明显增加，精神佳。患者预做下一周期放化疗。

【评析】 刀本恕主张采用"肿瘤从脾胃论治"，治法"自创中医外治疗法——钟罩灸"，采用内外合治法共同达到驱邪外出之效，在外治法中，刀本恕尤其重视灸法的运用。灸法是一种温热刺激的外治方法，借灸火的热力，以及药物的作用于腧穴、皮部透过肌层，通过经络的传导，温阳益气，调和阴阳，扶正驱邪，达到治病和保健的目的。艾叶气味芳香，性温热，是纯阳之性。《扁鹊心书》中有"保命之法，灼艾第一"之说，灸法可以增强机体的抗病能力。张景岳《景岳全书·积聚》说："凡积聚之治。如经之云者，亦既尽矣。然欲说其要，不过四法，曰攻，曰消，曰散，曰补，四者而已。"灸法不仅可以温经通络，还活血化瘀，消散积聚，又可祛邪外出，又可扶助正气，标本兼治，故在临床上取得了较好的疗效。

［7］徐丹，刁本恕. 刁本恕内外合治治疗肺癌放化疗后白细胞减少的经验 [J]. 中医外治杂志，2013，22（4）：63-64.

八、王烈医案——毒伤气血案

关某，男，10 岁。2012 年 7 月 2 日初诊。

病史：患儿于 15 天前因感冒起病，症见发热，体温达 41℃，遂于当地医院用头孢制剂治疗，历时 10 余日，热有起伏。期间查血常规：白细胞 1.7×10^9/L，血小板 89×10^9/L，中性粒细胞 65.34%，淋巴细胞 18.54%，红细胞 4.35×10^9/L。虽经对症处置，症情不见好转，遂求诊中医治疗。刻下症见：无发热，乏力，纳可，寐安，二便正常。查体：形体偏瘦，营养欠佳，神乏，面㿠白，口唇干淡。咽不红肿，心肺听诊未见异常。腹部柔软，无压痛，肝未触及，脾肋下约 2cm，质软，无触痛。四肢活动自如。舌脉：舌苔薄白，脉象平缓。

西医诊断：白细胞减少症，血小板减少症。

中医诊断：疳积。

中医辨证：毒伤气血。

治法：解毒，益气，养血佐调脾胃。

方药：

当归 12.5g	党参 12.5g	黄芪 12.5g	枸杞子 12.5g
丹参 12.5g	山茱萸 12.5g	何首乌 12.5g	鸡血藤 12.5g
甘草 2.5g	大枣 10g		

7 剂，水煎服，每日 1 剂，分 3 次服。

合用益气固本胶囊（院内制剂），每次 5 粒，每日 3 次。

2012 年 7 月 10 日二诊：患儿一般状态好，活动有力，但多汗。

方药：继服前方加佛手 10g。

7 剂，煎服法同前。

停服益气固本胶囊，改服婴儿壮胶囊（院内制剂），每次 6 粒，每日 3 次。同时外敷五倍子、五味子、黄芪散于脐中，用以治汗。

2012 年 7 月 18 日三诊：患儿病情稳定，汗去，复查血常规：白细胞 $5.96 \times 10^9/L$，中性粒细胞 68.94%，淋巴细胞 19.54%，红细胞 $4.38 \times 10^9/L$，血小板 $142 \times 10^9/L$。

前方继服 8 天，临床症状及血常规均恢复正常，查体：脾肋下未触及。

方药：

黄芪 12.5g	白术 12.5g	当归 12.5g	熟地黄 12.5g
何首乌 12.5g	甘草 3g	苍术 5g	太子参 10g

巩固治疗 8 天而愈。

随访 1 个月，患儿一般状态良好，无临床症状，复查 2 次血常规，白细胞及血小板均在正常范围内。

【评析】 国医大师王烈认为，白细胞及血小板减少症的病因病机在于毒伤气血，生化不足。该患儿起病时以发热为主证，依据"有热就有毒，热因毒而起，无毒不起热"，分析其发热乃因毒而起，治当解毒。患儿首选头孢类药物控制感染，热退，白细胞及血小板明显减少，属药伤。所谓药伤，即药者毒也，以毒攻毒方可除疾。如辨证施治得法，则药治病而不伤正。小儿素体脾胃虚弱，热邪易于侵袭体内而发病，使用药物过多而产生毒邪损伤于人体，导致气血亏虚。治疗中除解毒外，还应调节气血。盖气为血之帅，血为气之母，有形之血不能速生，无形之气所当急固，故兼益气养血，佐调脾胃，正所谓"脾胃乃气血生化之源"，脾胃和调方能化生气血，则微观化验方能恢复如常。

王烈认为，中医现代化也应遵循与时俱进的原则，把握宏观与微观的联系，将中医辨证理论与西医的检查结果辨证分析相结合。本案除有发热史及检查结果明视外，宏观基本正常。在患儿临床症状消失，相应的检查结果存在异常时，可发挥中医药优势，所以，对检查结果的异常应采用中医辨证论治，这也是现代中医必须掌握的问题。本案即据血常规检测并结合中医辨证而获效。本例患儿就诊目的明确，试图提高血常规中降低的白细胞及血小板。王烈以微观提供的数据，结合患儿的四诊检查，中医辨证为毒伤气血而成虚，以益气养血为主，疗效显著。方中当归为君药，性甘、辛、温，归肝、心、脾经，功善补血养血，为传统的治血要药；党参性甘、平，黄芪性甘，微温，二者均归脾、肺经，为臣药，善补益脾肺之气，与当归配伍，共奏益气补血之效；枸杞子性甘、平，何首乌性甘、涩、微温，二者均归肝肾经，为佐药，辅以补血养肝、益精固肾之品；山茱萸性酸，微温，入肝肾经，佐以补肝肾，又善固肾涩精，堪称补敛并俱之佳品；丹参性苦，微寒，鸡血藤性苦、甘、温，二者入心、肝经，善补血活血，振奋机体的生血能力；大枣性甘、温，归脾胃经，善补中益气，调补脾胃；甘草性甘、平，归心、肺、脾、胃经，为使药，以益气补中，调和药性。

总之，王烈治疗本案，用解毒治因，用调补脾胃、益气养血善后，气血兼顾，因此获愈。此外，随证用药必须时时注意顾护脾胃，并注意调节饮食。

[8] 张飞飞，梁志忠，孙丽平，等. 王烈教授治疗白细胞及血小板减少症验案 [J]. 中国中西医结合儿科学，2012，4（6）：502-503.

九、邱幸凡医案——肺气不足，痰壅肺络，宣降失常案

严某，男，65岁。2009年9月11日初诊。

病史： 河南省某医院确诊为左侧小细胞肺癌5个月，已行化疗6次，放疗32次。至邱幸凡门诊求治。刻下症见：气短，劳累后心悸，偶咳，有白痰，不易咯出，易汗出，易感冒，面色苍白，精神一般。舌脉：舌淡嫩透紫、苔根部厚腻，脉弦数左细。血常规：白细胞 3.3×10^9/L。

中医辨证： 肺气不足，痰壅肺络，宣降失常。

治法： 补肺益气，祛痰通络，扶正涤毒。

方药：

当归15g	苦杏仁15g	法半夏15g	紫菀15g
野生灵芝15g	生晒参10g	蜂房10g	黄芪30g

莪术 30g	龙葵 30g	瓜蒌 20g	厚朴 20g
香附 20g	蜈蚣 2 条		

14 剂，每日 1 剂，水煎服。

9 月 25 日二诊：服药后气短、咳嗽消失，偶心悸，余无明显不适，舌淡、苔薄白，脉弦。血常规：白细胞 5.2×10^9/L。

方药：守上方去瓜蒌、苦杏仁、紫菀，加白术、防风各 10g。

7 剂，水煎服。

患者定期来门诊复查，白细胞一直在正常范围。

【评析】 邱幸凡认为，本例患者多次行放化疗，气血损伤较重，正气不足，故见气短、易汗出、易感冒、面色苍白、舌淡、脉细等；癌毒积肺，宣降失常，痰涎壅肺，阻滞肺络，则见咳嗽、白痰不易咯出，苔根部黄腻，脉弦数。明·朱惠明《痘疹传心录》曰："肺属金，气之宗，血之纲。"故拟用补肺益气、祛痰通络、扶正涤毒之法。选用黄芪、生晒参、当归补气养血。气能生血，血能载气，气血和合而生化无穷矣，药后白细胞迅速达到正常；瓜蒌、苦杏仁、紫菀、法半夏、厚朴、蜈蚣润肺化痰，宣降肺气，祛痰通络；野生灵芝、莪术、龙葵、蜂房扶正祛邪、抗癌解毒，以预防癌症的转移与复发；香附调血中之气，补而不滞。诸药相合，攻补兼施，以补为主，标本兼治。

［9］张海明，邱幸凡.邱幸凡教授治疗癌症放化疗后白细胞减少经验介绍 [J].新中医，2011，43（8）：168-169.

十、邱幸凡医案——脾虚失运，气血亏虚，痰瘀阻络案

程某，男，59 岁。2007 年 12 月 26 日初诊。

病史：患者因肝癌于 2007 年 4 月在武汉某医院行切除术。病理：肝细胞癌（中低分化），胆囊组织切片未见癌累及。之后进行介入化疗 12 次。刻下症见：神疲困倦，四肢乏力，口淡乏味，大便不成形，面色萎黄，精神差。舌脉：舌黯淡，舌底络脉瘀紫、苔薄黄，脉弦弱。血常规：白细胞 3.1×10^9/L。血生化：肝、

肾功能正常；血清甲胎蛋白、癌胚抗原199均在正常范围。

中医辨证：脾虚失运，气血亏虚，痰瘀阻络。

治法：健脾益气，养血活血，通络涤毒。

方药：

黄芪30g	半枝莲30g	生晒参10g	炙升麻10g
柴胡10g	守宫10g	厚朴20g	枳实20g
白术15g	当归15g	野生灵芝15g	鳖甲（先煎）15g
重楼15g	炙甘草15g		

7剂，每日1剂，水煎服。

2008年1月2日二诊：药后诸症均减轻，舌脉同上，守上方14剂，如法煎服。

2008年1月16日三诊：诸症基本消失，无明显不适，血常规：白细胞5.6×10^9/L。

至今患者定期来门诊复查，未见明显不适，白细胞一直在正常范围。

【评析】　本例患者介入化疗12次，介入化疗之毒损伤脾胃，脾虚失健，气血化生乏源，故患者见神疲，四肢乏力，大便不成形，面色萎黄，舌黯淡。治以健脾益气、养血活血、通络涤毒，处方以补中益气汤加减。黄芪、白术、生晒参、炙甘草健脾益气；当归补血活血，五药相合，气血并补，共奏升白细胞之效；方中炙升麻、柴胡二药相配，可引生发之气上行，以达助脾升清，助气生血；此外，选用野生灵芝、枳实、鳖甲扶正祛邪；守宫、半枝莲、重楼抗癌解毒，以防癌毒再发。

［10］张海明，邱幸凡.邱幸凡教授治疗癌症放化疗后白细胞减少经验介绍
　　　[J].新中医，2011，43（8）：168-169.

十一、邱幸凡医案——肾虚血瘀，气血亏虚案

王某，男，39岁。2009年9月11日初诊。

病史： 右侧腹股沟 B 细胞型淋巴瘤术后 5 月余，行 6 次化疗，来邱教授门诊求治。刻下症见：神疲乏力，畏冷，腰酸，易汗出，唇甲淡白，饮食一般，寐可，二便调。舌脉：舌淡黯有瘀点、边有齿痕，苔薄白，脉弦。血常规：白细胞 3.4×10^9/L。超声示：脾肿大；双侧颈部及腘窝散发淋巴结肿大。

中医辨证： 肾虚血瘀，气血亏虚。

治法： 益肾通络，补气养血，扶正解毒。

方药：

黄芪 30g	莪术 30g	厚朴 20g	鹿角胶（烊化）10g
生晒参 10g	蜈蚣 2 条	露蜂房 10g	龟甲胶（烊化）10g
当归 15g	杜仲 15g	淫羊藿 15g	鳖甲（先煎）15g
夏枯草 15g	野生灵芝 10g	附子（先煎）10g	

7 剂，每日 1 剂，水煎服。

9 月 18 日二诊： 药后神疲乏力感、畏冷感、腰酸均减轻，汗出止，舌淡红有瘀点、边有齿痕，苔黄，脉弦稍数。血常规：白细胞 4.3×10^9/L。

方药： 仍守上方去附子，加薏苡仁 30g，茯苓 15g。

7 剂，水煎服。

9 月 25 日三诊： 服药后诸症消失，血常规：白细胞 5.9×10^9/L。仍以首方加减继续调理，以固疗效。患者定期来门诊复查，未见明显不适，白细胞一直在正常范围。

【评析】 邱幸凡认为，本例患者就诊时精神差，唇甲淡白，为化疗之毒伤及气血所致。肾藏精，精化气，肾气分阴阳，肾为生气之根。遂拟用益肾通络、补气养血、扶正解毒之法，处方以龟鹿二仙胶加味。方以血肉有情之品龟甲胶、鹿角胶益肾填精。龟甲胶为至阴之品，长于滋阴潜阳；鹿角胶为纯阳之品，专生精血，温补元阳，两者相合，以达"阳得阴助则生化无穷，阴得阳升而泉源不竭"之效；黄芪、生晒参、当归补养气血，助气生血；淫羊藿、附子、杜仲补肾温阳、强筋骨；野生灵芝、鳖甲、莪术、露蜂房、夏枯草扶正祛邪、抗癌解毒，以防癌症复发与转移。二诊见患者舌淡红、边有齿痕、苔黄，脉稍数乃体内湿热蕴结之象，故去附子，加薏苡仁、茯苓健脾利湿。

[11] 张海明，邱幸凡. 邱幸凡教授治疗癌症放化疗后白细胞减少经验介绍[J]. 新中医，2011，43（8）：168-169.

十二、颜德馨医案——气阴俱虚，瘀血阻滞案

方某，女，56 岁。

病史： 患者乳腺癌行左乳房全切术，术后化疗，引起白细胞降低已有数月，白细胞经常在（2.1～3）×10^9/L，经服西药无效，前来求治。述乳癌术后化疗，导致白细胞减低。刻下症见：头晕目眩，疲劳乏力，夜寐欠佳，面色少华，唇干口燥。舌脉：舌紫苔薄，脉细数。

中医辨证： 气阴俱虚，瘀血阻滞。

治法： 滋养肾阴，活血化瘀。

方药：

虎杖 30g	鸡血藤 30g	何首乌 30g	红花 9g
当归 9g	紫丹参 15g	赤芍 9g	川芎 6g

7 剂，水煎服。

二诊： 体力渐增，口干已除，药合病机，仍守衡法，扩大其制。

方药：

生地黄 12g	京赤芍 12g	川芎 4.5g	红花 9g
柴胡 4.5g	枳壳 6g	玉桔梗 4.5g	牛膝 9g
虎杖 30g	升麻 4.5g	鸡血藤 30g	甘草 3g

上方连服 30 余剂，复查白细胞已恢复正常，后予人参养荣丸 2 周，以巩固疗效。

【评析】　本案缘于术后化疗，抑制骨髓之生化，填精生髓，不足以振颓起废，盖以术后新瘀胶滞，阻塞化源，"瘀血不去，新血不生"，唯以"衡法"平衡阴阳，直接作用于气血，改善骨髓功能，庶能急转直下，经治多验。

病案虽简，我们仍能感受到国医大师的辨证论治思想和用药经验，药味不多，药量也小，四两拨千斤。

[12] 颜德馨. 颜德馨临床经验辑要 [M]. 北京：中国医药科技出版社，2002.

十三、祝谌予医案——气血两虚，脾肾不足案

杨某，女，58 岁。1992 年 7 月 20 日初诊。

主诉： 发现白细胞减少 4 月。病史：患者今年春季发现白细胞减少，最少为 2.1×10^9/L，平时波动于（$3.1 \sim 3.6$）$\times 10^9$/L，并逐渐感觉头晕、乏力，曾服利血生、鲨肝醇等未见上升。今查血白细胞 3.6×10^9/L，血红蛋白 122g/L。刻下症见：头晕乏力，耳鸣腰痛，下肢水肿，大便溏薄。舌脉：舌淡红，苔薄白，脉细弦。

中医辨证： 气血两虚，脾肾不足。

治法： 益气养血，健脾补肾。

方药： 补中益气汤加味。

生黄芪 30g	党参 10g	白术 10g	升麻 5g
柴胡 10g	陈皮 10g	炙甘草 5g	当归 10g
生地黄 10g	熟地黄 10g	女贞子 10g	桑葚 10g
苍术 10g	紫苏梗 10g	藿香梗 10g	生薏苡仁 30g

每日 1 剂，水煎服。

服药 14 剂，头晕乏力好转，耳鸣消失，大便成形。白细胞仍为 3.6×10^9/L。

方药： 守方去紫苏梗、藿香梗、生薏苡仁、女贞子、桑葚，加刺蒺藜 10g，首乌藤 15g，炒酸枣仁 15g，五味子 10g。

再服 14 剂，水肿减轻，白细胞升至（$4 \sim 7.8$）$\times 10^9$/L。

以上方加减连服 40 余剂，诸症消失，多次复查白细胞为（$4.8 \sim 5.2$）$\times 10^9$/L，舌脉正常。

守方再服 14 剂，以巩固疗效。

【评析】 粒细胞减少症，中医谓之虚劳。本案气血两虚、脾肾不足但侧重于脾气虚弱，清阳不升。气虚不升，血不上荣则头晕乏力；脾失健运，水湿内停则便溏水肿；肾精亏损，髓海不足则白细胞低下，耳鸣腰痛。祝谌予选补中益气汤补气升阳，以滋化源；当归、女贞子、桑葚等补肾填精，充养先天；苍术、紫苏梗、藿香梗、生薏苡仁、陈皮等燥湿行气，俾补中有行。坚持守方，终获良效。

［13］董振华，季元，范爱平.祝谌予临床验案精选 [M] 北京：学苑出版社，1996.

十四、王占玺医案——心脾两虚夹瘀案

患者，女，47岁。1976年2月6日初诊。

病史： 发现粒细胞减少症1年余。自1965年起即经常头晕，身乏无力，低热37.3～38℃，动则心悸气短，失眠。白细胞长期停留于（2～4）×10^9/L，曾于当地及中国人民解放军某医院均未查清原因。血红蛋白、红细胞、血小板、肝功能等方面检查均属正常。于1966年有无黄疸型传染性肝炎史。月经提前，每20余日一次，每次2～3天，色黯而无块。胸腹无其他阳性体征。多次查白细胞在（2～3）×10^9/L，中性粒细胞20%～30%，淋巴细胞60%～70%。刻下症见：面色偏白。舌脉：舌质微黯，舌苔薄腻，脉细稍滑。

中医辨证： 心脾两虚夹瘀。

治法： 补益心脾。

方药： 归脾汤加减。

党参30g	白术30g	黄芪15g	当归9g
茯神9g	远志4.5g	木香9g	炒酸枣仁18g
合欢皮24g	首乌藤24g	生姜9g	砂仁（后下）6g

上方服7剂，水煎服。

至2月16日，失眠乏力等症状稍减，白细胞升至5.1×10^9/L，中性粒细胞60%，淋巴细胞39%，单核细胞1%。低热降至37.2～37.3℃。舌苔仍薄腻，脉转细弱，

滑象消失。

仍用上方加藿香、佩兰各9g继续服用。

至3月2日上方共服25剂，诸症减轻，低热消失，脉仍细弱。血常规：白细胞5.6×10⁹/L，中性粒细胞60%，淋巴细胞40%。

方药：上方党参改为45g，加白薇6g，嘱再服20～30剂为之善后。

于1978年4月20日访，愈后未发。

【评析】 归脾汤兼有"双补气血"之功。中医所谓"血虚"，除包括中医学所提到的面色、口唇、舌质淡白，脉细等一系列"血虚证"之外，同时也包括了血液中其他有形成分的减少，如白细胞、血小板等。基于这种启发下，对白细胞减少症具有"心脾两虚"的患者，进行了治疗观察，每获佳效。本病例为原因未查清之"白细胞减少症"，证属心脾两虚证，故采用"双补心脾"之归脾汤加减。去甘草加合欢皮、首乌藤、砂仁等，是因为患者失眠较重，舌苔稍腻。

［14］王占玺．临床验集［M］．北京：科学技术文献出版社，1985．

十五、王占玺医案——心脾肾虚案

患者，女，48岁。

病史：患者1周来，经常寒战发热39.5℃，头晕痛，全身酸痛。于当地某医院住院治疗。心肺腹部检查均未发现阳性体征。曾服用退热药不效，又用青霉素、链霉素、土霉素、红霉素等其热不退。血常规：红细胞（3～3.3）×10¹²/L，中性粒细胞56%，淋巴细胞38%，嗜酸性粒细胞3%，单核细胞3%。血红蛋白80～90g/L。1977年3月5日来诊。刻下症见：患者面白神萎，无力翻身，脉缓无力，舌苔薄白。乃有寒热往来之少阳证，随投予小柴胡3剂后，热退身凉，一般情况好转，白细胞2.6×10⁹/L。只全身无力，睡眠不佳，怕冷，面色萎黄。舌脉：舌质淡，脉象细尺弱。

中医辨证：心脾肾虚。

治法： 补益心脾肾。

方药： 归脾汤加减。

党参 30g	黄芪 15g	当归 9g	茯苓 9g
远志 3g	生姜 9g	广木香 6g	炒酸枣仁 15g
大枣 4 枚	补骨脂 15g	赤石脂（先煎）9g	

患者及该院医师因白细胞下降精神紧张，停用上述西药。

上方服 7 剂后患者自觉症状逐渐好转。

又将方中党参换为红参 9g，连服 30 剂后，白细胞逐渐升至（5.8～6.3）×10^9/L，红细胞 3.5×10^{12}/L。

至 4 月 30 日复查白细胞正常。

【评析】 本病例发生于发热及抗生素治疗之后，白细胞减少，辨证属心脾两虚证，故采用"双补心脾"之归脾汤加减。因有怕凉等阳虚兼证，则加用补而不燥之补骨脂以补其肾；面色㿠白而红细胞偏低则加用了赤石脂。

［15］王占玺. 临床验集 [M]. 北京：科学技术文献出版社，1985.

第三章
骨髓增生异常综合征

骨髓增生异常综合征（MDS）是一组起源于造血干细胞，以血细胞病态造血、高风险向急性髓系白血病（AML）转化为特征的异质性髓系肿瘤性疾病。基因突变、表观遗传学改变、染色体异常、骨髓造血微环境异常可能参与 MDS 的发生发展过程。继发性或治疗相关性 MDS 多因烷化剂、DNA 拓扑异构酶抑制剂及个体敏感性、化疗强度和持续时间有关，与放疗和原发病的相关性较小。

骨髓增生异常综合征绝大多数患者有贫血症状，约 60% 有中性粒细胞减少；40%～60% 有血小板减少；易感染和出血；慢性粒单核细胞白血病常有脾肿大。MDS 的诊断须结合血细胞减少、相应症状、病态造血、细胞遗传学异常、病理学改变。诊断尚无"金标准"，是一个除外性诊断。

骨髓增生异常综合征的治疗包括支持治疗，输注红细胞和血小板，防治感染，祛铁治疗等。促造血治疗包括 EPO、雄激素等。应用沙利度胺、来那度胺、ATG、环孢素等生物反应调节剂；阿扎胞苷、地西他滨等去甲基化药物；蒽环类抗生素联合阿糖胞苷、预激化疗或联合去甲基化药物联合化疗。异基因造血干细胞移植是目前唯一可能治愈 MDS 的疗法。

骨髓增生异常综合征，根据本病的临床表现，当属于中医学"虚劳""血证""内伤发热"等范畴。

传统中医学认为，本病多为虚实夹杂之证，可因虚致病，或因病致虚，人体精气内虚为内因，邪毒侵袭为外因，由于机体正气不足，邪毒侵袭，伤及营阴致骨髓受损而发病。邪毒入髓伤血，引致血瘀，瘀血不去，新血不出则可致血虚。邪毒入里，伤及营阴，累及于骨髓，生血不足，也致血虚，血虚则可致气虚；病程日久，而成虚劳。骨髓增生异常综合征的出血，可由瘀血内阻使血不循经而外溢，热伤血络，迫血妄行，或因气虚不摄，血虚不固而引起出血。本病的发热有非感染性发热和感染性发热，非感染性发热多呈低热，由气血阴阳亏虚所致，属于"内伤发热"。感染性发热，体温较高，病情严重，属于"外感发热"。

一、钟新林医案——脾肾两虚案

唐某，男，63岁。2019年10月28日初诊。

主诉：头晕乏力3月余。病史：患者自述2019年7月始无明显诱因出现头晕乏力、活动后气促，休息后气促缓解，未予重视，在家休息症状未见缓解，遂于当地某三甲医院就诊，完善相关检查。血常规：白细胞 $9.02×10^9$g/L，红细胞 $3.6×10^{12}$g/L，血红蛋白74g/L，血小板 $30×10^9$g/L。为进一步诊查予办理住院，完善骨髓穿刺检查。西医诊断为MDS难治性贫血伴环状铁粒幼红细胞增多。患者拒绝化疗，予调节免疫、促红细胞生成、升血小板、输注成分血、抗感染等治疗，症状好转后出院。为求中医药治疗，今来本院就诊。刻下症见：头晕乏力，活动后气促，面色少华，精神欠佳，易疲劳，纳食较少，夜寐差，入睡困难，小便可，大便稀，未见皮下瘀斑、鼻衄、齿衄、发热等症。舌脉：舌淡，苔白，脉滑细。2019年10月28日于本院血常规：白细胞 $7.34×10^9$g/L，红细胞 $3.2×10^{12}$g/L，血红蛋白67g/L，血小板 $53×10^9$g/L。

西医诊断：骨髓增生异常综合征——难治性贫血伴环状铁粒幼红细胞增多。

中医诊断：髓毒劳。

中医辨证：脾肾两虚。

治法：健脾祛湿，补肾填精。

方药：参苓白术散合右归丸加减。

党参15g	茯苓15g	白术10g	黄芪30g
陈皮10g	法半夏10g	白扁豆10g	熟地黄20g
当归10g	柴胡10g	黄芩10g	川牛膝20g

淫羊藿 10g　　　海螵蛸 10g　　黄精 20g　　　　灵芝 20g

桑葚 20g　　　　甘草 5g

7 剂，水煎服，每日 1 剂，分 2 次服。

二诊：患者服药后自觉症状较前改善，精神、纳食尚可，大便成形，夜寐改善，仍头晕乏力。

方药：前方基础上黄芪加量至 50g，灵芝加量至 30g，加用川芎 10g，赤芍 10g。

继予 7 剂。

三诊：患者精神尚可，食纳一般，头晕乏力较前减轻，夜寐尚可，二便正常，2019 年 11 月 11 日于本院复查血常规：白细胞 6.84×10^9g/L，红细胞 3.54×10^{12}g/L，血红蛋白 73g/L，血小板 79×10^9g/L。

继用上方 14 剂。

四诊：患者精神、纳食一般，活动后头晕乏力，余症大致同前，2019 年 11 月 25 日于本院复查血常规：白细胞 5.62×10^9g/L，红细胞 3.7×10^{12}g/L，血红蛋白 76g/L，血小板 88×10^9g/L。

方药：上方基础上加用女贞子、菟丝子、肉苁蓉各 15g。

14 剂。

后患者未来复诊，电话随访，患者自觉症状较前缓解，未复查血常规，嘱其定期复查，坚持治疗。

【评析】　本案患者明确诊断为骨髓增生异常综合征，因患者拒绝化疗，西医采用对症支持治疗，贫血症状明显，予以成分输血等处理，虽然可以改善症状，但没有从根本上解决问题，维持时间短，每隔一段时间需要输一次血，还须辅以祛铁治疗。经中医药治疗后，患者自觉症状改善，实验室检查指标血红蛋白、血小板有所提升，虽然不能根治骨髓增生异常综合征，但患者生活质量提高，以最小程度的痛苦带病生存，也不失为一种积极的治疗方案。

患者为中老年男性，随着年龄的增长，肾阴肾阳逐渐亏虚，正气不足，营卫失司，此时邪毒内侵，进一步耗伤正气，发为髓毒劳。患者肾阴肾阳不足，骨髓造血出现障碍，脾失健运，气血生化乏源，清阳不升不能上荣头目，则见头晕；脾气不足不能运化水湿，留滞中焦，故纳少；气血亏虚不足以荣养周身，心神失养，表现为神疲乏力、夜寐差。结合舌脉象，当辨为脾肾两虚之证。治法：健脾祛湿、补肾填精。方中黄芪补中益气；茯苓、白术健脾利水；陈皮、法半夏理气和中，配以白扁豆健脾化湿；当归养血活血；熟地黄、川牛膝、淫羊藿、桑葚养血填精、补肾益髓；柴胡配黄芩调和表里；炙甘草调和诸药。以上药物合用，共奏疗效，使脾肾得补。二诊症状改善，加用川芎、赤芍以养血活血；三诊继用前方巩固疗效；四诊增予女贞子、菟丝子、肉苁蓉进一步填髓补肾。本案从脾肾论治骨髓增生异常综合征，"肾为先天之本""脾为后天之本"，脾、肾二脏功能恢复正常，气血得以生成和运行。

[1] 姜小芳，钟新林. 钟新林教授治疗骨髓增生异常综合征医案二则 [J]. 湖南中医药大学学报，2021，41（11）：1792-1796.

二、钟新林医案——气血两虚案

肖某，女，43 岁。2019 年 9 月 23 日初诊。

主诉：反复头晕乏力 1 年。病史：患者诉 1 年前无明显诱因反复出现头晕乏力，2019 年 8 月于当地某三甲医院就诊。血常规：白细胞 3.73×10^9g/L，中性粒细胞 1.91×10^9g/L，红细胞 2.78×10^{12}g/L，血红蛋白 70g/L，血小板 14×10^9g/L。骨髓穿刺检查示：符合骨髓增生异常综合征伴原始细胞增多。建议做细胞遗传学及分子生物学等相关检查进行预后评估（原始血细胞 12%）。遂住院治疗，经抗感染、纠正贫血、预防出血、改善循环等对症处理后病情好转出院。为求中医药治疗来本院门诊就诊。刻下症见：神疲乏力，贫血貌，偶有头晕，无寒热，刷牙时牙龈出血，未见皮下出血点，纳呆，夜寐可，二便调。舌脉：舌淡红，苔薄白，脉细。2019 年 9 月 23 日于本院查血常规：白细胞 3.69×10^9g/L，中性粒细胞 1.85×10^9g/L，红细胞 2.9×10^{12}g/L，血红蛋白 88g/L，血小板 92×10^9g/L。

西医诊断：骨髓增生异常综合征伴原始细胞增多。

中医诊断：髓毒劳。

中医辨证：气血两虚。

治法：益气养血。

方药：芪贞补血汤加减。

党参 15g	黄芪 30g	茯苓 20g	白术 20g
防风 10g	白扁豆 10g	柴胡 15g	陈皮 10g
炒麦芽 15g	鸡内金 10g	熟地黄 15g	当归 10g
灵芝 30g	黄芩 10g	甘草 10g	

7 剂，水煎服，每日 1 剂，分 2 次服。

二诊：患者服药后头晕症状较前改善，但仍感乏力、纳差。

方药：于上方基础上加用山楂 20g。

予 10 剂。

三诊：患者症状较前缓解，精神尚可，纳食较前增多，夜寐安，二便调；2019 年 10 月 8 日于本院复查血常规：白细胞 3.92×10^9g/L，中性粒细胞 2.08×10^9g/L，红细胞 3.17×10^{12}g/L，血红蛋白 94g/L，血小板 109×10^9g/L。

方药：于二诊基础上加用淫羊藿、杜仲、骨碎补各 10g。

继予 10 剂。

1 周后电话随访，患者诉精神一般，无明显头晕乏力，纳食尚可，二便如常。

嘱患者定期复查血常规、就诊，继续服用中药维持治疗。

【评析】　本例患者骨髓增生异常综合征诊断明确，经相关西医治疗后病情好转，但仍有神疲乏力、头晕、纳差等表现，经中医药调理后症状改善。

患者为中年女性，以乏力、纳少为主症，同时见头晕。患者身患骨髓增生异常综合征，骨髓造血出现障碍，西医治疗方案进一步损伤气血。该患者正气虚损，脾胃虚弱，运化失常，故见纳少；形神失养、清阳不升，则现神疲乏力、头晕。治法：益气养血。方中黄芪益气升阳，合当归、灵芝益气生血；茯苓、党参、山药、白术、炙甘草健脾益气；防风、白扁豆祛湿健脾；当归、赤芍、川芎养血活血，畅通气血；熟地黄益精养血；陈皮理气调中；山楂、炒麦芽、鸡内金健胃消食；柴胡配黄芩调和表里；炙甘草调和诸药。诸药联用，共奏益气养血之功。二诊患者脾胃运化功能尚未恢复，加用山楂健脾消滞；三诊时患者症状改善，予以淫羊藿、骨碎补、杜仲补肾温阳。药以对证，治疗效果明显。

［2］姜小芳，钟新林. 钟新林教授治疗骨髓增生异常综合征医案二则 [J]. 湖南中医药大学学报，2021，41（11）：1792-1796.

三、杨洪涌医案——气阴两虚案

蔡某，女，39 岁。

病史：患者于 2020 年 3 月 27 日因"反复疲乏、面色苍白 4 年，加剧 2 月余"至杨洪涌教授门诊就诊。患者于 2016 年因反复发热于当地医院就诊。辅助检查：多次行骨髓穿刺涂片结果提示骨髓增生极度活跃，粒、红、巨三系增生，巨核细胞发育异常，含血铁黄素颗粒沉积，成熟浆细胞增多（约 20%，κ/λ 呈轻链非限制性表达）。血清抗核抗体（ANA）、干燥综合征相关抗体抗 Ro-52 及抗 SSA 抗体均阳性；红系发育异常伴环形铁粒幼细胞增多，约 16%。结合临床病史，西医诊断为难治性贫血伴环形铁粒幼细胞及血小板显著增多（RARS-T）。患者长期服用泼尼松与沙利度胺，效果欠佳。因患有糖尿病、抑郁症病史，长期注射胰岛素及口服奥氮平治疗。血常规：白细胞 $14.6 \times 10^9/L$，血红蛋白 56g/L，血小板 $939 \times 10^9/L$。刻下症见：疲乏，面色苍白，脱发，无发热，无口干，月经量少，色黯，纳差，时便秘，小便黄浊。舌脉：舌瘦而淡红，苔白黄腻，脉弦细。

西医诊断：难治性贫血伴环形铁粒幼细胞及血小板显著增多（RARS-T）。

中医诊断：虚劳。

中医辨证：气阴两虚。

治法：扶正解毒祛瘀。

方药：

丹参 20g	补骨脂 30g	郁金 15g	五灵脂（包煎）10g

百合 30g	黄芪 15g	半枝莲 30g	生蒲黄（包煎）10g
乌药 15g	粉草薢 30g	益智仁 10g	山慈菇 15g
麦芽 30g	茵陈 15g	甘草 6g	

共 7 剂，每日 1 剂，水煎，早晚分 2 次服用。

另予中成药清毒片、补正片、瘀毒清丸、生脉胶囊、疏肝解郁胶囊等。

2020 年 4 月 3 日二诊：患者自诉服药后症状改善，仍觉疲乏，口干口苦，纳增，大便干结，小便清黄，舌淡红苔黄，脉沉细。血液分析结果示：白细胞 10.3×10^9/L，血红蛋白 61g/L，血小板 800×10^9/L。

方药：初诊方去粉草薢、乌药，加毛冬青 30g、甘松 10g。

共 7 剂，煎服法同前。

2020 年 4 月 10 日三诊：患者症状好转。

方药：二诊方去麦芽，加赤芍 10g。

共 7 剂。

此后 1 个月余患者按该方自行购药煎服。

2020 年 5 月 17 日四诊：患者诉偶有四肢关节疼痛，余无不适。血液分析结果示：白细胞 9.44×10^9/L，血红蛋白 113g/L，血小板 712×10^9/L。

方药：三诊方去甘松、益智仁，加粉草薢 15g、通草 5g。

6 月 16 日患者于当地行血液分析检查，结果提示：白细胞 9.67×10^9/L，血红蛋白 114g/L，血小板 655×10^9/L。此后因新冠疫情影响，患者未能复诊，自行停药。

2020 年 8 月 9 日五诊：患者诉稍疲倦，血液分析结果示：白细胞 8.22×10^9/L，血红蛋白 68g/L，血小板 899×10^9/L。

方药：守四诊方去黄芪、百合、甘草、通草，加入五指毛桃 30g、黄芩 10g、三七粉（冲服）6g、大黄炭 15g。

2020 年 8 月 16 日六诊：患者诉稍疲倦，血液分析结果示：白细胞 7.55×10^9/L，血红蛋白 85g/L，血小板 841×10^9/L。

方药：五诊方去五指毛桃、黄芩、粉草薢、大黄炭，加入女贞子 10g、墨旱莲 15g、玉米须 30g、地耳草 30g。

2020 年 9 月 20 日七诊：患者症状较前明显改善，复查血液分析结果示：白细胞 9.84×10^9/L，血红蛋白 112g/L，血小板 470×10^9/L。用药同六诊方。

患者暂未复查骨髓涂片，一直在随诊中。

2021 年 3 月日复查血液分析，结果示：白细胞 7.01×10^9/L，血红蛋白 130g/L，血小板 296×10^9/L。

【评析】 该患者病程较长，初诊症状以疲乏为主，中医辨病辨证："虚劳（气阴两虚证）"，在治疗上以扶正解毒祛瘀为法，首诊予丹参、补骨脂、黄芪补益气血，失笑散活血化瘀，半枝莲、山慈菇等清热解毒，结合患者小便黄浊及抑郁状态等症状，予萆薢分清饮加减利湿泄浊，酌情加入百合、郁金等疏肝解郁，以求标本同治。治疗过程中患者疲乏症状逐渐改善，出现口干口苦等，逐步加强解毒祛瘀力度，并以二至丸代替黄芪、五指毛桃等补气药，以清补为主，补泻兼施。

［3］庄泽钦，杨洪涌. 杨洪涌治疗骨髓增生异常综合征经验 [J]. 广州中医药大学学报，2021，38（11）：2512-2516.

四、孙伟正医案——气阴两虚案

患者，女，56 岁。2017 年 9 月 12 日初诊。

病史：患者因"心悸、乏力、气短 5 个月"就诊。患者 5 个月前自觉心悸、气短、乏力、头晕，至哈尔滨市某医院查血常规：白细胞减少，患者未予重视，后发展为全血细胞减少，遂完善检查行骨髓穿刺、免疫与 FISH 分型等检查后，西医诊断为 MDS-RARS。予地西他滨、亚砷酸、达那唑、维生素 B_6 等药物治疗一个疗程，病情未见好转，上述症状加重，为求中医治疗前来我院。刻下症见：患者周身乏力，未见明显出血，无发热，伴手颤，盗汗，心悸，口干，水肿。舌脉：舌质紫，苔白，脉细数。既往体健。血常规：白细胞 1.7×10^9/L，血红蛋白 41g/L，血小板 24×10^9/L。

西医诊断：骨髓增生异常综合征。

中医诊断：髓毒劳。

中医辨证：气阴两虚。

治法：滋阴益气，攻邪解毒。

方药：祈福饮加减。

西洋参 10g	天冬 15g	五味子 15g	猪苓 20g
半枝莲 20g	白蔹 15g	浮小麦 15g	白花蛇舌草 20g
糯稻根 15g	石斛 15g	玉竹 15g	土茯苓 15g
龙葵 15g	黄芪 50g	当归 15g	生薏苡仁 25g
生甘草 20g			

10 剂，水煎服，每日 1 剂，早晚分服。

口服沿用达那唑，配合中成药肿节风片。

2017 年 9 月 28 日二诊：患者头晕症状明显改善，盗汗、口干、水肿症状消失，但仍心悸、气短、乏力，腰背痛，偶有畏寒肢冷。近 2 日纳差，进食后恶心，甚则呕吐，寐可，二便尚可。舌质紫，苔薄白，脉沉细。

方药：祈福饮改为正天阳光方加陈皮 15g，砂仁（后下）15g，桑枝 10g，桂枝 10g。

12 剂，水煎服，每日 1 剂，早晚分服。

2017 年 10 月 16 日三诊：患者背痛症状改善，乏力、气短感缓解，恶心症状减轻，纳少，寐可，二便尚可。舌质紫苔白，脉细。复查血常规：红细胞 2.17×10^{12}/L，白细胞 2.38×10^9/L，血红蛋白 57g/L，血小板 31×10^9/L。

予正天阳光方加三七粉冲服。

14 剂，水煎服，每日 1 剂，早晚分服。

后随访患者病情趋于稳定。

【评析】　该患者经西医相关治疗后，效果不明显，初诊时症状严重，为骨髓增生异常综合征发病急性期阶段。孙伟正并未首先采用验方正天饮，而选择白血病自创验方"祈福饮"为基础方加减，以防病情发展。方中浮小麦、糯稻根为孙教授清虚热、止汗的常用药对。二诊，患者用药后症状改善，病情向稳定方向发展，并判断其从阴虚型转为偏阳虚型，遂将处方改为正天阳光方为基础方。患者正气虚弱，不免攻邪之时克伐后天之本，损伤脾土，致纳差、恶心，遂加陈皮、砂仁以理气健脾；腰背痛则予桑枝、桂枝以通阳，祛风止痛；加三七粉以活血祛瘀。体现了孙教授抓病情主线，急则治标，缓则治本的治疗原则。

[4] 王金环，沈凤麟，孙凤，等．孙伟正教授辨治骨髓增生异常综合征经验 [J]．时珍国医国药，2019，30（4）：979-980．

五、孙伟正医案——肾阴虚案

患者，男，54岁。2017年11月6日初诊。

病史： 患者主因"气短，视物模糊3年"就诊。患者2015年2月自觉乏力，活动后加重，于当地医院就诊，口服药物后（具体用药不详），症状无缓解，遂至哈尔滨市某医院系统诊查。血常规：血红蛋白50g/L，血小板30×10⁹/L；经骨髓穿刺等检查后，诊断为骨髓增生异常综合征，未分型。住院后予输血、对症治疗。后因病情反复而住院治疗多次，为求中医治疗前来我院就诊。刻下症见：患者畏寒，乏力头晕，心悸气短，口渴口干，眼干，眼部胀痛。寐可，纳可，二便正常。舌脉：舌质红，苔黄偏干，脉滑数。血常规：红细胞 $1.4×10^{12}$/L，白细胞 $2.77×10^{9}$/L，血红蛋白46g/L，血小板 $15×10^{9}$/L。骨髓穿刺：骨髓增生活跃度Ⅲ级，粒系病态造血，环形铁粒幼细胞8%；AML/MDS白血病基因检测：TET2突变率50.99%，CD55、CD59皆＞96%。

西医诊断： 骨髓增生异常综合征。

中医诊断： 髓毒劳

中医辨证： 肾阴虚。

治法： 滋阴补肾，清热解毒。

方药： 正天雨露饮加减。

生地黄15g	山药15g	山茱萸10g	牡丹皮10g

泽泻 10g	茯苓 15g	桑葚 10g	墨旱莲 10g
枸杞子 10g	黄芪 50g	西洋参 10g	半枝莲 20g
白蔹 10g	天冬 10g	猪苓 20g	白花蛇舌草 20g
生甘草 15g			

14 剂，水煎服，每日 1 剂，早晚分服。

配合口服司坦唑醇、咖啡酸片。

2017 年 11 月 27 日二诊：患者畏寒症状消失，头晕、气短症状减轻，仍有心悸、口干、眼干、眼胀，偶有齿衄。寐可，纳可，小便可，大便溏。舌红，苔黄腻，脉细数。

方药：上方去天冬、白蔹，加菊花 10g，女贞子 10g，棕榈炭 15g，炒薏苡仁 30g，苍术 15g。

10 剂，水煎服，每日 1 剂，早晚分服。

患者后电话告知眼干、眼胀症状缓解明显，未再复诊。

【评析】 该患者于 2015 年诊断为骨髓增生异常综合征以来，反复经西医治疗，以输血支持疗法及对症治疗为主，效果不佳。疾病迁延至今，逐渐形成本虚标实之证。孙教授认为该患者虽有畏寒的表现，但仍以阴虚为主，故以正天雨露饮为主方进行加减，正如"善补阳者，必于阴中求阳，阳得阴助，而生化无穷"，畏寒症状在滋阴补肾扶正的同时而得到缓解。二诊，患者症状有所改善，针对眼部胀痛感，加菊花、女贞子，以清肝明目，缓解眼部不适；患者便溏，故酌加炒薏苡仁、苍术以燥湿健脾止泻；齿衄则加棕榈炭以止血。

［5］王金环，沈凤麟，孙凤，等.孙伟正教授辨治骨髓增生异常综合征经验 [J]. 时珍国医国药，2019，30（4）：979-980.

六、蒋文明医案——脾肾亏虚，瘀毒内阻案

朱某，女，73 岁。

病史：患者于 2015 年 11 月体检发现血小板降低，无明显皮肤瘀斑瘀点，先

后就诊于数家医院，予以环孢素、强的松等对症支持治疗近1年，症状无明显改善。辅助检查：外院骨髓穿刺检查示骨髓有核细胞增生活跃，G/E 为 2：1；粒系占57%，相对比例一般，各阶段相对比例大致可，可见个别粒细胞胞浆内颗粒丢失；红系占28%，相对比例略高，以中晚幼红为主，可见个别幼红体积偏大或偏小，成熟红细胞形态大致可；淋巴细胞占10%，相对比例略低；网状组织细胞分布偏多，可见淋巴样或单核。骨髓活检：送检穿刺骨髓组织，造血组织分布不均，造血组织容量：30～35VOL%（造血组织30%～35%，脂肪组织65%～70%），呈骨髓增生稍低，脂肪组织增生。造血组织粒系、红系灶性增生，尤以红系增生明显，粒系、红系比减低。粒系前体组织偶见，中、晚阶段细胞散在，偶见小堆。红系原、早阶段细胞偶见，以偏成熟的中、晚阶段细胞为主。散在分布，偶见小堆。巨核细胞少见，1～3个/HPF，为多叶核。个别淋巴细胞、浆细胞可见。未见纤维化。诊断造血组织增生稍低下，红系灶性增生明显，请结合临床及相关检查考虑。MDS、AA 相关抗原检测：CD34+ 细胞占有核细胞比例：0.5%；CD71+、CD45- 细胞占有核细胞比例：15.57%。西医诊断为骨髓增生异常综合征。2017年3月8日至蒋教授处就诊。刻下症见：疲乏无力，少气懒言，夜间盗汗，手脚心发热，双下肢发冷、疼痛，无口干口苦，偶有耳鸣，眼睛干涩，无腰膝酸软，食纳可，夜寐可，大便正常，每天1次，夜尿1次，小便不黄。舌脉：舌黯红，苔白腻，脉细弱。既往便秘。血常规：白细胞 3.07×10^9/L，红细胞 4.27×10^{12}/L，血红蛋白114g/L，血小板 15×10^9/L，中性粒细胞 1.39×10^9/L。

西医诊断：骨髓增生异常综合征。

中医诊断：虚劳。

中医辨证：脾肾亏虚，瘀毒内阻。

治法：健脾补肾，清热解毒化瘀。

方药：

熟地黄 30g	怀山药 15g	山茱萸 10g	仙鹤草 30g
锁阳 30g	黄芪 30g	牛膝 10g	西洋参（兑服）10g
木瓜 10g	鸡血藤 30g	酸枣仁 10g	鹿角胶（烊化）10g

半枝莲 10g	巴戟天 15g	枸杞子 10g	生龙骨（先煎）30g
杭菊花 10g	白扁豆 10g	淮小麦 30g	煅牡蛎（先煎）30g
炙甘草 3g	蒲公英 10g		

7 剂，每日 1 剂，水煎，早晚分服。

患者服药 7 剂后精神好转，双下肢乏力、疼痛缓解，盗汗及手脚心发热症状减轻，纳寐可，二便调。舌红，苔薄白，脉细弱。血常规：白细胞 $3.79 \times 10^9/L$，红细胞 $4.37 \times 10^{12}/L$，血红蛋白 132g/L，血小板 $16 \times 10^9/L$。

方药： 守原方，去木瓜 10g、杭菊花 10g，加山豆根 10g。

继服 14 剂。

并口服平消片、杞菊地黄丸、人参归脾丸治疗。

此后以原方随症加减治疗，随访至今，病情稳定。

【评析】 本案为老年女性患者，素体亏虚，外邪侵袭，正气亏虚无以驱邪外出，日久毒邪深入骨髓，致脾肾亏虚，瘀毒互结。脾虚气血生化无源则神疲乏力，少气懒言；肾阴亏虚则见盗汗、手脚心发热、眼干等症状。瘀毒不去，则见舌质黯红。治以健脾补肾、解毒化瘀。二诊时患者双下肢疼痛、眼干症状缓解，故减去舒筋活络之木瓜、疏肝明目之杭菊花，加山豆根增强清热解毒之功效，服药后患者精神状态明显改善，病情得到控制，生活质量得以提高。

［6］张梦迪，蒋文明. 蒋文明治疗骨髓增生异常综合征经验 [J]. 湖南中医杂志，2018，34（2）：32-34.

七、陈斌医案——脾肾亏虚兼湿毒内蕴案

张某，女，50 岁。2016 年 5 月 23 日初诊。

主诉： 发现二系血细胞减少近 1 年。病史：2015 年 6 月因头晕不适于当地医院检查。血常规：白细胞 $2.3 \times 10^9/L$，粒细胞 $0.5 \times 10^9/L$，血红蛋白 96g/L，血小板 $349 \times 10^9/L$，未进一步检查。2016 年 4 月 18 日于某三甲医院就诊，查骨髓细胞学和病理学均考虑 MDS-RAEB1（原始粒细胞占 7%），于 4 月 26 日复

查骨髓细胞学，示原始粒细胞占 4%，建议化疗，患者拒绝。为求中西医结合治疗，2016 年 5 月 23 日于本院就诊，复查血常规：白细胞 $3.12×10^9$/L，粒细胞 $0.51×10^9$/L，血红蛋白 92g/L，血小板 $369×10^9$/L。刻下症见：患者面色无华，头晕乏力，多梦，易汗出，食欲欠佳，二便尚可。舌脉：舌淡苔白，脉沉细。

西医诊断：MDS-RAEB1（中危 -1 组）。按照骨髓增生异常综合征的国际预后积分系统（IPSS）诊断。

中医辨证：脾肾亏虚兼湿毒内蕴。

治法：益气健脾扶正，清热解毒祛湿，兼健脾和胃。

方药：补中益气汤合六味地黄丸加减。

生晒参 10g	黄芪 30g	白术 20g	山药 20g
茯苓 10g	山茱萸 15g	熟地黄 15g	枸杞子 10g
山慈菇 10g	补骨脂 10g	淫羊藿 15g	甘草 6g
丹参 15g	当归 20g	青黛 5g	白花蛇舌草 20g
焦三仙各 10g	陈皮 10g		

水煎服，每日 1 剂。

加用十一酸睾酮软胶囊，每粒 40mg，每次 1 粒，每日 3 次。

2016 年 6 月 17 日查血常规：白细胞 $3.19×10^9$/L，粒细胞 $0.98×10^9$/L，红细胞 86g/L，血小板 $320×10^9$/L，患者诉服十一酸睾酮软胶囊后起皮疹，自行停用，现头昏，失眠，舌淡，苔薄白，脉弦细。

方药：守原方，加黄芩 20g 以清热燥湿、解毒止血，东阿阿胶 10g 以养血滋阴润燥。

2016 年 8 月 26 日查血常规：白细胞 $3.7×10^9$/L，粒细胞 $1.01×10^9$/L，血红蛋白 92g/L，血小板 $324×10^9$/L，患者诉夜寐欠安、头晕、乏力较前缓解，舌淡红，苔薄白，脉沉细。

方药：守上方加酸枣仁 20g，首乌藤 15g 以养心安神。

2017 年 3 月 3 日查血常规：白细胞 $3.71×10^9$/L，粒细胞 $1.48×10^9$/L，血红蛋白 86g/L，血小板 $224×10^9$/L，患者诉流涕，涕中带血丝，头昏，舌淡苔薄白，脉沉细。

方药： 守上方，去青黛，加干姜 6g 以温阳散寒，浙贝母 20g 以清热化痰，鹿角 10g 以温肾阳，蒲公英 20g 以清热解毒、凉血。

患者不定期复诊，坚持服用中药治疗近 1 年，未予化疗、输血、升白细胞或口服其他西药，基本情况稳定，近期随访患者诉稍感乏力，偶头晕不适，纳可，睡眠一般，无发热、咳嗽等不适，生活质量较前改善。

【评析】 陈斌教授认为相对于本病西医诊疗方案，中医药治疗具有独特优势，例如理论思维上的优势，以发展变化观点看待骨髓增生异常综合征病程，强调整体观念；选药灵活性，治疗因人而异；单味药与复方配合使用，兼顾主次之症；对于西药耐药者仍可使用中药治疗。

同时陈斌教授提出，对于中医药治疗骨髓增生异常综合征的发展，须针对以下几个方向：对不同分型分期的骨髓增生异常综合征患者提出特异性的诊疗方针；不同类型遗传学异常的骨髓增生异常综合征提出针对性治疗方案；进一步制订规范化的中医辨证论治；通过基因、分子水平研究中药治疗的作用机制，阐明组方用药基本原则；寻找新型治疗骨髓增生异常综合征具有潜在应用价值的中药。最后在中西医的合理配合下，不断总结经验、思考创新，使本病的治疗能达到较好的疗效。

［7］徐孟，陈斌. 陈斌教授治疗骨髓增生异常综合征经验 [J]. 中西医结合研究，2017，9（5）：275-276，278.

八、麻柔医案——毒瘀内阻，脾肾两虚案

陈某，男，67 岁。

病史： 患者主诉"头晕乏力 1 年"，于 2011 年 2 月 21 日来本院就诊。患者于 2010 年出现乏力，当地医院查血常规：白细胞 2.8×10^9/L，血红蛋白 69g/L，血小板 25×10^9/L，骨髓穿刺提示增生活跃，粒红两系增生，原始粒细胞占 19%。西医诊断为骨髓增生异常综合征—难治性贫血伴原始细胞增多 -2。当地

医院行两疗程小剂量阿糖胞苷化疗，效果不佳，间断输注红细胞及血小板。口服安特尔 40mg，每日 3 次，并给予泼尼松治疗。本院门诊就诊时查血常规：白细胞 $3.6 \times 10^9/L$，血红蛋白 78g/L，血小板 $28 \times 10^9/L$，平均红细胞体积 94fL，中性粒细胞 0.13，淋巴细胞 0.7。舌脉：脉沉，舌淡苔薄腻。

西医诊断：骨髓增生异常综合征—难治性贫血伴原始细胞增多 -2。

中医诊断：髓毒痨。

中医辨证：毒瘀内阻，脾肾两虚。

治法：解毒化瘀，补脾益肾。

方药：

生地黄 15g	熟地黄 15g	山药 10g	山茱萸 10g
牡丹皮 10g	茯苓 10g	泽泻 10g	女贞子 20g
萆薢 20g	补骨脂 15g	菟丝子 15g	制何首乌 20g
桑葚 30g	枸杞子 20g	锁阳 20g	巴戟天 10g
太子参 30g	炒白术 10g	生姜 10g	大枣 40g

同时口服青黄散 0.4g，每晚 1 次，司坦唑醇 2mg，每日 3 次，肝泰乐 100mg，每日 3 次，益肾生血片 5 片，每日 2 次。

二诊：2011 年 6 月 22 日。就诊时血常规：白细胞 $6.7 \times 10^9/L$，血红蛋白 100g/L，血小板 $51 \times 10^9/L$，平均红细胞体积 111fL，中性粒细胞 34%，淋巴细胞 56%。已脱离输血，纳食可，大便溏。

方药：首诊方加鸡血藤 30g。

同时口服青黄散 0.4g，每晚 1 次，司坦唑醇 2mg，每日 3 次，肝泰乐 100mg，每日 3 次，益肾生血片 5 片，每日 2 次。

三诊：2011 年 12 月 15 日。就诊时血常规：白细胞 $2.8 \times 10^9/L$，血红蛋白 98g/L，血小板 $53 \times 10^9/L$，平均红细胞体积 104fL，中性粒细胞 0.3，淋巴细胞 0.6。近期骨髓检查提示增生减低，原始粒细胞占 0.5%，已脱离输血。

方药：复诊 1 去鸡血藤 30g，加桂枝 10g。

同时口服青黄散 0.4g，每晚 1 次，司坦唑醇 2mg，每日 3 次，肝泰乐

100mg，每日 3 次，益肾生血片 5 片，每日 2 次。

【评析】 本例为高危型骨髓增生异常综合征，伴有原始细胞增多。治疗颇为棘手，经西医化疗，疗效不佳，中医治疗本病以提高生存质量，延长生存期为主。在西药康立龙刺激造血的基础上加用青黄散解毒祛瘀活血，辅以中药汤剂健脾补肾，扶正祛邪，攻补兼施，治疗 4 个月即脱离输血，明显提高了患者的生活质量，延长了生存时间。

[8] 郑春梅，麻柔. 麻柔诊治骨髓增生异常综合征经验 [J]. 中国临床医生杂志，2015，43（10）：86-87.

九、徐瑞荣医案——脾肾亏虚案

患者，男，35 岁。2013 年 10 月 10 日初诊。

病史： 患者乏力、胸闷 10 余天，发热 2 天，于 2013 年 1 月 18 日在当地医院就诊。血常规：白细胞 0.88×10^9/L，红细胞 2.31×10^{12}/L，血红蛋白 68g/L，血小板 66×10^9/L。骨髓细胞形态学示：骨髓增生活跃，可见原幼细胞占 13.5%，粒系比例减低，早幼粒占 8%；外周血涂片示：白细胞数量明显减少，未见原幼细胞，考虑不排除 "MDS-RAEB-2" 骨髓象。流式细胞术：可见 17.7% 的髓系原始细胞，其免疫表型：CD34+，CD17+，CD33-，CD13+，HLA-DR+，CD56-，CD5-，CD7-，CD2-，CD19-。骨髓活检示：骨髓增生异常综合征。患者于 2013 年 2 月于当地医院行输血治疗（约 20 天输血一次），患者及其家属因怕化疗不良反应大，拒绝化疗，寻求中医治疗。刻下症见：乏力，头晕，胸闷心悸，面色晦黯，无发热，无盗汗，无鼻腔、牙龈出血，纳眠可，二便调。舌脉：舌苔白。血常规：白细胞 1.02×10^9/L，血红蛋白 53g/L，血小板 85×10^9/L。

西医诊断： 骨髓增生异常综合征。

中医辨证： 脾肾亏虚。

治法： 健脾益肾，清解瘀毒。

方药： 贫血 1 号方。

熟地黄 20g	炒山药 20g	灵芝 24g	白花蛇舌草 30g
白茅根 30g	炒谷芽 10g	麦芽 10g	砂仁（后下）6g
蒲公英 30g			

14 剂，水煎服，每日 1 剂，分早晚温服。

其他治疗： 雄黄 0.2 g，青黛 0.3 g，三七粉 3 g，水冲服。服用 10 天后休息 5 天。

2013 年 10 月 23 日复诊： 自述期间仍有乏力、头晕，但较前减轻，行走时自觉憋闷，余无明显不适。查血常规：白细胞 1×10^9/L，红细胞 1.3×10^{12}/L，血红蛋白 37.9g/L，血小板 86×10^9/L。继续服用雄黄、青黛、三七粉 10 天。余中药及时调整，患者坚持服用。

先后复诊 6 次后，乏力、头晕较前明显好转，输血间隔较前延长，偶有憋闷，纳眠可，二便调。患者自述血常规数值均较稳定，此次血常规：白细胞 1.84×10^9，红细胞 2.45×10^{12}，血红蛋白 62g/L，血小板 64×10^9/L。

徐老师认为患者目前身体状况虽较前明显好转，但雄黄、青黛、三七粉三药仍需继服，每个疗程的间隔可以延长，余中药须根据病情进行调整继服。并嘱其避风寒，畅情志，调饮食，适劳逸。考虑患者身体状况逐步恢复，但仍须解毒祛邪，活血化瘀以助正气恢复。

【评析】 本案患者由于先天禀赋不足，适逢家居装修，邪毒乘虚而入，久留不去，必伤脏腑，正邪相争，毒入骨髓，而致脾肾亏虚，气血生化无源，内伏邪毒蕴而化热，病久不去。患者体内正邪相争出现发热起伏；脾肾亏虚，气血生化无源则精神萎软，乏力，头晕；瘀毒久留体内，而致面色晦黯；故治当清解瘀毒、健脾益肾。故用雄黄、青黛，三七粉解毒化瘀，贫血 1 号方补益脾肾，清解邪毒药与扶助正气药合用，标本兼施、相辅相成。后根据患者自身病情变化，对其调整中药，并调整雄黄、青黛、三七粉的服用间隔。

［9］解荣燕，徐瑞荣. 徐瑞荣治疗骨髓增生异常综合征经验 [J]. 山东中医药大学学报，2015，39（1）：60-62.

十、胡晓梅医案——寒毒伏髓，脾肾两虚案

患者，女，45 岁。2011 年 6 月 28 日初诊。

病史： 患者 2010 年 7 月因面色无华、乏力，在某医院查血常规发现三系细胞减少（具体不详），未明确诊断。2011 年 5 月，至另一家医院进一步诊治。骨髓穿刺与骨髓活检示：增生性贫血，可见二系病态造血。常规染色体核型分析示："46，XX，del（20q）/46，XX"。荧光原位杂交技术（FISH）分析示"del（20q）细胞占 26%"。*WT1* 基因表达 0.71%。诊断为"MDS-RCMD"。予十一酸睾酮 80mg，每日 2 次；沙利度胺 100mg，每晚 1 次；促红细胞生成素 1 万 U，隔日 1 次，治疗 3 个月，病情未见好转，且血小板有所下降，遂自行停药。刻下症见：面色少华，乏力明显，易汗，反复感冒，纳可，二便调。舌脉：舌淡，苔薄白，脉沉细。血常规：白细胞 1.7×10^9/L，血红蛋白 99g/L，血小板 61×10^9/L。

西医诊断： 骨髓增生异常综合征（MDS-RCMD，20q−）。

中医诊断： 髓毒劳。

中医辨证： 寒毒伏髓，脾肾两虚。

治法： 温阳化毒。

方药： 六味地黄汤合香砂六君子汤加减。

熟地黄 15g	山药 15g	茯苓 15g	山茱萸 15g
牡丹皮 10g	泽泻 15g	木香 10g	砂仁（后下）6g
太子参 20g	炒白术 10g	陈皮 6g	龙骨（先煎）20g
炙黄芪 30g	防风 10g	炒薏苡仁 15g	牡蛎（先煎）20g
甘草 6g			

每日 1 剂，水煎 200mL，分 2 次服。

雄黄 0.12g、青黛 0.28g 研末装胶囊，每粒 0.4g，每日 1 粒，饭后服用。

2011 年 8 月 5 日二诊： 患者服 35 剂后，乏力好转，出汗减少，未再感冒，面色红润，其他无明显不适，舌脉同前。复查血常规：白细胞：2.1×10^9/L，血红蛋白：125g/L，血小板：71×10^9/L。

方药： 守方加巴戟天 10g、紫河车粉 3g、白芍 15g、墨旱莲 15g。

继服 21 剂。

胶囊药照服。

2011 年 8 月 29 日三诊： 患者服药期间适逢经潮，经期延长，一月未尽，有血块。血常规：白细胞 $2.7×10^9/L$，血红蛋白 119g/L，血小板 $80×10^9/L$。无其他不适，精神一般，少量汗出，余同前。

方药： 守方去防风、墨旱莲，加藕节炭 10g、三七粉（冲服）3g。

继服 21 剂。

胶囊药照服。

2011 年 9 月 23 日四诊： 患者精神明显好转，未感冒，其间经潮 1 次，经期较上次缩短，无明显血块，头身汗出减少，仅手脚心有汗，舌淡红，苔薄白，脉沉细。血常规：白细胞 $2.2×10^9/L$，血红蛋白 116g/L，血小板 $108×10^9/L$。

方药： 守方去藕节炭、加阿胶珠（烊化）20g。

继服 18 剂。

胶囊药照服。

2011 年 10 月 11 日五诊： 白天活动后汗出，汗出后感冒，月经正常，面色红润，精神较好，舌脉同前。查血常规：白细胞 $3.1×10^9/L$，血红蛋白 127g/L，血小板 $105×10^9/L$。

方药： 汤剂守方去三七粉，加防风 10g，龙骨、牡蛎易煅龙骨、煅牡蛎。

继服 21 剂。

胶囊药照服。

【评析】 本案患者病情缠绵不愈近 1 年，表现为面色少华、乏力明显、易汗、反复感冒等脏腑虚弱之证，具有劳的病性；查骨髓存在 20q- 异常克隆，具有毒的病性。因阳虚不动，失于气化，阴盛内寒，凝滞成积，寒积成毒，寒毒著于体内，日久伤及五脏精气，致气血阴阳虚损。其治以小剂量雄黄辛温散寒，配青黛直入血分以增强解毒之效，同时以六味地黄丸合香砂六君子汤先后天并补，使五脏之精充填于肾，气血阴阳化生无穷。经 3 个月的治疗，不仅血小板恢复，白细

191

胞与血红蛋白均明显提升，接近正常水平。

［10］宋敏敏，王月，方苏，等．胡晓梅温阳化毒治疗骨髓增生异常综合征经验［J］．中国中医药信息杂志，2014，21（8）：109-111.

十一、周永明医案——脾肾亏虚，瘀毒内蕴案

徐某，女，57岁。

病史：患者自2009年10月起无明显诱因出现发热，午后为甚，体温最高达39℃，伴有头晕乏力。外院查血常规：白细胞减少1.6×10⁹/L。超声提示脾肿大；骨髓象提示：骨髓增生欠活跃，粒系部分伴有成熟障碍。西医治疗予以抗生素、鲨肝醇、利血生、强的松等对症支持治疗近半年，病情无明显改善。2010年12月在某三甲医院行两次骨髓穿刺检查提示：骨髓有核细胞增生明显活跃，粒：红=0.28：1，原始细胞4.5%，红系有明显脱核迟缓现象；外周血检查：原始细胞4%，偶见幼红细胞。西医诊断：骨髓增生异常综合征 – 难治性贫血（MDS-RA）。予以维甲酸、司坦唑醇等治疗1年，自觉症状愈加严重。此次复查血常规：白细胞1×10⁹/L，单核细胞4%，中性粒细胞29%，淋巴细胞67%，血红蛋白85g，血小板32×10⁹/L；骨髓穿刺提示原始细胞18%；超声提示脾肿大，遂求诊于周永明。刻下症见：发热起伏，汗出热稍减，精神萎软，面色晦黯，气短声低，头晕头胀，神疲乏力，腰膝酸软，口干口渴，咳嗽咳痰，痰黏量少，夜寐欠安，胃纳尚可，二便自调。舌脉：舌黯红，苔黄腻，脉细数而软。西医诊断为骨髓增生异常综合征—难治性贫血伴原始细胞增多（MDS-RAEB-II）。

中医诊断：虚劳。

中医辨证：脾肾亏虚，瘀毒内蕴。

治法：清瘀解毒，健脾益肾。

方药：黄连解毒汤加减。

黄连 3g	炒黄柏 12g	炒栀子 12g	黄芩 15g

柴胡 10g	太子参 15g	桑寄生 20g	炒牡丹皮 12g
景天三七 15g	半枝莲 15g	杜仲 20g	白花蛇舌草 15g
大川芎 6g	制半夏 15g	光杏仁 9g	桔梗 6g
蒲公英 30g	广陈皮 6g	甘草 6g	

每日 1 剂，水煎，早晚温服。

患者服药半个月后精神明显好转，发热渐见减退，头胀头晕减轻，腰膝酸软好转，夜寐稍有改善，咳痰亦有减少，纳可口干便调，舌淡黯红，苔薄黄腻，脉细数。血常规：白细胞 2.2×10^9/L，血红蛋白 96g/L，血小板 56×10^9/L。

方药： 上方合并大补元煎加减。

生黄芪 20g	菟丝子 20g	生地黄 15g	熟女贞子 15g
黄连 3g	炒黄柏 12g	炒栀子 12g	炒牡丹皮 12g
柴胡 10g	太子参 15g	甘草 6g	景天三七 15g
杜仲 20g	半枝莲 30g	黄芩 15g	白花蛇舌草 30g
大川芎 6g	制半夏 15g	广陈皮 6g	桑寄生 20g

患者继续服药月余，体温已趋正常，诸症渐见平息，纳可便调，舌质淡红，苔薄微腻，脉细略数。复查血常规：白细胞 3.6×10^9/L，血红蛋白 102g/L，血小板 81×10^9/L，中性粒细胞 50.4%，淋巴细胞 33.6%。

方药： 前方去黄芩、柴胡，加淫羊藿 15g，枸杞子 15g，蛇莓 15g。

并口服本院自制中药制剂生血 II 号合剂、造血再生片。

治疗月余，此后患者病情稳定，以原方为基础随症加减治疗，2012 年 9 月复查血常规：血细胞 4.2×10^9/L，血红蛋白 115g/L，血小板 120×10^9/L，复查骨髓象基本缓解，至今病情稳定。

【评析】 本案患者由于先天禀赋不足，适逢家居装修，有害邪毒乘虚入侵，邪毒久留不去，势必损伤脏腑，正邪相争，毒入骨髓，以致脾肾亏虚，气血生化无源，血不化气，气不化精，内伏邪毒蕴而化热，病久不去，瘀血内停，呈现本虚标实的临床证候。患者本虚标实，正邪相争出现发热起伏，汗出热稍减；脾肾亏虚，气血无源则精神萎软，气短声低，头晕头胀，神疲乏力，腰膝酸软；血虚精亏，心神失养可见口干口渴，夜寐不安；正虚邪侵，肺蕴痰热则咳嗽咳痰，痰黏量少；瘀毒不去，结于胁下则见脾大癥积；而面色晦黯，舌黯红，苔黄腻，脉细数也为正虚瘀毒之候。针对这种本虚标实的病变，治当健脾益肾、清解瘀毒。但因患者初诊时反复发热历时2年，证以发热为主，周永明即以黄连解毒汤为主清解瘀毒，兼用健脾益肾药扶正固本，在治疗上注意清解瘀毒不用过寒，扶正固本不以壅滞。俟瘀毒势减、发热减退之时，二诊再施健脾益肾以固本、清解瘀毒以治标，标本兼顾。三诊时患者精神改善，体温正常，诸症渐见平息，血常规明显好转，乃邪毒已去八九，正虚已有复机，再宗缓则治本之训，加强健脾益肾之力，兼以清解余邪热毒，意在固本调治，以资气血生化之源，祛邪务净以防余邪未净而导致"炉灰复燃"。《素问·标本病传论》曰："知标本者，万举万当，不知标本，是谓妄行。"由于本案治疗抓住主证，把握标本，随证施治，灵活变通，因而收效甚捷，使发病3年、久治不愈的痼疾在短期内达到缓解。

［11］张广社，申小慧，周永明.周永明论治骨髓增生异常综合征经验[J].

辽宁中医杂志，2014，41（3）：413-416.

十二、麻柔医案——脾肾两虚，毒瘀互结案

耿某，男，50岁。2008年10月23日初诊。

病史： 患者5年前不明原因出现全血细胞减少，在天津某专业医疗机构检查，西医诊断为骨髓增生异常综合征（MDS-RAEB）。先后用维甲酸、促红细胞生成素、雄激素、小剂量化疗等治疗，均无效，仍须输血支持。刻下症见：面色萎黄，气短乏力，头晕心悸，腰酸，怕热喜凉，腹胀纳差，无出血，脾肿大（肋下8.1cm）。舌脉：舌淡嫩、苔薄白，脉大尺弱。血常规：白细胞 2.6×10^9/L，血红蛋白39g/L，血小板 33×10^9/L（输血后）。现仍用司坦唑醇、达那唑治疗。

西医诊断： 骨髓增生异常综合征—难治性贫血伴原始细胞增多（MDS-RAEB）。

中医诊断： 髓毒劳。

中医辨证：脾肾两虚，毒瘀互结。

治法：补肾健脾，解毒化瘀。

方药：六味地黄汤合四君子汤加减。

生地黄 15g	熟地黄 15g	山药 10g	山茱萸 10g
牡丹皮 10g	茯苓 10g	泽泻 10g	川萆薢 10g
女贞子 20g	桑葚 30g	补骨脂 15g	菟丝子 15g
制何首乌 20g	巴戟天 10g	太子参 30g	白术 10g
生姜 10g	大枣 10 枚		

每日 1 剂，水煎，早晚分服。

同时予本院自制补肾填精中成药益肾生血片，每次 5 片，每日 1 次；青黄散 1 粒（晚饭后服）；司坦唑醇及达那唑续用原量。

2009 年 2 月 5 日二诊：自觉诸症好转；舌红、苔薄白，脉沉。近期未再输血。血常规：白细胞 1.89×10^9/L，血红蛋白 53g/L，血小板 15×10^9/L；骨髓片：骨髓增生活跃，原始粒细胞 5.5%，三系明显病态造血，巨核细胞 137 个；骨髓活检示网状纤维染色（++）。

西医诊断：MDS-RAEB 合并骨髓纤维化。

方药：原治疗方案不变。中药加温阳活血之鸡血藤 30g、锁阳 20g。

2009 年 4 月 9 日三诊：头晕、心悸消失，面色红润，纳可；仍有腰酸；舌淡红、苔薄白，脉沉。已脱离输血 3 个月余。血常规：白细胞 2.3×10^9/L，血红蛋白 133g/L，血小板 40×10^9/L。

效不更方，中药原方续用。余治疗方案不变。

2009 年 7 月 9 日四诊：口干，易出汗，便稀；舌淡红、苔薄白根腻，脉沉。血常规：白细胞 2.7×10^9/L，血红蛋白 131g/L，血小板 73×10^9/L。

方药：原方加炒苍术以燥湿健脾止泻。余治疗方案不变。

【评析】 本例为高危型骨髓增生异常综合征，伴有原始细胞增多及骨髓纤维化；病程较长，经多种西药治疗无效。在原有西药刺激造血基础上，加用补肾健脾中药及活血散瘀的青黄胶囊扶正祛邪、攻补兼施，治疗 9 月余，取得了明显的临床疗效。

麻柔临证治疗本病特别重视顾护"胃气"，本病患者一般素体脾胃亏虚，长期服药易伤脾胃，脾胃一伤，则气血生化无源，肾之精气失去水谷精微的充养，治疗药物难以发挥作用，造血功能也就无以恢复，所谓"胃气一绝，百药难施"。故临证为了补而不壅滞、泻而不伤中，老师常合用四君子汤及半夏、砂仁、豆蔻、陈皮、苍术等补气健脾、化湿理气宽中。

[12] 李柳，麻柔. 麻柔辨治骨髓增生异常综合征经验 [J]. 上海中医药杂志，2011，45（9）：6-8.

十三、裴正学医案——脾肾两亏，瘀血内阻案

王某，女，22岁。

病史： 患者2008年4月在某医院经骨髓象诊断为：MDS-RA型（具体情况不详）。患者于2008年6月初诊。血常规：红细胞 2.4×10^{12}/L，血红蛋白63g/L，血小板 20×10^9/L，白细胞 2.4×10^9/L。刻下症见：头晕，乏力，腰膝酸软，鼻衄，咽干，月经量多。查体：面色苍白，双上肢皮下有散在瘀斑。舌脉：舌淡少苔，脉沉细数。

中医辨证： 脾肾两亏，瘀血内阻。

治法： 健脾益肾，活血化瘀。

方药： 兰州方加减。方中加入马钱子（油炸）1个、土大黄10g、水蛭粉3g以养血活血化瘀。出血多时加薄荷炭15g、丹皮炭15g、陈棕炭15g、大蓟炭15g。

水煎服，每日1剂。

治疗1个月后患者鼻衄减轻，月经量减少，疲乏等症状改善，但胃脘不适明显。复查血常规：红细胞 3×10^{12}/L，血红蛋白73g/L，血小板 32×10^9/L，白细胞 3.8×10^9/L。

方药： 兰州方、香砂六君子汤加减。

人参须 15g	太子参 15g	北沙参 15g	党参（西洋参）15g
生地黄 12g	山茱萸 30g	草豆蔻 6g	木香 6g
半夏 6g	陈皮 6g	白术 10g	茯苓 12g
甘草 6g	玉竹 10g	黄精 20g	土大黄 10g

此方服用 1 个月后，患者诸症消失，面色红润，饮食睡眠佳，舌质淡红，苔薄白，脉沉细。查血常规：红细胞 3.6×10^{12}/L，血红蛋白 85g/L，血小板 60×10^9/L，白细胞 3.7×10^9/L。

上方随症加减，患者服药 1 年后，血常规：红细胞 3.98×10^{12}/L，血红蛋白 138g/L，血小板 119×10^9/L，白细胞 6.2×10^9/L，骨髓穿刺骨髓象示：正常骨髓象。

嘱以兰州方常服，门诊随访，此例骨髓异常增生综合征临床痊愈。

【评析】　裴正学认为血液病的治疗，是当前中西医联合攻关的重点课题，也是中西两种医学各擅其长的系统工程。西医注重解决疾病的致病性，而常常忽略机体的反应。中医通过调节机体的反应性而抑制病原，其结果往往形成只重视全身症状，却容易忽视病变局部。西医从局部、从微观认识疾病，中医治病从整体、从宏观认识疾病。两种医学在其不同的发展过程中形成了各自独特的优势，而另一方面也形成了各自难以克服的不足。只有在中医西医有机的配合下，在临床和科研齐头并进下，不断总结经验、提高疗效，从而有所发明，有所创造，最后达到治疗血液病理想疗效的目的。

［13］梁曦，王芳，白丽君 . 裴正学教授中西医结合治疗 MDS 经验 [J]. 甘肃中医，2010，23（5）：12-13.

十四、梁贻俊医案——肾阴不足，毒蕴血热案

米某，男性，62 岁。1995 年 11 月 1 日初诊。

病史： 患者 1995 年 7 月发现四肢散在大片紫斑，在某医院骨髓穿刺确诊为"MDS-RAEB-t"（骨髓中原始加早幼粒细胞 26%）。服维甲酸治疗 3 个月，

症状无明显缓解，反出现齿衄及肾功能异常，体虚难以下床独立行走，自停西药，来我处医治。

西医诊断：MDS-RAEB-t。

中医辨证：肾阴不足，毒蕴血热。

治法：益气养血，填补肾阴，解毒凉血。

方药：

黄芪 40g	太子参 30g	当归 10g	白芍 15g
玄参 30g	生地黄 20g	熟地黄 20g	女贞子 25g
黄连 20g	黄柏 20g	仙鹤草 20g	白花蛇舌草 40g
龙葵 30g	紫草 15g	白茅根 30g	

每日 1 剂，送服六神丸每次 30 粒，每日 3 次。

药后精神好转，体力渐增，至 1996 年 1 月齿衄止，皮下紫斑全部吸收，可去天安门散步游玩，带上方回原籍坚持治疗。

1996 年 6 月来京复查，骨髓穿刺诊断同前，髓象中原始加早幼粒细胞 7.5%。仍以上方加减调治，每年仅调方 1 次，但拒绝骨髓穿刺。

1999 年 10 月 9 日，血常规三系计数正常，细胞分类中见中幼粒 3%，晚幼粒 1%，自确诊已 4 年多，仍健康生存，并馈赠相片留念。

［14］梁贻俊. 梁贻俊临床经验辑要 [M]. 北京：中国医药科技出版社，2001.

第四章
白血病

白血病是一类源于造血干细胞的恶性克隆性疾病，白血病细胞自我更新增强、增殖失控、分化障碍、凋亡受阻，最终使正常造血受抑制，并可浸润其他器官组织，导致正常造血细胞生成减少，产生各种症状，周围血白细胞有质和量的异常。白血病临床上常以发热、出血、贫血及肝、脾、淋巴结肿大为特点。

现代医学认为本病病因尚未完全明确，有证据表明本病与电离辐射、化学物质的刺激、遗传因素及病毒感染等因素有关。本病的诊断主要依据临床表现、外周血常规、骨髓穿刺血液学检查。本病按细胞形态可分为：①粒细胞性白血病；②淋巴细胞性白血病；③单核细胞性白血病。其他较少见的有红血病、红白血病、浆细胞性白血病、巨核细胞性白血病及毛细胞白血病等。根据自然病程及骨髓原始细胞数将白血病分为急性白血病和慢性白血病。

第一节　急性白血病

急性白血病是原始与早期幼稚血细胞在骨髓中急剧增生的恶性疾病，若不及时治疗，白血病细胞将经血液浸润至全身组织，并在短时期内致命。本病主要分为急性淋巴细胞白血病与急性非淋巴细胞白血病两大类。此两类不仅细胞形态有区别，年龄分布与治疗反应也不同，但是它们的表现形式与并发症是相同的。其临床主要表现为：①正常骨髓造血功能受抑制表现：贫血、发热、出血；②白血病细胞增殖浸润的表现：淋巴结和肝脾肿大；骨骼、关节、眼部、口腔、皮肤、睾丸、中枢神经浸润等。急性白血病精确的诊断，国际上通用的是细胞形态学

（Morphology）、免疫学（Immunology）、细胞遗传学（Cytogenetics）和分子生物学（Molecular biology）分型，即我们常说的 MICM 分型。获得全面 MICM 资料，是指导治疗、正确选用化疗方案的前提，并可评价预后。

急性白血病的治疗包括紧急处理高白细胞血症、防治感染、成分输血支持、防治高尿酸血症肾病、维持营养、抗白血病治疗。若不经特殊治疗，平均生存期仅为 3 个月左右。不少患者可通过现代治疗长期生存。急性早幼粒细胞白血病若能避免早期死亡，则预后良好，多可治愈。

急性白血病，根据本病的临床表现，当属于中医学"内伤发热""血证""急劳"范畴。

传统中医学认为，本病的发生乃禀赋薄弱、正气不足、情志失调、五劳所伤，致机体正气亏虚、气血阴阳不足，脏腑经络失调，复感湿热毒邪，药食之毒侵袭，内攻骨髓，正虚邪盛，邪毒内陷心肝营血，伤及五脏，以致气血精髓乏源，所致壮热、出血及虚损诸症，发为本病。

父母体虚或胎中失养而先天禀赋薄弱，肾精亏乏，阴阳失调；烦劳过度、房劳不节，伤及脾肾，则邪毒乘虚入侵；感受热毒之邪、药食之毒，侵及血液，深伏骨髓，耗伤气血阴精，则出现体倦乏力、面色无华、形体渐瘦等症状；热毒内蕴，正不胜邪，渐至热毒炽盛，则高热不退，或反复发热；热毒波及血脉，迫血妄行，血溢脉外，则致衄血、紫斑；忧思郁怒等情志失调，肝失疏泄，气机不畅，或肝脾不和，脾失健运，痰湿内生，致气滞血瘀、痰凝互结，则热毒兼夹痰、瘀，或阻滞肢节经脉，发生痹阻疼痛，留着胁下、腹中，或留滞经络则发生积聚、痞块、痰核等局部病证。

根据白血病的发生、发展速度与临床表现，本病病位在骨髓，涉及脾、肾及心，病机关键在于邪毒侵犯骨髓，入血伤髓，灼伤营阴，耗血动血，出现发热、出血等症。病性多虚实夹杂，并随着病情进展而相互转化。疾病初期以邪实为主，兼有正虚，常表现为高热、痰凝、瘀血等表现，如失治误治，病邪传里，入血伤髓，耗伤气血，消灼阴液，则呈现一派气阴亏虚之象。也有疾病初期表现为头晕乏力等正气亏虚的，但此时多为邪实为本，正虚为标。缓解时以正虚未复为主，兼夹余毒未清。气阴两虚是急性白血病的内在发病基础；热毒内盛，邪毒伤血、瘀血内阻是急性白血病的病机演变基本过程；气血阴阳虚损、阴竭阳微是急性白血病的最终病理结果。

本病发病急，变化快，如失治误治，常出现痹病、头痛、视瞻昏渺、痉病、中风等多种变证。如温热毒邪深伏骨髓，灼伤营阴，炼液为痰，痰滞血脉，血行不畅而为瘀，痰凝血瘀，阻于关节出现痹病；阻于脑脉，而见头痛；阻于眼脉，出现视瞻昏渺或突眼；邪热炽盛，耗阴伤液，阴虚风动，肢体经络失养，出现痉病；邪热炽盛，迫血妄行，直冲犯脑，血溢脑脉，出现突然昏仆、昏不知人等危急重症。

在白血病发病过程中，正邪分争贯其始终。若瘟毒、邪毒由盛而衰，正气由虚而渐复，则疾病得以缓解；若外邪盛，日久未见平复，营阴内耗，而致阴虚，正气仍不转机，邪仍不去，病情进一步恶化，气血阴阳虚甚，最后导致阴阳两竭而死亡。

一、陈卫川医案——脾肾两虚案

陈某，男，65 岁。2017 年 11 月 30 日初诊。

病史：患者自诉 2 个月前因发热就诊于宁夏某医院行血常规及骨髓穿刺检查，诊断为老年急性白血病。给予输血、输血小板治疗，并给予益血生胶囊口服，每次 4 粒，每日 3 次，咖啡酸片口服，每次 2 片，每日 3 次，效不显，遂来我院门诊就诊。血常规：白细胞 39.31×10^9/L，红细胞 3.24×10^{12}/L，血红蛋白 112g/L，血小板 78×10^9/L。刻下症见：患者感全身乏力明显，偶有头晕，间断发热，饮食欠佳，睡眠一般，二便调。舌脉：舌质淡，苔白腻，脉细数。

西医诊断：老年急性白血病。

中医诊断：虚劳。

中医辨证：脾肾两虚。

治法：滋补脾肾，兼以滋阴解毒。

方药：

太子参 15g	麦冬 12g	五味子 8g	黄芪 40g
桂枝 12g	炒白芍 15g	当归 15g	鸡血藤 20g
女贞子 15g	墨旱莲 15g	桑葚 15g	制何首乌 15g
黄精 12g	玉竹 12g	生地黄 12g	炒白术 12g
升麻 12g	淫羊藿 12g	仙茅 12g	菟丝子 15g
土茯苓 10g	甘草 10g		

7 剂，每日 1 剂，水煎服。

嘱患者避风寒，畅情志，免劳累，多休息。

二诊： 患者乏力感较前缓解，间断发热，舌淡，脉细数。

方药： 原方加白花蛇舌草 15g，虎杖 15g。

续进 7 剂。

三诊： 患者诉乏力感明显减轻，无明显发热感，舌质淡，脉细略数。

方药： 原方又进 14 剂，以资巩固。

四诊： 患者乏力、发热明显减轻，进食渐多，夜寐可，睡眠可，能做少量家务。复查血常规：白细胞 23.96×10^9/L，红细胞 3.26×10^{12}/L，血红蛋白 118g/L，血小板 95×10^9/L。患者血常规较前好转，故效不更方，予前方继进 14 剂。

此后再以原方随症加减治疗，门诊随访血常规。

【评析】 陈卫川根据多年经验认为正气虚是导致该病发生的根本原因。"正气"乃人之"元气"，也为人之"阳气"。《黄帝内经》云："阳气者，若天与日，失其所则折寿而不彰。""邪之所凑，其气必虚。"在正虚的基础上，外邪方可内侵，导致疾病的发生。陈卫川认为治疗本病的原则应为补其不足，损其有余，即扶正祛邪。扶正祛邪法是贯穿整个治疗过程的关键。因此提出了治疗本病的方法：①调理脾肾以生精血，因脾为土脏，气血生化之源；肾为水脏，封藏之本，精之处；②清热解毒以抑制细菌、病毒的生长。方中太子参、麦冬、五味子益气养阴，黄芪、桂枝、升麻补气温阳，共奏增强身体的正气；当归、炒白芍、制何首乌、女贞子、墨旱莲、桑葚补益精血；炒白术调理脾胃；黄精、玉竹调理脾肾，现代药理学研究表明，黄精多糖类提取物能增强免疫功能，玉竹醇提取物能增强免疫，其注射液有抗肿瘤作用。生地黄清热凉血可防止出血；仙茅、淫羊藿、菟丝子补益肾阳，取之"善补阴者，必于阳中求阴，则阴得阳升而泉源不竭"之理，并从药理学的角度解析，朱剑锋等通过观察淫羊藿提取物 IC163 对红白血病细胞 K562 的诱导分化作用发现，IC163 可明显上调 K562 细胞膜 CD71 和 CD235a 分化抗原的表达，升高细胞内血红蛋白含量，在形态上有趋向红系分化的改变，红系分化比例约为 13%。土茯苓清热解毒，甘草调和诸药并增强清热解毒之功。患者二诊时间断发热，原方加白花蛇舌草、虎杖增强清热解毒之功。三诊时患者诸症较前明显缓解，继续服药 7 剂以资巩固。四诊时患者乏力、发热明显减轻，进食渐多，夜寐可，睡眠可，能做少量家务。复查血常规较前好转，故效不更方，予前方继进 14 剂。此后再以原方随症加减治疗，门诊随访血常规。

[1] 张瑜，冶尕西，陈卫川，等 . 陈卫川主任治疗老年急性白血病经验举隅 [J]. 内蒙古中医药，2018，37（5）：20-21.

二、万友生医案——气虚发热案

李某，男，35 岁。1980 年 11 月 24 日初诊。

病史：患者自幼体弱多病，常感头昏乏力，容易失眠，多愁善感。近因精神受到刺激，失眠 1 周，且低热不退，乃于 1980 年 10 月 16 日住入某医院。入院后，查血发现幼淋巴细胞 0.42，白细胞 $2.9×10^9$/L，经骨髓穿刺，西医诊断为急性淋巴性白血病。接受化疗一个疗程后，合并大叶性肺炎，高热不退，白细胞降至 $0.6×10^9$/L。经用多种抗生素和清肺消炎中西药治疗无效，体温持续在 40℃上下不退。刻下症见：虽高热而多汗肢冷，背心微寒，面白如纸，唇舌亦淡白，神疲肢倦，卧床不起，少气懒言，声低息微。并伴咳嗽胸痛，咯铁锈色痰，恶心厌食。舌脉：脉虚数无力。

中医辨证：气虚发热。

治法：甘温除热。

方药：补中益气汤。

黄芪 50g	党参 50g	白参 15g	白术 15g
西洋参 10g	升麻 10g	柴胡 10g	陈皮 10g
炙甘草 10g			

水煎服，2 剂。

二诊：11 月 28 日。上方因有争议，延至 26 日才开始服用，前日体温降至 38.7℃，昨日体温降至 38.3℃，精神稍有好转，无任何不良反应。今日医院停药观察，体温又升至 38.7℃。

方药：守上方加柴胡至 15g，更加青蒿（后下）15g。

再进 3 剂。

11 月 31 日上午患者家属告知，上方因配药困难，直至昨日下午 5 时才服下，当晚 7 时体温 38.8℃，9 时下降至 38.1℃，直至今晨未再上升，精神见好。

三诊：12 月 1 日。体温下降至 38℃ 以下（早晨、中午 37.9℃，下午 37.4℃），精神转佳，今晨起坐竹椅上良久（从 11 月 7 日高热起，一直卧床，从未起坐过），说话声音渐扬，食欲也见好转，昨日恶心减少，今日未再恶心。守上方再进 4 剂。

四诊：12 月 5 日。体温下降至 37.5℃（今晨 37℃），精神日益好转。唯仍咳嗽胸微痛，咯少量铁锈色痰。

方药：守上方加减。

黄芪 50g	党参 50g	红参 10g	白术 10g
柴胡 10g	炙甘草 10g	桔梗 10g	当归 10g
升麻 10g	陈皮 10g	橘络 10g	丝瓜络 10g
枳壳 10g	西洋参 10g		

再进 4 剂。

五诊：12 月 9 日。体温正常已三天，精神、饮食、说话恢复正常，咳嗽胸痛明显减轻。守上方加减。

本例守上方加减调治到 12 月 28 日，咳嗽胸痛全除，铁锈色痰消失，经透视复查肺炎痊愈。 1981 年 13 日复查血常规，其中白细胞已上升到 $3.9 \times 10^9/L$，幼淋巴细胞为 0.01，患者上班工作。

【评析】 万友生所治李某案中，患者属急性淋巴细胞性白血病合并大叶性肺炎。白血病合并感染是白血病患者最主要的死因，因白血病患者本来就抵抗力低下，在接受放、化疗治疗的同时，免疫力更是严重下降，极易受到感染。当感染时，传统上应清热解毒，万友生根据患者表现，力排众议，辨证其为气虚发热，以补中益气汤"甘温除大热"，2 剂体温即明显下降，前辈经验丰富，为后学者开阔思路提供了极佳的范例。

［2］王鱼门.万友生医案选 [M]. 北京：中国中医药出版社，2016.

三、杨文华医案——正虚邪盛，伤及血脉案

患者，女，64 岁。2009 年 11 月 30 日初诊。

病史： 患者于 2009 年 11 月于某专科医院确诊为低增生性急性淋巴细胞白血病。患者拒绝接受化疗而来就诊。血常规：白细胞 $3.6 \times 10^9/L$、血红蛋白 56g/L、血小板 $1 \times 10^9/L$。刻下症见：头晕乏力，面色少华，鼻衄、齿衄，四肢皮肤散在瘀点，骨骼酸痛，纳呆便溏。舌脉：舌质淡，苔白腻，脉细数。

西医诊断： 低增生性急性淋巴细胞白血病。

中医诊断： 白血病（不化疗期单元）。

中医辨证： 正虚邪盛，伤及血脉。

治法： 扶正抗癌，兼以生血、止血。

方药： 全蝎解毒汤加减。

金银花 30g	全蝎 10g	白花蛇舌草 30g	半枝莲 15g
蒲公英 30g	薏苡仁 15g	女贞子 15g	墨旱莲 15g
生黄芪 30g	太子参 30g	当归 15g	炒白术 15g
茯苓 15g	远志 15g	麦冬 15g	五味子 10g
鸡内金 30g	仙鹤草 15g	茜草 15g	三七粉（冲服）3g

7剂，并配合口服糖皮质激素每日20mg，给予输血、输血小板。

应用7剂后，患者出血、乏力减轻，进食渐多。血常规：白细胞3.8×10^9/L，血红蛋白89g/L，血小板11×10^9/L。继以此法配合间断输血、输血小板。

3个月后症状明显改善，糖皮质激素减至每日10mg，输血周期由之前平均半个月1次延长到1个半月1次，并脱离输血小板。

1年后，患者生活状态明显改善，血红蛋白一直稳定在80～90g/L，已完全脱离输血，血小板稳定在60×10^9/L左右。

至今已生活5年，目前精神状态好，周身未见出血，血常规已接近正常水平，多次复查均未见原淋巴细胞、幼淋巴细胞，因拒绝骨髓穿刺，故未了解到骨髓情况。患者就诊都是自己前来，自述进食、睡眠如常，能做轻度家务，生活质量较好。

【评析】　该验案以中医药为主治疗急性淋巴细胞白血病，未采用化疗，虽然骨髓、血常规不能达到完全缓解，但生活质量良好，体现了中医治疗肿瘤的优势，通过辨病辨证实现人瘤共存，提高患者生活质量，延长生命。

[3] 郝征，杨向东，王兴丽，等. 杨文华教授辨治急性白血病经验 [J]. 中华中医药杂志，2015，30（7）：2406-2408.

四、尤建良医案——邪毒内发案

患者，男，18岁。

病史： 患者因确诊"急性淋巴细胞白血病5日"于2011年5月20日初诊。2011年5月15日因发热1周至无锡市某医院就诊。血常规：白细胞2.2×10^9/L，分类中幼稚细胞90%，血红蛋白89g/L，血小板88×10^9/L。骨髓穿刺：增生极度活跃，原幼淋占88%，过氧化物酶染色阴性。西医诊断为急性淋巴细胞白血病。刻下症见：壮热口渴，颌下瘰疬，皮肤紫斑，时有神昏，大便干燥，小便黄赤。舌脉：舌质红，苔黄干燥，脉滑数。

西医诊断： 急性淋巴细胞白血病。

中医辨证： 邪毒内发。

治法：先行治标，清热解毒，凉血化痰。

方药：犀角地黄汤加减。

生地黄 30g	牡丹皮 15g	丹参 15g	水牛角（先煎）30g
赤芍 15g	大青叶 30g	栀子 10g	白花蛇舌草 30g
浙贝母 15g	夏枯草 20g	生甘草 5g	生牡蛎（先煎）30g

上方加水适量煎煮至 400mL，每次 200mL 温服，每日 2 次。服用 7 剂。

5 月 27 日二诊：服用上药后热已退，现感乏力，面色萎黄，颌下瘰疬同前，舌红少苔，脉细数。

治法：拟标本兼治，益气养阴，清热解毒，软坚散结。

方药：生脉散加减。

党参 10g	麦冬 10g	五味子 5g	白术 10g
茯苓 15g	当归 10g	川芎 10g	生地黄 15g
白芍 10g	玄参 15g	大青叶 30g	连翘 10g
浙贝母 15g	夏枯草 20g	生甘草 5g	

用法同前。

连续服用 3 个月。期间并予改良 VDCP 方案多程化疗。化疗期间未出现明显不良反应。临床症状完全消失。复查骨髓：白血病得到缓解；外周血常规：白细胞 4.5×10^9/L，分类未见幼稚细胞，血红蛋白 112g/L，血小板 128×10^9/L。

此后长期服用扶正和胃方扶正固本，间断服用清热解毒汤剂。

【评析】 急性白血病初发病时，正气未伤，邪气盛，应以清热解毒为主治其标，在疾病发展过程中，正气渐伤，而邪气盛时，应注意扶正祛邪，以扶正增强抗病能力，直到疾病缓解恢复。中医辨证与辨病相结合治疗白血病，在提高机体抗病能力的基础上，可以改变骨髓细胞及血液细胞的生长环境，破坏癌细胞的生长环境，并在一定程度上直接杀伤癌细胞，纠正化疗的不良反应，减少并发症，使化疗得以顺利进行，提高白血病的临床疗效，延长患者的生命。

［4］浦琼华，尤建良．尤建良教授治疗急性白血病经验 [J]. 贵阳中医学院学报，2015，37（1）：61-62.

五、奚肇庆医案——气阴两伤，运化失健案

魏某，女性，87 岁。2014 年 3 月 11 日初诊。

病史：患者因"乏力间作 3 个月，加重 1 周"于 2014 年 2 月 22 日住入江苏省某医院。当地医院查血常规：三系减少，予输液治疗（具体用药不详），效果不显，贫血症状加重，活动耐力明显下降，动则气喘，收入我院。既往有冠心病、高血压病史 20 年余，1960 年因甲状腺瘤行手术治疗，1974 年因子宫肌瘤行手术切除子宫。血常规：白细胞 4.09×10^9/L，外周血中中性粒细胞 1.19×10^9/L，血红蛋白 43g/L，血小板 37×10^9/L。外周血细胞分类：原始细胞 23%。骨髓细胞白血病免疫分型：幼稚细胞占 18.5%，表达髓系及干（祖）细胞抗原。西医诊断为急性髓系白血病。因患者高龄、基础病较多、一般情况较差，采用中医药治疗，投补益肝肾、清热解毒剂，收效不佳。刻下症见：神疲乏力，胃纳欠佳，嗳气，大便黯红，无黏胨，腹胀，自汗盗汗，口干欲饮，肛门坠胀。舌脉：舌质淡紫，有瘀点，苔中裂，根黄腻，脉弦细数。

西医诊断：急性髓系白血病。

中医诊断：急劳。

中医辨证：气阴两伤，运化失健。

治法：益气养阴，健脾化湿，行气健胃，兼清热止痢。

方药：

西洋参 6g	黄芪 12g	炒白术 10g	炒白芍 10g
石斛 10g	鸡内金 10g	大腹皮 10g	砂仁（后下）5g
木香 8g	槟榔 10g	川黄连 5g	马齿苋 15g
葛根 12g	炒麦芽 12g	炒谷芽 12g	甘草 4g

每日 1 剂，水煎服。

2014 年 3 月 18 日二诊：便血显减，腹胀好转，胃纳有增，汗出仍较明显，肛门坠胀感已除。复查血常规：白细胞 3.76×10^9/L，中性粒细胞 1.8×10^9/L，红细胞 3.26×10^{12}/L，血红蛋白 97g/L，血小板 32×10^9/L。

方药： 原方去大腹皮、葛根，加桂枝 7g、煅龙骨（先煎）15g、煅牡蛎（先煎）15g、糯稻须根 12g。

守法继服。

2014 年 5 月 5 日复查血常规：白细胞 $4.8 \times 10^9/L$，中性粒细胞 $3.2 \times 10^9/L$，血红蛋白 81g/L，血小板 $14 \times 10^9/L$。

【评析】 本例中医病机为气阴亏虚，脾失健运，胃失和降，伏邪内潜，正气虽虚，邪亦不盛。治以益气养阴，健脾化湿，行气健胃，兼清热止痢。方以参苓白术散加减：以西洋参益气养阴为君，黄芪、石斛加强君药之功，炒白术、炒白芍健脾补虚，木香、砂仁、鸡内金、炒麦芽、炒谷芽行气健胃，葛根、马齿苋清热止痢。现代医学研究葛根的有效成分提取物、大豆甙元等有抑制白血病细胞增殖、诱导凋亡、促进分化等作用，马齿苋活性成分能选择性地杀伤癌细胞，具有减毒增效的作用。奚教授巧妙地通过辨证与辨病相结合，避免了滥用攻伐伤及脾胃。二诊时收效显著，唯汗出较多，加用桂枝、煅龙牡、糯稻根等和营敛汗，全方组方严谨，用药精准，紧扣病机。虽然后期该患者因合并多重感染、多脏器功能衰竭死亡，但奚教授通过调治脾胃明显改善了患者生存质量，延长了生存期，值得借鉴。

［5］孔祥图，张文曦，奚肇庆. 奚肇庆从脾胃论治老年急性白血病经验拾零 [J]. 中医药通报，2014，13（6）：21-22.

六、邓成珊医案——正虚邪恋，气阴亏虚，癌毒未尽案

患者，女，70 岁。2007 年 4 月 25 日初诊。

病史： 患者因"确诊急性粒细胞白血病半年"来诊。2006 年 10 月中旬，患者因发热就诊于北京某医院。血常规：白细胞 $8 \times 10^9/L$，血红蛋白 91g/L，血小板 $130 \times 10^9/L$。骨髓穿刺示：增生极度活跃，原始细胞占 79%，过氧化物酶染色阳性。西医诊断为急性粒细胞白血病 -M2。西医治疗：予 MA 方案诱导化疗达完全缓解，继予 MA、AA、MA 方案巩固，末次化疗时间为 2007 年 4 月 5 日。

患者就诊时化疗已完毕 2 周，血常规：白细胞 $3.22 \times 10^9/L$，血红蛋白 96g/L，血小板 $220 \times 10^9/L$。刻下症见：乏力、口干、汗多、纳差、无发热。舌脉：舌淡、苔薄黄，脉细略数。既往有冠心病史 10 年，糖尿病史 6 年，高血压病史 5 年。

西医诊断：急性粒细胞白血病 –M2。

中医辨证：正虚邪恋，气阴亏虚，癌毒未尽。

治法：益气养阴为主，兼解毒抗癌。

方药：

生地黄 15g	山茱萸 10g	山药 10g	补骨脂 10g
黄芪 15g	当归 10g	石斛 15g	玄参 10g
炒薏苡仁 30g	苦参 20g	浙贝母 10g	猪苓 10g
焦山楂 30g	焦神曲 30g	焦麦芽 30g	

服用 14 剂后，乏力、纳差改善明显，仍口干，去焦三仙，加知母 15g、黄芩 10g 滋阴清热。

继服 14 剂后口干减轻。复查血常规恢复正常，骨髓完全缓解状态，先后继予 AA、MA 交替化疗共 6 个疗程后停止化疗，末次化疗时间为 2010 年 11 月 10 日，化疗间歇期口服中药原方加减。

2011 年 11 月 2 日复诊：口干，大便干结，舌红、无苔，脉弦缓。

中医辨证：阴虚内热。

治法：滋阴清热，解毒通便。

方药：

生地黄 30g	玄参 20g	麦冬 10g	石斛 15g
知母 10g	肉苁蓉 30g	当归 15g	生石膏（先煎）15g
火麻仁 15g	紫苏梗 15g	龙葵 30g	白英 15g
黄连 10g	白花蛇舌草 30g		

服用 14 剂后，口干、便秘减轻。

2012 年 3 月 7 日新发左颊黏膜扁平苔藓，舌红、少苔，脉弦，原方减白英，加白鲜皮 15g 清热解毒化湿。继服 28 剂后，扁平苔藓愈。

随诊 1 年余，一般情况好，血常规正常，生活可以自理。

【评析】　本例为高龄急性髓系白血病，间断化疗维持 4 年，一直处于完全缓解状态，化疗间歇期口服中药以益气养阴兼解毒抗癌为法。停止化疗 2 年多来，血常规完全正常，骨髓保持完全缓解状态，以口干、便秘等为主症，治以滋阴通便、解毒抗癌为主，益气养血之品不用或少用，防过补助长邪毒生长。目前患者健在，总病程 6 年余，为中西医结合治愈急性白血病的成功案例。

［6］肖海燕，邓成珊. 邓成珊治疗急性白血病经验 [J]. 中医杂志，2013，54（18）：1544-1546.

七、孙一民医案——阴虚内热，复感外邪案

患者，女，18 岁。1990 年 12 月 7 日初诊。

病史：患者西医诊断为急性早幼粒细胞白血病（M3），化疗 2 个月后复查骨髓：原加早粒细胞 51%，血红蛋白 40g/L，白细胞 3.4×10^9/L，中性粒细胞比例 82%，淋巴细胞比例 18%。发热 6 天，体温 38～39℃，用多种抗生素无效。刻下症见：头痛，右下腹可触及一条索状物，外科会诊排除急性阑尾炎，疑为白血病细胞浸润所致。舌脉：舌质红，苔薄黄少津，脉浮数。

中医辨证：阴虚内热，复感外邪。

治法：滋阴清热解表。

方药：基本方（鲜蒲公英 500g，鲜小蓟 500g，鲜茅根 250g，鲜生地黄 250g）加金银花 30g，连翘 30g，淡豆豉 10g，薄荷（后下）10g，荆芥 10g，芦根 30g。3 剂，每日 1 剂，水煎服。

2 天后热退，腹痛、头痛减轻。

继服基本方半个月，诸症消失。复查骨髓象、血常规完全缓解。

随访 10 年，未见复发。

【评析】　本例患者化疗未见缓解，病情危重，属于难治性白血病，中医辨证属阴虚内热，复感外邪。先用滋阴清热解表，继用养阴清热而获完全缓解，说

明中医治疗难治性白血病也可取得显著疗效。

[7] 王泽民，杜艳林，王婧. 孙一民应用中药鲜药治疗急性白血病经验 [J]. 北京中医药，2008（1）：51-52.

八、包鸿延医案——阴虚血热，瘀血内结案

郭某，女，21 岁。1990 年 3 月 4 日初诊。

病史： 患者于 1989 年 12 月 29 日在北京某医院诊为急性非淋巴细胞白血病（M4），经住院应用化疗 3 个疗程，达部分缓解出院。刻下症见：发热，面白乏力，身痛，纳差，腹胀，水肿，头发脱落，淋巴结肿大。舌脉：舌干红有瘀斑，脉细数涩。

西医诊断： 急性非淋巴细胞白血病（M4）。

中医辨证： 阴虚血热，瘀血内结。

治法： 养阴清热，活血化瘀。

方药： 四物汤加减。

当归 20g	生地黄 15g	川芎 10g	赤芍 15g
桃仁 15g	丹参 15g	枸杞子 15g	茯苓 15g
金银花 15g	连翘 15g	黄芪 15g	甘草 10g

每日 1 剂，水煎分 2 次服。

3 月 8 日二诊： 热退，精神好转。

方药： 上方加蒲黄（包煎）15g，五灵脂（包煎）15g，穿心莲 25g，苍术 15g，山楂、神曲、麦芽各 15g，没药 10g。

水煎，每日 1 剂，12 剂。

3 月 21 日三诊： 服上药 12 剂后，一切症状消失，面色红润，饮食改善，体重增加，长出新发。血常规：白细胞 $7.2 \times 10^9/L$，血红蛋白 157g/L，血小板 $114 \times 10^9/L$。

以后给予自制的红宝丹、青黄散交替服用。至 1994 年 12 月无任何不适症状，

身体健康。

【评析】　本例患者，化疗后仍未达缓解，而致本虚标实之证，中医辨证为阴虚血热，瘀血内结，故以四物汤加减治之，以补阴血、退虚热。二诊重点在于滋补阴血，加强活血解毒，使毒除血长，身体自安，后再用红宝丹及青黄散一补一攻，以扶正驱邪，巩固之，达到长期缓解生存。

从西医观点看，西洋参、黄芪有良好的免疫调节作用，可促使 IL-2 产生，激活 LAK 细胞。青黄散辛温有毒，与组织中的巯基结合，使蛋白质失去活性，从而抑制白血病细胞的增殖，所以起到了治疗白血病的作用，使患者处于长时间缓解状态。

［8］包鸿延.中医治疗白血病与疑难杂症 [M].北京：中国华侨出版社，1995.

九、孙一民医案——阴虚内热，血热妄行案

杨某，男，23 岁。1975 年 4 月 13 日初诊。

病史：患者曾于 1974 年 4 月经我地、市医院西医诊断为急性淋巴细胞白血病。5 月 13 日转北京某医院治疗。住院 10 个多月，于 1975 年 3 月 22 日出院。出院时诊断为急性淋巴细胞白血病缓解期。出院后继续用疏嘌呤、甲氨蝶呤、环磷酰胺、白花蛇舌草、狗舌草等中西药治疗。1975 年 4 月 13 日来我处就诊。刻下症见：鼻腔、牙龈出血，牙龈瘀紫肿胀，口唇发绀，面部发暗，面色㿠白，精神萎靡，说话声音低弱，行走无力。自述烦躁，手足心热，汗出，口咽干，恶心，纳食不佳，遗精，小便黄，睡眠不宁。舌脉：舌质红，舌苔黄，脉细数。

中医辨证：阴虚内热，血热妄行。

治法：养阴清热，凉血解毒。

方药：犀角地黄汤加减。

| 生地黄 12g | 牡丹皮 9g | 杭白芍 15g | 藕节 9g |
| 荷叶 9g | 石斛 12g | 麦冬 12g | 栀子 9g |

| 连翘 15g | 白茅根 30g | 建神曲 9g | 竹茹 6g |
| 大蓟 9g | 小蓟 9g | 扁豆花 9g | 牡蛎（先煎）24g |

每日 1 剂，水煎服。

4 月 25 日二诊： 上方连服 10 剂后，病情略有减轻，牙龈、鼻腔衄血暂止，饮食渐增、恶心减轻。仍烦躁，手心热，汗出，口咽干，遗精。按上方意，加量调整。

方药：

生地黄 15g	牡丹皮 9g	白芍 15g	小蓟 24g
藕节 9g	荷叶 9g	石斛 15g	麦冬 12g
栀子 9g	连翘 18g	白茅根 30g	竹叶 9g
竹茹 6g	陈皮 9g	浮小麦 30g	牡蛎（先煎）30g

每日 1 剂，水煎服。

6 月 19 日复诊： 上方加减服 30 余剂，病情尚稳定。近日又恶心，饮食减少，仍按上方加减，酌加助消化和胃药如谷芽、麦芽、佩兰、鸡内金等，又服 20 余剂。

7 月 14 日复诊： 牙龈有时仍出血，恶心梦多，内热时有反复，选用养阴解毒药如玄参、天花粉、金银花、紫花地丁等加减继服。

7 月 28 日复诊： 上方加减服 20 余剂后患者因连续感冒，发热，阴液受伤，内热仍炽，现在又见牙龈出血，口唇干裂，加重养阴清热、凉血解毒剂量。

方药：

生地黄 30g	小蓟 30g	白茅根 60g	玄参 30g
石斛 15g	麦冬 15g	知母 12g	连翘 15g
栀子 9g	荷叶 9g	藕节 15g	甘草 3g
天花粉 15g	金银花 30g	蒲公英 30g	

每日 1 剂。

在上方基础上，随症加减，服至 1976 年 6 月 9 日，经数月治疗，症状虽有好转，但患者内热及衄血仍时有反复，考虑是否某些药有不良反应，服后助长了内热。针对这一情况，征得患者同意，停用其他药物，并根据前段在治疗中临床观察，每用大剂量鲜药如鲜生地黄、鲜小蓟、鲜蒲公英、鲜白茅根等，效果比较好。因此，每日只以四味鲜药加大剂量服用。

方药：

鲜生地黄 250g   鲜小蓟 500g   鲜蒲公英 500g   鲜白茅根 50g

切碎、洗净，每日煎 1 剂当茶饮，上方鲜药服 10 余剂后，牙龈出血即止，遗精亦愈，阴液渐复，内热渐清，口咽干减，饮食增加，精神好转。

到 1977 年 5 月 15 日为止，共服上方 156 剂，患者精神很好，无出血，无发热，血红蛋白 80g/L，肝脾不肿大，全身淋巴结不肿大，神经反射正常，牙龈瘀紫肿胀消失，每日吃主食约 1 斤半，已能从事重体力劳动。

【评析】 该患者属于阴虚内热、血热妄行，应用犀角地黄汤加减治疗 1 年，病情时有反复。考虑是热毒深重，病重药轻，乃加大鲜药剂量，终于完全缓解。辨证施治：本例患者初次来诊时，临床表现一派阴虚内热。内热是现象，阴虚是实质，在整个病程中，占主导地位。以养阴清热为主治疗，改变了机体内在环境，初步达到了阴不虚，无内热。鲜药的选用：在治疗过程中，选用四味鲜药作为治疗的主药。因为鲜药含有自然汁，其养阴清热等作用比干药好。用药剂量：本例患者从诊断到治疗，从选方到用药，都以极谨慎的态度来对待，但患者内热出血却时有反复。问题在什么地方，考虑患者牙龈瘀紫肿胀，似为血分热毒较甚，内伏较深，虽药证相符，但热毒根深蒂固，病重药轻，犹如"杯水车薪"，疗效不大。遂在不影响胃纳的情况下，逐渐加大了剂量，经长期服用，终于取得比较满意的疗效。

［9］孙一民．临证医案医方 [M]．郑州：河南科学技术出版社，1981.

第二节　慢性髓系白血病

慢性髓系白血病（CML），俗称慢性粒细胞白血病（慢粒），是一种发生在多能造血干细胞的恶性骨髓增殖性肿瘤（为获得性造血干细胞恶性克隆性疾病），主要涉及髓系，以贫血、外周血粒细胞增高和出现各阶段幼粒细胞、嗜碱性粒细胞增高、血小板增多和脾肿大为特征。在受累的细胞系中，可找到 Ph 染色体和（或）BCR-ABL 融合基因；病程发展缓慢。CML 自然病程分为：慢性期、加速期、急变期。

慢性白血病，根据本病的临床表现低热、消瘦、疲乏、出血、淋巴结肿大、肝脾肿大等特征，当属于中医学"虚劳""血虚""血证""痰核""积聚""髓毒"等范畴。

传统中医学认为，本病的发生乃因先天禀赋不足或后天失养引起脏腑亏虚，外感六淫、内伤七情等引起气血功能紊乱，脏腑功能失调，致使毒邪乘虚而入。毒邪入侵，伤血及髓，致使气虚血亏，邪与营血相搏结，使气血流通失畅，脉络瘀阻，久而成积。机体正气虚弱，复感毒邪，邪毒与正气相互影响，气血津液结聚，形成虚实夹杂之证。其枢机在于邪毒、瘀、虚三个病理环节相互衍生和转化。稳定期多为邪毒内伏，郁而待发为基本病机；加速期多为血瘀正衰，气阴两虚为基本病饥；急变期多为毒血博结，化热生火，扰及营血，灼伤阳络，迫血妄行，或阴竭阳微为基本病机。

一、李达医案——气阴两虚，温毒内蕴案

何某，女，79 岁。2014 年 7 月 4 日初诊。

病史： 患者 1 月余前因右下肢肿胀伴白细胞增多就诊，外院经完善骨髓等检查明确西医诊断为慢性粒—单核细胞白血病。右下肢肿胀不排除单核细胞浸润，予以消炎对症处理。因考虑患者高龄，不能耐受化疗，家属商量后转求中医治疗。刻下症见：神志清楚，形体消瘦，面色少华，倦怠乏力，无发热、出血及骨痛等不适，纳食欠佳，二便可。舌脉：舌淡黯，苔微黄腻，脉细略滑。血常规：白细胞 26.3×10^9/L，血红蛋白与血小板正常。查体：全身浅表淋巴结未触及肿大，皮肤无瘀斑、紫癜，肝肋下未触及。

西医诊断： 慢性粒—单核细胞白血病。

中医诊断： 虚劳。

中医辨证： 气阴两虚，温毒内蕴。

治法： 益气养阴，清温解毒。

方药：

黄芪 30g	太子参 10g	蒲公英 10g	石菖蒲 10g
柴胡 10g	黄芩 10g	山慈菇 15g	红豆杉 6g
甘草 10g			

每日 1 剂，水煎内服，早晚分服。

2014 年 7 月 18 日二诊： 乏力较前改善，右下肢仍有肿胀，局部少许红肿。血常规：白细胞 $23.75 \times 10^9/L$，血红蛋白 106g/L，血小板 $274 \times 10^9/L$。

方药：

黄芪 30g	太子参 20g	蒲公英 10g	石菖蒲 10g
柴胡 5g	黄芩 15g	怀牛膝 10g	红豆杉 3g
肿节风 30g	甘草 10g	忍冬藤 30g	

每日 1 剂，水煎早晚分服。

并配合中成药八宝丹胶囊口服解毒抗癌，贞芪扶正颗粒冲服以辅助增强正气。病情稳定后每月规律坚持门诊随诊，以益气养阴扶正中药加减，一般状况良好。期间复查白细胞波动在（10.08 ～ 30.93）$\times 10^9/L$，明显升高时配合羟基脲口服降低白细胞，血红蛋白、血小板未见明显下降，未行西医化疗。

2019 年 6 月因骨折于西医院住院治疗，血液科全面复查评估慢性粒—单核细胞白血病病情提示稳定，继续门诊随访至今，无特殊不适，血常规仅提示白细胞稍高。

【评析】 慢性白血病的治疗，尽管靶向治疗进展迅速，为慢性髓系白血病主流一线治疗，慢性淋巴细胞白血病中也逐渐应用，但其存在耐药性、不良反应，以及并非"广谱"性等问题。而慢性淋巴细胞白血病与慢性髓系白血病的带病延长生存以及提高患者生活质量，有待进一步提升，尤其后者，常呈输血依赖，并发症频发，并有急性白血病转化等问题，中医药介入可增效减毒并对减缓症状有益。

针对此类疾病之正虚毒蕴，临证施"固本澄源"法，固本以扶正补虚，澄源以解毒祛邪，并随症加减施治，促进病状减缓、气血调和、疾病稳定而带病，甚至无病长期生存。坚持衷中参西，病证结合，加强慢病管理，进一步提高此类疾病的临床疗效。

[1] 苏浩杰，刘巧萍，李达. 李达基于"固本澄源法"和血论治慢性白血病经验初探 [J]. 中医药临床杂志，2021，33（9）：1673-1676.

二、裴正学医案——脾肾亏虚，兼外感风热，营血被扰案

患者，男，42岁。

病史：患者于2009年6月因咳嗽、咽痛、发热1周就诊。刻下症见：疲乏无力，食欲不振，头昏头晕，心悸气短，盗汗口干，腰膝酸软。舌脉：舌质红、苔薄黄，脉浮数。查扁桃体肿大，双肺呼吸音粗糙，未闻及啰音，心率齐，贫血貌。肝脏未扪及，脾脏肋缘下2指。双下肢皮下紫癜。血常规：白细胞 12.5×10^9/L，中性中幼粒细胞0.16，中性晚幼粒细胞0.13，嗜碱性粒细胞0.05，血红蛋白68g/L，红细胞 3.5×10^{12}/L，血小板 90×10^9/L。骨髓检查：骨髓增生极度活跃，粒系中晚幼粒细胞显著增高，嗜碱性粒细胞增高。使用羟基脲、抗感染对症支持治疗病情好转。

西医诊断：慢性粒细胞性白血病。

中医辨证：脾肾亏虚，兼外感风热，营血被扰。

治法：补肾健脾，疏风清热。

方药：兰州方、麻杏石甘汤加减。

北沙参15g	太子参15g	人参须15g	潞党参15g
生地黄12g	麻黄10g	龙胆草10g	苦杏仁（后下）10g
山茱萸30g	紫草30g	甘草6g	生石膏（先煎）30g
金银花15g	连翘15g		

水煎服，每日1剂。

二诊： 服药 14 剂，咳嗽好转，乏力、头晕减轻，食欲渐佳，舌质红、苔薄白，脉沉细。

中医辨证： 脾肾亏虚，瘀血内阻。

方药： 上方去麻杏石甘汤，加三棱、莪术、海藻、昆布、土大黄各 10g，马钱子（油炸）1 个、水蛭 3g。

每日 1 剂。

三诊： 上方服用 3 月，出汗乏力减轻，脾脏缩小，身体较瘦，舌质红，苔薄白，脉沉迟。血常规：血红蛋白 75g/L，血小板 108×10^9/L。

方药： 兰州方中加当归 10g，黄芪、女贞子各 15g。

鹿茸、水蛭各 100g，研磨冲服，每次 3g，每日 3 次。

此后以兰州方加减服药 1 年以上，病情平稳。查血常规：白细胞 4.5×10^9/L，中性粒细胞 0.7，淋巴细胞 0.3，血红蛋白 128g/L，红细胞 4.5×10^{12}/L，血小板 128×10^9/L，嗜碱性粒细胞 0。骨髓象示：未见骨髓增生及粒细胞出现。

将兰州方按处方量取 10 剂药物，共研为末，每次服 10g，每日 3 次，坚持服用。

随访 2 年未见复发，病情痊愈。

【评析】 白血病患者禀赋虚弱，脾肾亏虚，复感风邪，致上呼吸道感染，贫血加重，骨髓增生活跃，属本虚而标实。裴教授常教导吾辈"新病与痼疾相兼者，先治新病，后治痼疾"。麻杏石甘汤、金银花、连翘、紫草、龙胆草宣肺止咳，清热解毒以治标；兰州方、当归、黄芪、女贞子、墨旱莲、何首乌、鹿茸益气养血，补肾健脾，扶正固本；三棱、莪术、海藻、昆布、马钱子、土大黄、水蛭活血化瘀，软坚散结为兼治，配合现代医学抗感染、羟基脲对症治疗，扶正固本，标本兼治。现代医学以化疗为主，诱导细胞凋亡，完全缓解后，定期进行复查，防止复发。化疗期或化疗后配合服用兰州方系列中药，二者结合，相互取长补短，减毒增效，祛邪不伤正，扶正不留邪，充分发挥中医药的独特优势，对白血病的治疗和预防具有重要意义。

［2］展文国.裴正学教授用补肾健脾扶正固本法治疗慢性粒细胞性白血病经验特色[J].新中医，2013，45（3）：206-208.

三、傅汝林医案——肝肾阴虚，瘀毒内蕴，痞结胁下案

李某，男，31岁。2001年7月21日初诊。

病史：患者于2001年在我院体检时发现脾脏肿大平脐，经血常规、骨髓穿刺检查明确西医诊断为慢性粒细胞白血病。血常规：外周血白细胞$200×10^9$/L，中、晚幼粒细胞占76%，患者无明显不适。

西医诊断：慢性粒细胞白血病。

中医辨证：肝肾阴虚，瘀毒内蕴，痞结胁下。

治法：滋养肝肾，软坚散结，活血化瘀。

方药：

墨旱莲 30g	女贞子 15g	白芍 15g	枸杞子 12g
巴戟天 12g	茺蔚子 12g	白花蛇舌草 60g	青黛（包煎）10g
雄黄 1g	半枝莲 30g	莪术 12g	鳖甲（先煎）15g
鸡内金 10g	三棱 10g	红花 3g	焦山楂 30g

每日1剂，水煎，分3次口服。

羟基脲0.25g，每日1次口服。

患者服用上方4周，脾脏由中度肿大回缩至正常，血常规、骨髓象恢复正常，无其他明显不适。原方减半枝莲、莪术、鳖甲、鸡内金、三棱，续服。

3个月随访1次，患者至今仍处于慢性期，情况良好。

【评析】　患者显著症状为脾脏肿大，病情相对平稳。治疗上先用小剂量化疗配合中药，脾脏回缩后减去软坚散结、活血化瘀药物，重点在于滋养肝肾。

傅汝林认为，以中药扶正祛邪可增强人体的免疫功能，增加抗病能力，调动机体抗肿瘤的功能，以杀伤白血病细胞。现代药理学研究表明，青黛中有效成分靛玉红及甲异靛可通过抑制肿瘤细胞DNA的合成来抑制肿瘤细胞的增殖，且有缩脾的作用；雄黄所含砷成分对白血病细胞有增殖抑制和促凋亡作用，两者配伍使用不良反应最小；活血化瘀中药有抑制血小板聚集、抗血栓形成的作用，还可增强机体免疫，抑制肿瘤细胞生长；许多补益类药、清热解毒药对IL-2、TNF、

IFN 等细胞因子的产生有促进作用，有抗肿瘤、调整机体免疫的功能。方中重用焦山楂 30g，傅汝林认为在 CML 治疗中要重视顾护胃气，尤其在化疗期间可减轻患者的胃肠症状，减轻化疗药物的不良反应。

傅汝林认为，化疗虽然不良反应大，但可以迅速降低过高的白细胞，使脾脏回缩，抑制骨髓细胞过度增殖；但在病情取得完全缓解后，剂量应减少。不取西医单用羟基脲每日 3g 的大剂量，配合中药同样可以取得满意效果。因此，中西医结合是治疗本病的最好方法。

[3] 陈育，吴晓勇，毕莲，等 . 傅汝林运用滋养肝肾、清热解毒化瘀法治疗慢性粒细胞白血病经验 [J]. 上海中医药杂志，2007（6）：14-15.

四、颜德馨医案——瘀滞成积，正虚邪实案

王某，男，39 岁。

病史： 自觉心悸、消瘦、盗汗，持续半年，后因高热住某医院，经检查血常规，发现白细胞 140×10^9/L，脾脏肿大，横径均过脐 1cm 余，拟诊为白血病而转入本院。血常规：白细胞 24.6×10^9/L（治疗后），红细胞 1.78×10^9/L，血红蛋白 44g/L，中性粒细胞 0.57，其中原始细胞 0.07，早幼粒细胞 0.03，中性中幼粒细胞 0.07，中性晚幼粒细胞 0.2，淋巴细胞 0.06。予以深度 X 线照射，每周 2 次，经 6 次照射，白细胞下降至正常，脾脏稍见缩小而出院。出院后血常规稳定 1 个月，此后又逐步上升，经化疗、输血不效再次转入我院，以中药进行治疗。血常规：白细胞 13×10^9/L，红细胞 3.61×10^9/L，血红蛋白 78g/L，外周血分类：原始细胞 0.07，早幼粒细胞 0.04，中性中幼粒细胞 0.2，中性晚幼粒细胞 0.43，单核细胞 0.01，淋巴细胞 0.01，嗜酸性粒细胞 0.03。刻下症见：脸色萎黄，枯而不华，形容憔悴，体倦无力，自觉四肢酸楚，纳食不馨，唇白不华，爪甲不荣，脾脏肿大，下缘过脐。舌脉：舌苔薄白，脉小数，寸口独软。

中医辨证： 脉实血实，脉虚血虚，瘀滞成积，正虚邪实。

治法： 攻补兼施，内外同修。

方药：

熟地黄 12g	党参 12g	黄芪 15g	牡蛎（先煎）24g
莪术 9g	白芍 6g	丹参 9g	鳖甲（先煎）24g
牛膝 9g	白术 9g	生地黄 12g	砂仁（后下）2.4g
当归 6g	茯苓 12g		

人参鳖甲煎丸 4.5g，每日 2 次。

狗皮消痞膏加阿魏 1.5g，贴敷脾区。

经治以来，纳食佳，气色好转，脾脏日见缩小，寸脉缓，苔薄，血常规白细胞总数逐步下降。

1 个月后白细胞一直保持在 3.0×10^9/L 左右，红细胞日趋好转，精神日振出院。

【评析】 白血病的本质为本虚标实，故治疗总以扶正达邪为主，有利于诱导缓解或维持缓解。本例为瘀血型，属中医学"癥瘕""积聚"范畴。经云："坚者削之，留者攻之，结者散之，客者除之，上之下之，摩之浴之，薄之劫之，开之发之。"总其法，攻、削、散、除而已。根据这个原则，立法以攻为主。但缘于患者有虚损症状，故以益气化瘀，扶正软坚，剿抚兼施，结合外治或加服抗白血病药物，均取得了症状与血常规的缓解。雄黄为抑制白细胞的有效药物。对白血病之热性症状者曾用犀角粉，也能降低白细胞，又能退热止血，用治多验（现多用水牛角代替犀角）。阿魏消痞膏外贴，消坚除积，也有效果。

病案虽简，仍可以看出国医大师的辨证论治思想和用药经验。

［4］颜德馨.颜德馨临床经验辑要[M].北京：中国医药科技出版社，2002.

五、赵绍琴医案——热毒内盛案

崔某，男，16 岁。1992 年 4 月 17 日初诊。

病史：患者慢性粒细胞白血病 3 年余，经化疗虽有好转，但经常反复。服中药补剂则增重。专程从外地来京求治。当时其周围血中幼稚细胞已有半年之久未曾消失。刻下症见：鼻衄齿衄，口苦咽干、心烦急躁，夜寐梦多，便干溲赤。舌脉：舌红，苔黄根厚，脉象弦滑细数，按之有力。

中医辨证：热毒内盛。

治法：凉血解毒。

方药：

蝉蜕 6g	片姜黄 6g	大黄 2g	青黛（冲服）6g
生地榆 10g	赤芍 10g	丹参 10g	茜草 10g
小蓟 10g	半枝莲 10g	白花蛇舌草 10g	

服上方 7 剂，衄血渐止。

继服，血中幼稚细胞显著减少。

后依上法加减治疗半年，诸症消失，周围血幼稚细胞消失，病情稳定，未见反复，遂携方继续调治。

1995 年 9 月来信告知，3 年来坚持依法治疗，病情稳定，血常规各项正常，目前仍每周服药 2～3 剂，以资巩固。

【评析】　白血病是一种原因未明的恶性血液病，临床表现为出血倾向、贫血貌及继发感染。早先对本病的认识多因其贫血及虚弱症状而辨为虚证，常以补法治疗，然鲜有收效者。其实本病或因遗传，或因中毒，或因邪毒深入，其病根深蒂固，由来已久，在于骨髓热毒，由骨髓延及血分，故临床表现为血分热毒之象，其反复出血即是血热妄行的表现，绝无气不摄血之可能。故治疗大忌温补，只宜凉血解毒，可用升降散加凉血解毒之品。本案以凉血解毒为法，坚持治疗，而获成功。

［5］赵绍琴. 赵绍琴临床经验辑要 [M]. 北京：中国医药科技出版社，2001.

六、叶景华医案——正虚邪侵，内蕴入髓案

徐某，男，36 岁。1987 年 5 月 30 日初诊。

病史：3 个月以来头晕乏力，反复感冒，至入院前 1 周起头胀鼻塞，咳嗽，近 2 天突然出现双上肢骨节疼痛，渐延至双下肢，疼痛剧烈。服止痛片无效，并

牙龈出血，口干苦而腻，大便秘结 4 天未解，小便尚可，纳食较差。查体：体温 36℃，血压 131/82mmHg，形体消瘦，精神萎软，面色苍白，胸部皮肤有 5 处出血点，咽部稍红，牙龈多处渗血，肝在肋下 3cm，剑突下 4cm，质软无压痛，脾可扪及。血常规：白细胞 $112×10^9$/L，分类原粒细胞 0.04，早幼粒细胞 0.29，中幼粒细胞 0.28，中性粒细胞 0.09，淋巴细胞 0.13，嗜酸性粒细胞 0.03，血红蛋白 80g/L，红细胞 $2.8×10^{12}$/L，血小板 $40×10^9$/L。骨髓象：有核细胞增生极度活跃，粒∶红＝ 3.65 ∶ 1，粒系极度增生占 0.73，以原粒细胞及早幼粒细胞为主，分别占 0.29 和 0.215，中晚幼粒细胞尚属正常，成熟细胞比例明显减低，嗜酸性及嗜碱性粒细胞可见，比例不增高；红系比例相对减低，占 0.2，各阶段细胞比例形态正常。患者病情急重，以中西医结合治疗。住院后四肢关节疼痛剧烈，用度冷丁也不能止痛，给服牛黄醒消丸后稍有缓解。

西医诊断：慢性粒细胞白血病急变。

中医辨证：正虚邪侵，内蕴入髓，证属本虚标实。

治法：清热解毒，化瘀止痛。

方药：

忍冬藤 30g	连翘 15g	赤芍 10g	土大黄 30g
猪殃殃 30g			

每日 1 剂，水煎服。

二诊：服药 5 天，午后有低热，舌脉同前。

方药：上方加黄芩 10g、青蒿（后下）30g。

三诊：服上药 1 周后热退。仍面色萎黄，头晕乏力，舌苔薄，舌质较胖淡红。

方药：

太子参 30g	炙黄芪 30g	牡丹皮 10g	景天三七 30g
甘草 5g	赤芍 10g	土茯苓 30g	徐长卿 30g
枸橘 30g	猪殃殃 30g	桑葚 30g	虎杖 30g
土大黄 30g	白花蛇舌草 30g		

连服上药 1 个月，一般情况稳定。

昨起胸骨及左上肢肘腕关节又疼痛。继续服原方，加茜草30g，并加服天龙、牛黄醒消丸、牛黄解毒片。7天后疼痛消失，继服原方。西药用别嘌呤醇、抗生素，并输血。化疗第1疗程后，血常规中白细胞下降至$1×10^9$/L，但骨髓象未缓解。第2疗程后复查，骨髓象基本缓解。

8月10日复查血常规，血红蛋白95g/L，血小板$78×10^9$/L，白细胞$1.3×10^9$/L，未见幼稚细胞。出院休养。

【评析】　慢性白血病是难治之证，辨证皆为本虚标实之证，治疗按急则治标、缓则固本或标本兼顾的原则，结合化疗可取得一定的疗效。

[6] 叶进，朱雪萍，王莉珍，等.叶景华医技精选[M].上海：上海中医药大学出版社，1997.

七、乔仰先医案——邪毒入髓伤血，气血虚兼血瘀案

吴某，男，48岁。

病史：患者乏力8个月，加重4个月，并出现消瘦，面色苍白无华，出汗，有低热及下肢水肿。脾肿大，下缘脐下3cm，右缘过正中线2cm，质硬；两腋下各有2～3个黄豆大小的淋巴结，左大腿内侧有一5cm×5cm大小的陈旧性瘀斑。血常规：白细胞$25×10^9$/L，分类中性粒细胞55%，中幼粒细胞25%，晚粒细胞8%，嗜酸性粒细胞4%，淋巴细胞8%，血红蛋白98g/L，血小板$90×10^9$/L。血涂片碱性磷酸酶积分0/100个中性分叶核。骨髓象：有核细胞极度增生，呈"慢粒"表现。舌脉：舌红苔薄，脉弦数。

中医辨证：邪毒入髓伤血，气血虚兼血瘀。

治法：清热凉血。

方药：犀角地黄汤加减。

狗舌草 30g	赤芍 12g	炒栀子 6g	水牛角（先煎）30g
黄芩 6g	牡丹皮 12g	丹参 12g	白花蛇舌草 30g
生地黄 12g	紫草 9g	玄参 9g	蒲公英 15g

川楝子 9g　　　　延胡索 9g

二诊：胁下胀痛好转，未出现新的瘀点。

方药：仍以前方去栀子、黄芩、紫草、玄参、川楝子、延胡索，加三棱 6g、莪术 9g、鳖甲（先煎）12g、牡蛎（先煎）15g、赤芍 12g、夏枯草 9g、郁金 9g。

三诊：症情稳定，汗止热退，胁下肿块缩小。血常规报告有改善，血常规白细胞已下降至 13×10^9/L。

方药：原方去生地黄、川芎、牡蛎、夏枯草、郁金、丹参，加太子参、麦冬各 12g，石斛 10g，桃仁 9g，鳖甲（先煎）12g。

上方加减服 3 个月，白细胞逐步下降至出院时的 7.1×10^9/L，分类正常，未见幼稚细胞，血红蛋白上升至 113g/L。脾脏明显缩小，肋下不能触及，腋下淋巴结消失。骨髓象报告呈白血病缓解期。

近期疗效显著，出院随访调治。

【评析】　乔仰先认为，白血病属温病范畴，临床表现虚实并见，但其病机关键是邪实，治法以攻邪为主，用清热解毒、活血化瘀以折其锐气。水牛角入血，有凉血散血、降低白血病细胞的作用，血证患者，常可选用：狗舌草、白花蛇舌草、半枝莲、夏枯草、马兰根、射干，有解毒抗癌的作用，也是治疗白血病的常用药物。脾肿大属"癥积"，治疗癥积，行血之药，如红花、桃仁、茜草、当归须、茺蔚子、三棱、莪术必不可少。

［7］史宇广，单书健. 现代名医临证精华·血证专辑 [M]. 北京：中医古籍出版社，1992.

八、孙一民医案——阴虚内热，热毒蕴伏血分案

牛某，女，52 岁。1980 年 4 月 17 日初诊。

病史：患者从 1979 年开始感觉低热、乏力、纳呆、五心烦热。1980 年春节前，又感左下肢关节疼痛，同时发现左腹部有一肿块，因身体逐渐消瘦、乏力加重而停止工作。1980 年 4 月 1 日在地区肿瘤医院检查，周围血常规：白细胞

$153.6 \times 10^9/L$，中性粒细胞 61%，淋巴细胞 7%，嗜碱性粒细胞 7%，嗜酸性粒细胞 5%，幼稚细胞 20%，血红蛋白 100g/L。超声波提示：脾脏最大厚度 9cm，肋下 7.5～9cm。4 月 4 日骨髓穿刺检查意见：慢性粒细胞白血病。予以化疗，口服白血宁 1 周，后又改服马利兰，效果不佳，病情未得控制，白细胞继续增高。4 月 11 日血常规：白细胞 $258 \times 10^9/L$，中性粒细胞 39%，淋巴细胞 2%，嗜碱性粒细胞 2%，嗜酸性粒细胞 2%，杆状核粒细胞 2%，早幼粒细胞 4%，中幼粒细胞 22%，晚幼粒细胞 23%，晚幼嗜酸性粒细胞 3%，原粒细胞 1%。4 月 17 日来我院就诊。检查：心肺（－），肝未触及，脾大肋下约 9cm，质软、无压痛。刻下症见：低热，五心烦热，牙龈瘀紫肿胀，关节疼痛，腹中痞块，纳呆，神疲乏力。舌脉：舌质嫩、尖红、中心有裂纹，苔白，脉细微数。

西医诊断： 慢性粒细胞白血病。

中医辨证： 阴虚内热，热毒蕴伏血分。

治法： 滋阴清热，凉血解毒。

方药：

鲜生地黄 60g　　　鲜小蓟 250g　　　鲜蒲公英 250g

每日 2 剂，水煎服。

4 月 25 日二诊： 服上药 7 剂，五心烦热减轻，时汗出，咽干，宗前方加量继服。

方药： 鲜生地黄 60g，鲜小蓟、鲜蒲公英各 300g。每日 1 剂。

5 月 5 日血常规： 白细胞 $26.1 \times 10^9/L$，中性粒细胞 87%，淋巴细胞 13%，未发现幼稚细胞，血红蛋白 150g/L，血小板 $84 \times 10^9/L$。

5 月 19 日三诊： 服上药 1 个月，五心烦热，关节疼痛已愈，出汗减轻，精神好转，腹部痞块消失，脾未触及，唯纳食欠佳，睡眠较差。

5 月 19 日血常规： 白细胞 $10.2 \times 10^9/L$，中性粒细胞 55%，淋巴细胞 44%，嗜酸性粒细胞 1%，血红蛋白 145g/L，血小板 $116 \times 10^9/L$。

方药：

鲜生地黄 100g　　　鲜小蓟 400g　　　鲜蒲公英 400g

每日 1 剂，水煎服。

神曲 9g　　佩兰 9g　　　　谷麦芽各 15g　　　　焦鸡内金 9g

白芍 12g　　甘草 3g　　　　云茯神 15g

3 剂，水煎，另服。

5 月 26 日四诊：纳食增加（日进主食 1 斤余），精神很好，已能做一般家务劳动，脉沉细，苔白。

5 月 26 日血常规：白细胞 $9.2 \times 10^9/L$，中性粒细胞 72%，淋巴细胞 28%，红细胞 $4.2 \times 10^{12}/L$，血小板 $105 \times 10^9/L$。血红蛋白 120g/L。

5 月 27 日骨髓穿刺检查意见：部分缓解。症状消失，周围血常规化验正常，血分热毒基本得清，继服上方巩固疗效。

7 月 14 日复诊：未见异常，服下方继续观察。鲜生地黄 250g，鲜小蓟 500g。隔日 1 剂，水煎服。

8 月 6 日骨髓穿刺检查意见：基本缓解。

【评析】　临床治疗白血病，多以化疗为主，但药物的不良反应对身体损害较大，往往邪正同衰，病情易反复。孙一民通过长期临床实践，发现用大剂量凉血解毒、甘寒养阴的鲜中药来治疗，既祛邪又扶正，可达邪去正复的目的，与其他治疗白血病的药物比较，不仅疗效显著，且没有不良反应。本例白血病以白细胞恶性增生及浸润为特征。从病情发展来看，病势猖獗（仅 10 天时间白细胞由 $153 \times 10^9/L$ 急剧上升到 $258 \times 10^9/L$），血分热毒炽盛，非一般药力所能奏效，根据以往治疗白血病的经验，当即采用大剂量鲜中药治疗，仅服药 20 天，白细胞即降至 $26.1 \times 10^9/L$，服药 30 天，白细胞降至 $10.2 \times 10^9/L$，服药 40 天，白细胞降至 $9.2 \times 10^9/L$，骨髓象明显好转。至 8 月 6 日骨髓象已达基本缓解，周围血常规正常，同时肿大的脾脏也恢复正常，临床各症均无。

通过这一例慢粒的治验，又一次证明了大剂量鲜中药治疗白血病，有其独特的疗效。患者低热，五心烦热，舌红、有裂纹，脉细数等症，系阴虚内热所致。血分热毒壅盛，则发生白细胞恶性增生，进而出现脾肿大，关节疼痛，牙龈瘀紫肿胀等浸润现象。

[8] 孙一民. 临证医案医方 [M]. 郑州：河南科学技术出版社，1981.

第三节 慢性淋巴细胞白血病

慢性淋巴细胞白血病（CLL）是一种进展缓慢的成熟 B 淋巴细胞增殖性肿瘤，以外周血、骨髓、脾脏和淋巴结等淋巴组织中出现大量克隆性 B 淋巴细胞为特征。CLL 细胞形态上类似成熟淋巴细胞，但免疫学表型和功能异常。CLL 起源于成熟 B 细胞，病因及发病机制尚未完全明确。本病好发于老年人群，男性患者多见。起病缓慢，多无自觉症状，多数患者在常规体检或因其他疾病就诊时才被发现。有症状者早期可表现为乏力、疲倦、消瘦、低热、盗汗等。60% ～ 80% 的患者存在淋巴结肿大，多见于头颈部、锁骨上、腋窝、腹股沟等部位。肿大淋巴结一般为无痛性、质韧、无粘连，可逐渐增大或融合；影像学可发现纵隔、腹膜后、肠系膜淋巴结肿大；肿大的淋巴结可压迫组织出现相应症状。由于免疫功能失调，约 10% ～ 15% 的 CLL 患者可并发自身免疫性疾病，如自身免疫性溶血性贫血（AIHA）、免疫性血小板减少症（ITP）等。部分患者可转化为幼淋巴细胞白血病（PLL）、里克特综合征（CLL 转化为弥漫大 B 细胞淋巴瘤或霍奇金淋巴瘤）。本病诊断依据临床表现、外周血 B 淋巴细胞绝对值 ≥ 5×10^9/L（至少持续 3 个月）、典型的细胞形态和免疫表型特征。本病为慢性惰性病程，治疗根据临床分期、症状和疾病活动情况而定。早期治疗并不能延长患者生存期。早期（Rai 0-Ⅱ期或 Binet A 期）患者无须治疗，定期复查即可。出现下列情况之一说明疾病高度活动，应开始治疗：①体重减少 ≥ 10%、极度疲劳、发热（超过 38℃）≥ 2 周、盗汗；②巨脾或进行性脾肿大或脾区疼痛；③淋巴结进行性肿大或直径 > 10cm；④进行性外周血淋巴细胞增多，2 个月内增加 > 50%，或倍增时间 < 6 个月；⑤出现自身免疫性血细胞减少，糖皮质激素治疗无效；⑥骨髓进行性衰竭；贫血和（或）血小板减少进行性加重；在疾病进展期（Ⅲ、Ⅳ期或 C 期），却无疾病进展表现者，有时也可继续观察。

慢性淋巴细胞白血病，根据本病的临床表现淋巴结肿大、肝脾肿大及乏力等特征，当属于中医学"瘰疬""积聚""虚劳""髓毒"等范畴。

传统中医学认为，本病的发生乃因先天禀赋不足或后天失养引起脏腑亏虚，外感六淫、内伤七情等引起气血功能紊乱，脏腑功能失调，致使毒邪乘虚而入。毒邪入侵，伤血及髓，致使气虚血亏，邪与营血相搏结，使气血流通失畅，脉络瘀阻，久而成积。七情内伤，情志不调，致气机不畅，肝气郁结，气郁日久，则气滞血瘀，脉络壅滞，瘀血内停，久积成块。饮食失调，过食肥甘酒食，伤及脾胃，脾虚失运，输布津液无权，湿浊内生，凝聚成积，痰气相搏，血流不畅，瘀块内生。起居无常，寒温不调，感受外邪，邪毒入侵，中伤脏腑，使其功能不利，气血失和；邪毒内聚，客阻经络，久则经络闭塞，结块成形。邪毒内郁，郁久化热，热熬津血，久而成结。邪毒气血相搏结，滞留不散，久而成块。邪毒郁结，化热生火，扰及营血，灼伤阳络，迫血妄行。瘀血内阻，新血不生，邪毒内蕴，正气亏耗，故正不胜邪则难以驱除邪毒，邪毒深伏，日久毒蕴化热，则致热毒炽盛，更伤骨髓，发生变证，转化为急性病变，病情恶化，预后不良。

一、孙伟正医案——肝肾阴虚，湿瘀内结案

　　患者，男，65岁。2013年3月4日初诊。

　　主诉： 乏力、盗汗3年余，便血、黄疸3日。病史：患者于3年前无明显诱因出现乏力，到哈尔滨市某医院就诊，经血常规及骨髓穿刺等检查，西医诊断为慢性淋巴细胞白血病。为求中西医结合治疗来我院门诊治疗，给予中药汤剂对症治疗。刻下症见：面色苍白，精神萎靡，乏力头晕，心前区间断疼痛，颈部肿块，咽痛，皮肤紫斑，小便色深，目黄，大便色深红。神志清楚，表情疲惫，气息略促，形体偏瘦，腹部积块，胁肋疼痛。舌脉：舌质淡，苔腻，脉细数。血常规：白细胞 $37.66 \times 10^9/L$，红细胞 $1.5 \times 10^{12}/L$，血小板 $55 \times 10^9/L$，血红蛋白 $45g/L$。

　　西医诊断： 慢性淋巴细胞白血病。

　　中医辨证： 肝肾阴虚，湿瘀内结。

　　方药： 济世饮加减。

西洋参 15g   天冬 20g   五味子 15g   甘草 15g

猪苓 20g   白蔹 15g   龙葵 15g   生薏苡仁 30g

川贝母 15g   陈皮 15g   茯苓 15g   土茯苓 15g

夏枯草 15g   当归 8g   鳖甲（先煎）15g

7 剂，水煎服，每日 1 剂，早晚分服。

二诊：患者大便色变浅，目黄加深，身黄，小便色如茶，患者能进食，查血常规：白细胞 36.25×10^9/L，红细胞 2.62×10^{12}/L，血小板 18×10^9/L，血红蛋白 67g/L。

方药：上方加党参 15g。

7 剂，水煎服，每日 1 剂，早晚分服。

三诊：患者乏力症状改善，脾肿大，但触诊脾脏柔软，脾区疼痛减轻，黄疸减轻，查血常规：白细胞 30.08×10^9/L，红细胞 2.91×10^{12}/L，血小板 15×10^9/L，血红蛋白 80g/L。

方药：上方加三棱 10g、莪术 10g、昆布 12g。

7 剂，水煎服，每日 1 剂，早晚分服。

四诊：患者一般状态较前改善，食欲增强，饮食量增多，饮食结构丰富，以易消化的软食为主，面色有光泽，黄疸症状减轻，大便正常，脾区疼痛能耐受，仍散在皮肤紫斑，血常规：白细胞 33.47×10^9/L，红细胞 2.76×10^{12}/L，血小板 12×10^9/L，血红蛋白 81g/L。

方药：上方去三棱、莪术、川贝母，加黄芪 35g，紫草 12g，白茅根 15g，茜草 10g。

14 剂，水煎服，每日 1 剂，早晚分服。

患者经以上治疗后，症状好转明显。血常规检查示血红蛋白较初入院时明显升高，白细胞无明显变化，嘱患者长期门诊随访。

【评析】 孙伟正认为慢性淋巴细胞性白血病的部分患者预后表现为高度异质性，一些患者无明显症状，进展缓慢，长期生存，甚至可达自发缓解，另外一些则进展快，即使积极治疗，部分患者生存期仍小于 2 年。故应积极发挥中西医治疗优势，中西合参，最大限度提高患者生活质量。

［1］王金环，闫津豪，孙伟正.孙伟正教授诊疗慢性淋巴细胞白血病经验[J].时珍国医国药，2021，32（1）：200-201.

二、周郁鸿医案——气滞痰凝案

王某，女，63岁。2016年1月18日初诊。

病史：患者确诊为慢性淋巴细胞白血病4月余。2015年10月5日无明显诱因下感吞咽困难，至某医院口腔科检查提示双侧扁桃体肿大，超声提示双侧颈部多发淋巴结肿大。血常规：白细胞 20.40×10^9/L，中性粒细胞11.7%，淋巴细胞85.7%。骨髓常规：成熟小淋巴细胞增生为主，占62%，巨核细胞数量中等，功能欠佳；骨髓免疫分型：淋巴细胞约占有核细胞的56%，其中CD19+的细胞约占有核细胞的31.3%，表达HLA-dR、CD5、CD19、CD20、CD23、sLambda、cCD79a，少数细胞表达CD22，不表达FMC-7。淋巴结活检：（左颈淋巴结）见异性中小淋巴细胞弥漫增生，免疫组化结果提示慢性B淋巴细胞白血病。西医诊断为慢性B淋巴细胞白血病。2015年10月23日起患者开始口服苯丁酸氮芥片（2mg，每日3次）治疗，服药3周后即感吞咽不适感明显缓解，服药12周后患者因白细胞减少（2016年1月13日血常规：白细胞 2.2×10^9/L，中性粒细胞65.2%，淋巴细胞22.4%）伴乏力明显终止治疗，遂至周郁鸿门诊就诊。刻下症见：疲倦，吞咽梗阻感，阵发性咳嗽，无明显咯痰；无低热盗汗，纳寐可，二便调；颈软，双颈部多枚肿大淋巴结，质韧，较大的约蚕豆大小，肝脾肋下未及。舌脉：舌淡黯、苔薄白，脉沉滑细。血常规：白细胞 42.33×10^9/L，淋巴细胞 36.89×10^9/L，血红蛋白109g/L，血小板 138×10^9/L。

西医诊断：慢性淋巴细胞白血病（Binet分期A期）。

中医诊断：痰核。

中医辨证：气滞痰凝。

治法：清润化痰，软坚散结。

方药：消瘰丸加减。

玄参 15g	浙贝母 20g	猫爪草 15g	牡蛎（先煎）15g
夏枯草 20g	漏芦 12g	石见穿 15g	白花蛇舌草 15g
仙鹤草 15g	麻黄 10g	桂枝 10g	苦杏仁（后下）10g
黄芪 20g	党参 12g	炒白术 20g	牛膝 9g
炒稻芽 12g	炙甘草 6g	大枣 6g	

每日 1 剂，水煎服。因考虑患者难以耐受化疗，故嘱暂停服用。

二诊（1 月 25 日）：患者疲倦乏力，无咳嗽咯痰，余同前；查血常规：白细胞 38.46×10^9/L，淋巴细胞 33.96×10^9/L，血红蛋白 100g/L，血小板 198×10^9/L。

方药：前方加西洋参 15g、生晒参 6g、麦冬 15g 益气养阴，当归 12g 补血养血，去麻黄、桂枝、苦杏仁等宣肺止咳之品。

后患者每月复诊 1 次，病情稳定，中药守前方续服。

2017 年 1 月 30 日复诊：患者感疲倦乏力明显好转，咽部梗阻感较前缓解，无低热盗汗，纳寐可，二便无殊，舌淡、苔薄白，脉沉细、尺脉略滑。查血常规：白细胞 14.88×10^9/L，淋巴细胞 16.41×10^9/L，血红蛋白 120g/L，血小板 210×10^9/L。疾病后期病情稳定，中药可酌情加减。

方药：

玄参 12g	浙贝母 12g	夏枯草 15g	牡蛎（先煎）9g
石见穿 9g	漏芦 9g	仙鹤草 12g	白花蛇舌草 12g
杜仲 9g	黄芪 20g	党参 15g	鳖甲（先煎）9g
西洋参 12g	生晒参 6g	麦冬 12g	炒白术 15g
牛膝 12g	炒稻芽 9g	炙甘草 6g	大枣 6g

每日 1 剂，水煎服。

【评析】 本案属疾病初期，初诊时，患者表现为疲倦乏力，吞咽梗阻感，颈部多枚肿大淋巴结。考虑此期气滞痰凝，毒邪为甚，耗气伤津，故针对标实之证，予玄参、牡蛎、浙贝母，即消瘰丸，养阴化痰、软坚散结；白花蛇舌草、石见穿、漏芦消瘰散结；夏枯草、仙鹤草清热解毒、化痰活血，主以祛邪以延缓疾病进展，辅以黄芪、党参、炒白术扶助正气，牛膝补肾阴、引火归元；炒枳实、陈皮化痰散痞，同时与炒稻芽、大枣兼护中焦脾胃，麻黄、桂枝、苦杏仁治疗外感咳嗽。

二诊，患者疲倦乏力未见明显好转，予前方基础上，加西洋参、生晒参、麦冬益气养阴，当归补血养血，从而固本清源。服药半年至1年期间，患者多次复查血常规，血红蛋白基本稳定在120g/L左右，邪气渐去，正气渐复，继续予清热解毒、化痰活血之品攻邪，以求邪去正安之功效。

十四诊，患者临床症状明显改善，血红蛋白上升至正常，淋巴细胞较前下降，病程超过1年，进入疾病稳定期，治疗上当扶正与祛邪并进，攻补兼施，以补为主。

［2］李晓蕾，吴迪炯，李杭超，等.周郁鸿分期论治慢性淋巴细胞白血病经验［J］.上海中医药杂志，2019，53（11）：34-36.

三、梁冰医案——扶正祛邪案

患者，女，58岁。2015年7月3日初诊。

病史： 患者2015年6月5日受凉后出现发热咳嗽，于当地医院完善相关检查，血常规：白细胞56.75×10⁹/L，淋巴细胞51.57×10⁹/L，血红蛋白113g/L，血小板241×10⁹/L；血涂片镜检：白细胞明显增多，以成熟淋巴细胞为主，淋巴细胞占85%；骨髓涂片：骨髓增生明显活跃，粒系、红系增生减低，淋巴细胞比例明显增高，为82%，以成熟淋巴细胞为主，符合慢性淋巴细胞白血病骨髓象；白血病免疫分型：可见淋巴细胞比例偏高，占69.2%。其CD19（93.5%）、CD5（96.1%）、CD20（84.4%）、CD23、HLA-DR表达，且Kappa轻链限制性表达，印象为异常增殖B淋巴细胞群。西医诊断为慢性淋巴细胞白血病。予以对症治疗后，患者发热已退，但咳嗽症状缓解不明显。2015年7月3日于梁冰教授门诊首诊。刻下症见：疲倦，咳嗽无痰，无低热盗汗，纳眠可，二便调，轻度贫血貌，浅表淋巴结未触及肿大，肝脾肋下未及。舌脉：舌淡黯苔薄白，脉沉滑细。血常规：白细胞 $41.38×10^9/L$，淋巴细胞 $37.97×10^9/L$，血红蛋白 109g/L，血小板 $138×10^9/L$。

中医辨证：正虚邪实。

治法：扶正祛邪。

方药：

黄芪 40g	麻黄 10g	桂枝 10g	五味子 10g
莪术 20g	黄芩 10g	猫爪草 30g	夏枯草 30g
龙利叶 15g	北沙参 30g	天竺黄 20g	苦杏仁（后下）10g

疾病早期，予莪术、黄芩、猫爪草、夏枯草清热解毒、化痰活血治疗本病，佐以黄芪益气，麻黄、桂枝、龙利叶、苦杏仁、北沙参、天竺黄治疗外感咳嗽。

2015 年 7 月 17 日二诊：疲倦乏力，无咳嗽咯痰，余同前。血常规：白细胞 $37.28×10^9/L$，淋巴细胞 $34.2×10^9/L$，血红蛋白 104g/L，血小板 $213×10^9/L$。

方药：

黄芪 40g	西洋参 10g	田七 10g	莪术 20g
黄芩 10g	夏枯草 20g	猫爪草 20g	山慈菇 10g
石见穿 20g	天冬 30g	黄精 20g	当归 10g

在前方基础上，去止咳之品，加西洋参、田七、天冬益气养阴，当归补血养血。

后患者每 4 周复诊一次，未诉新发的特殊不适，中药在前方基础上进行少量加减，服药半年期间，白细胞波动于（30.56～50.02）$×10^9/L$，淋巴细胞波动于（27.84～47.73）$×10^9/L$，血红蛋白波动于（95～114）g/L，血小板波动于（173～206）$×10^9/L$。

2016 年 1 月 20 日十诊：大便干结，小便调，余同前。血常规：白细胞 $41.25×10^9/L$，淋巴细胞 $37.61×10^9/L$，血红蛋白 114g/L，血小板 $209×10^9/L$。

方药：

猫爪草 20g	黄芩 10g	夏枯草 20g	莪术 20g
山慈菇 10g	白花蛇舌草 20g	板蓝根 10g	石见穿 20g

丹参 20g   玄参 20g   生地黄 20g

全方以清热解毒、化痰活血之品治疗原发病，加生地黄滋阴润燥。此后患者多次复查血常规，血红蛋白均 ≥ 110g/L。

服药 1 年后，2016 年 7 月 15 日十四诊，患者未诉特殊不适。血常规：白细胞 $39.77 \times 10^9/L$，淋巴细胞 $34.05 \times 10^9/L$，血红蛋白 121g/L，血小板 $209 \times 10^9/L$。

方药：

黄芪 40g   田七 10g   西洋参 10g   红景天 12g

莪术 20g   黄芩 10g   猫爪草 20g   夏枯草 10g

苍术 10g   鸡血藤 10g   鹿角粉 10g   牛膝 20g

疾病后期，扶正祛邪之品并重。

【评析】 此患者完善相关检查后，明确诊断为慢性淋巴细胞白血病。初诊，血红蛋白较发病时下降，考虑疾病进展，属于指南中需要治疗的慢性淋巴细胞白血病患者。疾病初期，患者正气尚存，予莪术、黄芩、夏枯草、猫爪草针对标实之证，祛邪以延缓疾病进展，佐以黄芪扶正；二诊，患者血红蛋白继续下降，并出现疲倦乏力症状，予前方基础上，加西洋参、田七、天冬益气养阴，当归补血养血，从而固本清源；服药半年后，患者正气渐固，予加强祛邪之力度，全方以清热解毒、化痰活血之品攻邪，以求邪去正安之功效；服药半年至 1 年期间，患者多次复查血常规，血红蛋白均 ≥ 110g/L，邪气去，正气复，骨髓正常造血功能恢复；十四诊时患者血红蛋白上升至正常，淋巴细胞较前下降，病程超过 1 年，进入疾病中、后期，治疗上当扶正与祛邪并进，攻补兼施。

梁冰教授认为治疗不应局限于中药汤剂，故于诊治时常嘱患者：①避风寒，《黄帝内经》云"然而六邪之感于外者，又惟风寒为最。盖风为百病之长，寒为杀厉之气"，本病为本虚标实之证，应避免外感毒邪乘虚而入；②调饮食，《温病条辨》云"中焦受气，取汁变化而赤，是谓血，中焦不受水谷之气，无以生血而血干矣"，脾胃为后天之本，饮食不洁或饮食不节，必影响水谷精微在中焦化赤为血；③畅情志，《黄帝内经》云"虚邪贼风，避之有时，恬惔虚无，真气从之，精神内守，病安从来"，情志舒畅，脏气渐盛，则疾病向愈。

［3］林双，梁冰，代喜平.梁冰教授治疗慢性淋巴细胞白血病临床经验［J］.四川中医，2017，35（2）：8-10.

四、黄振翘医案——脾胃亏虚，湿毒内蕴案

洪某，女，58 岁。2000 年 8 月 15 日初诊。

病史：患者 1 个月前在当地医院诊断为慢性淋巴细胞白血病。血常规：白细胞 14.3×10^9/L，淋巴细胞 0.72。刻下症见：胃纳减少，少寐。舌脉：舌红苔薄，脉弦。

西医诊断：慢性淋巴细胞白血病。

中医诊断：痰毒。

中医辨证：脾胃亏虚，湿毒内蕴。

治法：益气健脾，清利湿热。

方药：黄芪异功散加减。

黄芪 15g	茯苓 15g	合欢皮 15g	酸枣仁 15g
丹参 15g	太子参 15g	炒白术 12g	生地黄 12g
甘草 10g	陈皮 10g	紫苏梗 10g	白花蛇舌草 30g
蒲公英 30g			

配合定清片，每次 4 粒，每日 3 次。

二诊：上方治疗 4 月，期间发低热 2 次，口干鼻干，少寐，便秘，舌红，脉细。血常规：白细胞 16.3×10^9/L，淋巴细胞 0.69。

中医辨证：湿毒内蕴，血中伏热，肾阴亏虚，木火偏旺。

治法：滋阴清热，清泻相火。

方药：

生地黄 15g	石斛 15g	炒黄柏 12g	炒知母 10g
炒牡丹皮 10g	牡蛎（先煎）30g	重楼 30g	土茯苓 30g

白花蛇舌草 30g　　薏苡仁 30g　　　　　　半枝莲 30g　　炒枳壳 5g

　　定清片加至每次 6 粒，每日 3 次。

　　期间出现咽部干痛，咳嗽，加金银花 15g，桔梗 6g，浙贝母 12g，山慈菇 30g，射干 10g。

　　出现目干，口苦，心悸有期前收缩，上方去炒知母，加玉竹、决明子各 12g，黄连 5g，炒赤芍 15g。

　　出现便溏，加炒白芍、藿香各 10g，炒防风 12g。

　　治疗至今已 6 年余，血常规：白细胞稳定在（10～15）×10^9/L，淋巴细胞 0.6～0.7，未用西药。

　　【评析】　本例初诊时中医辨证为脾虚，湿毒、瘀热内阻，以扶正兼顾清热利湿法，患者出现低热，口干咽干，为外邪引动伏热之症，且耗伤阴精，肾阴亏虚，治疗应滋肾清热，利湿治痰为主，药用生地黄、炒黄柏、炒知母滋肾清热，牡蛎、重楼、炒牡丹皮泻肝凉血，土茯苓、白花蛇舌草、薏苡仁、半枝莲清热利湿，兼治痰毒用浙贝母、山慈菇，治疗过程中应顾护脾胃，防其受损，酌减寒凉之品，加入调达肝胃之气之品，如佛手、紫苏梗、香附等。口服本院制剂定清片，主要含雄黄等，扶正清热解毒。由于辨证治疗得当，本病病情稳定。

　　［4］周韶虹．黄振翘教授治疗恶性淋巴细胞性疾病经验介绍 [J].新中医，
　　　　　2007（4）：94-95.

五、黄振翘医案——风邪侵入，肺失治节，损及脾肾，痰毒内生案

　　患者，男，58 岁。2003 年 3 月 17 日初诊。

　　病史：患者于 2002 年 5 月时自觉右耳前淋巴结肿大，未作进一步诊治。同年 12 月在温州市某医院就诊，2003 年 1 月 16 日住入该院。血常规：白细胞 18.5×10^9/L，中性粒细胞 0.22，淋巴细胞 0.73。CT 示：腹腔后腹膜多发淋巴结肿大。骨髓穿刺示：成熟淋巴细胞增生为主，免疫分型支持"慢性淋巴细胞白

血病"。西医诊断为慢性淋巴细胞性白血病。西医治疗予以环磷酰胺 400mg，每周 2 次，连用 4 周；瘤可宁 2mg，每日 3 次，连服 7 天，之后瘤可宁改为 2mg/d。连用 10 天后，血常规：白细胞 8.1×10^9/L，中性粒细胞 0.21，淋巴细胞 0.76，血小板 127×10^9/L，血红蛋白 133g/L 而出院，瘤可宁 2mg/d 维持治疗。3 月 10 日白细胞上升至 41×10^9/L，又予环磷酰胺 400mg 静脉滴注 1 次。停用瘤可宁 4 天。血常规：白细胞 20.4×10^9/L，红细胞 4.34×10^{12}/L，血红蛋白 141g/L，血小板 125×10^9/L，中性粒细胞 0.4，淋巴细胞 0.54。刻下症见：头晕，乏力，纳可，便调，齿痛，无发热，右耳前有一肿大淋巴结，如黄豆大小，质硬，活动尚可，无压痛，浑身不适，大便日行 2 次，溏薄。舌脉：苔黄腻，脉细数，舌质淡红。

西医诊断：慢性淋巴细胞白血病。

中医辨证：风邪侵入，肺失治节，损及脾肾，痰毒内生。

治法：祛风化痰，清泄热毒。

方药：

前胡 15g	浙贝母 15g	茯苓 15g	苦杏仁（后下）10g
土茯苓 30g	桔梗 10g	莪术 15g	蒲公英 20g
野葡萄藤 30g	陈皮 10g	连翘 15g	炒白术 5g
炙甘草 5g	生甘草 5g	胆南星 12g	炒黄芩 15g

7 剂，水煎服。

定清片口服，每次 10 片，每日 3 次。

2003 年 3 月 31 日复诊：前投祛风宣肺、化痰解毒之剂，耳前淋巴结未见进行性肿大，神疲乏力，时有牙痛，大便溏，脉细数无力，苔薄腻淡黄略干，舌体胖，边有齿痕。血常规：白细胞 8.2×10^9/L，淋巴细胞 0.59。骨髓穿刺增生活跃，淋巴细胞 0.67。继进前法，加入化痰渗湿之品，原方加生薏苡仁 15g，14 剂。

二诊后，患者一直以健脾化痰、疏风清肺治疗，药用淋巴Ⅲ号方加减，配合口服定清片，每次 10 片，每日 3 次。

【评析】　此患者为风湿之邪侵犯肺脏，肺失宣肃，痰浊内蕴所致，本证属本虚标实之证，以治标为主，用泄毒之法，清热泄毒，治肺为主，调治肺脾。俟疾病外邪已除，风痰湿毒留恋，精气已亏，以正虚为主，治拟补益精气，祛其风邪痰毒，用淋巴Ⅲ号方。药物组成是：生黄芪、太子参、炒白术、墨旱莲、麦冬、丹参、生炙甘草、蒲公英、鬼针草、陈皮、猫爪草、浙贝母、莪术、野葡萄藤。健脾化痰、疏风清肺治疗。

［5］陈珮.黄振翘治疗慢性淋巴细胞白血病的经验[J].北京中医，2004（4）：209-210.

第五章
淋巴瘤

淋巴瘤起源于淋巴结和淋巴组织，是免疫系统的恶性肿瘤。淋巴瘤可分为霍奇金淋巴瘤和非霍奇金淋巴瘤两类。无痛性进行性的淋巴结肿大或局部肿块是淋巴瘤共同的临床表现。

霍奇金淋巴瘤临床表现为：①淋巴结肿大，首发症状常是无痛性淋巴结进行性肿大，可活动也可相互粘连；②淋巴结外器官受累，引起各种压迫症状，全身症状包括不明原因的发热或周期性发热、盗汗、瘙痒、消瘦，其他如饮酒后淋巴结疼痛为该病所特有；5%～16%的患者可发生带状疱疹。本病是一种相对少见但治愈率较高的恶性肿瘤，治疗上主要采用化疗加放疗的综合治疗。

非霍奇金淋巴瘤具有以下特点：①全身性：可发生在身体的任何部位，其中淋巴结、扁桃体、脾及骨髓是最易累及的部位；②多样性：受压迫或浸润的范围和程度不同，引起的症状也不同。随年龄增长而发病增多，男性较女性多；除惰性淋巴瘤外，一般发展迅速。对各器官的压迫和浸润多见，常以高热或各器官、系统症状为主要临床表现。其治疗包括以化疗为主的化、放疗结合的综合治疗、生物治疗、造血干细胞移植、手术治疗。

淋巴瘤，根据本病的临床表现，当属于中医学"失荣""瘰疬""痰核""恶核""流注""石疽""阴疽""癥瘕"等范畴。

传统中医学认为，本病的发生多因寒痰凝滞，风热血燥；忧思善怒，肝郁气结，痰湿凝聚，生痰化火；气滞血瘀，瘀血阻滞；积而成结，邪毒内结，日久脏腑内虚，肝肾亏损，气血两亏，气阴亏虚。本病的治疗当扶正祛邪，益气养阴，祛湿豁痰，活血化瘀，软坚散结。正虚明显者，以扶正为主；邪实甚，正气未衰或正衰不明显者，可以攻邪为主。本病可采用单纯中医治疗，也可配合化疗、放疗，以减轻放化疗的不良反应，保护骨髓，保护血常规，增强机体免疫功能，旨在提高疗效，提高患者的生存质量、生存期和存活率。

一、周永明医案——脾肾亏虚，痰毒内留案

患者，女，74 岁。2018 年 5 月初诊。

病史： 2017 年 5 月首发症状为左侧乳腺结节，遂行乳腺结节切除术，术后病理示弥漫大 B 细胞淋巴瘤，免疫组化示：CD20（＋），Bcl-2（部分＋），CD10（－），MUM-1（＋），Ki67（约 80%＋）。PET/CT 示：弥漫大 B 细胞淋巴瘤累及左侧颌下、锁骨上、右侧腋窝、双肺门、纵隔、胸骨左旁、腹膜后、双侧腹股沟、盆内壁多发重点异常代谢淋巴结，累及双叶甲状腺、双肺内、胰腺、双侧肾脏、左上腹部腹膜，累及盆壁、坐骨。西医诊断为弥漫大 B 细胞淋巴瘤Ⅳ期，国际预后指数评分 5 分。西医治疗予 RCHOP 方案化疗 6 个周期，期间复查部分缓解。2018 年 1 月，出现颈部、双侧腹股沟淋巴结肿大，行颈部淋巴结穿刺活检术，病理示弥漫大 B 细胞淋巴瘤，再次复查 PET/CT 示颈部、右腋窝、双侧腹股沟多发淋巴结受累，鼻咽后壁、右侧上颌窦后壁、右侧腹壁皮下、外阴多发淋巴瘤浸润，考虑病情进展，更换为二线 R-EPOCH 方案挽救化疗四个周期，化疗后评价为部分缓解，出现Ⅳ度骨髓抑制，遂来门诊中药治疗。血常规：白细胞 1.6×10^9/L，中性粒细胞 0.86×10^9/L，血红蛋白 122g/L，血小板 65×10^9/L。胸腹部 CT 示：颈部、右腋窝、双侧腹股沟等多处淋巴结较前缩小，右肺中叶及双肺下叶见斑片状磨玻璃密度影。刻下症见：神疲乏力，双下肢尤甚，右侧下肢略肿，纳谷不馨，无反酸烧心，大便偏稀，日行 2～3 次，寐安。舌脉：舌红少苔，脉沉细。

西医诊断： 非霍奇金淋巴瘤。

中医辨证： 脾肾亏虚，痰毒内留。

治法： 健脾补肾，化痰解毒。

方药：

黄芪 30g	女贞子 15g	党参 15g	当归 10g
白芍 15g	白术 15g	山药 15g	薏苡仁 15g
半枝莲 15g	白花蛇舌草 30g	浙贝母 30g	半夏 15g
夏枯草 30g	玄参 15g	菟丝子 15g	杜仲 20g
谷芽 15g	麦芽 15g	炙甘草 6g	

14 剂，水煎服，每日 1 剂。

2018 年 6 月 12 日二诊：乏力有所好转，右下肢水肿消退，大便日行 1 次，小便可，纳食可，寐安。舌淡红，苔薄，脉沉细。血常规：白细胞 2.4×10^9/L，中性粒细胞 1.27×10^9/L，血红蛋白 123g/L，血小板 161×10^9/L。

方药：上方去谷芽、麦芽、山药、薏苡仁，加白英 15g、白芥子 10g。

14 剂，水煎服，每日 1 剂。

2018 年 7 月 31 日三诊：无明显不适主诉，纳可，大便偏稀，小便调，寐安。

方药：上方改黄芪 15g，去当归，加薜荔果 15g、牡蛎（先煎）30g、山药 15g。

14 剂，水煎服，每日 1 剂。

后门诊坚持中药治疗，规律复查，至 2020 年 1 月病情再度进展，更换三线方案化疗，无疾病进展生存期 23 个月。

【评析】 该患者诊断为弥漫大 B 细胞淋巴瘤，属侵袭性淋巴瘤范畴，且化疗后 6 个月内出现复发，系难治性淋巴瘤，预后不良。初诊时多周期化疗后，疾病之毒与药物之毒混杂而至，损伤脾肾，脾虚健运无权，气血生化乏源致神疲乏力，纳谷不馨，大便稀溏；肾虚主骨生髓无力，则见骨髓抑制不生，水湿不运则下肢水肿，另痰性流窜，泛于周身，可见淋巴结遍及颈、腋、腹股沟及腹壁等处。周教授以化痰排毒为主，健脾补肾为辅。拟化痰解毒扶正方，君以半枝莲、白花蛇舌草解毒利湿；臣用浙贝母、半夏、夏枯草、白芥子化痰散结，玄参养阴化痰；佐以黄芪、党参、山药、白术、薏苡仁健脾渗湿，菟丝子、杜仲补肾强膝，当归、女贞子、白芍养血滋阴以为化血之基。二诊时，脾肾功能渐已恢复，遂减少健脾祛湿之谷芽、麦芽、山药、薏苡仁，而加强化痰解毒，加用白英、白芥子。三诊主诉无特殊不适，再加薜荔果、牡蛎等散结化瘀、活血解毒之物，意在持续驱邪扶正。该病例从接诊到病情进展，周教授紧紧围绕"痰毒"入手，以攻为主，佐以扶正，思路清晰，用法得当，中药维持治疗无疾病进展生存期 23 个月，明显获益，且生活质量较高，故该治法值得推广。

［1］张福鹏，李捷凯，鲍计章，等.周永明从"痰毒"入手中药维持治疗侵袭性淋巴瘤经验 [J]. 中国医药导报，2022，19（5）：167-170.

二、李仝医案——正虚邪盛，瘀毒互结案

患者，男，48 岁。2015 年 10 月初诊。

病史：患者 2014 年曾因工作压力增大，而出现头痛头晕、视物模糊等症状，在当地医院确诊为原发性中枢神经系统淋巴瘤，经联合放化疗后肿瘤未得到良好控制，遂来本院寻求中医治疗。病理提示：弥漫大 B 细胞淋巴瘤。本院 CT 提示：右侧颞叶可见一 1.5cm×1.7cm×1.9cm 大小的中心囊实性占位。刻下症见：焦虑抑郁，头痛眩晕，纳差，眠差，小便正常，大便质稀。舌脉：舌质黯淡，苔黄腻，脉弦细滑。

西医诊断：原发性中枢神经系统淋巴瘤（PCNSL）。

中医诊断：恶核。

中医辨证：正虚邪盛，瘀毒互结。

治法：化瘀散结，疏肝健脾。

方药：

生黄芪 30g	生薏苡仁 30g	炒白术 20g	茯苓 15g
柴胡 12g	黄芩 12g	白芍 30g	炙甘草 10g
延胡索 15g	土茯苓 15g	川芎 15g	白花蛇舌草 30g
石见穿 15g	夏枯草 15g	广陈皮 10g	土鳖虫 12g

| 生杜仲 15g | 炒麦芽 15g | 鸡内金 15g | 赤芍 15g |

14 剂，每日 1 剂，水煎早晚温服。

患者服药 2 周后，头痛头晕症状明显减轻，在此方基础上加减，继续服用 3 个月，复查 CT 提示肿瘤较前比较无增长，持续服用中药 6 个月后复查 CT 提示肿瘤大小 1.5cm×1.7cm×1.6cm，体积较前缩小。由于症状消失，病情平稳，生活自如，患者遂未再服用中药。2018 年因工作压力骤增，病症复发，此次发病以来，于当地医院行利妥昔单抗注射液 + 甲氨蝶呤 + 阿糖胞苷化疗 8 周期，病灶无法有效控制，对继续化疗不能耐受，进而转求中医治疗。2019 年 6 月 21 日就诊于本院，病理提示：弥漫大 B 细胞淋巴瘤。本院 MRI 提示：右侧颞叶可见一 1.5cm×2.0cm×2.0cm 的椭圆形占位性病变，周围可见水肿带。刻下症见：头晕头痛，情绪抑郁，畏寒肢冷，双下肢无力，自汗盗汗，口干，纳差，睡眠尚可，小便正常，大便难解，次数无规律。查其舌脉：舌黯淡，苔白厚腻，满布舌体，脉沉细。

西医诊断： 原发性中枢神经系统淋巴瘤（PCNSL）。

中医诊断： 恶核。

中医辨证： 瘀毒互结，阳虚寒凝，阴阳两虚。

治法： 温阳散结，祛瘀化痰，补益阴阳。

方药：

生黄芪 30g	白芍 15g	姜半夏 12g	土茯苓 15g
川芎 15g	白蒺藜 12g	川牛膝 15g	醋莪术 15g
枳实 10g	猫爪草 15g	夏枯草 15g	白花蛇舌草 30g
生杜仲 15g	益母草 15g	炒白术 15g	生薏苡仁 30g
炒麦芽 15g	鸡内金 15g	干姜 10g	黑顺片（先煎）10g
鳖甲（先煎）30g			

30 剂，每日 1 剂，水煎早晚温服。

7 月 23 日复诊： 患者各症状明显减轻，于原方再加皂角刺 15g，21 剂（因此药性猛烈，后去除）。

2019 年 10 月 18 日就诊时，已无头晕头痛，畏寒肢冷明显减轻，体力恢复，情绪改善，自汗盗汗愈，复查 MRI 提示病灶较前边缘整齐，水肿带消失。

患者目前仍每日口服中药维持治疗，定期复查随访。

【评析】　患者平素情绪焦虑，饮食不节，由于工作压力增大，诱发体内伏疾，再加上肝郁脾虚导致气血运行瘀滞，津液失于输布，痰与邪气瘀毒相互搏结而成病。虽然患者在来本院之前已接受联合放化疗治疗，但考虑到患者正值壮年，正气尚足，遂在治疗上多注重攻邪之法，在方中加入生薏苡仁、白花蛇舌草、石见穿、夏枯草、土鳖虫化瘀解毒散结；又加入茯苓、柴胡等疏肝健脾；加入生黄芪、杜仲扶正补虚，又加入土茯苓、川芎使药物引经入脑，提升药效。如此使肝脾健运，气血津液运行顺畅，邪气得到压制，正气得到恢复，最终肿瘤得到良好控制，各症状消失，使病情趋于平稳。

2018 年由于工作压力骤升，操劳过度而复发，就诊于本院前已在当地医院行 8 周期化疗，病灶未得到有效控制，且无法耐受，由此得知此时患者正气大虚，邪毒壅盛。患者头晕头痛乃病灶压迫所致，畏寒肢冷、双下肢无力、大便难解，皆因阳气虚衰，温煦不够，推动无力造成，自汗盗汗、口干乃阴虚之象，盖患者经过长期化疗，已经出现阴阳两虚的症状，故治疗应当以扶正为主，辅以攻邪。故用黑顺片、干姜、益母草、生杜仲温阳散寒，生黄芪、川牛膝补虚，炒白术、鸡内金、炒麦芽等健脾行气化痰，白花蛇舌草、夏枯草、猫爪草等解毒散结，白芍、鳖甲滋阴柔肝，再加之使用土茯苓等入脑的中药，使药物直达病所。1 个月后复诊，患者正气恢复少许，应加重攻邪之力以控制病情，故在原方加上皂角刺 15g 增加其消积之力，如此攻补兼施，在临床上取得了良好的治疗效果。

［2］廖子玲，李全，胡汉琼，康宁，宋凤丽 . 中西医结合辨治原发性中枢神经系统淋巴瘤经验 [J]. 中华中医药杂志，2021，12：7160-7163.

三、丘和明医案——气郁痰结案

患者，男，39 岁。2018 年 7 月 10 日初诊。

主诉：口干、口苦 1 月余。病史：患者于 2018 年 3 月 6 日因"发现左侧颈部肿物 9 月余"就诊。颈部 CT：考虑淋巴来源病变，淋巴瘤可能。2018 年 3 月 10 日行"颈部肿物切除术"，术后冰冻切片病理检查考虑为（颈部淋巴结）霍奇金淋巴瘤。病理活检示：（颈部淋巴结）淋巴细胞丰富型经典型霍奇金淋巴瘤；免疫组化示：CD20（－）、PaX-5（－）、CD3（－）、CD5（－）、CD30（＋）、CD15（－）、Ki 67（＋）；原位杂交示：EBER（－）。2018 年 3 月 12 日 PET/CT 示：左侧颈部（Ⅱ、Ⅲ、Ⅳ、Ⅴ区）、左侧锁骨上及纵隔（1 组）多发结节状及团块状高代谢肿大淋巴结，考虑为淋巴瘤；脾脏体积增大，并右后部结节状高代谢病灶，考虑为淋巴瘤浸润。2018 年 3 月 17 日至 2018 年 7 月 9 日行 4 程 ABVD 方案化疗。患者近 1 个月出现口干、口苦等不适，遂至丘和明门诊就诊。刻下症见：神清，精神一般，口干、口苦，心烦易怒，两胁痛，纳呆，眠差，难入睡，大便偏干，小便正常。平素性情急躁。舌脉：舌质红，苔微黄腻，脉弦滑。查体：左侧颈部触及一肿大淋巴结，直径约 0.8cm，肿大淋巴结边界清晰，质硬，无压痛，活动度可。

西医诊断：淋巴细胞丰富性经典型霍奇金淋巴瘤（Ⅲ期）。

中医诊断：恶核。

中医辨证：气郁痰结。

治法：和解少阳，理气化痰散结。

方药：

柴胡 12g	黄芩 15g	法半夏 15g	陈皮 10g
党参 15g	生姜 10g	大枣 10g	竹茹 10g
浙贝母 15g	赤芍 15g	枳壳 10g	甘草 6g

　　14 剂，每日 1 剂，水煎至 250mL，复煎 1 次，分 2 次温服。

中成药：温胆片（院内制剂，组成保密），口服，每次 4 片，每日 3 次。

二诊：2018 年 7 月 25 日，患者神清，精神可，无口干、口苦，无胁痛，睡眠稍改善，仍有心烦易怒，胃纳可，大便仍偏干，小便正常。舌质红，苔薄微黄，脉弦滑。

方药：前方加栀子 10g，郁金 10g。14 剂，每日 1 剂，水煎至 250mL，复煎 1 次，分 2 次温服。续服温胆片。

三诊：2018 年 8 月 10 日，患者神清，精神可，诸症明显改善，偶有口干，余无不适。淋巴结查体基本同前，舌淡红，苔薄白，脉弦。

方药：

柴胡 12g	黄芩 15g	法半夏 15g	白芥子 10g
天南星 10g	赤芍 10g	牡丹皮 10g	浙贝母 15g
夏枯草 15g	太子参 15g	麦冬 15g	甘草 6g

30 剂，每日 1 剂，水煎至 250mL，复煎 1 次，分 2 次温服。停服温胆片。

四诊：2018 年 9 月 12 日，患者神清，精神可，未诉特殊不适，二便正常。查体：左侧颈部触肿大淋巴结较前稍缩小，直径约 0.5cm。舌淡红，苔薄白，脉弦。

方药：予三诊处方 30 剂，每日 1 剂，水煎至 250mL，复煎 1 次，分 2 次温服。

此后患者数次复诊，未见上述症状。

【评析】 患者为中年男性，为霍奇金淋巴瘤化疗后就诊。本例患者初诊主要表现为时有身热，口干、口苦，心烦易怒，两胁痛，纳呆，眠差，难入睡，大便偏干，结合舌质红、苔微黄腻、脉弦滑等舌脉表现，四诊合参，辨病为恶核，辨证当属气郁痰结。由于少阳枢机不利，气血津液运行失常，痰瘀内生，发为痰核。而患者中年得病，郁郁不得志，日久情绪不佳，肝气郁结，乃至少阳枢机失调更甚。少阳胆腑气机郁滞，胆汁不循其道，上泛至口，故见口苦；郁久胆火内盛，耗伤津液则口干、大便干，胆火扰心则心烦、眠差；足少阳经循胁肋部走行，故见胁痛；少阳枢机失调，阳明气机受阻，故见纳呆。舌质红、苔微黄腻、脉弦滑均为气郁痰结之佐证。本病属淋巴瘤早期，邪气实而正气尚足，治法：祛邪为主，以和解少阳、理气化痰散结为法，方以小柴胡汤为主方加减，辅以化痰散结之品。丘和明在运用小柴胡汤治疗淋巴瘤患者时，柴胡剂量一般在 10～15g，方中柴胡苦平升散，透解郁热，疏达经气，黄元御《长沙药解》载"瘰疬之证因足少阳之逆，宜柴胡"；而黄芩苦寒，清泻郁热，实乃和解少阳之要药，黄芩用量不宜过大，苦寒易伤脾胃，6～15g 为宜；半夏化痰散结；陈皮燥湿化痰；丘和明考虑患者正气尚足，遂易大补之人参为平和之党参，取其补中益气生津之效；甘草、大枣调和胃气。诸药合用，邪气可解，少阳得和，枢机开合得利。再配合竹茹清热解渴除烦，浙贝母清热化痰散结，赤芍清热凉血活血，枳壳理气消痰。另外加服用院内制剂温胆片清胆和胃，理气化痰，中药汤剂与中成药相辅相成。二诊时，患者大部分症状改善，治疗有效，但患者仍心烦易怒，考虑患者久病肝气郁结、气郁化火较甚，予前方基础上加栀子清心火除烦郁，郁金清肝泄热，行气解郁。三诊时，患者症状基本改善，局部有小淋巴结肿大，考虑患者此时少阳气机已恢复，但局部痰瘀仍未除去，治疗上仍应攻邪。在原方基础上去补益之党参、生姜、大枣，予白芥子祛除皮里膜外之痰，天南星加强半夏化痰散结之功，赤芍、牡丹皮凉血活血以消瘀，浙贝母、夏枯草清热化痰散结，患者仍偶有口干，予太子参、麦冬益气生津止渴。患者少阳气机乃复，症状基本改善，本次处方已强化化痰散结之功，故停用温胆片。四诊时，患者未诉特殊不适，局部小淋巴结有缩小趋势，继续予前方治疗。患者期间行放疗，后定期门诊中医药调理，无再诉上述症状。

丘和明强调，少阳枢机不利为淋巴瘤的核心病机，贯穿淋巴瘤发病进展的全过程，因此当谨守病机，从少阳入手，以调畅少阳枢机为基本治疗原则，有提纲挈领之效，是淋巴瘤治疗的根本大法。

［3］欧海涛，胡莉文.丘和明从少阳论治淋巴瘤经验 [J].中医药导报，2021，27（8）：188-191.

四、丘和明医案——气血亏虚案

患者，女，76 岁。2019 年 7 月 26 日初诊。

主诉：头晕、乏力 2 月余。病史：患者于 2019 年 4 月洗澡时发现左侧颈部可触摸不规则肿块，2019 年 5 月 20 日就诊，查颈部彩超：左侧颈部及锁骨上窝多发实性结节，考虑异常淋巴结，建议穿刺检查。2019年5月29日行左颈淋巴结穿刺活检，病理提示：滤泡性淋巴瘤，Ⅰ级；免疫组化示：瘤细胞 CD20（＋）、CD79a（＋）、CD3（－）、CD5（－）、CD21（＋）、CD10（＋）、Bcl-2（＋）。2019年6月18日 PET/CT：左侧颈部（Ⅰ～Ⅴ区）、左侧腮腺深部、右侧颈部（ⅠB、Ⅱ区）、颈部（Ⅵ区）、右肩三角肌后间隙、双侧腋窝、双侧胸小肌后间隙、双侧锁骨上区、纵隔（3A）、右侧背阔肌深面、右膈上、双侧膈肌角后间隙、双侧肾门区、肝门区、左侧肾周、腹膜后、大网膜、肠系膜间、右侧髂窝、双侧髂血管旁及双侧腹股沟见多发结节状及不规则团块状放射性摄取异常增高影，最大范围9.9cm×5.3cm×10.1cm。CT于上述部位见肿大淋巴结及软组织肿块影，边界不清，部分相互融合成团块，其后腹膜后及肠系膜间病灶包绕临近血管，与之边界不清，全身多发结节状及团块状不同程度高代谢病灶，考虑为淋巴瘤多发浸润；右肾结节状高代谢病灶，大小约2.0cm×3.1cm×3.6cm，考虑为淋巴瘤浸润。2019年6月19日骨髓涂片示：骨髓增生活跃，偶见原幼淋巴细胞；骨髓流式细胞免疫荧光分析报告：粒系、单核细胞表达未见明显异常；骨髓活检：增生性骨髓象，造血面积占40%，三系造血细胞数量大致正常，细胞分化良好；免疫组化示：MPO（＋）、CD61（＋）、CD71（＋）。西医诊断为滤泡性淋巴瘤（1级Ⅳ B× 期 FIPI-2 4分高危组）。交代病情及预后，建议患者行 R-CHOP 方案治疗，患者拒绝行化疗，遂至丘和明门诊寻求中医药治疗。刻下症见：神清，精神疲倦，头晕，肢体乏力，少气懒言，心悸失眠，自汗怕冷，食欲不振，胃纳差，大便2日一行，小便正常。近1个月体重下降2.5kg。查体：双侧颈部、腋下、腹股沟可触及不规则肿块，质硬如石，推之不移。舌脉：舌淡黯，苔薄白，脉沉细。

西医诊断：滤泡性淋巴瘤（1级Ⅳ B× 期 FIPI-2 4分高危组）。

中医诊断：恶核。

中医辨证：气血亏虚。

治法：益气养血。

方药：

柴胡 12g	黄芩 10g	法半夏 15g	人参 15g
生姜 10g	大枣 10g	黄芪 15g	白术 15g
当归 10g	白芍 15g	甘草 6g	煅牡蛎（先煎）20g

14 剂，每日 1 剂，水煎至 250mL，复煎 1 次，分 2 次温服。

二诊： 2019 年 8 月 13 日，患者神清，精神改善，头晕、肢体乏力、睡眠情况、自汗较前稍改善，偶有心悸，怕冷，食欲、胃纳改善不明显，大便 2 日一行，小便正常。舌淡黯，苔薄白，脉沉细。

方药： 前方基础上加山药 20g、砂仁（后下）10g、川芎 10g，黄芪增至 30g，白术增至 20g。14 剂，每日 1 剂，水煎至 250mL，复煎 1 次，分 2 次温服。

三诊： 2019 年 8 月 28 日，患者神清，精神一般，诸症较前好转。舌淡黯，苔薄白，脉沉弦。

守二诊方巩固 2 个月。服药后患者自觉症状明显改善，坚持门诊中医药治疗，基本予小柴胡汤为主方加减以调和少阳气机，辅以扶正化痰、祛瘀散结等治疗方法，提高了患者的生活质量及免疫功能。

随访至 2020 年 8 月 20 日，患者生活如常人，实现"带瘤生存"的目标。

【评析】 患者老年女性，确诊为滤泡性淋巴瘤，未经系统抗肿瘤治疗。患者初诊时主要表现为神疲、头晕、乏力、少气懒言等一派虚象，结合患者舌淡黯、苔薄白、脉沉细等舌脉表现，四诊合参，辨病为"恶核"，辨证当属气血亏虚。由于少阳枢机不利，气血津液运化失常，痰瘀毒始生，交结体内，发为恶核。缘于患者年事已高，正气不足，气血化生不足，罹患此难，正气愈虚，痰瘀毒内盛，阻滞气血，耗伤大量气血津液，以致气血亏虚。气血不足，不能上荣头目，故见神疲、头晕；不能濡养四肢，故见肢体乏力；不能滋养心脉，故见心悸失眠。患者年老体弱，脾肾之气渐衰，肾乃先天之本，肾气不足，固摄失司，故见怕冷自汗，脾乃后天之本，脾气亏虚，运化水谷无力，故见食欲不振、胃纳差。舌脉均为气血亏虚之佐证。本例患者属淋巴瘤晚期，邪毒内盛，脏气虚损，正气亏虚，抗邪无力，故治法以扶正固本为主，以补益气血为法。治病求本，以和解少阳为其基本治则。方以小柴胡汤为主方加补益气血之品。方中柴胡、黄芩和解少阳以调达少阳枢机，半夏、生姜化痰消饮以畅达三焦水道，少阳枢机得复，气血津液输布得当，痰瘀不成，痰核不长；人参、大枣、甘草扶助少阳正气；黄芪甘温，补气生血而益肌表以止汗；白术益脾精、养胃气以生气血；当归养血活血；白芍酸甘，滋养心肝以调和阴阳；牡蛎咸平软坚，性涩能敛心神而止惊悸。丘和明以为，患者初诊之时，一派虚弱之象，不可过补，补益之品剂量不可过大，故在使用补益之药物时，用药剂量在 10～15g，须循序渐进，徐徐图之。二诊时，患者精神、头晕、乏力等较前缓解，考虑此法有效，继续沿用前方，稍微加大黄芪、白术用量以补益正气，并加血中气药之川芎以理气行血；另外，患者食欲、胃纳仍欠佳，予加用甘平之山药以补中益脾和胃，砂仁和中调滞以复脾胃之升清降浊。三诊时，患者诸症明显改善，初见成效，继续予前方巩固。患者门诊随诊，未见上述症状再发。

本案淋巴瘤，以和解少阳为基本治则。临证时需辨清早中晚期、辨清虚实，辨证用药上以小柴胡汤为基础方灵活运用加减，可使得气机畅、三焦通、痰瘀去、热毒清，正气复来，提高临床疗效。

[4] 欧海涛，胡莉文. 丘和明从少阳论治淋巴瘤经验 [J]. 中医药导报，2021，27（8）：188-191.

五、江劲波医案——痰瘀互结案

段某，男，59岁。

病史： 2020年1月14日因发现颈部肿块5个月就诊，患者已于外院行右颈部肿块穿刺活检，术后病理诊断符合非霍奇金淋巴瘤（弥漫大B细胞淋巴瘤），生发中心来源，2019年9月开始至今已按R-CHOP方案化疗5个周期。刻下症见：精神欠佳，头晕乏力，咽部疼痛，痰多，纳食少，夜寐欠佳，二便正常。舌脉：舌紫黯，舌下络脉迂曲、苔白腻，脉滑。

西医诊断： 非霍奇金淋巴瘤（弥漫大B细胞淋巴瘤）。

中医诊断： 恶核。

中医辨证： 痰瘀互结。

治法： 化痰祛瘀，解毒散结。

方药： 消瘰丸加减。

玄参 15g	浙贝母 15g	莪术 10g	三棱 10g
夏枯草 15g	乳香 10g	姜黄 10g	牡蛎（先煎）15g
薏苡仁 15g	土茯苓 15g	重楼 10g	白芥子 10g
石见穿 20g	海藻 10g	昆布 10g	大枣 3 枚

每日 1 剂，分 2 次温服。

服 14 剂后患者自觉咽痛缓解，舌苔由白腻转薄白苔，继服上方半月。

2020 年 2 月 15 日二诊： 患者复诊前于外院行第 6 次化疗，颈部淋巴结较前明显缩小，乏力较甚，盗汗，纳少，二便正常，舌质淡胖、苔薄白，脉细。

方药： 考虑患者已行多次化疗，于原方中加入黄芪 30g，党参 15g，当归 10g，红景天 20g，去掉原方中三棱、莪术等破血逐瘀之品。

30 剂，每日 1 剂，水煎服。

随访至 2020 年 5 月，患者后期病情稳定，以乏力为主，余无特殊不适。

【评析】 患者颈部出现肿块，病检明确诊断为弥漫大 B 细胞淋巴瘤，属于中医学"恶核"范畴，本病的发生多因正虚为本，气血阴阳失调，痰浊、瘀血、邪毒相互胶结，留滞体内所致。患者颈部肿块明显，且诉平日痰多，可见确有痰邪作祟，朱丹溪在《丹溪心法》中言："诸病皆由痰而生，凡人身上、中、下有块者，多是痰。"起病之初痰阻气机，久而瘀血内生，同时内虚脏腑功能失调，体内代谢产物蓄积形成毒邪。因此该患者应从"虚、痰、瘀、毒"论治，方中浙贝母、白芥子化痰散结，《雷公炮制药性解》中言芥子可除皮里膜外痰邪，豁痰破壅之力盛；莪术、三棱、乳香、姜黄可破血逐瘀，江教授认为这四药可直抵贼巢；辅以海藻、昆布、牡蛎软坚散结，夏枯草、土茯苓、石见穿、重楼等解毒散结的同时又有明确的抗肿瘤作用；患者后期乏力明显，一方面由于久病痰、瘀、毒耗伤正气，一方面因化疗药物不良反应所致，即以黄芪、党参健脾益气，当归养血补血，红景天补虚扶正。

［5］黄珊，江劲波．江劲波教授治疗淋巴瘤经验［J］.中国中医药现代远程教育，2020，18（23）：61-63.

六、孙桂芝医案——体虚毒恋案

患者，男，20岁。2010年12月12日初诊。

病史： 患者因"发现纵隔及颈部霍奇金淋巴瘤9个月，化疗8个周期，放疗1次"来诊。刻下症见：咳嗽，口干，余一般情况可。舌脉：舌黯，苔黄腻发黑，脉沉细。

西医诊断： 纵隔及颈部霍奇金淋巴瘤放化疗后。

中医诊断： 恶核。

中医辨证： 体虚毒恋。

治法： 醒脾化湿，健脾益肾。

方药： 三仁汤合知柏地黄丸加减。

山茱萸 10g	清半夏 10g	淡竹叶 10g	豆蔻（后下）10g
知母 10g	黄柏 10g	生地黄 10g	苦杏仁（后下）10g
天花粉 10g	佛手 10g	生甘草 10g	生蒲黄（包煎）10g
山药 15g	姜厚朴 15g	生麦芽 30g	鳖甲（先煎）15g
石斛 15g	重楼 15g	露蜂房 5g	代赭石（先煎）15g
土茯苓 30g	鸡内金 30g	生薏苡仁 15g	

45剂，水煎，每剂药连煎2次，兑成400mL浓汁，分成4份，每日早、晚各服1次，每次100mL（2天服完1剂）。

配合口服中成药小金胶囊，每次1.8g（6粒），每日2次。

2012年8月3日二诊： 一直以芳化醒脾法配合地黄丸类方随证加减，每日服药不赘，病情稳定，各种复查未见明显异常。刻下症见：一般情况可，无明显不适，舌淡，苔薄少，脉沉细。

治法： 健脾益肾，扶正祛邪。

方药： 知柏地黄丸合黄芪首乌汤（由黄芪、何首乌组成的自拟方）加减。

知母 10g	黄柏 10g	山茱萸 10g	生地黄 10g
熟地黄 10g	牡丹皮 10g	山慈菇 10g	鳖甲（先煎）10g
夏枯草 10g	浙贝母 10g	桑螵蛸 10g	生蒲黄（包煎）10g
山药 20g	九香虫 5g	茯苓 15g	生龙骨（先煎）15g
桑葚 15g	重楼 15g	黄芪 30g	生牡蛎（先煎）15g
泽泻 30g	五味子 6g	露蜂房 5g	白花蛇舌草 30g
制何首乌 15g			

45 剂，煎服法同前。中成药继服。

2013 年 12 月 14 日三诊： 患者发病至今已 3 年，坚持服用中药，病情稳定，复查腹部超声示脂肪肝，生化正常。诉有时因过敏而发风团，余无特殊不适。舌淡红，苔薄白，脉沉细。

治法： 健脾益肾。

方药： 四君子汤合六味地黄丸加减。

太子参 15g	茯苓 15g	炒白术 30g	龟甲（先煎）10g
熟地黄 10g	山茱萸 10g	山药 15g	鳖甲（先煎）10g
山慈菇 10g	炙甘草 6g	牡丹皮 10g	生龙骨（先煎）15g
重楼 15g	露蜂房 5g	浙贝母 10g	生牡蛎（先煎）15g
白花蛇舌草 30g			

15 剂，煎服法同前。中成药同前继续服用。

【评析】 由于患者是恶性淋巴瘤，"邪之所凑，其气必虚"，先自肾精受损；再经放、化疗等治疗，进一步损伤脾胃、肾精，脾胃受损则水谷不化而生湿，放疗则易生火、伤津、伤精，故先用清热化湿法结合健脾补肾法以标本兼治，其后湿浊渐化，郁热已清，即转以健脾补肾之法以固根本。

［6］顾恪波，何立丽，张丽娜，等 . 孙桂芝辨治恶性淋巴瘤经验 [J]. 中华中医药杂志，2020，35（12）：6125-6128.

七、孙桂芝医案——体虚毒恋案

患者，女，38 岁。2010 年 3 月 31 日初诊。

病史：患者扁桃体恶性淋巴瘤术后近 1 年。病理：弥漫大 B 细胞淋巴瘤。术后化疗 6 个周期，放疗完成后。复查颈部超声：甲状腺左叶结节；双颈部淋巴结肿大。刻下症见：咽干、咽痛，只能进食半流食，皮肤过敏，见红白相间的风团。舌脉：舌红，苔少，脉沉细。

西医诊断：弥漫大 B 细胞淋巴瘤术后放化疗后。

中医诊断：恶核。

中医辨证：体虚毒恋，热灼津伤。

治法：清咽利喉，凉血祛风。

方药：

生地黄 10g	牡丹皮 10g	赤芍 10g	防风 10g
地肤子 10g	浙贝母 10g	僵蚕 10g	生蒲黄（包煎）10g
白芷 10g	浮萍 10g	射干 10g	鳖甲（先煎）10g
天花粉 10g	白鲜皮 15g	麦冬 15g	龟甲（先煎）10g
石斛 15g	夏枯草 15g	蝉蜕 6g	山豆根 5g
蜂房 5g	生甘草 9g	白花蛇舌草 30g	

14 剂，水煎，每剂药连煎 2 次，兑成 400mL 浓汁，分成 4 份，每日早、晚各服 1 次，每次 100mL（2 天服完 1 剂）。

中成药用软坚消瘤片，每次 4 片，每日 3 次。

2012 年 8 月 18 日二诊：待皮肤风证平息后，继以健脾补肾法调理，如麦味地黄丸合归脾汤、杞菊地黄丸合黄芪首乌汤、四君子汤合麦味地黄丸等加减。扁桃体恶性淋巴瘤术后已 3 年余，病情稳定。刻下症见：疲乏易困，少气懒言，口干眼干。纳眠可，二便调。舌红，苔少，脉沉细。

中医辨证：气阴两虚，脾肾不足。

治法：健脾补肾。

方药： 二黄鸡枸菟汤（由黄芪、黄精、鸡血藤、枸杞子、菟丝子组成）合麦味地黄丸加减。

麦冬 10g	五味子 10g	生地黄 10g	熟地黄 10g
山茱萸 10g	牡丹皮 10g	女贞子 10g	鳖甲（先煎）10g
牛膝 10g	山慈菇 10g	泽泻 15g	生龙骨（先煎）15g
枸杞子 15g	鸡血藤 15g	黄精 15g	生牡蛎（先煎）15g
浙贝母 15g	夏枯草 15g	鹿衔草 15g	半枝莲 15g
山药 30g	茯苓 30g	黄芪 30g	白花蛇舌草 30g

14 剂，煎服法同前。

中成药同前继服。

【评析】 此为扁桃体恶性淋巴瘤放疗后，射线灼伤咽喉黏膜，出现局部充血、水肿，加之黏膜灼伤萎缩，故不能分泌津液形成防护层，所以出现咽干咽痛，属热灼津伤证，先予清咽利喉、凉血祛风的治标之法，待标证缓缓平息，再图健脾补肾之法以巩固人身之根本。

［7］顾恪波，何立丽，张丽娜，等．孙桂芝辨治恶性淋巴瘤经验 [J]．中华中医药杂志，2020，35（12）：6125-6128.

八、孙桂芝医案——体虚毒恋案

患者，女，42 岁。2010 年 5 月 24 日初诊。

主诉： 发现鼻腔恶性淋巴瘤 1 年 2 个月。病史：患者 2009 年 3 月发现鼻腔肿物，行病理检查示：结外 NK/T 淋巴瘤。随后行 CHOP 方案化疗 4 个周期，局部放疗 28 次，继而再行 ESHAP 方案化疗 3 个周期，评价为完全缓解。2009 年 10 月复发，行鼻咽镜检查示：右侧声带及悬雍垂背面新生物。遂继行放疗，现已结束放疗 20 天。刻下症见：左眼部肿胀，自觉乏力，纳差，口渴，咽痛，口苦，二便调。舌脉：舌红，苔黄腻，脉弦细。

西医诊断： 结外 NK/T 淋巴瘤放化疗后。

中医诊断：恶核。

中医辨证：体虚毒恋。

治法：化湿醒脾，生津解毒。

方药：三仁汤和麦门冬汤加减。

山豆根 10g	厚朴 10g	清半夏 10g	豆蔻（后下）10g
竹叶 10g	浮萍 10g	天花粉 10g	苦杏仁（后下）10g
浙贝母 10g	僵蚕 10g	莪术 10g	鳖甲（先煎）10g
莲子 10g	石韦 10g	甘草 10g	龟甲（先煎）10g
木蝴蝶 6g	石斛 15g	生薏苡仁 15g	生石膏（先煎）30g
天麦冬各 10g	白花蛇舌草 30g		

14 剂，水煎，每剂药连煎 2 次，兑成 400mL 浓汁，分成 4 份，每日早、晚各服 1 次，每次 100mL（2 天服完 1 剂）。

中成药予加味西黄解毒胶囊，每次 0.5g（2 粒），每日 3 次。

2013 年 8 月 14 日二诊：此后鼻流黄涕时以五味消毒饮合知柏地黄汤为主，无涕咽干时以清燥救肺汤合麦味地黄汤为主，气短时以生脉饮或天王补心丹合用六味地黄汤调治，至复诊时经治已有 4 年 5 个月，复发治疗后 3 年 3 个月。刻下症见：鼻腔流脓鼻涕，鼻塞，不能从鼻腔排出，从口腔排出，晨起口苦，月经色黑，经期长至约 2 周，周期紊乱，右侧腰背部酸困。纳可，眠可，二便调。舌淡红，苔薄黄，脉沉细。此因放疗后，鼻咽部黏膜灼伤、萎缩，腺体分泌减少，故咽干且黏膜防护力减弱，易反复发生局部感染，同时鼻腔血管较细，修复能力较弱，致使鼻炎反复发作而难以修复尽愈。

中医辨证：邪入少阳、厥阴，且有热入血室之象。

治法：和解少阳。

方药：小柴胡汤合清燥救肺汤加减。

柴胡 10g	黄芩 10g	清半夏 10g	辛夷（包煎）10g
枇杷叶 10g	麦冬 10g	沙参 10g	生牡蛎（先煎）15g
夏枯草 10g	山慈菇 10g	僵蚕 10g	鳖甲（先煎）10g

太子参 15g	浙贝母 15g	重楼 15g	生龙骨（先煎）15g
桑叶 10g	苍耳子 5g	五味子 5g	生石膏（先煎）30g
生甘草 10g	白花蛇舌草 30g		

14 剂，煎服法同前。

中成药继服同前。

此后多次复查，肿瘤病情稳定，唯鼻炎反复发作，间断中药调治，得以长期存活。

【评析】 据病史及舌脉症，患者属化疗伤脾，湿邪内生；放疗伤精、生热，损伤局部黏膜致腺体萎缩，分泌减少。标证属湿热蕴结而灼伤津液，本证属脾肾两虚，故须急则治其标，待标证缓缓平息，仍以健脾补肾之法以图根本。患者随访至今，仍病情稳定，并坚持于春秋两季病情易于变化之时令，前来门诊随诊取药以固根本。

[8] 顾恪波，何立丽，张丽娜，等. 孙桂芝辨治恶性淋巴瘤经验 [J]. 中华中医药杂志，2020，35（12）：6125-6128.

九、周永明医案——痰毒内蕴，脾肾亏虚案

蒋某，男，13 岁。2017 年 8 月初诊。

病史：患者 2015 年 8 月因发现左侧颈部肿块至当地医院就诊，行病理穿刺示无明显异常，后转至上海三甲医院就诊，再次行病理穿刺示霍奇金淋巴瘤（富于淋巴细胞型），正电子发射计算机断层显像（PET/CT）结果示：病变分布于左侧颈部、颌下、锁骨上和纵隔淋巴结及胰十二指肠淋巴结。给予 ABVD 等方案化疗，共进行 12 次化疗，1 次放疗。患者放化疗后身体虚弱，遂向周老师寻求中医药治疗。刻下症见：头晕乏力，疲乏无力，手心潮热，夜间盗汗，纳少口干，二便调，夜寐安。舌脉：舌红少苔，脉沉细。血常规：白细胞 4.32×10^9/L，血红蛋白 128g/L，血小板 157×10^9/L。超声：左侧颈部淋巴结异常肿大，大小约 21mm×9mm，皮髓质结构不清。

西医诊断：霍奇金淋巴瘤。

中医诊断：痰毒病。

中医辨证：痰毒内蕴，脾肾亏虚。

治法：化痰解毒，兼补脾肾。

方药：

制半夏 18g	夏枯草 15g	莪术 15g	蜀羊泉 15g
石见穿 15g	白芥子 6g	炙甘草 6g	桑寄生 24g
杜仲 20g	玄参 12g	炒白术 12g	制僵蚕 10g
炒枳壳 10g	黄连 3g	吴茱萸 3g	生牡蛎（先煎）30g
白花蛇舌草 30g	半枝莲 30g	薜荔果 30g	

14 剂，每日 1 剂，水煎服。

二诊：患者诸症较前好转，精神改善，且药后无腹泻。

方药：前方基础上加土鳖虫 10g，浙贝母 18g，蛇六谷 15g，改蜀羊泉 30g，白芥子 10g，去薜荔果。

14 剂，每日 1 剂，水煎服。

三诊：一般情况可，颈部淋巴结明显缩小，略有口干。

方药：在二诊方的基础上加玉竹 15g，改蜀羊泉 20g，桑寄生 30g，杜仲 24g。

再服 14 剂。

3 个月后复查 PET/CT 结果示：颈部、颌下、锁骨上和纵隔及胰十二指肠淋巴结等无明显肿大。

随后则定期于周老师门诊口服中药治疗，随访至投稿前，病情一直稳定未反复。

【评析】　患者属化疗之后，本虚之体再次为药毒所伤，正气二度受损，气血亏虚，阴亏火旺，迫津外泄，津亏气耗，故见头晕乏力、疲乏无力、口干、手心潮热、夜间盗汗，脾胃亏虚，运化失常则见胃纳不佳，患者病程日久，久病及肾，故周老师以自拟消瘤方辨证加减以化痰解毒、补脾益肾。以平缓补药杜仲、桑寄生、白术补脾益肾，扶助正气，先后天之本得补则津液可行、阳气可化；以制半夏、夏枯草、白芥子、生牡蛎、制僵蚕、莪术、炒枳壳化痰散结、活血行气；以蜀羊泉、白花蛇舌草、半枝莲、薜荔果、石见穿清热解毒，攻邪散结；黄连、吴茱萸辛开苦降，寒热并用顾护脾胃，攻毒宜循序渐进，徐徐图功。二诊时未见纳差、腹泻等败胃之象，故再加土鳖虫、浙贝母、蛇六谷解毒化痰散结之品以期击鼓再进。攻邪不忘扶正，扶正有利祛邪，正气存内，邪不可干，加强攻邪的同时勿忘提升正气，以达阴平阳秘，故三诊时加大桑寄生、杜仲的剂量。如此辨证施治，把握了本虚标实的病机特点，兼顾扶正与攻邪，随证而治之，因而收效甚佳。

［9］李捷凯，陈伟，吴小凡，等．周永明辨治恶性淋巴瘤经验介绍 [J]．新中医，2020，52（17）：191-193.

十、李仝医案——气血亏虚，痰瘀互结案

患者，男，69 岁。2017 年 10 月 15 日初诊。

主诉： 颈部肿胀不适伴僵硬 10 月余。病史：2009 年发现颈部肿块，就诊于某肿瘤医院，病理提示：非霍奇金淋巴瘤，弥漫大 B 细胞淋巴瘤，予以 R-CHOP 方案化疗，病情稳定，患者无不适症状，停止化疗。后患者于 2017 年 6 月复发，左侧颈部淋巴结肿块 3cm×4cm，再次行 R-CHOP 方案化疗 8 个周期配合局部颈部放疗。刻下症见：放疗后颌下皮肤出现皮损，色红，皮肤粗糙，颈部肿胀不适伴僵硬，活动受限，乏力，口干咽痛，纳差，口淡无味，反酸，双下肢无力，怕冷。舌脉：舌黯红，苔白腻，脉弦滑。

西医诊断： 非霍奇金淋巴瘤。

中医诊断： 恶核。

中医辨证： 气血亏虚，痰瘀互结。

治法： 补气养血，化痰逐瘀。

方药：

| 生黄芪 30g | 白芍 15g | 茯苓 15g | 干姜 10g |

炒白术 20g	枳实 10g	荷叶 10g	生薏苡仁 30g
夏枯草 15g	皂角刺 15g	莪术 15g	白花蛇舌草 30g
益母草 15g	生杜仲 15g	炒麦芽 15g	黑顺片（先煎）10g
熟地黄 24g	焦山楂 15g	鳖甲（先煎）30g	

30 剂，水煎服，每日 1 剂，早晚分服。

2017 年 11 月 15 日二诊：患者发现腋下淋巴结肿大 1 周，未行具体检查。颈部肿胀感减轻，仍僵硬，乏力感减轻，纳可，仍有口淡、反酸，怕冷，双下肢有力，二便可，舌淡黯，胖大，苔白黄腻，脉弦滑。

方药：效不更方，在原方基础上加减，上方加川续断 15g、代赭石（先煎）30g，改茯苓为土茯苓 20g。

30 剂，水煎服，每日 1 剂，早晚分服。

2018 年 1 月 10 日三诊：患者纳可，口不淡，腋下淋巴结消失，无乏力、怕冷，双下肢轻度水肿，夜间减轻，夜间小便数次影响睡眠，大便可，舌黯苔黄白厚，尺脉滑。2018 年 1 月 31 日复查血常规：淋巴细胞 0.488×10^9/L，余未见明显异常。

方药：上方加桑螵蛸 10g、五味子 10g、升麻 10g、车前子（包煎）10g、茵陈 10g、陈皮 10g，改白花蛇舌草为猫爪草 15g。

30 剂，水煎服，每日 1 剂，早晚分服。

2018 年 2 月 15 日四诊：患者干咳无痰，口干，颈部仅有僵硬感，纳可，眠差，夜尿 1～2 次，膝关节无力，双下肢已无水肿，大便可，舌淡黯，苔白黄厚腻满布，脉滑数，右稍弦。

方药：上方加藿香 10g、佩兰 10g。

30 剂，水煎服，每日 1 剂，早晚分服。

期间患者病情平稳，左颈部僵硬感仍有，余无其他不适，一直坚持中药治疗。

【评析】 患者确诊为非霍奇金淋巴瘤弥漫大 B 细胞淋巴瘤，化疗后复发行二次化疗配合放疗，出现颈部僵硬不适，活动受限，乏力，口干咽痛，纳差，口淡无味，反酸，双下肢无力，怕冷，舌黯红，苔白腻，脉弦滑。患者为老年男性，年老体虚，脾胃失调，不能运化水湿，凝结成痰，痰瘀互结，日久出现颈部肿块、舌黯红，苔白腻；患者经二次化疗配合放疗，气血已伤，故出现乏力、双下肢无力；化疗后损伤脾胃，胃失和降，出现纳差、口淡无味、反酸；放射线属热毒，热毒侵袭，津液受损，出现口干咽痛症状。根据患者舌脉，拟以补气养血、化痰逐瘀之大法。方中生黄芪、白芍补气养血，炒白术、生薏苡仁、茯苓、焦山楂、炒麦芽健脾益气；皂角刺、夏枯草、莪术、鳖甲散结消癥；干姜、黑顺片温通阳气，走而不守；枳实、荷叶一升一降，"本意不取其食速化，但令胃气强实，不复伤也"；白花蛇舌草解毒散结；生杜仲、熟地黄补益肝肾。全方用药平和，辨证与辨病相结合，标本兼治，并注意顾护脾胃，谨遵"有一分胃气，便有一分生机"，故临床效果甚佳。

［10］孙月蒙，刘冬，张璇，等 . 李仝教授治疗恶性淋巴瘤经验拾遗 [J]. 现代中西医结合杂志，2020，29（15）：1645-1648.

十一、李仝医案——气滞血瘀，脾肾阳虚案

患者，男，67 岁。2018 年 10 月 20 日初诊。

病史： 2018 年 6 月，患者因自行触摸到淋巴结肿大就诊于某肿瘤医院。超声：双颈、双侧锁骨上多发性肿大淋巴结 0.34cm×0.3cm，甲状腺多发囊性结节，考虑淋巴瘤或转移瘤。CT：双侧颌下、颏下、颈深链、颈后三角区、双侧锁骨上、纵隔、双肺门、双侧腋窝下多发肿大淋巴结，考虑恶性淋巴瘤，骨转移。左肺叶下结节，良性倾向，T_2 椎体高信号，良性倾向。病理：T 细胞淋巴瘤。后行化疗 5 次，具体方案：顺铂 + 地塞米松 + 异环磷酰胺，化疗后出现周身红色皮疹，体重下降 2.5kg，故就诊于我处门诊。刻下症见：周身散在红色皮疹，乏力易困，口干，纳呆，食入即吐，腰腹畏寒，眠差易醒，夜间小便频数，1 次 / 小时，大便调。舌脉：舌体胖大，舌淡有瘀点，苔黄腻，脉弦尺弱。

西医诊断： T 细胞淋巴瘤。

中医诊断： 恶核。

中医辨证：气滞血瘀，脾肾阳虚。

治法：行气活血，补肾健脾。

方药：

生黄芪 30g	茯苓 15g	干姜 10g	黑顺片（先煎）15g
升麻 10g	枳实 10g	炒白术 20g	车前子（包煎）10g
延胡索 15g	威灵仙 15g	肉苁蓉 15g	生薏苡仁 30g
熟地黄 15g	杜仲 15g	川续断 15g	猫爪草 15g
夏枯草 15g	炙甘草 10g		

14 剂，水煎服，每日 1 剂，早晚分服。

2018 年 11 月 9 日二诊：患者全身乏力、酸痛减轻，皮疹明显变浅，仍有口干、膝关节疼痛、眠差，纳可，夜间小便仍频数，舌淡，苔黄腻，脉弦细。

方药：上方加玄参 15g、桃仁 12g、泽兰 15g，改黑顺片（先煎）为 20g。

14 剂，水煎服，每日 1 剂，早晚分服。

2018 年 11 月 23 日三诊：体力恢复尚可，皮疹全部消退，无口干，夜间小便次数减少，膝关节仍有疼痛，纳可，眠可，舌淡胖有齿痕，苔黄白腻，脉弦尺弱。

方药：上方去炙甘草，加海藻 20g、土鳖虫 12g。

14 剂，水煎服，每日 1 剂，早晚分服。

2018 年 12 月 7 日四诊：患者口服西达苯胺治疗中，体力恢复，体重有所增加，纳可，眠可，小便可，大便偏干，3 ～ 4 日一行，舌淡红，胖大，苔黄薄腻。血常规未见明显异常。

方药：上方去桃仁、泽兰、土鳖虫、猫爪草、夏枯草，加仙鹤草 30g、功劳叶 15g、昆布 20g、醋鸡内金 15g、木香 6g，14 剂，水煎服，每日 1 剂，早晚分服。

随诊至今，患者情况良好。

【评析】 患者为非霍奇金淋巴瘤 T 细胞淋巴瘤，化疗 5 次后出现全身皮疹，乏力，周身酸痛，口干，纳呆，食入即吐，腰腹畏寒，眠差易醒，夜间小便频数，

1次/小时，大便调，舌淡有瘀点，舌体胖大，苔黄腻，脉弦尺弱。全身乏力、酸痛不适、舌有瘀点乃气机阻滞，运行不畅之征，纳呆、腰腹畏寒、夜间小便频数为脾肾阳虚之象，故拟行气活血、补肾健脾之法，方中用生杜仲、川续断、肉苁蓉温补肾阳；熟地黄阴中求阳；黑顺片、干姜、生黄芪补虚助阳，黑顺片走而不守，通行十二经无所不至，治督脉为病及一切沉寒痼冷之症；升麻、枳实通畅气机，炒白术、生薏苡仁健脾和胃；猫爪草、夏枯草清热解毒，消肿散结，威灵仙、延胡索通经止痛，《本草分经》中言威灵仙"辛、咸，温，属木。宣疏五脏，通行十二经，行气祛风破积，治风湿痰饮诸病，性极快利，积不痊者，服之有效"；炙甘草调和诸药。纵观治疗过程，标本兼顾并时时顾护脾胃，随症加减，故收效甚佳。

[11] 孙月蒙，刘冬，张璇，等.李仝教授治疗恶性淋巴瘤经验拾遗 [J]. 现代中西医结合杂志，2020，29（15）：1645-1648.

十二、罗秀素医案——肝肾阴虚案

滕某，女，77岁。2011年10月7日初诊。

病史： 患者因"左胸壁肿块进行性增大3个月"于2008年10月3日在某医院门诊就诊，行氟代脱氧葡萄糖（18F-FDG）肿瘤代谢显像：左胸壁葡糖糖代谢浓聚灶，电子计算机断层扫描（CT）见软组织密度灶，考虑恶性病变；予局部肿块穿刺活检：（左胸壁穿刺）外周T细胞淋巴瘤。因当时无明显不适未予特殊治疗。2008年10月20日在浙江省某医院进一步诊治，西医诊断为外周T细胞淋巴瘤（皮肤型）。于2008年10月22日至2009年2月9日共化疗6个疗程，末次化疗于2009年3月结束。末次化疗3个月后全身皮肤出现多处肿块，小的如米粒大小，大的如大核桃大小，自用"九一丹"经麻油调敷后出现不良反应后停用。2009年6月开始在他处中医治疗，后因皮肤结节反复出现，于2011年10月7日前来就诊于罗秀素。刻下症见：全身可见多处皮肤结节，左乳房下肿块较大，约3cm×3cm大小，质硬，呈紫红色，活动欠佳，自觉口干，怕热，近来脾气急躁易怒，睡眠、胃纳一般，大便偏干，每日1次，小便偏黄。舌脉：舌红苔薄黄腻，脉弦滑。

西医诊断：外周 T 细胞淋巴瘤。

中医诊断：痰核。

中医辨证：肝肾阴虚。

治法：滋阴降火，疏肝理气，化痰散结。

方药：加味四物汤合消瘤丸加减。

熟地黄 12g	当归 12g	川芎 9g	炒白芍 12g
麦冬 12g	枸杞子 12g	炒黄柏 9g	僵蚕 9g
玄参 15g	浙贝母 12g	片姜黄 9g	桑葚 12g
三叶青 6g	猫爪草 15g	夏枯草 15g	生牡蛎（先煎）30g
佛手 9g	炒麦芽 15g	炮山甲 6g	王不留行 15g

14 剂，每日 1 剂，分 2 次煎服。

2011 年 10 月 21 日二诊：服上方后口干、怕热，心烦较前减轻，皮下肿块较前有所缩小，质变软。

方药：上方加白花蛇舌草 15g。继服 14 剂。

上方加减服药至 2011 年 12 月 9 日，患者皮肤肿块已消失，无明显不适，精神较前明显好转。之后隔周前来复诊。

2012 年 4 月 13 日复诊：患者精神可，皮肤未见肿块、结节，偶有咳嗽咳痰，舌紫苔薄，脉细。

治法：清热解毒，活血散结，养阴润肺。

方药：

牡丹皮 12g	夏枯草 12g	皂角刺 15g	全银花 15g
连翘 12g	山慈菇 9g	三叶青 20g	玄参 15g
野菊花 12g	桑白皮 12g	炙百部 12g	穿山甲 9g
猫爪草 15g	漏芦 12g	佛手 9g	浮萍 15g
紫花地丁 15g	石见穿 15g	僵蚕 12g	鲜铁皮石斛（先煎）12g

14 剂，每日 1 剂，分 2 次煎服。

2012年4月27日复诊： 目前未出现皮肤结节，咳嗽咳痰较前减轻，舌脉同前。

方药： 上方减桑白皮、石见穿，加覆盆子15g以增强滋补肝肾之力，14剂，每日1剂，分2次煎服。

此后随症加减至2013年10月25日，复查彩超示原先肿大淋巴结已缩小至正常范围，后在上方基础上随症加减至今。

患者病情平稳，皮肤未见肿块出现，各处淋巴结未见肿大。

【评析】 本案为病理确诊的外周T细胞淋巴瘤（皮肤型）。外周T细胞淋巴瘤是一类种族异质性合地域变异性的成熟T细胞淋巴瘤，占成人非霍奇金淋巴瘤的5%~15%，具有侵袭性、变异性大、预后差、易复发等特点。该病多见于中老年人，极少侵犯皮肤，皮肤型外周T细胞淋巴瘤即使通过积极治疗，5年生存期约为12%。该患者全身皮肤反复出现肿块，罗秀素认为此属"人之一身，无非血气周流，痰亦随之"，故痰能到身体各处，流走不定，又结合患者口干、怕热、舌红苔薄黄腻、脉弦滑等，考虑肝肾阴虚，郁而化火，灼伤津液，三焦津液不足，运行不利，则凝聚成痰，为"水沸为痰"，故拟加味四物汤合消瘤丸加减。同时考虑病变在表，痰郁日久于表化热，合五味消毒饮清解表热，用浮萍引药达表，覆盆子、铁皮石斛调补肝脾肾三脏，并重用穿山甲、僵蚕加大软坚散结力度。罗秀素认为穿山甲走窜之性无所不至，善消各种癥瘕积聚肿块，非重用无奇效，一般多在9克以上，但目前因不纳入医保报销，罗秀素多建议小剂量反复煎煮3次以上，不主张研磨吞服以免妨碍脾胃运化。此患者经罗秀素治疗至今未见复发，病情控制平稳。

［12］王斌，庄海峰，成志. 罗秀素从"水泛为痰，水沸为痰"理论论治恶性淋巴瘤经验总结 [J]. 浙江中医药大学学报，2019，43（11）：1223-1226.

十三、朱良春医案——痰瘀交凝，气血亏虚案

患者，女，53岁。2015年11月14日初诊。

主诉：颈部肿胀不适9月余。病史：患者2015年2月发现颈部肿块，病理提示：非霍奇金淋巴瘤，弥漫大B细胞淋巴瘤，予R+CHOP方案（美罗华500mg，第1天，环磷酰胺1g，第3天，长春新碱2mg，第3天，吡柔比星80mg，第3天，地塞米松15mg，第3～7天）化疗5个周期，后因患者肺部弥漫性毛玻璃影停止化疗。2015年11月2日查超声示：左侧颈部淋巴结肿块12cm×4.5cm，右侧颈部淋巴结8cm×4cm。刻下症见：神疲乏力，颈部肿胀不适，四肢有酸胀麻木感。舌脉：舌淡紫、苔白腻，脉细弦。

西医诊断：恶性淋巴瘤（非霍奇金淋巴瘤）。

中医诊断：恶核。

中医辨证：痰瘀交凝，气血亏虚。

治法：化痰和瘀，补益气血。

方药：

守宫 12g	半枝莲 30g	黄芪 30g	莪术 20g
龙葵 30g	僵蚕 12g	青风藤 30g	白花蛇舌草 30g
穿山龙 50g	猫爪草 30g	炮山甲 10g	鸡内金 10g
白术 30g	茯苓 20g	凤凰衣 8g	

30剂，每日1剂，水煎服。

2015年12月12日二诊：患者药后颈部肿胀感稍减轻，仍神疲乏力，四肢麻木。舌淡紫、苔白腻，脉细弦。血常规：白细胞4.32×10⁹/L，中性粒细胞比例25%，考虑患者多次化疗，骨髓抑制，药既有效，原方加减。

方药：上方加生半夏（加生姜5片先煎）15g、鸡血藤30g、油松节30g、水牛角（先煎）30g。

30剂，每日1剂，水煎服。

2016年1月18日三诊：乏力明显减轻，右颈部肿块基本消失，唯左颈部仍有不适，四肢麻木也减轻，纳可，寐安，二便调。舌淡、苔薄白微腻，脉细小弦。复查白细胞4.68×10⁹/L，中性粒细胞比例56%，超声：右侧未见明显淋巴结肿大，左侧颈部Ⅲ区淋巴结肿大，16cm×5cm。患者症状明显缓解。

方药： 二诊方加党参 30g、蜈蚣 8g。

30 剂，每日 1 剂，水煎服。

期间患者病情平稳，略感左颈部胀痛，余无不适，生活已基本正常，一直坚持服中药治疗。

2017 年 4 月 3 日复查超声示： 右侧未见明显淋巴结肿大，左侧颈部 Ⅲ 区淋巴结肿大，18cm×5cm，双侧腹股沟、双侧腋下未见淋巴结肿大。予三诊方继服。

随访至 2018 年 2 月，患者病情稳定，唯左颈部肿块仍未消，余无不适。

【评析】 患者确诊为非霍奇金淋巴瘤，5 个疗程化疗后不能耐受，首诊时神疲乏力，颈部肿胀不适，四肢有酸胀麻木感，舌淡紫，苔白腻，脉细弦。颈部肿块乃痰瘀阻滞所致，四肢酸胀麻木为气血亏虚，运行不畅之征，故拟化痰和瘀、补益气血之法。方中半枝莲、白花蛇舌草、龙葵清热解毒，猫爪草、炮山甲、莪术、僵蚕化痰和瘀散结，青风藤、穿山龙调节免疫，鸡内金、白术、茯苓、凤凰衣健脾护胃。二诊时患者出现白细胞计数下降，方中加入鸡血藤、油松节、水牛角益气补血升白细胞，生半夏化痰散结。三诊时患者肿块缩小、气血得复，故可加强攻坚散结力量，于方中加蜈蚣消瘤散结，并加入党参健脾扶正。纵观治疗过程，辨病与辨证相结合，标本兼治并时时注意顾护脾胃，故收效甚佳。从中我们可以一窥国医大师的辨证论治思想。

［13］何峰，舒鹏，朱婉华.朱良春辨治恶性淋巴瘤学术经验管窥[J].中医杂志，2018，59（20）：1726-1729.

十四、杨淑莲医案——寒痰凝滞案

王某，男，65 岁。2012 年 6 月 15 日初诊。

病史： 患者腹胀、纳差 3 个月。患者于 2012 年 3 月因间断咳嗽、咯痰伴胸闷、气短于当地医院就诊，结合患者下肢水肿及肝脾肿大，考虑慢性阻塞性肺疾病急性加重、肺源性心脏病、心功能不全，予抗感染、化痰平喘治疗后，咳嗽、咯痰好转，因脾及颈部淋巴结大未见好转，查血常规：白细胞 $9.27×10^9$/L，血红蛋白 149g/L，血小板 $111×10^9$/L，考虑血液系统疾病，转至石家庄某医院。颈部淋巴结活检提示：B 淋巴细胞增殖性疾病，慢性淋巴细胞白血病或小 B 细胞淋巴瘤可能性大。家属拒绝美罗华联合化疗，求服用中医，经人介绍转入我院。刻下症见：面色萎黄无华，目珠不黄，精神倦怠，纳食欠佳，口中乏味，不恶风，无自汗，手足冰凉，下肢水肿，小便清利，颈部可触及瘰疬，腹部可及癥瘕平脐，质中等，光滑无压痛。舌脉：舌质淡，苔白腻，脉沉细。

西医诊断： 非霍奇金淋巴瘤小 B 细胞淋巴瘤Ⅳ期。

中医诊断： 恶核。

中医辨证： 寒痰凝滞。

治法： 温化寒痰，软坚散结。

方药： 阳和汤合消瘰丸加减。

熟地黄 20g	山慈菇 6g	麻黄 6g	鹿角胶（烊化）15g
白芥子 10g	炮姜 10g	白术 15g	生牡蛎（先煎）30g
猫爪草 10g	海藻 10g	泽泻 20g	肉桂（后下）6g
厚朴 15g	党参 15g	山药 15g	白花蛇舌草 10g

每日 1 剂，头煎加水 500mL，煎汁 200mL，二煎加热水 400mL，取汁 200mL，两煎混合，分早、晚 2 次温服。

上方服 20 剂，诸症改善，颈部淋巴结变小及脾脏回缩，纳食可。外周血常规平稳，继服小金丹 1 丸，每日 1 次。

生活如常，坚持随访。

【评析】 相对于现代医学恶性淋巴瘤明确的预后评估指标，传统中医对于"恶核"的善恶区分往往通过阴阳、寒热、虚实、表里来判断，四诊合参，八纲为纪。本例患者起病见腹部癥瘕，颈部瘰疬，中医辨证为痰毒内阻之实证；手足不温，下肢水肿，小便清利，苔白，脉沉细为寒邪凝滞。治法：攻补兼施，温化寒痰，利湿，软坚解毒。考虑患者年龄较大，当顾护胃气，予山药、党参、厚朴补肾健脾行气，以防攻邪伤正。病情平稳后，邪正相争缓和，予丸散之剂，化瘀散结，且依从性好。

［14］王茂生，李君，孙长勇，等. 杨淑莲教授治疗淋巴瘤经验 [J]. 河北中医，2016，38（1）：8-11.

十五、周仲瑛医案——化疗伤正，脾胃虚极案

患者，女，39 岁。2010 年 5 月 6 日初诊。

病史： 患者 2010 年 2 月 20 日行左乳房非霍奇金淋巴瘤手术，病理提示：弥漫大 B 细胞淋巴瘤。化疗 2 个疗程，骨髓抑制明显，肝功能损伤，曾经保肝降酶治疗。刻下症见：疲劳乏力，心下胃脘有胀塞感，两肋下胀，大便干结，常须用药通便，口舌颊黏膜常溃疡，午后低热，常易感冒，食纳乏味。舌脉：舌苔中部黄腻，质紫黯，边尖红。脉小弦滑数。

中医辨证： 肝肾亏虚，气阴两伤，痰瘀郁毒互结。

治法： 补益肝肾，益气养阴，化痰祛瘀散结。

方药：

天冬 10g	麦冬 10g	南沙参 12g	炙鳖甲（先煎）15g
北沙参 12g	太子参 10g	白薇 15g	肿节风 20g
玄参 10g	马勃 5g	炙女贞子 10g	墨旱莲 10g
仙鹤草 15g	鸡血藤 15g	生地榆 12g	红景天 10g
八月札 10g	枸橘 10g	漏芦 15g	白花蛇舌草 20g
半枝莲 20g	龙葵 10g	炙鸡内金 10g	炒六神曲 10g
白残花 5g			

21 剂，水煎服，早晚各 1 服。

2010 年 5 月 27 日二诊： 化疗 3 个疗程，肝功能损害明显，疲劳乏力，食少不馨，夜寐胸背多汗，大便干结成条，需服润肠药，左足掌行走痛，手指麻木。舌苔中部薄黄腻，质红。脉细弦滑。

中医辨证： 化疗伤正，脾胃虚极。

方药：原方加川黄连 3g，藿香、佩兰各 10g，法半夏 10g，垂盆草 30g，蒲公英 20g，炒枳实 15g，全瓜蒌 20g。

21 剂，水煎服，早晚各 1 服。

2010 年 11 月 11 日三诊：乏力有减，感咽部有痰微痛，舌尖痛好转，多发新生面部痤疮，大便二三日一行，怕冷。血常规：白细胞 $2.8 \times 10^9/L$。舌苔中部黄薄腻，质黯紫有裂纹。

方药：2010 年 5 月 6 日改生地榆为 15g，炙女贞子为 15g；加灵芝 6g，焦白术 10g，炒枳实 10g，冬凌草 15g，泽漆 15g，首乌藤 20g，生黄芪 15g。

30 剂，水煎服，早晚各 1 服。

2012 年 2 月 23 日四诊：复查白细胞 $4 \times 10^9/L$，最近怕冷好转，口腔溃疡发作数次，多言则口咽部疼痛。舌苔黄中腻，质紫黯，中多裂。脉细。

方药：2010 年 5 月 6 日方去白薇，改生地榆为 15g，炙女贞子为 15g；加补骨脂 10g，肉苁蓉 10g，炒白术 10g，炒枳实 10g，灵芝 5g，生黄芪 20g，泽漆 15g，制何首乌 10g，王不留行 10g。

30 剂，水煎服，早晚各 1 服。

2012 年 10 月 25 日五诊：血常规：白细胞 $3.6 \times 10^9/L$，中性粒细胞 $1.55 \times 10^9/L$，复查肝功能改善，近 4 个月来月经先期，20 日一潮，量少，3 天结束，大便 2 日一行，难净，腰酸怕冷，左足掌疼痛。苔黄腻，质黯红有裂。脉细滑。

方药：2010 年 5 月 6 日方去白薇、玄参、马勃；改生地榆为 15g，炙女贞子为 15g；加补骨脂 10g，肉苁蓉 10g，生白术 15g，炒枳实 15g，灵芝 5g，生黄芪 20g，泽漆 20g，制何首乌 10g。

30 剂，水煎服，早晚各 1 服。

【评析】 本例以炙鳖甲、南北沙参、天麦冬、太子参、炙女贞子、墨旱莲补益肝肾，益气养阴，鸡血藤活血补血，炙鸡内金、炒六神曲、八月札、枸橘和胃理气，半枝莲、龙葵、漏芦、白花蛇舌草化痰解毒，二诊化疗后脾胃虚极，肝损明显，予加用川黄连、藿香、佩兰、法半夏和胃健脾化湿，并加用焦白术健脾益气，蒲公英、垂盆草清化肝胆湿热，炒枳实和胃顺气，四诊患者怕冷明显，舌质紫黯，久病血瘀明显，加用补骨脂补肾，并加用王不留行以化久瘀。

［15］倪海雯，朱垚，郭立中，等 . 周仲瑛辨治恶性淋巴瘤学术思想管窥[J]. 中医药临床杂志，2013，25（12）：1051-1053.

十六、施今墨医案——肿瘤破溃案

丁某，女，19 岁。

病史： 患者去年 9 月间左颈部生一瘤，发展甚速。虽经治疗也未能控制，近日已破溃。经某医学院病理科检查，西医诊断为颈淋巴腺瘤。刻下症见：饮食二便尚属正常，经期不规则。舌脉：舌苔薄白，脉沉涩。

治法： 消肿化坚。

方药：

鹿角 20g	山慈菇 10g	炮山甲 10g	皂角刺（去尖）6g
海藻 10g	昆布 10g	夏枯草 15g	川郁金 10g
牛蒡子 6g	青连翘 10g	金银花 10g	苦桔梗 5g
小蓟 10g	忍冬藤 10g	三七粉（分 2 次冲服）3g	

二诊： 前方服 6 剂，肿瘤见轻，拟回山东，并予常服方。

方药： 前方去鹿角、青连翘。加川贝母 10g，桃仁 6g，炒牡丹皮 10g，浙贝母 10g，苦杏仁（后下）6g，炒丹参 10g，酒玄参 12g。

三诊： 2 个月前，带回常服方，在山东除服药外兼用理疗，肿瘤已消减十分之八，情况良好，嘱照二诊方再服，至肿瘤全消为度。

【评析】 "肿瘤已见破溃，并无化脓现象，仍从消肿化坚法治之"一语，道出了传统中医对肿瘤的辨治方法。

［16］祝谌予 . 施今墨临床经验集 [M]. 北京：人民卫生出版社，2006.

十七、朴炳奎医案——气阴两虚，肝经毒瘀，痰毒结滞案

薛某，女，18岁。2000年1月16日初诊。

病史：患者霍奇金淋巴瘤放、化疗后。患者1998年8月6日因感冒后出现间断性发热，左颈部无痛性淋巴结肿大，消瘦，盗汗等症状，经抗感染治疗无效，12月16日在某肿瘤医院组织活检，病理诊断为霍奇金淋巴瘤。先后在北京某医院放疗3个疗程。1999年12月3日，放、化疗结束，2000年1月15日，某医院超声显示颈部淋巴结消失，CT及胸片报告"左肺动脉外侧淋巴结肿大"，遂转中医治疗。刻下症见：患者间断性发热，体温在37.4～38℃波动，颈部皮肤瘙痒刺痛，患者口苦，胸胁胀痛，鼻咽干燥，头晕、乏力，烦躁，喜悲欲哭，纳呆，小便黄，大便干燥，三日1行，面色青黄，左颈部及肩部表皮剥脱，肤色黯红。舌脉：舌质黯红，少津，脉弦细数。

西医诊断：霍奇金淋巴瘤。

中医诊断：瘰疬。

中医辨证：气阴两虚，肝经毒瘀，痰毒结滞。

治法：益气养阴，化痰散结，解毒通络。

方药：

黄芪30g	太子参10g	生白术15g	枸杞子12g
女贞子10g	生地黄10g	夏枯草15g	重楼15g
山慈菇15g	柴胡10g	川楝子10g	麦冬10g
玄参10g	郁金10g	炒三仙各10g	生甘草10g

30剂，水煎服，每日1剂。

二诊：2001年2月21日，患者口苦、胸胁胀痛、鼻干、头晕、乏力等症状明显减轻，肩部肤色转淡，痛痒减轻，纳食转佳，情绪改善。查白细胞4.1×10⁹/L。

方药：上方去玄参、川楝子、柴胡、山慈菇，加僵蚕15g，鸡血藤15g。

30剂，水煎服，每日1剂。

配合服用西黄解毒胶囊，每次 2 粒，每日 3 次。坚持服上方共 2 个月。2001年 4 月 12 日患者来电话告知，诸症明显缓解，情绪稳定。查白细胞 4.5×10^9/L，超声及胸片显示病情稳定。

三诊： 5 月 15 日复诊，停药 1 个月，5 月 13 日复查胸片提示左肺动脉外侧淋巴结较前略有增大，超声示左颈部发现肿大淋巴结。患者准备 1 周后在某肿瘤医院接受放疗。自述乏力、口干、咽痛、眠差、多梦、心烦、口苦、大便干、舌质红，脉弦细数。

方药：

黄芪 30g	太子参 10g	沙参 10g	牡丹皮 10g
赤芍 12g	生地黄 10g	僵蚕 15g	夏枯草 15g
天冬 10g	生白术 15g	山药 12g	炒三仙各 10g
桔梗 10g	甘草 10g	白花蛇舌草 15g	

15 剂，水煎服，每日 1 剂；成药同前。

四诊： 6 月 13 日，患者诸症减轻，由于正在放疗中，法当扶正为主，以解毒抗癌为辅。

方药： 上方去赤芍，加鸡血藤 15g，女贞子 15g，当归 10g，百合 15g。

成药配合西黄解毒胶囊、参芪片交替服用。患者于放疗 2 个疗程结束后，继续服用上方 3 个月。

五诊： 2003 年 7 月 23 日复诊，超声及胸片复查结果报告，患者颈部及左肺动脉外侧淋巴结消失。除仍有左颈局部皮肤潮红、瘙痒刺痛、口干、咽痛、疲乏、心烦外，无明显不适。

方药： 2001 年 5 月 15 日方去赤芍，加墨旱莲 10g，刺蒺藜 15g，薏苡仁 15g。

配服西黄解毒胶囊。嘱定期复查。

【评析】 恶性淋巴瘤尤以颈部淋巴结多见，好发于青壮年，其疗效和预后与病理分型关系密切。作者强调辨治本病宜从虚、痰、瘀、毒着手。盖虚为病本，且放化疗后更易耗气伤阴，形成本虚标实。扶正则可用参芪、白术、山药、薏苡仁等益气扶正，健脾渗湿，益气调营以绝生痰之源；祛邪则尤重治痰、治瘀。然肝郁则脾虚，痰毒瘀结，虚痰瘀毒相搏，其病乃成。正如丹溪所云："诸病多因痰生，凡人身上中下有块者多是痰。"常以川楝子、柴胡、郁金、刺蒺藜等调肝达络；夏枯草、山慈菇、僵蚕、重楼、白花蛇舌草、西黄解毒胶囊等以化痰通络，解毒软坚；放化疗后配伍沙参、赤芍、生地黄、牡丹皮、墨旱莲、天冬、麦冬、百合等解毒散瘀，益气养阴，润燥化痰；桔梗、甘草为舟楫，引药上行，直达病所。如是则气阴得复，正盛则邪退，肝络调达，痰毒缓消。本例案以此为法，患者坚持服药 2 年余，确未见复发转移迹象。

[17] 高荣林，姜在旸. 中国中医研究院广安门医院专家医案精选. 北京：金盾出版社，2005.

第六章
多发性骨髓瘤

　　多发性骨髓瘤（MM）是骨髓内浆细胞恶性增殖性疾病，其特征为骨髓中克隆性浆细胞异常增生，分泌单克隆免疫球蛋白或其片段（M蛋白），相关器官或组织损伤。本病病因不明，可能因素有遗传、电离辐射、化学物质、病毒感染、抗原刺激等。遗传学的不稳定性是其主要特征，表现为明显多变的染色体异常核型。

　　临床表现为骨骼损害（骨痛为常见症状，以腰骶部最多见，其次为胸部和下肢，可发生病理性骨折），贫血（常见，多为轻、中度贫血），肾功能损害（蛋白尿、血尿、管型尿和急、慢性肾衰竭），高钙血症（食欲不振、呕吐、乏力、意识模糊、多尿或便秘等），感染（正常免疫球蛋白及中性粒细胞减少，免疫力下降，容易发生各种感染甚至败血症，病毒感染以带状疱疹多见），高黏滞综合征（头昏、眩晕、眼花、耳鸣、手指麻木、视力障碍、充血性心力衰竭、意识障碍，甚至昏迷），出血倾向（鼻出血、牙龈出血、皮肤紫癜），淀粉样变性（常见舌体、腮腺肿大、心脏扩大、腹泻或便秘、皮肤苔藓样变、外周神经病变、肝肾功能损害等，心肌淀粉样变性可猝死），神经系统损害（肌肉无力、肢体麻木、痛觉迟钝等，严重者可有脊髓压迫），髓外浸润（肝、脾、淋巴结和肾脏多见，肝脾肿大一般为轻度，其他组织如甲状腺、肾上腺、卵巢、睾丸、肺、皮肤、胸膜、心包、消化道、中枢神经系统、口腔及呼吸道等软组织也可发生浸润）等。

　　对有症状的多发性骨髓瘤应采用系统治疗，包括诱导、巩固治疗（含干细胞移植）及维持治疗。对适合自体移植的患者，诱导治疗中避免使用干细胞毒性药物，无症状骨髓瘤暂不推荐治疗。

多发性骨髓瘤，根据本病的临床表现，当属于中医学的"骨痹""骨蚀""虚劳""血证""癥瘕"等范畴。

传统中医学认为，本病的发生内因体质薄弱、劳倦过度、七情所伤；外因六淫侵犯、饮食失节、接触毒物等；部分患者由他病，如骨病、肝肾疾病、肺结核、痹证等转化而成。由于内外因相互作用，正气内亏，阴阳气血脏腑功能失调，以致气机阻滞，痰瘀互结，热毒内蕴而成。其中肝、脾、肾三脏功能失和，瘀毒内伏骨髓尤为重要。

先天禀赋薄弱，后天失养，老年体衰，或烦劳过度，或七情内伤，或因风、寒、湿、热、痰、瘀、毒等病邪，损及五脏，导致肾精亏损，心脾两虚，肝阴内耗，肺气不足。久病失于调理，正气亏损难复，邪气稽留不除，正衰而邪盛。如热病日久，耗血伤阴；如寒病日久，伤气损阳；如瘀血内结，新血不生；如毒伏骨髓，流传全身，导致气血阴阳亏虚，脏腑骨骼经络损伤。

肾主藏精，主骨，生髓；肝主藏血，主筋。精血同源，肝肾不足，精血亏虚则出现贫血、骨痛、腰酸腿软、耳鸣、颧红盗汗等；脾主运化水谷和运化水湿，为气血化生之源，脾肾先后天相互资助，脾虚则出现气血两亏和痰浊水湿内生之症，如短气乏力、头晕心悸、面色萎黄和痰核、痞块、水肿、呕恶等；肾虚气不归元，致气逆于肺而憋闷气喘；复感外邪，郁而化热，痰热阻肺，则出现咳喘痰多色黄、胸闷、胸痛，久则导致肺肾气阴两亏；热毒内蕴，伤及血脉则见高热、烦渴、出血、甚至神昏等；痰凝毒瘀，流传筋络，见全身骨痛、痰核肿物、癥瘕痞块等。

故本病总属本虚标实之证，以五脏气血阴阳亏虚为本，以气滞、痰凝、血瘀、毒结为标，早期以标实为主，后期以本虚为主。

一、倪海雯医案——脾肾两虚，痰浊犯肾，瘀水互结案

患者，女，63 岁。2017 年 12 月 9 日初诊。

病史： 患者 2017 年 4 月无明显诱因出现右上肢骨折，后主因"纳差伴呕吐 20 余天"于 2017 年 5 月 6 日入住我院。血常规：白细胞 5.53×10^9/L，血红蛋白 59g/L，血小板 134×10^9/L。免疫八项：免疫球蛋白 G 4.69g/L，免疫球蛋白 A 0.33g/L，κ 轻链 374mg/dL。肝肾功能：尿素氮 8.34mmol/L，肌酐 193.6μmol/L，钙 3.38mmol/L。24 小时尿蛋白定量 5736.9mg；免疫固定电泳：λ（＋）。全身骨显像：右侧肩关节、右侧肱骨中上段、左侧第 10 后肋根部放射性异常浓聚影。骨髓穿刺：提示骨髓干抽，骨髓活检病理：骨髓组织中浆细胞高度增生，符合浆细胞骨髓瘤。免疫组化：CD38（＋），CD138（＋），κ（－），λ（＋），Ki67 < 1%（＋）。西医诊断为多发性骨髓瘤（λ 轻链型，DS 分期Ⅲ期 B 组）。西医治疗：给予小剂量地塞米松预处理，降低肿瘤负荷，间断输红细胞支持，一般状况改善后，于 2017 年 5 月 17 日开始 BD 方案，具体用药为：硼替佐米 2mg，用药日期：第 1 天、第 4 天、第 8 天、第 11 天，地塞米松 10mg，用药日期：第 1～2 天、第 4～5 天、第 8～9 天、第 11～12 天；后继续完成 9 个疗程 BD 方案。刻下症见：乏力，腰酸，纳差，面色少华。舌脉：舌质淡，苔薄腻，有齿痕，脉虚数。既往有慢性胃炎、胃溃疡病史。辅助检查：血肌酐 119.3μmol/L，尿素氮 14.0μmol/L。

西医诊断： 多发性骨髓瘤肾损害。

中医辨证： 脾肾两虚，痰浊犯肾，瘀水互结。

治法： 健脾益肾，淡渗清利，开窍泄浊。

方药：

白术 15g	太子参 15g	茯苓 10g	炒稻芽 10g
山药 20g	补骨脂 15g	菟丝子 15g	玉米须 10g
白花蛇舌草 10g	仙鹤草 20g	蒲公英 20g	黄芩 6g
泽泻 10g	薏苡仁 20g	紫苏梗 10g	

水煎服，每日 1 剂，早晚 2 次温服，每次 200mL。

2018 年 1 月 25 日二诊： 患者胃脘不适间作，腹胀，胁痛，舌脉同上。复查血肌酐 118.4μmol/L，尿素氮 12.0μmol/L。

方药： 原方增加天麻 10g，钩藤（后下）10g，蒺藜 10g 以疏肝理气。

水煎服，每日 1 剂，早晚 2 次温服，每次 200mL。

患者症为肝木克脾土，疏肝理气以健运脾土。

2019 年 4 月 17 日三诊： 患者精神佳，夜寐欠馨，余无不适。复查血肌酐 110.2μmol/L，尿素氮 8.05μmol/L。

方药： 原方增加莲子心 3g、百合 10g、首乌藤 10g，以养心安神。

水煎服，每日 1 剂，早晚 2 次温服，每次 200mL。

2019 年 07 月 27 日复诊，血肌酐 40.2μmol/L，肾功能恢复正常。

效不更方，予守方治疗。水煎服，每日 1 剂，早晚 2 次温服，每次 200mL。

【评析】 患者以骨病、贫血、肾功能损害、高钙血症起病，免疫固定电泳提示单克隆轻链，骨髓活检提示浆细胞弥漫增殖，免疫组化提示单克隆性，确诊为多发性骨髓瘤合并肾损害。中医辨证："脾肾两虚，痰浊内蕴"证，属"骨痹""腰痛""肾劳"范畴。倪海雯紧扣病机，给予健脾益肾、淡渗清利之剂治疗。方中以四君子汤加味以健脾益气，脾气壮则统摄有权，增强患者全身正气；山药、补骨脂、菟丝子、玉米须补肾泄浊，导毒而出；白花蛇舌草、仙鹤草、蒲公英、黄芩解毒散结，与西药共奏抗癌抑毒之效；茯苓、泽泻、薏苡仁利水渗湿，发挥利水化瘀之功；更以紫苏梗理气化痰，气顺则痰毒无蕴郁之虞。全方诸药相伍，健脾益肾，淡渗清利，平补缓图，扶正以祛邪，祛邪不伤正。

[1] 朱新宇，孔祥图，徐小梦，等. 倪海雯中医辨治多发性骨髓瘤肾损伤的经验 [J]. 世界中西医结合杂志，2021，16（12）：2217-2219，2225.

二、李仝医案——肾虚湿滞案

患者，男，58 岁。2016 年 4 月 6 日初诊。

病史： 患者 2013 年 8 月无明显诱因出现腰骶部疼痛，有压痛，弯腰时加重，伴右下肢活动受限，就诊于某医院。2014 年 1 月确诊为多发性骨髓瘤 IgA-κ 型 Ⅲ 期 A，遂行 PCD 方案共化疗 6 次后口服沙利度胺，出现手足综合征，遂停服沙利度胺，后为求进一步治疗，就诊于某医院门诊。刻下症见：口干，乏力，易汗出，胸闷气短，动则尤甚，右下肢疼痛，双膝无力，手足麻木，小便中泡沫多，尿潜血（+），夜间小便频数，大便可。舌脉：舌红苔黄腻，脉左弦细，右滑。辅助检查：血生化示：IgA 8.34g/L，κ 轻链 12.9mg/dL，IgM 降低及 λ 轻链降低，IgG 正常。骨髓检查示：骨髓瘤细胞占 3.5%，骨髓血免疫分型 0.25% 的细胞表达 CD38（+）、CD138（+）、CD56（部分+）、κ（+）。

西医诊断：多发性骨髓瘤。

中医诊断：骨痹。

中医辨证：肾虚湿滞。

治法：补肾益气，祛湿除热。

方药：茵陈五苓散合分水丹加减。

茵陈 15g	生薏苡仁 30g	生白术 12g	车前子（包煎）10g
生黄芪 30g	生杜仲 12g	炒山药 15g	山茱萸 12g
枸杞子 15g	黄芩 12g	牡丹皮 12g	炒麦芽 10g
龙葵 15g	蜈蚣 3g	茯苓 15g	石见穿 15g
桂枝 12g	桑枝 10g	王不留行 12g	

7 剂，早晚分服。

2016 年 5 月 4 日二诊：患者口干好转，乏力明显减轻，右下肢疼痛缓解，汗出可，仍有手足麻木，尿潜血（+），夜间小便次数减少。舌黯苔黄腻，舌下络脉色紫黯，脉弦滑。

方药：上方去龙葵，加补骨脂 12g、白花蛇舌草 15g、郁金 12g、三七 15g。

14 剂，早晚分服。期间一直调方治疗，病情稳定。

2018 年 8 月 21 日复诊：患者右下肢无疼痛，手足麻木明显减轻，小便中已无泡沫，纳眠可，舌黯苔薄黄，脉弦有力。

2018 年 8 月 15 日生化：IgA 2.56g/L，κ 轻链 < 1.85mg/dL，λ 轻链 < 5mg/dL，均为正常值范围。

方药：

生薏苡仁 30g	生杜仲 15g	党参 20g	续断 15g

炒山药 15g	山茱萸 12g	炒麦芽 15g	川牛膝 15g
茯苓 15g	枳实 10g	生白术 15g	车前子（包煎）10g
莪术 15g	益母草 15g	荷叶 10g	白英 30g
白花蛇舌草 30g			

14 剂，早晚分服。

门诊继续随访，病情处于稳定状态。

【评析】　本例患者年过半百而阴气自衰，肾中精气不足，肾虚日久，发为虚劳。久病入络，邪毒阻滞经脉，气血流通不畅，不通则痛，故右下肢疼痛，双膝无力，手足麻木；邪毒日久郁而化热，与湿邪相搏，侵于下焦，灼伤血络，故出现小便中泡沫多，尿潜血（+），舌红苔黄腻；中气不足，胸阳不振发为胸闷气短，乏力。治疗以补肾为主，佐以祛湿除热。李全教授认为多发性骨髓瘤多以肾虚为主，尤以肾阳虚为著，故治疗上多加温补肾阳之品，同时加滋阴药，以阴中求阳。方中生杜仲、续断、补骨脂、山茱萸、枸杞子温肾阳，补肾填精；山药、炒麦芽、茯苓、生薏苡仁补益脾气；茵陈、车前子、生白术利湿行水；牡丹皮可入血分，清泻虚热，并佐山茱萸之温涩；黄芪、党参补益中气，合牡丹皮气血同调；蜈蚣、桂枝、桑枝、王不留行通络止痛；龙葵、石见穿、白花蛇舌草、白英解毒散结。诸药合用，攻补兼施，相辅相成，故临床取效好。

［2］孙月蒙，宋小波，李梦然，等.李全教授治疗多发性骨髓瘤经验 [J].现代中西医结合杂志，2020，29（33）：3693-3696.

三、李全医案——肾虚瘀留案

患者，女，70 岁。2018 年 1 月 18 日初诊。

病史： 患者于 2015 年因叠被子时自觉因用力岔气，胁肋部稍有疼痛，热敷后疼痛加重。胸部、腰部 X 线片示：T_6、L_2 病理性骨折。后行走不适，乏力，背痛，时有低热，纳差。后经某医院确诊为多发性骨髓瘤 IgG-κ 型 Ⅲ 期 A。遂行 PCD 方案化疗 6 次，口服沙利度胺，出现手足麻木，故停服沙利度胺，就诊于某医院门诊。刻下症见：气短，腹部胀大，自汗盗汗，恶风，纳差，眠差，眠浅多梦，夜间小便频数，大便不成形，后背疼痛不能平卧。舌脉：舌黯苔黄腻，脉弦滑。

血生化示：SflC-κ 25.1mg/dL，SflC-λ 28.6mg/dL，IgG（+），肝肾功能正常。

细胞形态和图像病理分析示：淋巴细胞51%，单核细胞17%，中性分叶核粒细胞25%。红细胞大小不等，白细胞形态大致正常，血小板数量以及形态大致正常。

尿常规：细菌78.8/μL。

西医诊断： 多发性骨髓瘤。

中医诊断： 骨痹。

中医辨证： 肾虚瘀留。

治法： 补肾壮骨，化瘀通络。

方药：

生黄芪 50g	当归 15g	白术 20g	茯苓 15g
补骨脂 15g	骨碎补 10g	猫爪草 15g	蛇莓 20g
威灵仙 15g	羌活 10g	片姜黄 12g	大腹皮 10g
炒麦芽 15g	覆盆子 15g	泽兰 15g	熟三七 3g
王不留行 15g			

21剂，早晚分服。

2018年2月7日二诊： 患者气短好转，自觉说话多则累，腹胀减轻，口苦，晨起眼干涩，汗出减少，后背发凉仍不能平卧，头晕，夜间时有烘热汗出。舌黯苔薄黄腻，脉弦滑无力。

方药： 上方去泽兰、王不留行、威灵仙，加防风12g、莪术15g、益母草15g、蜈蚣3g。

28剂，早晚分服。

2018年3月7日三诊： 患者气短明显减轻，汗出止，头晕愈，后背疼痛好转，稍有背部僵硬感。舌黯略胖大，苔薄黄腻，脉沉细滑，右弦滑大。

方药： 上方去蜈蚣，加白芍15g、山药20g、升麻10g、延胡索15g。

28剂，早晚分服。

后在此方基础上进行加减。

2018 年 7 月 30 日复诊：患者腰痛，大便成形，时有夹杂不消化的食物，夜间小便次数减少，仍有乏力，舌黯苔白腻，脉沉细滑。辅助检查：2018 年 7 月 20 日某医院血清蛋白鉴定：SflC-κ 19.6mg/dL，SflC-λ 26.2mg/dL，IgG（−），均为正常值范围。生化、血常规未见明显异常，肝肾功能正常。

方药：

生黄芪 80g	当归 12g	炒白术 20g	生薏苡仁 30g
生杜仲 15g	炒麦芽 15g	续断 15g	车前子（包煎）10g
赤小豆 30g	炒山药 20g	升麻 10g	桂枝 15g
熟地黄 15g	生地黄 15g	仙鹤草 30g	川牛膝 15g
山茱萸 12g	阿胶（烊化）10g		

14 剂，早晚分服。

随访，一直坚持服用中药，带瘤生存。

【评析】 患者患病已久，病久必瘀，瘀血留滞，经络不通，则出现疼痛，加之患者年事已高，肾精亏虚，发为骨痹。本例多发性骨髓瘤其病机责之肾虚瘀留，本虚标实，治以标本兼顾，扶正祛邪，分清主次，以补肾祛瘀为主，顾护后天脾胃，辨证与辨病相结合。方中熟地黄滋阴补肾，填精益髓；山药补益脾阴，兼以固肾；山茱萸调补肝肾，并能固涩，取"肝肾同源"之意，熟地黄、山药、山茱萸三药配合，肾肝脾三阴并补，是为"三补"，以补肾为主；片姜黄、泽兰、王不留行、川牛膝活血利水、通络止痛；当归、熟三七活血补血，通络而不伤正，活血而不留瘀；生黄芪量最大，补益元气，取其"气行则血行"，助当归、片姜黄、泽兰、王不留行活血行血；阿胶大补气血；补骨脂、骨碎补、威灵仙、覆盆子、生杜仲、续断温补肾阳；生地黄滋补肾阴，以达阴中求阳，炒白术、生薏苡仁健脾祛湿；蛇莓、猫爪草清热散结，解毒抗癌。李仝教授认为抗癌药物要交替使用，不能一直重复使用，认为机体对此类药物也会有一定的耐药性，故在临床上更换使用效果显著。

［3］孙月蒙，宋小波，李梦然，等 . 李仝教授治疗多发性骨髓瘤经验 [J]. 现代中西医结合杂志，2020，29（33）：3693-3696.

四、周郁鸿医案——气血两虚，湿邪内蕴案

陈某，男，55岁。2018年5月4日初诊。

病史： 患者2018年2月因受凉后出现高热，最高体温40℃，排尿困难，查血肌酐212μmol/L，复查呈渐进性升高，最高达825μmol/L，当地医院行血液透析治疗。骨髓常规：原始幼稚浆细胞47.5%，考虑多发性骨髓瘤，当时未化疗。3个月复查血常规：血红蛋白60g/L，免疫球蛋白G 32.6g/L，血λ＞3675mg/L，免疫固定电泳：IgG-λ型M蛋白血症。行1次PD方案化疗，3月21日复查骨髓常规，原始幼稚浆细胞占71%。后再行2次PCD方案化疗。5月4日求诊于周郁鸿教授门诊。刻下症见：面色苍白，头晕乏力，腹胀纳差，自汗，左髋部条带状水疱，伴有疼痛，少尿，夜寐差，大便可。舌脉：舌淡苔白，脉细弱。

西医诊断： 多发性骨髓瘤（IgG-λ型 DS Ⅲ B期 R-ISS Ⅱ期）。

中医诊断： 骨痹。

中医辨证： 气血两虚，湿邪内蕴。

方药：

党参15g	大枣15g	麦冬15g	陈皮15g
生麦芽60g	薏苡仁30g	厚朴9g	豆蔻（后下）9g
浮萍9g	延胡索9g	姜半夏9g	红花9g
牡丹皮9g	甘草6g		

21剂，每日1剂，浓煎120mL，每日2次，饭后温服。

2018年5月21日复查骨髓常规： 骨髓瘤细胞占49%；5月28日行PAD方案化疗。

2018年6月12日二诊： 面色苍白，较前好转，乏力，稍有恶心，胃纳欠佳，左髋部条带状皮疹，已结痂，伴有麻木感，疼痛感较前减弱，四肢末端有麻木感，二便调，夜寐可，舌淡苔白，脉涩。

中医诊断： 骨痹。

中医辨证： 气血两虚。

治法：补益气血。

方药：

黄芪 20g	桂枝 9g	生白芍 9g	红花 9g
甘草 9g	大枣 15g	生姜 15g	豆蔻（后下）9g
延胡索 15g	薏苡仁 30g	丹参 12g	

　　28 剂，每日 1 剂，浓煎取汁 120mL，每日 2 次，饭后温服。

辅以外洗方浸泡手脚。

2018 年 7 月 25 日复查骨髓常规：骨髓瘤细胞占 23.5%。7 月 27 日行 VAD 方案化疗。

2018 年 7 月 28 日三诊：腰骶部疼痛明显，偶有胸闷，乏力较前好转，胃纳可，四肢末端及左髋部皮疹处麻木感较前好转，二便可，夜寐安，舌黯紫，苔白，脉涩。

中医诊断：骨痹。

中医辨证：痰瘀互结。

治法：化痰祛瘀。

方药：

薏苡仁 50g	桃仁 8g	红花 8g	赤芍 8g
桔梗 6g	当归 10g	枳壳 10g	豆蔻（后下）6g
川芎 10g	柴胡 10g	厚朴 10g	苦杏仁（后下）10g
通草 10g	姜半夏 15g	川牛膝 12g	滑石（包煎）10g
甘草 3g			

　　14 剂，每日 1 剂，浓煎取汁 120mL，每日 2 次，饭后温服。

2018 年 8 月 17 日复查骨髓常规：骨髓瘤细胞占 5.5%。腰骶部疼痛好转，四肢末端皮肤及左髋部皮疹处已无明显麻木感，无乏力头晕，胃纳可，二便可，夜寐安。

　　目前仍在继续治疗中。

【评析】　初诊时考虑患者化疗后耗伤气血，气血两虚，正气虚弱，外感湿邪，肝胆易受，循经而发蛇串疮。患者脾胃虚弱，补益之品不可太过滋腻，党参、麦冬、大枣、甘草补益气血，生麦芽、薏苡仁、豆蔻健脾祛湿，辅以浮萍透疹，延胡索止痛。在补益气血的基础上，加用陈皮、厚朴、红花、牡丹皮，使气补而不滞，血生而不瘀。二诊时，患者因化疗后出现四肢麻木，考虑患者气血亏虚，感受外邪，客于血脉，凝涩不通，故肌肤不仁、脉涩。故应益气温经，养血痛痹。以黄芪桂枝五物汤为底方，辅以薏苡仁、豆蔻健脾祛湿，延胡索止痛。三诊时，患者正气已复，邪气未衰，湿邪化痰，痰浊中阻，可有胸闷，血滞化瘀，阻滞腰骶部脉络，引起疼痛。故以血府逐瘀汤联合三仁汤，祛痰逐瘀，活血解毒。经过三诊，结合患者的全身症状，以补肾健脾养肝、化痰祛瘀解毒为核心，兼顾带状疱疹及化疗后的肢体麻木，患者原发疾病及并发症均得以缓解。

［4］刘淑艳，吴昊，沈一平，等．周郁鸿辨治多发性骨髓瘤经验介绍 [J]. 新中医，2020，52（14）：195-196.

五、刘玉宁医案——脾肾两虚，痰毒犯肾，瘀水互结，溺浊内聚案

孟某，女，64 岁。

病史： 患者因"足踝部疼痛、蛋白尿 2 年，血肌酐升高 3 个月"于 2017 年 6 月 26 日来门诊就诊。患者于 2015 年 9 月无明显原因及诱因出现足踝部疼痛，在当地医院诊治。骨活检示：骨髓浆细胞占 85%；流式细胞免疫荧光分析：可见约 88.3% 的单克隆浆细胞，且伴免疫表型异常；24 小时尿免疫蛋白轻链定量 κ 轻链 9.43mg/L（0～8.8），λ 轻链 1600mg/L（0～8），尿轻链比值 0.006（0.75～4.5）。血清免疫固定电泳：SP（＋），IgG（－），IgA（－），IgM（－），κ（－），λ（＋）。血常规：血红蛋白 83g/L。24 小时尿蛋白定量 5.81g（2.57L）；肾功能正常。西医诊断为多发性骨髓瘤（λ 轻链型）。西医治疗：于 2015 年 9 月 22 日开始给予 VCD 化疗方案（硼替佐米 2mg，第 1、第 4、第 8、第 11 天，环磷酰胺 0.75g，第 1、第 8 天，地塞米松 40mg，第 1～2 天，第 4～5 天，第 8～9 天，第 11～12 天）和 PD 化疗方案（硼替佐米 2mg，第 1 天 + 地塞米松 20mg，第 1～2 天）交替治疗。并于 2016 年 2 月进行自体骨髓自体干细胞移植及支持疗法。患者在 2017 年 4 月在进行第 9 次 PD 化疗方案前发现血肌酐为 93μmol/L（40～

81μmol/L），继于 2017 年 6 月 18 日在当地医院复查，血肌酐为 151μmol/L（41 ～ 81μmol/L），24 小时尿蛋白定量为 7.63g/d，转求中医治疗。患者既往有甲状腺功能减退 10 余年，予以口服优甲乐 100μg，晨起服，慢性浅表性胃炎 6 年。刻下症见：气短乏力，腰膝酸软，尿多浊沫，面浮肢重，按之没指，大便黏滞不畅。舌脉：舌质黯，苔黄厚腻，脉弦无力。

西医诊断： 多发性骨髓瘤肾损害。

中医辨证： 脾肾两虚，痰毒犯肾，瘀水互结，溺浊内聚。

治法： 健脾益肾，解毒化痰，活血利水，开窍泄浊。

方药：

黄芪 60g	浙贝母 25g	法半夏 15g	炒苦杏仁（后下）12g
海藻 30g	厚朴 15g	黄连 12g	生牡蛎（先煎）30g
土茯苓 60g	川芎 18g	烫水蛭 6g	丹参 30g
炒枳实 20g	酒大黄 3g	半枝莲 30g	白花蛇舌草 30g
泽泻 20g	泽兰 30g	川牛膝 15g	

每日 1 剂，水煎服。

二诊（2017 年 08 月 21 日）： 患者双下肢水肿减轻，仍有气短乏力，动则加重，舌脉同上。辅助检查：24 小时尿蛋白定量 3.78g，血浆白蛋白 33.2g/L，血肌酐 108μmol/L，尿素氮 10.8μmol/L。

方药： 原方增加生黄芪用量至 90g，丹参至 50g，水蛭至 9g 以加大益气化瘀。

三诊（2017 年 11 月 13 日）： 患者仍时感乏力，余无不适。辅助检查：复查 24 小时尿蛋白定量 0.7g，血浆白蛋白 41.7g/L，血肌酐 73μmol/L（41 ～ 81μmol/L），尿素氮 6.5μmol/L。

方药： 生黄芪用量 120g。

2018 年 5 月 15 日复诊，24 小时尿蛋白定量为 0.19g，肾功能基本正常。

效不更方，给予继续守方治疗。

【评析】 患者老年女性，多发性骨髓瘤（MM）诊断明确，病程中合并有大量蛋白尿和肾功能异常，故可诊断为多发性骨髓瘤肾损害。中医辨证：脾肾两虚，痰毒犯肾，瘀水互结，溺浊内聚。刘玉宁紧扣病机，给予健脾益肾，解毒化痰，逐瘀利水，开窍泄浊法治疗。故方中重用黄芪大补肺脾之气，肺脾气壮则一身之气皆壮。浙贝母、法半夏、生牡蛎，海藻等化痰散结，痰化则毒孤，自无留滞之患；白花蛇舌草、半枝莲、黄连、土茯苓等攻治内蕴之毒，毒清则痰独，而不胶着固结，与西医化疗及自体骨髓自体干细胞移植共奏抗癌抑毒之效。更以枳实、炒苦杏仁理气化痰，气顺则痰化，而无化热蕴毒之虞；川芎、烫水蛭、丹参、酒大黄活血化瘀，土茯苓、泽泻、泽兰渗湿利水，诸药相伍而发挥化瘀利水之力。且大黄长于通腑降浊，土茯苓、泽泻、泽兰功擅利湿导浊，故又有开窍泄浊、清除溺毒之能。川牛膝引药下行入肾，诸药相伍则补脾强肾，化痰解毒，祛瘀利水，开窍泄浊，与病机恰然相合，故能收应手之效。

［5］冯贺妍，孙莉娜，程华，等．刘玉宁教授治疗多发性骨髓瘤肾损害的临床经验 [J]．中国中西医结合肾病杂志，2019，20（7）：565-567．

六、李世杰医案——肾虚瘀毒互结案

王某，女，67 岁。2017 年 6 月 15 日初诊。

病史：患者 2016 年 3 月初因左侧臀部阵发性疼痛，活动时加重，并出现跛行，遂至某医院就诊。辅助检查：尿本周蛋白阴性；尿 κ 链 943mg/dL；λ ＜ 30mg/dL；血轻链正常。β_2 微球蛋白 6.7mg/L，IgG 53.4g/L。2016 年 3 月 24 日骨髓细胞学：骨髓有核细胞增生明显活跃，粒系增生减低，浆细胞增生活跃，占有核细胞的 20.2%，其中幼稚浆细胞占 5.5%，可见少数双核等形态浆细胞，红系增生活跃，血小板散在可见。PET/CT：颅骨、肋骨、肩胛骨、骶骨、坐骨多发结节状 FDG 代谢异常增高。结合病史，西医诊断为多发性骨髓瘤。2016 年 5 月使用 VTD 方案治疗 4 周期后病情进展，后改用 MPT 方案 4 周期评价为疾病稳定，患者化疗不能耐受，遂停止，转于中医门诊口服中药治疗。刻下症见：患者跛行，面色晦黯，诉左侧臀部阵发性刺痛，疼痛影响睡眠，腰膝持续性酸痛，遇寒加重，得温则减，目前口服曲马多片缓释片（50mg，每日 3 次）控制疼痛，疼痛控制一般，同时伴双下肢痿软无力，畏寒喜暖，纳眠差，小便清长，夜尿2～3次／晚，大便溏。舌脉：舌淡黯有瘀斑，脉沉细弱。

中医诊断：骨瘤。

中医辨证：肾虚瘀毒互结。

治法：补肾温阳，化瘀解毒止痛。

方药：独活寄生汤加减。

独活 20g	桑寄生 20g	杜仲 20g	川牛膝 20g
细辛 3g	秦艽 10g	茯苓 15g	肉桂心 10g
防风 10g	川芎 15g	生晒参 30g	炙甘草 10g
当归 15g	赤芍 20g	干地黄 15g	乳香 15g
没药 15g			

20 剂，每日 1 剂，智能免煎冲服。

2017 年 7 月 10 日复诊：诉左侧臀部疼痛较前减轻，腰膝酸软、双下肢痿软无力较前改善，畏寒较前缓解，食欲、睡眠改善，舌淡红，瘀斑较前好转，脉沉细弱。

患者仍腰酸不适，加桑寄生、杜仲用量，减赤芍、乳香、没药剂量。

方药：

独活 20g	桑寄生 30g	杜仲 30g	川牛膝 20g
细辛 3g	秦艽 10g	茯苓 15g	肉桂心 10g
防风 10g	川芎 15g	生晒参 30g	炙甘草 10g
当归 15g	赤芍 15g	干地黄 10g	乳香 10g
没药 10g			

30 剂，每日 1 剂，智能免煎冲服。

2017 年 8 月 13 日三诊：患者精神状态较前明显好转，夜尿减少，夜间睡眠改善，骨痛好转，自行减曲马多用量后自诉疼痛控制良好，自觉仍腰酸、下肢乏力，活动后加重。舌淡红，舌边可见瘀斑，程度好转，双侧寸、关脉体较前充实，尺脉仍沉弱。

患者肾阳未充，加淫羊藿、黄芪，减防风。

方药：

独活 20g	桑寄生 30g	杜仲 30g	川牛膝 20g
细辛 3g	秦艽 10g	茯苓 15g	肉桂心 10g
川芎 15g	生晒参 30g	炙甘草 10g	当归 15g
赤芍 15g	干地黄 10g	乳香 10g	没药 10g
淫羊藿 15g	黄芪 30g		

30 剂，每日 1 剂，智能免煎冲服。

此后患者坚持以本方为基础加减口服治疗，随访至今，病情稳定，可从事一般体力活动。

【评析】 患者年老病久，肾精亏虚，且已分别行 4 周期 VTD、MPT 方案，观其舌脉，结合病史，中医辨证为肾虚血瘀、气血亏虚，予以独活寄生汤，患者舌黯且有瘀斑，故一诊时适当佐以乳香、没药等活血化瘀之品，尤为注意患者化疗后正气大虚，故重人参、黄芪补气之味。复诊来时血瘀之征象已有好转，畏寒改善，手足复温，舌质瘀黯减轻，提示阳气渐充，气血渐复，瘀毒渐减，治疗有效，患者仍腰酸不适，故而加桑寄生、杜仲用量，减赤芍、乳香、没药剂量。三诊来时，患者疼痛控制较好，但仍诉腰酸、下肢乏力不适，此乃肾气大虚，元阳不足，故加用淫羊藿、黄芪，减防风，固本培元，是故以顾护正气为上，加扶正抗癌之品。中医肿瘤临床，以辨病辨证为基础，中药使用以临证加减为妙，最大程度减轻患者痛苦，提高生活质量。

［6］付小红，吴勇俊，李世杰. 李世杰教授运用独活寄生汤治疗多发性骨髓瘤的经验 [J]. 世界最新医学信息文摘，2018，18（98）：260-261.

七、张镜人医案——肝肾阴虚，瘀热互阻案

患者，女，64 岁。1980 年 6 月 9 日初诊。

病史：患者因"腰背、两胁及骶髋疼痛 6 月余"就诊。自述从 1979 年 11 月

下旬起常感腰痛，引及背骶部及两胁，疼痛难忍，影响行动，转侧不利，面色日渐苍白，低热，精神疲乏，胃纳不馨。经 X 线摄片提示颅骨、肋骨、髂骨均呈多发性骨髓瘤改变，并伴肋骨骨折，胸腰椎骨质稀疏脱钙。血常规：血红蛋白 65g/L。红细胞沉降率 40mm/h，血清白蛋白 30.5g/L，球蛋白 76.7g/L，硫酸锌浊度试验＞40U，血清蛋白电泳：γ 球蛋白 62.9%，IgG 107.5g/L，本周蛋白阴性。骨髓检查：浆细胞明显增生 21.5%，并且形态异常。西医诊断为多发性骨髓瘤。收入中西医结合病房，在西药化疗（CCOP 方案）的同时，给予中药治疗。舌脉：舌脉见舌苔薄，少润，脉弦大而数。

中医诊断：骨痹。

中医辨证：肝肾阴虚，瘀热互阻。

治法：清瘀热，通络脉，益肝肾。

方药：

丹参 15g	陈胆星 5g	鸡矢藤 30g	赤白芍各 15g
炒桑枝 12g	制狗脊 15g	炒川续断 15g	补骨脂 9g
炒石斛 9g	白英 15g	桃仁 9g	徐长卿 15g
香谷芽 12g	白花蛇舌草 30g		

14 剂。

二诊：1980 年 11 月 3 日。低热已退，腰胁及背骶部疼痛明显好转，脉虚弦，舌苔黄腻。

治法：养肝益阴，补肾强骨，清热通络。

方药：

太子参 9g	炒当归 9g	生白术 9g	赤白芍各 9g
炙甘草 3g	刘寄奴 9g	生薏苡仁 9g	蛇六谷（先煎）15g
炒牛膝 9g	炒川续断 15g	制狗脊 15g	补骨脂 9g
炒陈皮 6g	佛手 6g	香谷芽 12g	白花蛇舌草 30g

14 剂。

随访：患者经中药治疗 1 个半月后，血红蛋白升至 104g/L，血清蛋白电泳：

γ球蛋白54.1%，IgG 50.6g/L，血清球蛋白5.05g/L，低热退尽，骨痛减轻，于是逐渐加强益肝补肾之品，至11月初出院，继续门诊治疗，并定期化疗巩固，1年后X线片复查：见头颅、骨盆、肋骨等骨质结构已基本正常。

【评析】　骨痛为多发性骨髓瘤最常见的临床症状，骨痛及骨质破坏在多发性骨髓瘤的治疗上最为棘手，根据其临床表现，可将其归于中医痹证。早在《黄帝内经》中就有关于痹证的记载："风寒湿三气杂至，合而为痹。"历代中医治疗痹证也多从祛风、散寒、利湿入手。但实践证明，本病以偏热为多，如遵循上法治疗，往往不能收效。倘若在通络活血、疏散邪滞的中药中参以降火之品，则能达到较好的疗效。此外，"不荣则痛"，本病的骨痛与肝肾阴血不足、筋脉失养密切相关。因此应注重清热毒、补肝肾。本例患者初诊病机为肝肾气阴亏虚，邪热夹痰瘀阻络，虚实错杂，故本方扶正与祛邪并重，方中丹参、赤芍、桃仁、鸡矢藤、徐长卿、桑枝清热、化瘀、通络；因患者低热明显，故予白英、白花蛇舌草清营、泄热兼以抗癌；予陈胆星清热、化痰；白芍、石斛、川续断、补骨脂、狗脊补肝肾、益气血；予谷芽甘温护胃，助运，则寒凉药不得伤中，补益药不得碍胃。两周后患者复诊，低热已退，腰胁及背骶部疼痛明显好转，脉虚弦，舌苔黄腻。可见痰、瘀、热渐退，此时病机以肝肾气阴亏虚为主，故治法大致同前，只稍酌加扶正药。予太子参、炒当归、生白术、白芍、牛膝、川续断、狗脊、补骨脂补益肝肾气血；赤芍、蛇六谷、刘寄奴、生薏苡仁化痰祛瘀，炒陈皮、佛手理气化痰；白花蛇舌草清热、抗癌；谷芽护胃，助运；甘草调和诸药。诸药合用，攻补兼施，相辅相成。中医治疗给予养肝肾气阴、清热毒、化痰瘀、通络脉、蠲痹痛之剂取得较好疗效，而单纯运用西医治疗虽然对异常浆细胞取得抑制或部分杀灭作用，但患者本身免疫功能已紊乱，化疗则使免疫功能更趋低下，患者易并发感染、出血等。本例患者通过中西医结合治疗，骨质破坏得到明显好转，骨折愈合较好，这是纯用西药化疗难以实现的。

［7］郭飘婷，吴晴，王松坡.张镜人教授治疗多发性骨髓瘤的经验［J］.世界中医药，2015，10（10）：1549-1551，1554.

八、张镜人医案——脾肾气阴不足，湿热互阻案

患者，女，62 岁。1977 年 6 月 3 日初诊。

病史： 患者因"腰酸、下肢水肿，蛋白尿 10 月余"就诊。自诉从 1976 年 7 月开始腰部胀痛，尿少，下肢水肿。查尿常规：蛋白（+++）。血红蛋白 60g/L。现症情依然，口燥，皮肤上出现色素性紫癜性苔藓样皮炎，皮肤瘙痒。拟肾病综合征收治入院。舌脉：舌质胖，尖红少润，苔薄，脉弦。辅助检查：尿本周蛋白阳性。血蛋白电泳：在 β 和 γ 之间有一异常蛋白带。骨髓穿刺：浆细胞明显增生达 43%，其中，原浆细胞 9%，幼浆细胞 24%，成熟浆细胞 10%。X 线检查提示骨质疏松。

西医诊断： 多发性骨髓瘤。

中医诊断： 水肿。

中医辨证： 脾肾气阴不足，湿热互阻。

治法： 益气阴而清湿热。

方药：

炒白术 9g	炒山药 9g	川石斛 12g	南沙参 12g
炒生地黄 9g	大蓟根 30g	薏苡根 30g	赤白芍各 9g
石韦 15g	莲须 3g	太子参 12g	香谷芽 12g
二至丸（包煎）9g			

随访： 药后水肿减轻，症情稳定。约 1 个月后出院至门诊继续随访。病情在较长时期一直稳定。

【评析】 肾脏损害是多发性骨髓瘤常见和严重的并发症之一，往往起病较为隐匿，有时为该病的首发表现，患者常因尿量减少、尿中泡沫增多、尿色改变、颜面或下肢水肿等症状就诊。临床诊断多发性骨髓瘤主要依靠骨髓形态学及血、尿中的异常 M 蛋白，并结合骨髓检查，本例患者的各项实验室检查均提示多发性骨髓瘤，但临床上以侵犯肾脏，出现肾病综合征为主要表现，骨质破坏不明显。故中医论治当以辨证为主，辨病为辅。患者出现腰酸、下肢水肿，提示患者脾肾

气虚，不能运化，水湿停聚不行，泛溢肌肤，而成水肿。湿邪久羁，郁而化热，耗伤津液，故见口燥，久之导致脾肾阴虚。血热壅滞发于肌肤，故皮肤出现色素性紫癜性苔藓样皮炎。舌质胖，尖红少润，苔薄，脉弦均为脾肾气阴不足，湿热互阻之证。故本方以益脾肾气阴而清湿热为根本大法。方中白术、山药、石斛、南沙参、炒生地黄、白芍、太子参配合成药二至丸益气养阴、补益肝肾；薏苡根、石韦清利湿热；血水同源、血不利则为水，故予赤芍、大蓟根活血、凉血；患者尿蛋白（+++）故予莲须益肾，涩精；谷芽护胃，助运。诸药合用，扶正祛邪，攻补兼施，共奏益气阴、清湿热之功。

多发性骨髓瘤至今仍是不能治愈的恶性血液病，且发病率有逐年上升的趋势。目前西医治疗比较棘手，多用化疗，争取长期缓解，无法根治，且由于化疗药物的不良反应，患者对医生的依从性较差，而中医药具有个体化治疗、减毒增效、逆转耐药、改善症状等优势，且不良反应较少，如能中西结合治疗，则能提高患者依从性从而改善生存质量和预后。张教授在治疗骨髓瘤方面有其独到之处，强调病机表现为肝肾气阴亏虚为本，外邪夹瘀痰阻络为标。治疗上，虚证以益气养阴、补益肝肾为主，实证以清热散瘀、凉血止血为主，注重对扶正、祛邪力度的把握，标本兼治，颇获效验，值得进一步探索。

［8］郭飘婷，吴晴，王松坡. 张镜人教授治疗多发性骨髓瘤的经验 [J]. 世界中医药，2015，10（10）：1549-1551，1554.

九、沈一平医案——瘀毒内结案

周某，女，59 岁。2014 年 2 月 25 日初诊。

主诉：反复腰背疼痛 2 年余。病史：于 2014 年 2 月 25 日拟"腰背疼痛原因待查"收住入院。入院后血常规：血红蛋白 75g/L。骨髓常规示：多发性骨髓瘤髓象，浆细胞占 37.5%。血肌酐：80μmol/L；血 β_2 微量球蛋白：15 890μg/L；免疫固定电泳示：κ 型单克隆免疫球蛋白（+）；尿 κ 轻链 54 500mg/L。胸部 CT 示：胸腰椎、肋骨、双侧肱骨上段、锁骨、肩胛骨多发穿凿样改变。刻下症见：神志清楚，精神可，面色萎黄，腰背疼痛明显，活动受限，夜间加重，纳可，夜寐欠佳，小便量少，大便正常。舌脉：舌黯红，舌底络脉紫黯，苔薄白，脉细涩。

西医诊断：多发性骨髓瘤（κ型Ⅲ期A）。

中医诊断：痹证。

中医辨证：瘀毒内结。

治法：散瘀解毒益肾。

方药：

川芎15g	当归9g	桃仁6g	红花6g
秦艽12g	地龙12g	羌活9g	前胡15g
半枝莲1g	半边莲12g	熟地黄12g	牛膝12g
首乌藤15g	甘草6g		

7剂，每日1剂，水煎服，每日2次。

排除化疗禁忌证，予PD（硼替佐米1.75mg，第1、第4、第8、第11天＋地塞米松30mg，第1，第4、第8、第11天）方案化疗。

复诊：2014年3月12日。患者化疗顺利，现诉腰背疼痛好转，出现腰膝酸软，神疲倦怠，乏力懒言，心悸，纳谷不馨，排便困难，舌淡少苔，脉细弱。

中医诊断：痹证。

中医辨证：气阴两虚。

治法：益气养阴。

方药：

太子参20g	麦冬12g	五味子12g	枸杞子9g
山药20g	当归9g	生熟地黄各12g	鹿角胶（烊化）6g
菟丝子9g	白芍9g	柴胡6g	甘草6g

7剂，水煎服，每日2次。

复诊：2014年3月20日。复查血常规：血红蛋白100g/L；血β_2微量球蛋白288μg/L；尿κ轻链23mg/L；骨髓常规：多发性骨髓瘤缓解象，浆细胞占5%。患者诉偶有腰酸，无疼痛，无四肢麻木，无头晕，纳眠可，二便无殊。疗效佳。

方药：前方去生地黄、白芍、柴胡，加丹参 12g。

7 剂，继续服用，门诊随访。

【评析】　首诊患者正气尚强，用攻不可犹豫，杀得一分邪毒，即保得一分元气，攻癌即扶正。故予川芎、桃仁、红花活血祛瘀止痛，秦艽、地龙、羌活宣痹通络止痛，前胡、半枝莲、半边莲抑制骨髓瘤细胞生长，并联合化疗药物杀伤骨髓瘤细胞，配伍熟地黄、牛膝、首乌藤扶正，治以祛邪为主。复诊时患者化疗结束后，因化疗药力猛峻攻，祛邪同时，难免耗气伤阴，出现气阴耗损症状。予太子参、麦冬、五味子，乃生脉散之意，益气养阴，生津止渴，生地黄配合白芍、枸杞子、当归滋阴和阳，交通心肾，山药补气健脾，以鼓动脾胃之气，熟地黄、菟丝子补肾益精，少佐柴胡、白芍，以疏肝气，防木郁生火。患者复诊，病情缓解，去生地黄、白芍、柴胡性凉药物，加一味丹参防止瘀毒内结，延长化疗间期。

［9］马丽，沈一平，周郁鸿.沈一平主任治疗多发性骨髓瘤的临床经验 [J].黑龙江中医药，2014，43（4）：32-33.

十、谢远明医案——肾虚血瘀案

患者，男，51 岁。2004 年 3 月 6 日初诊。

主诉：腰痛 5 月余。患者 2003 年 10 月无明显诱因出现腰痛，当时未曾留意，后症状逐渐加重。2004 年 1 月在西安某医院行 CT 检查示：肋骨及胸腰椎体改变，考虑多发性骨髓瘤，继发多处肋骨骨折。2004 年 2 月 17 日在西安某医院行骨髓穿刺后病理报告提示为浆细胞性骨髓瘤。刻下症见：腰困痛，行走不便，伴左侧肩胛部疼痛，掣及胸廓。纳眠可，二便调。察其面色苍白，表情痛苦，语声低沉，时有呻吟。前胸正中压之不痛，后腰压之疼痛。舌脉：舌质淡黯，苔白，舌下络脉青紫迂曲，脉细弱。

西医诊断：多发性骨髓瘤。

中医诊断：虚劳。

中医辨证：肾虚血瘀。

治法：补肾壮骨，化瘀通络。

方药：参芪地黄汤加减。

太子参 30g	黄芪 30g	熟地黄 24g	山药 12g
山茱萸 12g	泽泻 10g	茯苓 10g	牡丹皮 10g
杜仲 30g	补骨脂 30g	蜈蚣 2 条	土鳖虫 10g
乌梢蛇 10g	螃蟹 30g	全蝎 10g	三七粉（冲服）10g
生薏苡仁 30g	僵蚕 10g		

水煎 400mL，早晚分服。

二诊：2004 年 7 月 15 日。服用上方 60 剂后腰痛明显减轻，肩胛骨疼痛也有所减轻，2004 年 7 月 8 日在西安某医院行 ECT 检查示：多发性骨髓瘤（左 7、8、10 肋骨，右 8～11 肋骨，L₄ 椎体）；7 月 13 日在西安某医院复查骨髓穿刺示：增生性骨髓象，多发性骨髓瘤。现左胁肋及背肩部疼痛。舌质淡紫，苔白，舌下络脉迂曲，脉细。此乃肾虚瘀留为主，恐滋补药物碍胃，宗前方酌加健脾胃、助运化之品。

方药：

党参 30g	黄芪 30g	熟地黄 24g	山药 12g
山茱萸 12g	牡丹皮 10g	泽泻 10g	茯苓 10g
枳壳 15g	白术 15g	女贞子 30g	砂仁（后下）10g
土鳖虫 10g	蜈蚣 2 条	乌梢蛇 10g	螃蟹 30g
生薏苡仁 30g	全蝎 10g	僵蚕 10g	三七粉（冲服）10g

12 剂，水煎 400mL，早晚分服。

三诊：2005 年 4 月 27 日。患者一直服用上方至三诊，2005 年 4 月 19 日在西安某医院检查尿本周蛋白（－）。4 月 25 日在西安某医院复查骨髓穿刺：多发性骨髓瘤治疗后好转。诉其腰部困痛及肩背部疼痛基本消失，现感双手麻木，纳眠可，大、小便正常。舌质淡紫，苔白，舌下络脉迂曲，脉细。

方药：补阳还五汤加减。

黄芪 60g	当归 10g	赤芍 12g	川芎 12g

桃仁 10g	红花 10g	地龙 30g	补骨脂 30g
乌梢蛇 10g	蜈蚣 2 条	土鳖虫 10g	白术 15g
枳壳 15g	白芍 15g	桂枝 15g	

12 剂，水煎 400mL，早晚分服。

四诊： 2006 年 2 月 28 日。患者间断服用上方治疗，2006 年 2 月 20 日在西安某医院复查尿本周蛋白（－）。2 月 22 日在西安某医院复查 ECT：右 8 后肋、右 6 前肋、L_1 椎体骨代谢增高。2 月 24 日复查骨髓穿刺：多发性骨髓瘤治疗后好转。现仅感左上肢麻木疼痛，余无特殊不适。舌质淡紫，苔白，舌下络脉青紫，脉细。

方药：

黄芪 60g	当归 10g	赤芍 12g	川芎 12g
桃仁 10g	红花 10g	地龙 30g	丹参 30g
白芍 15g	桂枝 15g	姜黄 15g	全蝎 10g
蜈蚣 2 条	乌梢蛇 10g	羌活 15g	秦艽 15g

12 剂，水煎 400mL，早晚分服。

随访半年，病情平稳。

【评析】 患者素体虚弱，肾中精气不足，肾虚日久，发为虚劳。病久必瘀，瘀血留滞，经络不通，则出现疼痛。治法为扶正祛邪，治以补肾壮骨、化瘀通络。多发性骨髓瘤属中医虚劳范畴，谢远明认为肾虚血瘀是其病机特点，治疗重在补肾，又恐滋补药物碍胃，加用健脾胃、助运化之品。六味地黄汤为一传统古方，是滋补肾阴的代表方，具有益肾补肾的作用，方中重用熟地黄滋阴补肾，填精益髓，为君药。山茱萸补养肝肾，并能涩精，取"肝肾同源"之意；山药补益脾阴，也能固肾，共为臣药。三药配合，肾肝脾三阴并补，是为"三补"，且以补肾为主。泽泻利湿而泄肾浊，并能减熟地黄之滋腻；茯苓淡渗脾湿，并助山药之健运，与泽泻共泄肾浊，助真阴得复其位；牡丹皮清泄虚热，并制山茱萸之温涩。三药称为"三泻"，均为佐药。六味合用，三补三泻，以补为主；肝、脾、肾三阴并补，以补肾阴为主，这是本方的配伍特点。六味地黄汤加党参、黄芪即为参芪地黄汤，肾为先天之本，脾胃为后天之本，六味地黄汤补益先天之本，参、芪补益后天之本，先、后天同补，可健脾补肾以壮骨，治疗本案可使肾虚得补，瘀祛络通。病变发展过程中出现气虚血瘀，则转变治疗思路，以益气活血为主，方药：补阳还五汤加减。补阳还五汤是治疗气虚血瘀的主方，可改善瘀血阻络之证。补阳还五汤中，黄芪补益元气，意在气旺则血行，瘀去络通，为君药。当归活血通络而不伤血，为臣药。赤芍、川芎、桃仁、红花协同当归以活血祛瘀；地龙通经活络，力专善走，周行全身，以行药力，为佐药。全方配伍特点：重用补气药与少量活血药相伍，使气旺血行以治本，祛瘀通络以治标，标本兼顾；且补气而不壅滞，活血又不伤正。合而用之，则气旺、瘀消、络通，诸症向愈。本例多发性骨髓瘤其病机责之于肾虚瘀留，是本虚标实之证，治法：标本兼顾，扶正祛邪，以补肾祛瘀为要法，兼顾脾胃，顾护后天之本。辨证与辨病相结合，并根据病情变化及时调整治疗思路。特别需要指出的是治疗本病方中多用全蝎、蜈蚣、土鳖虫等虫类药物，有活血化瘀、解毒散结，通络止痛之功，并有一定的抗肿瘤作用，现代药理学研究表明，全蝎能抑制肿瘤细胞增殖，诱导肿瘤细胞凋亡，抑制肿瘤新生血管生成，直接杀伤肿瘤细胞。蜈蚣能抑制肿瘤细胞增殖，阻滞肿瘤细胞周期，诱导细胞凋亡。土鳖虫体内纤溶活性蛋白及脂溶性脂肪酸均有抑制肿瘤生长的作用。红花所含红花黄素是红花的主要活性成分，属查耳酮类化合物，红花黄素具有抗癌、抗血栓、抗氧化、抗炎等作用。这些均为本案特色之处。

［10］魏亚东，曹利平，鱼涛，等. 谢远明治疗多发性骨髓瘤经验[J]. 中华中医药杂志，2013，28（12）：3577-3580.

十一、刘宝文医案——肾虚兼气虚血瘀案

董某，女，48岁。2007年3月初诊。

病史：患者于2005年2月无明显诱因出现周身乏力，伴胸背部疼痛，经骨髓穿刺诊断为多发性骨髓瘤。先后进行ABCM方案、VAD方案各3周期、CE方案1周期化疗，并间断配合沙利度胺治疗1周期、硼替佐米治疗5次。刻下症见：面色少华，周身乏力，胸背部疼痛、痛如抽掣、固定不移，疼痛10

分（NRS 法），腰酸，畏寒，手足凉，纳差，睡眠不佳，大便干。查体：脊柱多处压痛，肋骨压痛。舌脉：舌紫黯、苔薄白，脉沉弱无力。治予吗啡止痛及中医辨证论治。

中医辨证： 肾虚兼气虚血瘀。

治法： 补肾益气，活血化瘀。

方药：

黄芪 40g	川芎 20g	当归 20g	龙骨（先煎）30g
柏子仁 20g	白术 20g	杜仲 20g	菟丝子 20g
续断 20g	熟地黄 20g	红花 20g	牡蛎（先煎）30g
焦山楂 15g	神曲 15g	赤芍 15g	鹿角胶（烊化）15g
陈皮 15g	地龙 10g	桃仁 10g	甘草 10g

每日 1 剂，水煎服。

吗啡每日 50mg，肌内注射。

二诊： 服 7 剂，饮食、畏寒有好转，余无明显变化。

方药： 守方，黄芪量加至 80g，加桂枝 15g。

三诊： 服 7 剂，患者出汗较多，纳食及手足发凉、乏力好转，无畏寒，余无明显变化。

方药： 续守方黄芪量增至 120g。

四诊： 又服 7 剂，患者疼痛（评分 6 分）减轻，吗啡减至每天 20mg，肌内注射，汗出减少，手足凉明显好转，乏力、睡眠欠佳均好转，饮食正常，大便干无明显变化，舌黯红、苔薄白，脉沉细。

续服 14 剂后，患者疼痛（评分 2 分）明显减轻。改曲马多每天 100mg，口服。患者汗出、手足凉消失，乏力好转，睡眠基本正常，饮食正常，舌红、苔薄白，脉沉细，病情稳定。

【评析】　患者经化疗、沙利度胺等治疗后损伤正气，证属肾虚兼气虚血瘀，处方予补阳还五汤与右归丸加减。补阳还五汤补气活血，祛瘀通络，黄芪用量从40g 增至 120g；右归丸中附子、肉桂、吴茱萸性热或大热，恐伤正气故去之，以鹿角胶补肾温阳，益精养血，培补肾中元阳；熟地黄甘润滋阴益肾，与鹿角胶相伍，乃"阴中求阳"，阳得阴助而生化无穷；菟丝子、续断、杜仲补肝肾、强腰膝；龙骨、牡蛎镇惊安神；柏子仁养心安神、润肠通便；焦山楂、神曲、陈皮、白术健脾消食、防滋补药碍胃气；甘草调和诸药；加用桂枝可温通经脉、助阳化气，使阳气达四末。诸药合用，共奏温补肾阳、填精益髓之功。

[11] 邹本宏，刘宝文. 刘宝文教授应用补阳还五汤治疗多发性骨髓瘤经验介绍 [J]. 新中医，2008（2）：19-20.

十二、张镜人医案——肝肾阴虚，瘀热阻络案

刘某，女，66岁。1980年6月9日初诊。

病史：患者腰痛6个月，腰背两胁及骶髂关节疼痛难忍，行动转侧不利，面色苍白，低热神疲。舌脉：苔薄黄，舌质红少润，脉弦大而数。辅助检查：血红蛋白65g/L；血清蛋白电泳：丁球蛋白62.9%，血清球蛋白76.5g/L，IgG 107.5g/L；X线片示颅骨、肋骨、髂骨均呈多发性骨髓瘤改变，并伴肋骨骨折、胸腰椎骨质稀疏脱钙；骨髓检查：浆细胞明显增生（21.5%）并且形态异常。

中医辨证：肝肾阴虚，瘀热阻络。

治法：清瘀热，通络脉，佐以养肝益肾。

方药：

丹参 15g	赤白芍各 15g	胆南星 5g	鸡矢藤 30g
炒桑枝 12g	制狗脊 15g	炒续断 15g	补骨脂 9g
石斛 9g	白英 15g	桃仁 9g	香谷芽 12g
白花蛇舌草 30g	徐长卿 15g		

6月16日复诊：低热已退，腰胁及背骶部疼痛明显好转，脉虚弦，舌苔黄腻。

治法：养肝益阴，补肾壮骨，清热通络。

方药：

太子参 9g	炒当归 9g	生白术 9g	赤白芍各 9g

炙甘草 3g	刘寄奴 9g	生薏苡仁 9g	天南星（先煎）15g
炒牛膝 9g	炒续断 15g	制狗脊 15g	补骨脂 9g
炒陈皮 6g	佛手 6g	香谷芽 12g	白花蛇舌草 30g

患者以初诊方加减，随症选用蛇莓 15g，连翘 9g，石斛 12g，炙乳香 9g，炙没药 9g，延胡索 9g，地龙 6g 等。

治疗 1 个半月后，病情有所改善。辅助检查：血红蛋白上升至 104g/L，血清球蛋白 50.5g/L；血清蛋白电泳：γ 球蛋白 54.1%，IgG 50.6g/L。

低热退尽，骨痛减轻，邪热渐清，于是在复诊方中加强益肝补肾之品。至 11 月出院，继续在门诊随访，并定期化疗巩固。

1 年后 X 线片复查提示颅骨、骨盆、肋骨等骨质结构已基本正常。继续中药治疗，以复诊方加减。于 1983 年来诊，未复发。

【评析】 多发性骨髓瘤与中医学的"骨痹""骨蚀"颇相似。本病内因肝肾气阴亏损，外因邪热夹痰瘀阻络，病情虚实错杂，故治应扶正与祛邪并重。西医化疗对异常浆细胞取得抑制或部分杀灭作用，但患者本身免疫功能已紊乱，化疗则免疫功能更趋低下，易并发感染、出血等，配合中药治疗，给予养肝肾益气阴、清热毒化痰瘀、通络脉蠲痹痛之剂，取得较好疗效，尤其被破坏的骨质竟获好转，骨折较好愈合，这是纯西药化疗难以获得的。

［12］单书健，陈子华. 古今名医临证金鉴 [M]. 北京：中国中医药出版社，
1999.

十三、裘沛然医案——脾肾两虚，痰毒互结案

李某，男，60 岁。1988 年 6 月初诊。

病史：1987 年 10 月起左胸骨疼痛，伴有咳嗽、气急、呼吸时肋骨疼痛。经某医院摄 X 线片示：左胸第 5 肋骨骨折，局部骨质破坏伴周围胸膜增厚，左肋膈角钝。结论为病理性骨折，考虑为转移灶，但原发病灶不明。此后经过几家医院多科会诊及 CT 放射性核素等多次检查。西医诊断为多发性浆细胞骨髓瘤。病

情发展较快，左第5肋、右第12肋胸椎交界处、胸骨中段、肩胛下角及腰椎均已有明显的骨质损害，胸口处有10cm左右大小的肿块。多家医院称"最长生存期为3～5个月"。刻下症见：咳嗽不止，咳痰不多，色白，口干欲饮，胸骨疼痛，气急，呼吸时疼痛加剧，食少，精神疲乏。舌脉：舌苔薄，脉细弱。

中医辨证：脾肾两虚，痰毒互结。

治法：用养正徐图法，投以补气养血，健脾益肾滋阴，兼以软坚化痰，清热解毒。

方药：

生晒参 9g	黄芪 30g	生白术 15g	熟地黄 30g
巴戟天 15g	半枝莲 20g	夏枯草 5g	牡蛎（先煎）30g
川贝母 6g	茯苓 15g	麦冬 15g	葶苈子（包煎）12g
肉苁蓉 15g	丹参 20g	延胡索 20g	

另用牛黄醒消丸（分次吞服）1支。

上方加减服至1989年3月，咳嗽停，胸部疼痛止，腰部仍痛，时有低热缓解，患者生活能自理。

1989年4月开始，病情反复，咳嗽疼痛又起，伴有发热，经检查第2、第3、第5、第7、第8胸椎及腰椎、右肩胛骨质破坏，疼痛不止，开始使用度冷丁等止痛药。

方药：

生晒参 12g	生黄芪 50g	炙山甲 20g	炙鳖甲（先煎）20g
三棱 15g	莪术 18g	败酱草 24g	大血藤 30g
汉防己 20g	巴戟天 15g	熟地黄 30g	丹参 24g
延胡索 30g	细辛 12g	淫羊藿 15g	黄芩 30g

牛黄醒消丸（分次吞服）1支。

此方加减服至1989年7月，病情开始好转，疼痛减轻，胃纳好转，可出去散步，自行来诊。

1990年2月来诊，腰、胸椎肋骨疼痛均消失，胸骨前隆起肿块消失，右肩胛略有隐痛，生活能自理，每天上下午各 2 小时做行走锻炼。

患者经治疗后，生存期延长达 3 年有余。

【评析】 对"不治之症"采取何种态度，既是个医疗技术问题，又是个职业道德问题。裘沛然认为，世上没有绝对的"不治之症"，应以"大慈恻隐之心"，一方面开导患者，树立坚强乐观的信念，配合医生做好调护工作；一方面应千方百计减轻患者痛苦，延长其生命。治疗一些恶性肿瘤，常常先着眼扶助正气，挽留一息生机。痼疾虽不能速除，元气宜扶助。具体而言，采用补脾肾、益气血之品，如黄芪、党参、白术、巴戟天、熟地黄、肉苁蓉、茯苓、淫羊藿、丹参、枸杞子等，旨在调动机体内在积极因素和抗病能力，一以克邪，一以振奋精神，延续生命。若药后精神得振，胃气渐复，则病情明显改善，在这个基础上佐以活血行瘀、软坚散结、祛邪解毒，往往使不少患者减轻了痛苦，延长了生命。本案患者已被西医判为不治之症，且认定数月内可能死亡，后经悉心诊治，在较长一段时间内生活可以自理，自觉症状几近消失，生命又延续了 3 年余。

［13］单书健，陈子华.古今名医临证金鉴 [M].北京：中国中医药出版社.
1999，397–399.

第七章
骨髓增生性肿瘤

骨髓增生性肿瘤是分化相对成熟的一系或多系骨髓细胞克隆性增殖所致的一组肿瘤性疾病。临床有一种或多种血细胞增生，伴肝、脾或淋巴结肿大。包括真性红细胞增多症、原发性血小板增多症、原发性骨髓纤维化。

第一节　真性红细胞增多症

真性红细胞增多症（PV），简称真红，是一种以获得性克隆性红细胞异常增多为主的慢性骨髓增殖性肿瘤。其外周血血细胞比容增加，血液黏稠度增高，常伴有白细胞和血小板增高、脾肿大，病程中可出现血栓和出血等并发症。本病为获得性克隆性造血干细胞疾病，90％～95％的患者都可发现 *JAK2 V617F* 基因突变。临床表现为神经系统表现，如头痛、眩晕、多汗、疲乏、健忘、耳鸣、眼花、视力障碍、肢端麻木与刺痛等症状；多血质表现，如皮肤和黏膜红紫，尤以面颊、唇、舌、耳、鼻尖、颈部和四肢末端为甚，眼结膜充血。

真性红细胞增多症，根据本病的临床表现，当属于中医学"血瘀证"范畴。

传统中医学认为，本病病因多为正气不足，感受毒邪，因正虚毒恋致气滞血瘀，瘀久化热，瘀热结于体内经络、脏腑、血脉之中，可见癥积、脉痹、真心痛、中风等不同病证。久瘀毒邪不得宣泄，侵袭骨髓，髓伤精血不生而成血劳。也有医家认为本病多因先天肾气不足，后天脾胃虚弱，气机失调，气虚则血行不畅，血亏则脉道不充，血流缓慢，日久脉络瘀滞，甚则闭塞不通，气血亏损，脏腑百骸失于濡养则诸证迭生。另有医家认为本病多因患者素体阳盛又过食香燥酒醇，血分郁热易于壅塞，加之情志不遂，肝气郁结，气滞血行不畅，以致瘀血阻滞发而为病。本病治以活血破血为主，解毒扶止为辅。真红发展为白血病时，当以解髓毒为主，辅以活血扶正。

一、梁冰医案——肝阳上亢，毒蕴血瘀案

患者，男，69岁。2011年12月10日初诊。

主诉：真性红细胞增多症2年余。患者2009年经相关检查明确诊断为真性红细胞增多症，予以放血疗法、干扰素、羟基脲等治疗，因难以耐受相关不良反应，寻求中医药治疗。查体：醉酒貌，脾肿大及脐。血常规：白细胞$26×10^9$/L，血红蛋白202g/L，血小板$458×10^9$/L。刻下症见：神志清，精神疲倦，醉酒貌，头晕，偶有头痛，皮肤瘙痒，纳眠一般，小便调，大便稀。舌脉：舌红偏黯，苔薄黄，脉弦略滑。

西医诊断：真性红细胞增多症。

中医诊断：血积。

中医辨证：肝阳上亢，毒蕴血瘀。

治法：平肝潜阳，活血解毒。辨证属于实证，初期，中医以攻为主。

方药：天麻钩藤饮加减。

天麻15g	全蝎10g	水蛭10g	钩藤（后下）15g
桃仁10g	莪术15g	黄芩10g	夏枯草20g
牡丹皮20g	知母20g	川牛膝30g	川芎15g

45剂，水煎服，每日1剂。

配合安脑片口服，每次3片，每日3次；羟基脲片口服，每次0.5g，每日2次；雷公藤多苷片口服，每次20mg，每日3次。

2012年2月12日二诊：血常规：白细胞$28.19×10^9$/L，中性粒细胞$23.31×10^9$/L，红细胞$9.13×10^{12}$/L，血红蛋白199g/L，血细胞比容大于50%，血小板$570×10^9$/L。刻下症见：偶有疲乏，少许口干口苦，性情略急躁，左上腹

胀满，余无明显不适，舌黯红，苔微黄，脉细。

中医辨证：肝郁气滞血瘀，正气略亏，正虚邪实。

治法：攻补兼施。

方药：

黄芪 20g	水蛭 10g	莪术 10g	夏枯草 10g
川芎 10g	桃仁 10g	黄芩 10g	牡丹皮 20g
连翘 20g	甘草 10g	薏苡仁 30g	水牛角（先煎）20g

20 剂，水煎服，每日 1 剂。

辅助药物：阿司匹林 100mg，每日 1 次；安脑片，每次 3 片，每日 3 次；昆仙胶囊，每次 2 粒，每日 3 次。

2017 年 3 月 8 日三诊：精神可，偶感疲乏，左上腹胀满较前明显改善，纳眠二便可，舌淡黯，苔白腻，脉弦细。查体：肝脾肋缘可及，血红蛋白 60 ～ 70g/L。

患者二诊后效佳，5 年未诊治。

此次来诊，骨髓增生减低，伴贫血，疾病后期，属于虚劳血虚范畴，证属脾肾亏虚夹瘀。需健脾补肾养血、祛瘀生新。辅助药物：骨化三醇胶囊，每次 1 粒，每日 1 次；益生血胶囊，每次 2 粒，每日 3 次；沙利度胺片，每次 100mg，睡前服用。

方药：

黄芪 40g	党参 30g	当归 10g	川芎 10g
赤芍 20g	生地黄 20g	黄精 20g	鹿角胶（烊化）12g
丹参 20g	莪术 20g	黄芩 10g	夏枯草 10g

45 剂，水煎服，每日 1 剂。

系统治疗 2 个月，症状改善，输血间隔时间由 13 ～ 15 天延长至 20 ～ 21 天，继续治疗。

【评析】 真性红细胞增多症属于慢性骨髓增殖性疾病，梁冰教授将其归属中医"血积"范畴，临床病证结合，分层论治。初期以实证为主，一派瘀毒内蕴、肝阳上亢之征，治以活血解毒、平肝潜阳为法；中期正虚邪实为主，肝主疏泄，藏血，久病必有郁，久病必有瘀，气滞血瘀毒蕴，治以疏肝行气，活血解毒为法；骨髓衰竭期属虚证，肾为先天之本，主藏精，精血同源，肝为后天之本，气血生化之源，肝肾亏虚，无以生血，血虚无以上荣头面、濡养四肢百骸，表现为虚劳血虚之征象。治以健脾补肾养血为主，常用紫河车、鹿角胶等血肉有情之品填精益髓生血，常获佳效。

［1］李慧，代喜平，李达. 梁冰中医辨治真性红细胞增多症经验 [J]. 中华中医药杂志，2018，33（11）：5008-5011.

二、孙伟正医案——瘀血内阻案

李某，男，65 岁。2013 年 4 月 5 日初诊。

病史：患者于 2 年前确诊为真性红细胞增多症（PV），未经系统规范治疗，长期口服羟基脲及阿司匹林，间断注射干扰素，疗效不佳，遂至孙伟正处就诊。查体：腹部未触及包块。血常规：白细胞 22.1×10^9/L，血红蛋白 201g/L，红细胞 7.8×10^{12}/L，血小板 370×10^9/L。刻下症见：面颊、唇、舌红赤，左下肢皮肤紫红疼痛及左足趺阳脉搏动细弱，寐差，纳一般，二便皆正常。舌脉：舌紫有瘀点，苔薄白，脉细涩。

西医诊断：真性红细胞增多症（PV）。

中医诊断：血实。

中医辨证：瘀血内阻。

治法：活血化瘀。

方药：活血和脉饮加减。

当归 15g	生地黄 15g	桃仁 15g	红花 15g
枳壳 10g	赤芍 15g	川芎 15g	三七粉（冲服）10g
丹参 30g	地龙 15g	土鳖虫 15g	蜂房 15g
水蛭 5g	全蝎 5g	木香 5g	砂仁（后下）10g

首乌藤 30g   合欢花 15g

> 7 剂，水煎服，每日 1 剂，早晚分服。

二诊：患者左下肢皮肤疼痛症状改善，颜面部仍红赤，寐可，舌脉同前。血常规：白细胞 15.4×10^9/L，血红蛋白 178g/L，红细胞 6.5×10^{12}/L，血小板 301×10^9/L。

方药：上方去首乌藤、合欢花，加牛膝 15g，桔梗 10g。

> 21 剂，水煎服，每日 1 剂，早晚分服。

三诊：患者左下肢疼痛痊愈，纳可，寐佳，二便正常。血常规：白细胞 13.5×10^9/L，血红蛋白 176g/L，红细胞 6.2×10^{12}/L，血小板 340×10^9/L。

方药：继续服用上方 7 剂。

四诊：患者感觉良好，足背动脉搏动较之前增强，纳可寐佳，二便正常。血常规：白细胞 6.7×10^9/L，红细胞 5.3×10^{12}/L，血红蛋白 151g/L，血小板 297×10^9/L。

方药：上方去蜂房、木香。

> 21 剂，水煎服，每日 1 剂，早晚分服。

嘱患者停用中药汤剂后口服血府逐瘀胶囊善后。

随诊：患者经以上治疗后，症状好转明显。间断口服羟基脲、阿司匹林、潘生丁，血红蛋白始终控制在 130g/L 左右。

【评析】 孙伟正认为 PV 目前尚难治愈，治疗多以缓解临床症状积极控制严重并发症为目标，故应积极发挥中西医治疗优势，中西合参，最大限度提高患者生活质量。

［2］李卫忠，王金环，孙伟正. 孙伟正教授诊疗真性红细胞增多症经验 [J]. 四川中医，2018，36（2）：16-18.

三、周郁鸿医案——气血两虚，瘀血内停案

宣某，女，48 岁。2015 年 11 月 7 日初诊。

病史：患者 3 月余前在无明显诱因下出现乏力症状，皮肤紫红，当时无头痛

眩晕、发热恶寒、恶心呕吐、腹痛腹泻等不适，患者未予重视及相关检查和治疗。1 周前患者乏力加重，皮肤发绀，特别是颜面、颈部为甚，伴头昏、眩晕和耳鸣、健忘、肢体麻木、多汗等。偶有鼻出血、皮肤黏膜瘀点和瘀斑，为明确诊断来门诊就诊。辅助检查：血常规：白细胞 $13×10^9$/L，红细胞 $6.72×10^{12}$/L，血红蛋白 171g/L，血小板 $188×10^9$/L；血生化：尿酸 488μmol/L（208～428μmol/L），乳酸脱氢酶 280U/L（109～245U/L），余正常；血气分析：PO_2: 98；骨髓常规：粒、红、巨核细胞三系均增生，以红系增生最为显著。各系细胞间的比例维持正常。红系以中、晚幼红细胞增多为主；骨髓活检：全髓细胞增生，以红系和巨核系增生为主；*JAK2 V617F* 点突变阳性；腹部超声：肝胆未见明显肿大，脾脏 6cm。刻下症见：乏力明显，气少懒言，汗多动则尤甚，两颧紫红，触之疼痛，食少纳呆，二便尚调。舌脉：舌质淡紫有斑点、苔薄白，脉细涩。

西医诊断：真性红细胞增多症。

中医诊断：血积。

中医辨证：气血两虚，瘀血内停。

治法：健脾益气，活血化瘀。

方药：

炙黄芪 15g	党参 10g	白术 10g	熟地黄 15g
炙甘草 4g	当归 10g	陈皮 5g	炒山药 10g
炒柴胡 3g	茯苓 10g	广木香 3g	丹参 9g
鸡血藤 30g	红花 3g	百合 12g	乌药 6g
白花蛇舌草 15g	鸡内金 9g	炒稻芽 15g	

每日 1 剂，水煎分 2 次服用。

2015 年 11 月 21 日复诊：服药半个月后，眩晕耳鸣、肢体麻木症状消失，乏力、自汗症状较前明显改善，面部紫红稍退但仍有触痛，舌质黯红、苔薄白，脉沉弦。复查血常规：白细胞 $10.5×10^9$/L，红细胞 $4.71×10^{12}$/L，血红蛋白 164g/L，血小板 $134×10^9$/L。

方药：前方基础上加用赤芍 10g、枳壳 10g、川芎 10g。

2015 年 11 月 21 日至 2016 年 2 月 7 日随诊： 期间患者每 2 周前来就诊，定期口服汤药，复查血常规，血三系维持在：白细胞（8～10）×10⁹/L，红细胞（4.02～4.82）×10¹²/L，血红蛋白（140～152）g/L，血小板（150～188）×10⁹/L。

方药仍以复诊方加减出入。

近日（2016 年 2 月 28 日）复查血常规未见明显异常。故嘱患者停用一切药物，定期复查血常规，门诊随诊。

【评析】 患者因先天肾气不足，后天脾胃虚弱，中气不足，气为血之帅，气虚则血行不畅，日久脉络瘀阻，甚则闭塞不通，凝聚成块，而成本病。由于元气不足，脏腑机能衰退，故见乏力、少气懒言；气虚血瘀，导致脉络痹阻，气血不能上荣头目，脑失所养，症见头昏、眩晕；气血不能濡养肢体、清窍，则有肢体麻木、耳鸣健忘；气虚不能固护肌表，腠理不固，营阴外泄，故见汗多，劳则耗气，故动辄汗出尤甚；气虚运血无力，脉络瘀阻，则见两颊紫红、皮肤发绀；瘀血阻滞，可致气血运行不畅或血不循经，则有不通则痛或血溢脉外见皮肤黏膜瘀斑瘀点，甚至出血；脾胃虚弱，运化失职，故见食少纳呆，但病情尚浅，故二便尚属正常；舌质淡紫有斑点，乃瘀血内阻之象。脾胃虚弱，生血不足，血脉失充，加之瘀血阻滞，故见脉细涩。据症舌脉，诊为血积，中医辨证：气血两虚，瘀血内停。治疗如《内外伤辨惑论》所指："凡劳倦内伤，元气不足，气弱血虚所致，故重用扶阳存阴，补气血为治。"治以健脾益气，活血化瘀。初诊时，全方药用黄芪、茯苓、党参、白术、山药、甘草健脾益气，扶中补土；当归、丹参、鸡血藤补血行血；红花活血消瘀；木香、柴胡、陈皮理气；熟地黄补肾填精益髓；白花蛇舌草清热解毒；百合、乌药开胃；麦芽、稻芽助脾胃消化。全方在健脾益气、养血消瘀的基础上，勿忘益肾（熟地黄）防变（白花蛇舌草）。复诊时患者气虚症状好转，而血瘀征象仍重，故加强理气活血之品。

［3］温晓文，徐斌.周郁鸿治疗真性红细胞增多症之经验 [J].江苏中医药，2017，49（1）：22-24.

四、傅汝林医案——气虚血瘀案

患者，女，68岁。2012年8月11日初诊。

病史：患者3年前确诊为真性红细胞增多症，长期服用羟基脲，间断注射干扰素，疗效欠佳。血常规：血红蛋白210g/L，白细胞$11.7×10^9$/L，血小板$860×10^9$/L。刻下症见：头昏、头胀、肢软乏力，纳差便溏，颜面及指端紫红晦黯。舌脉：舌淡质紫黯有瘀斑，边有齿痕，苔薄黄，脉细涩，重按无力。

中医辨证：气虚血瘀。

治法：益气活血。

方药：补阳还五汤加减。

黄芪60g	太子参30g	怀山药30g	赤芍20g
桃仁12g	红花10g	水蛭10g	鳖甲（先煎）20g
丹参30g			

水煎服，15剂。

继服用羟基脲1.5g/d，肌肉注射干扰素300万U，隔日1次。

2012年8月17日二诊：自觉头晕、乏力好转，大便正常，舌脉同前。

方药：上方加制黄精15g，蒲黄（包煎）20g加强补肾活血之功。

20剂。

2012年8月28日三诊：面红赤，指端黯红明显减轻。自觉症状明显好转。血常规：血红蛋白186g/L，红细胞$8.7×10^9$/L，血小板$687×10^9$/L。

方药：前方加白花蛇舌草30g以加强清热解毒之力。

水煎服，20剂。

嘱患者羟基脲减为0.5g/d。

2012年9月7日四诊：症状明显好转，血常规：血红蛋白172g/L，血小板$554×10^9$/L，红细胞$4.6×10^9$/L。继续以益气健脾、活血化瘀中药治疗。羟基脲0.5g/d，停用干扰素。

【评析】该病乃因先天禀赋不足，久病邪毒深入，正气虚衰，精血不足，气虚无力鼓动血脉运行，阴虚津液不足，血脉凝滞阻滞经脉，日久故见瘀毒炽盛之证。诚如《黄帝内经》所云："大实有羸状，至虚有盛候。"故用大剂量黄芪、太子参、山药以益气健脾补虚；水蛭、桃仁、红花、赤芍、丹参共为臣药，水蛭乃破血逐瘀峻猛之虫类药，能破血逐瘀；桃仁苦平，红花辛温，为活血祛瘀之要药；复以虫类咸寒之品鳖甲破血消癥、软坚散结。临证时活血化瘀虽属正治，然扶正法当为要。治疗气虚血瘀型者，黄芪用量最大可至120g，同时应配以健脾益气之品。治疗过程中注意处理好气虚与血瘀的关系，使"祛邪不伤正，扶正不恋邪"。如此治疗则见效快、疗效好。

［4］詹继红，郭银雪，谢恂，等. 傅汝林治疗真性红细胞增多症经验［J］. 中医杂志，2015，56（8）：645-647.

五、解建国医案——肾元亏虚，脉络瘀阻案

桓某，女，57岁。2011年8月10日初诊。

主诉： 四肢麻木肿胀，进行性加重3月余。病史：患者3个月前无明显诱因下出现四肢麻木肿胀，伴头昏健忘、视物不清、胸闷心悸，即就诊于当地医院。血常规：白细胞15.2×10⁹/L，红细胞6.73×10¹²/L，血红蛋白182g/L，血小板454×10⁹/L。1个月前于外院行双侧甲状腺结节切除术。出院后测血常规：全血常规呈上升趋势。病情进行性加重，四肢麻木肿胀致行走不利，甚至无法单独搭乘公交车出行，故而至多家医院血液科就诊。8月8日复查血常规：全血细胞继续升高：白细胞16.78×10⁹/L，红细胞7.75×10¹²/L，血红蛋白190g/L，血小板480×10⁹/L。骨髓穿刺检查提示骨髓象三系血细胞增生，骨髓活检提示三系血细胞增生、巨核细胞多分叶。西医诊断为真性红细胞增多症。患者不愿接受羟基脲化疗，故而经他医介绍慕名来诊。刻下症见：精神萎靡，面色黧黑，口唇发绀，爪甲黑紫，肌肤甲错；头晕耳鸣，视物模糊，心烦气躁，胸闷心悸；脘腹胀满；疲劳乏力，四肢麻木肿胀沉重，行走不利；腰膝酸软，畏寒怕风；手足心热，自汗盗汗；大便每日1次，不成形，夜寐尚安。舌脉：舌瘀紫体胖大、

苔黄厚腻，脉沉细。

中医辨证： 肾元亏虚，脉络瘀阻。

治法： 益肾活血，祛瘀通络。

方药： 新补阳还五汤加减。

炙黄芪 80g	西洋参 10g	菟丝子 30g	桑寄生 30g
当归 15g	生地黄 20g	桃仁 10g	红花 10g
赤芍 30g	泽兰 10g	三七 10g	川芎 30g
地龙 30g	枸杞子 10g	青葙子 15g	

每日 1 剂，水煎服。

8 月 17 日二诊： 面色、口唇、爪甲转为瘀黯，双下肢肿胀麻木等症稍缓解。复查血常规：全血常规仍在上升。舌瘀紫、苔黄腻，脉沉细。

方药： 原方改泽兰为 15g、黄芪为 100g，加益母草 20g、水蛭 5g。

8 月 31 日三诊： 精神爽快，气力增加，面色、口唇、四肢等症状均较前进一步改善，但大便仍不成形。复查血常规：高血常规得到控制。舌黯红、苔白腻，脉沉细。

方药： 原方减桃仁，加藿香 15g、金银花 15g、生甘草 10g。

9 月 17 日四诊： 行走自如，胸闷心悸仍有；近日感冒，咳嗽痰多；大便成形，每日 1 次。复查血常规：血常规未继续升高。舌黯红、苔腻，脉沉细。

方药： 原方减金银花、生甘草、水蛭，改益母草 30g，加檀香（后下）10g、降香（后下）5g、瓜蒌子 30g、鱼腥草 10g。

其后患者继续门诊治疗，随症加减，期间全血常规上升趋势得到控制，并逐渐下降。

服药 83 剂后，11 月 5 日复查血常规：全血细胞较前明显下降：白细胞 13.12×10^9/L，红细胞 5.73×10^{12}/L，血红蛋白 162g/L，血小板 420×10^9/L。

患者重拾信心，神清气爽，面色黯退，步伐矫健，无头晕耳鸣、胸闷心悸、脘腹胀满、下肢肿胀、腰膝酸软、疲劳乏力等，脉沉而重按有力，舌红、苔薄。

随访半年，患者病情稳定，精神愉悦。

【评析】 本病属中医学"血证"范畴，以气虚血瘀为病标，肾元不足为病体，病位在血，常累及多脏。患者精神萎靡、头晕耳鸣、腰膝酸软、畏寒怕风、疲劳乏力、遇事冷漠、舌体胖大、脉沉细，一派肾元亏虚之象，故以大剂量炙黄芪、西洋参、菟丝子、桑寄生益气补肾；面色黧黑、口唇发绀、爪甲黑紫、肌肤甲错、四肢麻木肿胀、舌质瘀紫，一派血瘀络阻之象，以当归、桃仁、红花、益母草、泽兰、赤芍、三七、川芎、地龙补血活血、化瘀通络；患者病情顽重反复，则以大剂量水蛭破血通络，不破不通；瘀久生热伤阴，症见心烦气躁、手足心热，以生地黄养阴生津、清热凉血；瘀阻胸络，症见胸闷心悸，以檀香、降香理气宽胸、化瘀止痛；瘀久生湿化痰阻络，症见脘腹胀满、大便不成形、苔白腻，以藿香化湿行气除满；肾气亏虚、肝火上扰，视物模糊，以枸杞子、青葙子补肾清肝明目。

[5] 张晓韵，解建国. 解建国治疗真性红细胞增多症经验探析 [J]. 上海中医药杂志，2015，49（3）：17-18，21.

六、邓成珊医案——瘀热内结案

陈某，女，58岁。2012年4月18日初诊。

病史： 患者8年前出现头晕、乏力、皮肤发热。辅助检查：2004年至2011年多次检查血常规：红细胞计数与血红蛋白水平增高，红细胞最高 7.5×10^{12}/L，血红蛋白最高205g/L。骨髓穿刺检查提示：骨髓增殖性疾病。超声：脾肋下6cm。曾用干扰素治疗无效，间断放血治疗效果不佳，遂至邓成珊处求诊。查体：腹部未及包块。血常规：红细胞 5.37×10^{12}/L，血红蛋白174g/L。刻下症见：头晕、乏力、身热、自汗。舌脉：舌红中浅裂、苔薄黄，脉细弦。

西医诊断： 真性红细胞增多症。

中医诊断： 血实。

中医辨证： 瘀热内结。

治法： 活血化瘀，清热解毒。

方药：

丹参 10g	赤芍 15g	川芎 10g	桃仁 12g
半枝莲 30g	莪术 10g	龙葵 15g	白花蛇舌草 30g
炒栀子 15g	黄芩 15g		

每日 1 剂，水煎取汁 400mL，早晚分服。

5 月 16 日二诊： 头晕、乏力、身热、自汗等症均减轻；腹部包块未及；舌红、苔薄黄，脉细弦。

方药： 前方加水蛭至 10g、龙葵至 30g。

6 月 13 日三诊： 未现头晕，乏力、身热、自汗等症不显；腹部包块未及，无其余不适主诉；舌红、苔薄黄，脉小弦。

复查血常规： 白细胞 7.64×10^9/L，红细胞 5.91×10^{12}/L，血红蛋白 182g/L，血小板 154×10^9/L。

方药： 前方加白英 15g，龙葵增至 45g。并加服大黄䗪虫丸（每日 6g）。

服药 2 个月后电话随访，诸症未发。

后坚持服用中药汤剂及大黄䗪虫丸半年余，多次复查血常规，血红蛋白波动在 136 ～ 160g/L。

【评析】 患者为中年女性，红细胞与血红蛋白明显增高，西医诊断：真性红细胞增多症，采用干扰素治疗无效，后虽经放血及放疗，但仅暂时性缓解，血常规难以维持稳定。邓成珊认为，本病病机以瘀血内停为本，病程日久，邪郁化热，酿生瘀毒，阻于髓脉。故治疗时以祛邪为先，施以活血清热、解毒散结之法。以丹参、赤芍、川芎、桃仁行气活血；半枝莲、莪术破血逐瘀；白花蛇舌草、龙葵解毒抗瘤；栀子、黄芩清热泻火。药后 1 个月患者病情尚稳，逐渐加强攻邪之力，龙葵用量逐步增加，并予水蛭、白英活血解毒。另外，邓成珊强调解毒抗瘤药半枝莲、白花蛇舌草剂量也可加大。后在汤药基础上，加服大黄䗪虫丸治疗半年，期间头晕、乏力、身热、汗出等症缓解，血红蛋白基本稳定在正常范围。

[6] 肖海燕，方苏，胡晓梅，等. 邓成珊论治真性红细胞增多症经验撷英 [J]. 上海中医药杂志，2014，48（2）：1-3.

七、姜松鹤医案——肝肾阴虚案

汤某，女，42 岁。2009 年 2 月 12 日初诊。

病史： 患者 2004 年确诊为"真性红细胞增多症"，每年住院治疗 3 ～ 4 次控制病情，但指标未能降到正常范围。现月经错后 1 个月，末次月经：2008 年 12 月 12 日，常烘热汗出。面色潮红，指掌亦红。舌脉：舌深红，苔剥脱，脉弦滑。血常规：白细胞 13.4×10^9/L，红细胞 6.91×10^{12}/L，血红蛋白 216g/L，血小板 562×10^9/L。

西医诊断： 真红细胞增多症；月经不调。

中医诊断： 血证；月经错后。

中医辨证： 肝肾阴虚。

治法： 补益肝肾。

方药：

菟丝子 15g	山茱萸 15g	枸杞子 15g	生地黄 30g
天冬 15g	墨旱莲 30g	女贞子 15g	龟甲胶（烊化）15g
楮实子 15g	川牛膝 15g	淫羊藿 15g	牡丹皮 15g

7 剂，每日 1 剂。

2 月 19 日二诊： 盗汗已解，但月经未潮，面、掌仍红，舌红，苔剥脱，脉弦滑。治拟益肝肾之阴。

方药：

仙茅 15g	淫羊藿 15g	黄柏 15g	鹿角胶（烊化）15g
山茱萸 15g	枸杞子 15g	丹参 30g	龟甲胶（烊化）15g
刘寄奴 20g	肉桂（后下）10g		

14 剂，每日 1 剂。

3 月 4 日三诊： 月经于 3 月 2 日来潮，今未净，舌红，脉细。

治法： 益阴养血，平补阴阳。

方药：

熟地黄 30g	菟丝子 15g	山茱萸 15g	枸杞子 15g
川续断 15g	当归 20g	茯苓 30g	山药 30g
仙茅 15g	淫羊藿 15g	女贞子 15g	墨旱莲 30g

14 剂，每日 1 剂。

3 月 18 日四诊：盗汗时作，大便不成形，日 1 行。舌红，脉沉弦细。

治法：养阴化瘀。

方药：

生地黄 30g	牡丹皮 15g	制鳖甲（先煎）30g
地骨皮 15g	赤白芍各 20g	龟甲胶（烊化）15g
紫草 30g	水牛角粉（冲服）30g	

7 剂，每日 1 剂。

3 月 25 日五诊：口干喜饮水，面赤舌红，脉细。

治法：阴阳平调。

方药：

赤芍 30g	牡丹皮 15g	巴戟天 15g	生熟地黄各 15g
淫羊藿 15g	山茱萸 15g	枸杞子 15g	桃仁 10g
山药 30g	茯苓 30g	制鳖甲（先煎）20g	

7 剂，每日 1 剂。

4 月 1 日六诊：月经于 3 月 26～31 日来潮，色红，无血块。舌红而净，脉沉细。

治法：养阴化瘀。

方药：

生地黄 30g	牡丹皮 15g	赤芍 30g	水牛角粉（冲服）30g
山茱萸 15g	菟丝子 15g	当归 20g	生鳖甲（先煎）30g
泽兰 30g	水蛭 10g		

14 剂，每日 1 剂。

4 月 22 日七诊：面已不赤，手掌亦不红，舌微红而净，脉沉细。

治法：养阴化瘀。

方药：按 4 月 1 日方加何首乌 30g，女贞子 10g。

14 剂，每日 1 剂。

5 月 6 日八诊：面及手掌不红，舌淡红，苔薄白，脉沉细。

治法：养阴化瘀。

方药：

生地黄 15g	熟地黄 15g	当归 20g	龟甲（先煎）20g
巴戟天 15g	枸杞子 15g	肉苁蓉 30g	山茱萸 15g
怀牛膝 15g	柏子仁 15g		

7 剂，每日 1 剂。

5 月 13 日九诊：血常规：白细胞 8.67×10^9/L，红细胞 4.73×10^{12}/L，血红蛋白 143g/L，血小板 258×10^9/L。5 月 6 日方续进 7 剂。随访至今无复发。

【评析】　一诊时患者因月经错后前来就诊，因真红属慢性病，故姜松鹤确定以调经为主兼顾真红的治疗方向。观其脉症，有烘热汗出，面色潮红，指掌亦红，舌色深红，苔剥脱，中医辨证：阴虚火旺，用二至丸加山茱萸、菟丝子、枸杞子、楮实子、龟甲胶等益肝肾之阴，用天冬、生地黄、牡丹皮滋阴凉血，少佐淫羊藿助阳之品，使阴得阳升而泉源不竭。服后二诊时盗汗已解，但月经未潮，面、掌、舌仍红，剥脱苔未生。继以补肝肾之阴，古云"善补阴者，阳中求阴"，故以二仙汤加减，以仙茅、淫羊藿、黄柏加肉桂、鹿角胶、龟甲胶温肾阳，补肾精，泻相火，调冲任，以山茱萸、枸杞子益肝肾之阴，思其患有"真红"，少佐丹参、刘寄奴活血化瘀。三诊时月经来潮，错后之症已解，经后期当以养阴为主。四诊时侧重治疗真红，在犀角地黄汤的基础上加紫草凉血活血，炙鳖甲、地骨皮清虚热，龟甲胶、白芍滋阴养血。五诊时以归肾丸加温阳之品以"阳中求阴"，合犀角地黄汤清热，桃仁化瘀。六诊时月经刚净，故以犀角地黄汤加当归、山茱萸、菟丝子养血滋阴益肝肾，生鳖甲滋阴潜阳，泽兰、水蛭活血化瘀。七诊时舌色变浅，面色、手掌色恢复正常，思前滋阴凉血化瘀法已起效，又用药 14 剂，八诊时嘱患者复查血常规，九诊时患者惊喜地告诉我们，血常规在两家医院查都属正常范围，她患病以来从没有如此疗效。

[7] 陈晓云，张宝文，姜松鹤．姜松鹤辨治真性红细胞增多症验案 [J]．四川
中医，2011，29（10）：9-10．

八、郭士魁医案——肝热上冲，瘀血阻络案

李某，男，34 岁。1976 年 1 月 8 日初诊。

病史： 面色黯红，头晕、头胀痛半年。半年多来经常头晕、头胀痛，伴有
胸闷、心悸、气短、乏力，四肢麻木感，血常规：血红蛋白 206g/L，某医院西
医诊断：真性红细胞增多症。检查：血压 140/100mmHg。面色黯红。舌脉：
舌质黯，苔黄腻，脉弦滑。

中医辨证： 肝热上冲，瘀血阻络。

治法： 清热平肝，活血化瘀。

方药：

龙胆草 12g	黄芩 15g	黄连 6g	栀子 12g
金银花 24g	银柴胡 12g	生地黄 15g	牡丹皮 9g
藕节 30g	白茅根 30g	川芎 24g	桃仁 9g
红花 9g	三棱 18g	莪术 18g	泽泻 15g
青黛（冲服）3g			

14 剂。

1976 年 1 月 22 日二诊： 服药 14 剂，血压 130/90mmHg，头晕胀痛、
心悸、胸闷均减轻。舌质黯，苔薄白，脉弦滑。血常规：血红蛋白 182g/L，上方
继服。

1976 年 2 月 19 日三诊： 服上方 26 剂，血压 115/80mmHg，头晕、头胀痛
及胸闷完全缓解，纳佳，睡眠好，面色正常，舌质略黯，苔薄白，脉弦滑。血常
规：血红蛋白 140g/L。

方药： 上方去青黛、黄连继服。隔日 1 剂。

本例随访 1 年，无自觉不适。血常规：血红蛋白 140g/L。

仍用前方每周服 2 剂，持续 6 个月，后改为 5 日 1 剂，巩固疗效。

【评析】 本例主要表现为肝热上冲症状，头胀痛、头晕，血压增高，面色黯红，舌质黯红，又有瘀血证如胸闷、气短，四肢麻木感，为瘀血阻塞血脉。予以龙胆泻肝汤合活血化瘀之剂，清肝泻火，活血祛瘀通血脉，连续服药 40 剂，症状体征基本缓解。以后隔日 1 剂、每周 2 剂或 5 日 1 剂，巩固疗效。龙胆草泻肝胆之火；银柴胡平少阳之热；黄芩、黄连、栀子清三焦之热；泽泻泻火引热下行；生地黄养阴清热；牡丹皮、白茅根、藕节清血热；川芎、红花、桃仁、莪术、三棱活血祛瘀通脉；青黛清热凉血。本病在进展期多属肝热血滞的实热证，拟以寒凉直抓务需大便通畅，实热外泄方可取效。

[8] 郭士魁，翁维良. 中国百年百名中医临床家丛书·郭士魁 [M]. 北京：中国中医药出版社，2001.

九、翁维良医案——气滞血瘀，肝热内郁案

丁某，男，44 岁。1990 年 10 月 12 日初诊。

病史： 患者自述头晕，既往血压升高 2 年余。曾在某医院诊治，血压 150/100mmHg，按高血压治疗，服用降压药后血压降低，但头晕症状不减。且有头痛，面部发红，并有加重之势。查血常规时发现血红蛋白 l95g/L，红细胞 6.1×10^{12}/L，白细胞 14.2×10^{9}/L，血小板 210×10^{9}/L，经骨髓检查诊断为"真性红细胞增多症"。转来我院。刻下症见：血压 140/90mmHg。头晕且痛，胸闷且胀，口苦便干。舌脉：舌质青紫，苔黄腻干，脉弦。血常规：血红蛋白 200g/L，红细胞 6.1×10^{12}/L，白细胞 14.0×10^{9}/L，血小板 198×10^{9}/L。

中医辨证： 气滞血瘀，肝热内郁。

治法： 疏肝清热，理气活血。

方药：

三棱 12g	莪术 12g	桃仁 12g	生蒲黄（包煎）12g

红花 15g	赤芍 15g	川芎 15g	延胡索 12g
生地黄 20g	龙胆草 12g	柴胡 12g	栀子 12g
黄芩 15g	青黛（分冲）3g		

6 剂，水煎服，每日 1 剂。

二诊：服 6 剂后头痛有所减轻，仍头晕，心烦，大便偏干，尿黄，胸闷而胀，脉弦，苔黄而干，舌质青紫。前方加生大黄 10g 继服。

三诊：再进 6 剂，大便日 2～3 次，溏便，且有疼痛不适，肠鸣音亢进，头晕头痛减轻，胸部感到较舒畅，烦躁减。查血红蛋白 190g/L，红细胞 5×10^{12}/L，白细胞 13×10^9/L，血小板 190×10^9/L。脉弦，苔黄舌质青紫，仍以前法加减。

方药：

三棱 15g	莪术 15g	川牛膝 15g	生蒲黄（包煎）15g
桃仁 15g	红花 15g	龙胆草 12g	栀子 12g
柴胡 12g	生地黄 20g	黄芩 15g	青黛（分冲）3g

四诊：连服 12 剂，头晕头痛已停，精神食纳好，大便已正常，每日 1 次，胸胀满减轻。脉弦，舌苔薄，舌质青紫。血常规：血红蛋白 175g/L，红细胞 5.3×10^{12}/L，白细胞 13×10^9/L，血小板 172×10^9/L。前方继服。

五诊：再进 12 剂，症状基本消失，血压 130/82mmHg，面红明显减轻，脉弦，苔薄白，舌质青紫。血常规：血红蛋白 162g/L，红细胞 5×10^{12}/L，白细胞 10×10^9/L，血小板 160×10^9/L。

方药：

三棱 12g	莪术 12g	桃仁 12g	生蒲黄（包煎）12g
红花 15g	龙胆草 10g	栀子 10g	青黛（分冲）3g
柴胡 12g	黄芩 15g	生地黄 12g	

六诊：又服 12 剂，症状未再复发，病情稳定，血压在正常范围内，脉弦，苔薄，舌质紫红。血常规：血红蛋白 155g/L，红细胞 5.1×10^{12}/L，白细胞 9.6×10^9/L，血小板 16×10^9/L。

方药：

三棱 12g	红花 12g	桃仁 12g	生蒲黄（包煎）12g
生地黄 15g	柴胡 12g	赤芍 15g	龙胆草 10g
栀子 10g			

【评析】 本例属肝热血瘀实证，故需活血化瘀，清肝泄热，使腑气通、实热外泄方可取效。龙胆草泻肝胆经实火湿热。但这种病又为慢性病，故又不可过伤大泻、久泻，一般使其大便变稀即可，苦寒药不宜久用，得效后宜逐渐减量，方中减去龙胆草等苦寒之品。为巩固疗效，应有较长时间服药。青黛粉口服比入煎剂为佳。如入汤剂，应先煎其他药，去渣后加青黛再煎 15 分钟左右为宜，不可久煎，用量也要加大到 12g 左右。

[9] 翁维良. 翁维良临床经验辑要 [M]. 北京：中国医药科技出版社，2001.

十、周仲瑛医案——瘀热相搏，肝肾亏虚案

宁某，男，63 岁。1994 年 9 月 8 日初诊。

病史：患者脑血栓病史 4 年。近半年来自觉右足趾麻木、发紫、疼痛，有灼热感，破溃流脓，面部红赤，食纳欠香。舌脉：舌质黯红、苔厚腻，脉细滑。经某医院检查，西医诊断：真性红细胞增多症。血常规：白细胞 5.6×10^9/L，红细胞 5.74×10^{12}/L，血红蛋白 178g/L，血小板 552×10^9/L。

中医辨证：湿热内淫营血，郁热瘀阻脉络。

治法：凉血化瘀，清热养阴。

方药：

白鲜皮 15g	地肤子 15g	海桐皮 15g	水牛角片（先煎）15g
赤芍 12g	生地黄 12g	白薇 12g	紫草 10g
地龙 10g	玄参 10g	制何首乌 10g	龙胆草 5g
生甘草 3g			

上法出入调治年余，临床诸症均消除，血小板降至 100×10^9/L。

1997年4月7日复诊： 多年来病情较为稳定，但近来双臀、腿、足发热有火辣感，夜晚尤甚，肌肤瘙痒，面部红赤，口干。查血常规：红细胞 $5.01 \times 10^{12}/L$，血红蛋白 144g/L，白细胞 $6.2 \times 10^9/L$，血小板 $324 \times 10^9/L$，舌质紫、苔淡黄薄腻，脉细弦滑。

中医辨证： 瘀热相搏，肝肾亏虚。

治法： 凉血化瘀。

方药： 犀角地黄汤加减。

赤芍 15g	生地黄 15g	石斛 15g	水牛角片（先煎）15g
白薇 12g	牡丹皮 10g	焦栀子 10g	地龙 10g
炙僵蚕 10g	炙水蛭 3g	熟大黄 4g	

1周后复诊： 双侧内胯、足胫外侧瘙痒，面部红赤略减，但仍口干，尿黄、排出不畅，苔黄腻，脉弦滑。效不更法。

方药： 原方去白薇、石斛，加苦参、黄柏各10g，地肤子20g，以加强原方清热祛湿之功。

1个月后来诊： 手足瘙痒、面红赤减，但见头皮瘙痒，口干发黏，舌质黯、苔薄白腻，脉细滑。

治法： 凉血祛瘀，清化湿热。

方药：

生地黄 15g	石斛 15g	地肤子 15g	水牛角片（先煎）15g
赤芍 12g	白薇 12g	牡丹皮 10g	紫草 10g
地龙 10g	玄参 10g	炙僵蚕 10g	熟大黄 5g
炙水蛭 4g			

上药服用3个月后复诊： 上述诸症基本消失，但近来右手指持物失灵，难以持筷用餐，夜卧口角流少量口水，口干，喜寐，二便尚调，舌质紫黯，脉细弦滑。复查血常规：红细胞 $5 \times 10^{12}/L$，血红蛋白 144.4g/L，血小板 $278 \times 10^9/L$，治守原法。

方药：

制大黄 6g	炙水蛭 5g	桃仁 10g	炒苍术 10g

黄柏 10g	苦参 10g	姜黄 10g	地龙 10g
玄参 10g	炙僵蚕 10g	制南星 10g	路路通 10g
生地黄 12g			

2 年后随访，期间不曾服用西药，病情一直稳定。

【评析】　真性红细胞增多症是一种不明原因的以红细胞异常增殖为主的慢性骨髓增殖性疾病，临床甚为罕见。周仲瑛教授根据患者的症状特点，临床检查红细胞、血小板、血红蛋白均高于正常值，提示患者血液黏稠度高，辨为血瘀之证；肌肤发热、面部红赤、口干、尿黄不畅等症表明患者血分有热；口黏、病变部位瘙痒难耐、苔黄腻又为湿热之征，且病位在臀以下的双下肢，符合湿性趋下的特点，因此本证当是络热血瘀、湿热内蕴为患。治以凉血化瘀、清热祛湿，以水牛角片、赤芍、牡丹皮、生地黄、炙水蛭、熟大黄、焦栀子、白薇凉血化瘀，清透血热；石斛滋阴清热；地龙、炙僵蚕活血通络；苦参、地肤子、苍术、黄柏清热祛湿。

［10］汪红，刘菊妍，顾勤．周仲瑛教授从络热血瘀辨治血液病验案 2 则［J］.新中医，2001（4）：7-8.

十一、丘和明医案——正虚血瘀案

患者，男，60 岁。

病史：患者 1992 年春因面色紫红、皮下出血、触之疼痛而就诊。查体见面部、右上肢前部、胸前多处皮肤紫红，右上肢前部皮肤触之则痛，两目红赤。血常规：白细胞 8.4×10^9/L，血红蛋白 193g/L，红细胞 6.68×10^{12}/L。骨髓穿刺：三系造血细胞显著增生。

西医诊断：真性红细胞增多症。在外院服用过羟基脲、马法仑、三尖杉酯碱等药，效果不显。遂于 1999 年 6 月 12 日求治于丘和明。舌脉：舌红紫，舌底静脉曲张，黯紫，舌苔黄腻，脉弦。

中医辨证：正虚血瘀。

治法： 补虚化瘀，扶正祛邪。

方药：

生地黄 20g	熟地黄 12g	桃仁 12g	山药 15g
赤芍 15g	麦冬 12g	泽泻 15g	牡丹皮 15g
玉竹 20g	茯苓 15g	毛冬青 30g	甘草 6g

水煎服，7 剂。

药后皮肤触痛大减，刷牙仍出血，又添皮肤痒，舌脉同前。查血常规同前，无明显改善。

方药：

生地黄 20g	牡丹皮 20g	茜草 15g	仙鹤草 30g
黄芩 15g	防风 12g	白鲜皮 12g	火炭母 30g
板蓝根 30g	苦参 12g	连翘 15g	甘草 6g

7 剂。

1992 年 8 月 4 日复诊： 出现皮下新出血点，右上臂多处鲜紫赤烂。舌红绛而干。

方药：

菟丝子 15g	法半夏 12g	厚朴 12g	豆蔻（后下）9g
通草 9g	茵陈 12g	丹参 15g	苦杏仁（后下）12g
益母草 20g	白鲜皮 12g	甘草 6g	白花蛇舌草 30g

7 剂，药后尚平妥。

服药 6 个月后，患者仍面色偏红紫，但未出现新出血点，皮肤溃烂处亦渐愈合。多次复查血常规，血小板波动于（300～400）×10^9/L，血红蛋白在 160～170g/L，红细胞（5～6）×10^{12}/L。

末次随访至 1999 年 10 月，断断续续服用中药，偶有皮下出血，面色略红，血常规略高外，无其他不适。

【评析】 真性红细胞增多症，是一种原因不明的慢性进行性骨髓增殖的克隆性干细胞疾病。临床症见皮肤深红略带发绀、舌质紫红、脉缓涩、眩晕、目赤、衄血等。中医辨证多属"血瘀""肝阳"等范畴。治法多为活血化瘀结合清肝降火、清营凉血等。丘和明以虚、火、瘀论治为主，兼以除湿、理气。其中，以补虚化瘀，扶正祛邪，药用生地黄、熟地黄、山药、玉竹补肾阴以制火之亢，阴足则自血有稀释之意。活血化瘀、清热解毒，药如黄芩、火炭母、牡丹皮、毛冬青之属，理气通络、活血化瘀，药如桃仁、厚朴、苦杏仁、薏苡仁、豆蔻、通草之属，有开启三焦的作用。利湿清热、活血化瘀，药如益母草、白鲜皮、茵陈、赤芍、泽泻之属。丘和明善于将以上诸法灵活运用，如遇外感、出血等，则不可固守成规。

［11］李松林，马三友，胡永珍，等．丘和明以虚、火、瘀论治血液病验案二则 [J]. 山东中医杂志，2000（6）：363-364.

第二节　原发性血小板增多症

原发性血小板增多症（ET），为造血干细胞克隆性疾病，外周血血小板计数明显增高而功能异常，骨髓中巨核细胞增殖旺盛，50%～70%患者有 *JAK2 V617F* 基因突变。本病起病缓慢，早期可能无任何临床症状，仅在做血细胞计数时偶然发现。出血或血栓形成为主要临床表现，可有疲劳、乏力，脾肿大。其主要诊断指标：①血小板计数持续≥ 450×10^9/L；②骨髓活检示巨核细胞高度增生，胞体大、核过分叶的成熟巨核细胞数量增多，粒系、红系无显著增生或左移，且网状纤维极少轻度（1级）增多；③不能满足 BCR-ABL（＋）慢性髓系白血病、真性红细胞增多症、原发性骨髓纤维化、骨髓增生异常综合征和其他髓系肿瘤的 WHO 诊断标准；④有 *JAK2*、*CALR* 或 *mPL* 基因突变。次要诊断指标：有克隆性标志或无反应性血小板增多的证据。符合4项主要标准或前3项主要标准和次要标准即可诊断。本病年龄＜60岁、无心血管疾病史的低危无症状患者无须治疗。年龄＞60岁和（或）有心血管疾病史的高危患者则须积极治疗，降低血小板数，抗血小板聚集，防治血栓并发症。

血小板增多症，根据本病的临床表现，当属于中医学"血证""积聚""虚劳"等范畴。

传统中医学认为，本病的病因不外于内外，先天不足，后天失养。其病机为本虚标实，肝肾亏损、气阴两虚，以致相火妄动、血瘀热毒互结。病位在骨髓、阴血分。该病起病隐匿，病程长，临床表现不一，但基本病理变化均为血瘀，又可分为因虚致瘀和因实致瘀：阳气不足，气阴两虚而致瘀；相火妄动灼伤阴液，血液黏滞而致瘀，肝郁气滞，热毒互结而致瘀。约50%早期无任何症状，余则一部分表现为血栓栓塞，反复持久自发性出血等。治疗宜在活血化瘀痰的基础上，活用调气机解郁、补气养阴等法。

一、张建平医案——气滞血瘀案

范某，女，65岁。

主诉：间断头晕、乏力2年。病史：患者2年前无明显诱因出现头晕，偶有头痛，与体位无关，无视物旋转，无恶心呕吐，伴有双下肢乏力，自行口服中成药治疗（具体不详），在当地卫生院查血常规：血小板增高（具体叙述不详）。于2018年5月就诊于某血液病医院。血常规：白细胞 7.38×10^9/L，红细胞 4.33×10^{12}/L，血红蛋白129g/L，血小板 545×10^9/L，血小板体积（PDW）9.3fL，平均血小板体积（MPV）9fL，血小板压积（PCT）0.49%。贫血三项：（－）。骨髓活检：骨髓增生大致正常（40%），伴出血明显，粒红比例大致正常，粒系各阶段细胞可见，红系以中晚幼红细胞为主，巨核细胞轻度增多，散在分布，网状纤维染色示骨髓纤维化（MF）0级；细胞分子遗传室染色体报告：未见克隆性异常。铁元素、未饱和铁、总铁结合力、铁饱和度（－）；组合三项（小组化）：中性粒细胞碱性磷酸酶阳性指数为238；脱氧核酸测序 $-MPL-E \times ON10$ 阴性；基因扩增报告：融合基因（*JAK2 V617F*）为弱阳性，余项（－）；免疫组织化学染色：正常巨核细胞397个，双核巨核细胞31个，大单元核小巨核细胞14个，全片巨核细胞445个；细胞学形态检验：三系增生，血小板增多骨髓象。外周血细胞形态：中性分叶核粒细胞79，嗜碱性粒细胞2，淋巴细胞15，单核细胞4。甲状腺功能未见明显异常。血脂：高密度脂蛋白胆固醇1.42mmol/L，低密度脂蛋白胆固醇 3.48mmol/L，甘油三酯（TG）、总胆固醇（TC）无异常。6月 20 日查血常规：白细胞 5.37×10^9/L，红细胞 4.27×10^{12}/L，血红蛋白 130g/L，血小板 467×10^9/L，PDW：8.9fL，MPV：8.6fL，PCT：0.4%。外院西医诊断：原发性血小板增多症。治疗上予阿司匹林口服，每日 100mg；血府逐瘀胶囊口服，每日 3 次，每次 4 片。患者欲求助于中医治疗，遂来诊。刻下症见：神清、精神一般，头晕，偶有头痛，伴有双下肢乏力，口干口苦，忧虑不堪，夜寐一般，纳可，大小便调。舌脉：舌黯红、苔白、有瘀斑瘀点，脉沉涩。

西医诊断：原发性血小板增多症。

中医诊断：血证。

中医辨证：气滞血瘀。

治法：活血化瘀，祛风通络。

方药：

赤芍 15g	烫水蛭 6g	僵蚕 10g	三七粉（冲服）9g
羌活 10g	莲子心 6g	防风 10g	凌霄花 10g
桃仁 12g	柴胡 6g		

7 剂，水煎服，水煎取汁 200mL，早晚温服。

二诊：头晕较前稍缓解，伴有双下肢乏力，口干口苦稍缓解，忧虑稍缓，四肢凉，夜寐一般，纳可，大小便调，舌黯红、苔淡有瘀点，脉沉涩。

方药：原方基础上去僵蚕，加淫羊藿 15g。

三诊：头痛、头晕较前缓解，口干口苦稍缓解，情绪稍有改善，四肢变温，纳寐可，大小便调，舌黯红、苔白有瘀点，脉沉细。

方药：上方去淫羊藿加三棱 15g、莪术 15g、桂枝 18g。

四诊：患者诉轻微头痛，余症缓解。复查血常规：白细胞 5.41×10^9/L，红细胞 3.33×10^{12}/L，血红蛋白 117g/L，血小板 308×10^9/L，PDW：8.6fL，MPV：8.8fL，PCT：0.27%。

方药：上方加白芷 12g，改僵蚕为 6g。

五诊：轻微头晕，口干口苦缓解。

方药：上方去莲子心，加丹参 12g。

六诊：继续前方治疗。

七诊：腹胀，食欲减退，加莱菔子 30g。

八诊：无明显头晕、头痛，情绪改善，夜寐可，纳一般，大小便调，舌红、苔薄白，脉沉。复查血常规：白细胞 4.6×10^9/L，红细胞 3.43×10^{12}/L，血红蛋白 123g/L，血小板 286×10^9/L，PDW：8.4fL，MPV：8.8fL，PCT：0.25%。血小板已经恢复到正常范围。

方药：上方去凌霄花、桃仁、丹参、三棱，加延胡素 15g，继服 7 剂善后。

嘱患者定期复查血常规，随访患者血小板均控制在正常范围内。

【评析】 张建平认为毒是血证产生的主要原因，且贯穿该病始终。毒邪在血络胶结，损伤正气，病势缠绵不断，顽恶之性难解，若毒邪不清，病情难愈。原发性血小板增多症的产生离不开虚、郁、瘀等因素，张建平认为郁热附着于血而越发缠绵，血承载热而越发胶固，终形成血积证。在治疗时以祛毒活血化瘀为治疗大法，以经典的桃红四物汤为基础，配合三七粉、三棱、莪术等活血化瘀，使瘀血出之有路。张建平认为"引经报使"也是治疗原发性血小板增多症的一个重要思路，运用风药，使各个经络的使者各司其责，若恰当用之，四两也能拨千斤，正如《此事难知》所言："视其经络前后左右之不同……增损用之。"故常用细辛、川芎、防风等引经药增强药效，而防风乃风药之润剂，可作诸风药之使徒。张建平认为治疗血证还需虫类药参与，"拔草先松土，土松草易除"，故多用僵蚕、水蛭等虫类之品疏通经络助药效。

[1] 彭海艳，张春妮，吕柳. 张建平从毒论治原发性血小板增多症经验 [J]. 山东中医杂志，2021，40（8）：863-866.

二、周仲瑛医案——络热血瘀案

患者，男，30 岁。2007 年 6 月 4 日初诊。

主诉：发现血小板增多 9 年余。病史：1998 年因反复感冒，去医院检查发现血小板增多，西医诊断为原发性血小板增多症。曾服用过羟基脲，停药后血小板又见增多。今日复查血常规：血小板 $851×10^9$/L，血小板分布宽度 11.0%，血小板压积 0.83fL。刻下症见：自觉两髋部常有酸胀疼痛，偶有肢麻，面色潮红。舌脉：舌苔黄，中部腻，脉细，左脉细滑。

西医诊断：原发性血小板增多症。

中医诊断：血证。

中医辨证：络热血瘀。

治法：补益肝肾，凉血化瘀。

方药：

牡丹皮 10g	生地黄 15g	赤芍 12g	水牛角片（先煎）20g
紫草 10g	广地龙 10g	鬼箭羽 15g	漏芦 15g
生甘草 3g	玄参 10g	白薇 15g	炙水蛭 3g
茜草 15g	川牛膝 10g		

7 剂，水煎服，每日 1 剂。

2007 年 11 月 27 日二诊：患者一直服用上方，今查血小板 $681×10^9$/L，胃隐痛，偶有肢麻，口干不显，大便日 1～2 次，偏烂，苔黄薄腻、质红，脉细。

治法：补益肝肾，凉血化瘀。

方药：

赤芍 12g	牡丹皮 10g	丹参 15g	水牛角片（先煎）20g
葛根 15g	川石斛 10g	玄参 10g	川牛膝 10g
炙水蛭 3g	白薇 15g	泽兰 15g	炮山甲（先煎）6g
紫草 10g	忍冬藤 15g	鬼箭羽 15g	木贼草 10g
大生地 15g			

7 剂，水煎服，每日 1 剂。

2008 年 12 月 5 日三诊：患者一直服用上方，复查血小板 $389×10^9$/L，自觉疲劳乏力，偶有胃痛，手足麻感不多，口干，大便正常，舌苔黄薄腻、质黯紫中裂，脉细滑。

方药： 2007 年 11 月 27 日方去忍冬藤，加泽兰 15g，制香附 10g，鸡血藤 15g，茜草炭 10g，羊蹄 10g，地骨皮 12g，生山楂 15g，露蜂房 10g。

7 剂，水煎服，每日 1 剂。

随访半年，血小板计数在正常范围内。

【评析】 周仲瑛教授认为本病由肝肾阴虚，络热血瘀所致。针对这一发病机制，以犀角地黄汤为主方凉血化瘀，配伍大量活血之品以消癥积，如紫草、鬼箭羽、漏芦、炙水蛭、川牛膝、穿山甲、泽兰、鸡血藤、丹参等，其中虫类药炙水蛭、穿山甲破血消癥力猛，鬼箭羽虽为草药，但其破血之力亦强，紫草偏于凉血，漏芦、川牛膝偏于通络，鸡血藤、丹参偏于养血活血，泽兰借其苦辛微温之性，使全方静中有动。活血易动血出血，配以木贼草、茜草炭以防出血。本案患者经过 1 年余时间的诊治，血小板计数平稳下降至正常范围，后多次复查血小板计数未再上升。患者面部潮红、肢麻等临床症状亦逐渐改善。

［2］皇玲玲，赵晓峰，郭海，等. 国医大师周仲瑛教授从瘀热治疗原发性血小板增多症经验 [J]. 中华中医药杂志，2018，38（11）：4958-4960.

三、周永明医案——肝经热盛，血瘀蕴毒案

唐某，女，47 岁。2016 年 3 月 11 日初诊。

病史： 患者 2016 年初体检示血小板增多，后行骨髓穿刺细胞学涂片示：骨髓增生活跃，粒系、红系增生活跃，比例及形态大致正常；全片见巨核细胞 95 个，血小板大、中、小簇易见，成堆可见。骨髓象示：骨髓增生活跃，粒系、红系比例大致正常，血小板增多。JAK2 基因（＋）。血常规：白细胞 4.7×10^9/L，血红蛋白 123g/L，血小板 731×10^9/L。刻下症见：患者乏力口干，右季肋部时有疼痛，胃纳尚可，大便干结，小便尚可，夜寐尚安。舌脉：舌质红绛、苔少，脉弦数。

西医诊断： 原发性血小板增多症。

中医诊断： 血实。

中医辨证： 肝经热盛，血瘀蕴毒。

治法： 泻肝清热，化瘀解毒凉血。

方药：

生白术 12g	制半夏 20g	夏枯草 15g	生栀子 15g
牡丹皮 20g	薜荔果 30g	白英 30g	白花蛇舌草 30g
虎杖 15g	鬼箭羽 15g	生地黄 20g	狗舌草 15g
半枝莲 30g	炒僵蚕 10g	莪术 15g	生大黄（后下）6g
炒枳壳 10g	炙甘草 6g		

每日 1 剂，水煎取汁，早晚分 2 次温服。

同时配合院内自制制剂定清片口服。

3月25日二诊： 患者诉胁肋部疼痛稍缓解，口干，大便2日1行，舌偏红绛，苔少薄白，脉弦。血常规：白细胞 $5.3×10^9$/L，血红蛋白 121g/L，血小板 $673×10^9$/L。患者胁肋部疼痛稍缓解，乃体内肝木之热有所驱散，服用后胃脘无明显不适，大便未见溏薄，仍2日1行，提示患者血瘀毒蕴热结之象仍较盛。

方药： 前方加柴胡6g、赤芍12g、水蛭6g、土鳖虫12g，并改生地黄24g、生栀子18g、狗舌草20g、牡丹皮24g，以加重清热凉血之效用，同时疏解肝郁、调整气机。

4月8日三诊： 患者大便每日1行，仍有口干、胁肋部疼痛，近期夜寐欠安，难以入睡，舌偏红绛，苔薄白，脉弦。血常规：白细胞 $4.5×10^9$/L，血红蛋白 127g/L，血小板 $659×10^9$/L。患者夜寐欠安乃心火旺盛之故，胁肋疼痛、口干等属瘀毒蕴热之象，仍需循序渐进。

方药： 前方加生龙骨（先煎）30g、生牡蛎（先煎）30g、重楼9g、白英15g，一则加重清热之力，再则镇心安神以缓解夜寐难安之症；并改半枝莲15g，去炒僵蚕，以防其辛散碍眠之用。

后根据患者病情随症加减，患者胁肋部疼痛好转、精神改善，服药2个月后大便转调，口干症状明显好转，治疗半年后血小板计数保持在 $400×10^9$/L 以下，后随访至今病情一直稳定。

【评析】 此例患者初发诊断为血小板增多症者，未接受过治疗，属疾病初期阶段、肝经郁热、瘀毒已成，而正气尚存，应属实证。因此，初诊时即根据患者热盛瘀毒情况，予清热凉血、化瘀解毒为主。方中夏枯草、生栀子、牡丹皮、生地黄清肝热凉血，薜荔果、白英、白花蛇舌草、半枝莲清热解毒，虎杖、狗舌草、鬼箭羽、莪术、川大黄等散瘀之品，或利水湿、或泄腑热、或破血消积等，合而为用，既加重散瘀之力，又能以不同方式祛除瘀积之邪。后遵是法，随证施治，瘀热渐去，症情稳定。

［3］吴志豪，周永明．周永明辨治原发性血小板增多症经验[J].上海中医药大学学报，2018，32（2）：14-17.

四、周永明医案——肝经热盛，瘀毒伤络案

傅某，男，71 岁。2016 年 12 月 9 日初诊。

病史： 患者半年来反复牙龈出血，未予重视，7 天前至当地口腔科就诊。血常规：白细胞 13.5×10^9/L，血红蛋白 145g/L，血小板 1431×10^9/L。骨髓涂片及活检示：有核细胞增生尚活跃（不均一），粒系、红系比大致正常，未见幼稚细胞、淋巴细胞、浆细胞增多和聚集，巨核细胞明显增多，以分叶核巨核细胞为主，部分细胞胞体偏大，核分叶增多，呈散在 2～4 个细胞聚集，骨小梁规则，未见明显纤维化。*JAK2 V617F* 基因检测到突变。西医诊断为原发性血小板增多症。当地医院予拜阿司匹林抗血小板聚集后牙龈出血减少，为求进一步治疗，患者至周教授门诊就诊。刻下症见：患者偶有牙龈出血，左足趾疼痛稍肿，胃纳尚可，二便自调，夜寐尚安。舌脉：舌黯红、苔薄腻，脉弦细。

西医诊断： 原发性血小板增多症。

中医诊断： 血实。

中医辨证： 肝经热盛，瘀毒伤络。

治法： 清泻肝木，散瘀攻毒。

方药：

| 龙胆草 3g | 炒栀子 15g | 生地黄 18g | 炒牡丹皮 18g |

太子参 20g	制半夏 18g	虎杖 15g	青蒿 15g
莪术 15g	狗舌草 15g	土鳖虫 10g	炙僵蚕 10g
炒黄柏 12g	半枝莲 30g	蛇莓 15g	白花蛇舌草 30g
炒枳壳 10g	炙甘草 6g		

每日 1 剂，水煎取汁，早晚分 2 次温服。

同时加用羟基脲口服，每次 0.5g，每日 1 次。

12 月 23 日二诊：患者诉口干，牙龈仍有少量出血，足趾疼痛好转，劳累后易加重，胃纳可，二便调，夜寐安，舌黯红，苔薄，脉弦细。患者初诊服用方药后足趾疼痛稍好转，乃体内瘀积之毒稍散而未尽，故劳累后仍会反复加重；口干乃体内瘀积毒热日久伤津。然患者胃纳可、二便调，提示上方无损伤脾胃之嫌。

方药：前方去太子参、炒黄柏，加生白术 12g、薜荔果 30g、玉竹 15g，改制半夏 24g、生地黄 30g、炒牡丹皮 30g，以加重解毒凉血之力，同时养阴生津以防邪热伤阴之虑。

2017 年 1 月 6 日三诊：患者无明显牙龈渗血，足趾疼痛好转，仍口干，夜间稍有汗出，近几日受寒咳嗽咳痰、痰色白，胃纳可，舌黯红、苔薄黄腻，脉弦。考虑患者近日受寒引发咳嗽咳痰、痰色白，乃旧疾之上复感外邪，使肺气上逆发为咳，肺卫不固以致自汗。

方药：前方去炒枳壳、玉竹，加南沙参 15g、浙贝母 18g、炙麻黄 6g、光杏仁 10g、龙葵子 15g，并改炒白术 12g、蛇莓 30g、半枝莲 15g，以清肺降逆、化痰止咳，同时健脾燥湿、加重清热散瘀凉血之力，防止外感之邪久留，结瘀结热，变为更加复杂之证。后根据患者血小板情况，随证调整破血解毒之药，并治疗相应兼症，患者牙龈出血消失，足趾疼痛冬季仍时有反复，服药至 4 个月时患者足趾疼痛消失，并逐渐停用羟基脲，长期随访血小板控制在（400～500）×10⁹/L，未见病情反复。

【评析】 此例患者齿衄症状已半年余，乃体内瘀毒日久、损伤血络而致出血，即瘀毒积实已成，且正气已有损伤。患者虽已伤正，但瘀毒炽盛，不应补虚助邪，故宜先以祛瘀解毒清热为主，待毒瘀之邪去大半，后期方可根据症情变化徐图补益之法。初诊方中莪术、狗舌草、土鳖虫、僵蚕、白花蛇舌草、半枝莲、蛇莓等祛瘀解毒，龙胆草、炒栀子、炒牡丹皮等清肝热凉血，青蒿、炒黄柏清解虚热，稍佐以太子参防止伤正太过；后期诊治过程中发现患者耐受良好，无损伤脾胃之虞，故逐渐加重散瘀解毒、凉血清热之力，使瘀毒所致出血、疼痛等症状皆渐渐缓解。后根据患者体质随证施治，症情趋于稳定。

［4］吴志豪，周永明．周永明辨治原发性血小板增多症经验 [J].上海中医药大学学报，2018，32（2）：14-17.

五、付义医案——脾肾阳虚，瘀血阻滞案

患者，女，64 岁。2017 年 1 月 8 日初诊。

主诉： 反复反酸半年余，再发加重 1 个月。病史：患者半年前无明显诱因出现饭后反酸，1 个月前症状加重，自服奥美拉唑肠溶胶囊和多潘立酮片后症状无明显好转。患者平素身体健康，无其他系统疾病。体征：血压 130/76mmHg，双肺未闻及啰音及胸膜摩擦音，心界正常，心率 76 次 / 分，心律齐，无杂音，双下肢无水肿。血常规检查示：血小板 780×10^9/L。刻下症见：饭后反酸，腹胀，每于食用辛辣、油腻食物后症状加重，口苦，情绪欠佳，易疲乏，常有烘热汗出，畏寒肢冷，四肢不温，纳一般，眠差梦多，二便调。舌脉：舌淡红夹青，苔薄白，舌下络脉迂曲，脉细弦、尺沉。

西医诊断： 原发性血小板增多症；慢性浅表性胃炎。

中医诊断： 癥积。

中医辨证： 脾肾阳虚，瘀血阻滞。

治法： 纳气归肾，活血通络。

方药： 纳气封髓丹合吴萸四逆汤加减。

| 干姜 30g | 吴茱萸 15g | 法半夏 15g | 龟甲（先煎）30g |
| 炒乌梅 15g | 川芎 15g | 佛手 15g | 怀牛膝 15g |

骨碎补 30g	艾叶 10g	炒黄柏 10g	砂仁（后下）10g
红景天 30g	生麦芽 30g	炙甘草 10g	肉桂（后下）10g
三七粉（冲服）6g			
附子颗粒入药同煎 15 包（45g）			

4 剂。每日 1 剂，水煎服。

二诊：诸症明显减轻，偶有烘热汗出，自觉膝盖发冷，眠差多梦，舌淡黯夹青，苔白腻，脉细弦、尺沉。血常规检查示：血小板 $391×10^9/L$。

方药：上方加桂枝 20g，茯苓 20g，炒白术 20g，生龙骨（先煎）20g，生牡蛎（先煎）20g。5 剂。

三诊：诸症缓解，时有口苦，自觉腰背部发冷，情绪欠佳，纳眠可，二便调，舌淡黯，苔白腻，脉细弦、尺沉。血常规检查示：血小板 $325×10^9/L$。

方药：上方怀牛膝增至 20g，附子颗粒增至 60g。继服 5 剂。诸症好转，血常规检查提示血小板 $280×10^9/L$。

后陆续加减服药，患者病情平稳。

【评析】 《素问·调经论》曰："阳虚则外寒，阴虚则内热。"《金匮要略·血痹虚劳病脉证并治》曰："脉沉小迟，名脱气，其人疾行则喘喝，手足逆寒，腹满，甚则溏泻，食不消化也。"虚劳以五脏虚损为立论依据，五脏虚损中注重脾肾，治疗偏重于甘温扶阳。脾为后天之本，气血营卫生化之源；肾为先天之本，内寄真阴真阳。虚劳病无不关系到脾、肾，故补脾肾为治病根本。外感六淫、饮食劳倦、七情内伤等导致外邪侵袭机体，发为血毒，损及肝脏，使血行不畅，瘀血内停，内外合邪，发为癥积。潜阳丹和封髓丹均有"纳气归肾之功"，可收敛浮越于上的阳气，调和水火，使命门之火重新固藏于肾中，达到"阴平阳秘"的生理状态；肉桂辛热，能加强纳气归肾，引火归元之力；艾叶温通经脉；炒乌梅固护冲任；怀牛膝补益肝肾，活血通经；骨碎补补肾活血；红景天活血化瘀，散瘀消肿。全方祛瘀与纳气同用，共奏活血通经、宣散瘀滞、温水潜阳之效。二诊时，患者诉眠差多梦，乃虚阳上扰心神，给予龙骨、牡蛎重镇潜阳；膝盖发冷，考虑为脾阳不足，健运失职而生痰湿，痰饮随气升降，停于四肢关节，导致膝盖不温，故合用苓桂术甘汤温阳化饮、健脾利湿。三诊时，患者腰背发凉，仍时有口苦，考虑其仍存在阳虚和肝寒的病机，故重用附子以加强补火助阳之力，加大怀牛膝用量以补益肝肾、引火下行。

［5］宋风.付义教授治疗原发性血小板增多症经验［J］.中医研究，2018，31（1）：44-46.

六、罗秀素医案——养阴化瘀案

曾某，女，46 岁。2017 年 2 月 28 日初诊。

病史：患者因"发现血小板增多近 2 年，伴头晕、脚麻，加重 2 周"就诊。患者于 2015 年 4 月因四肢末端发黑、发痒、偶有头晕就诊于当地医院，查血常规发现血小板升高（具体数值不详），未进一步治疗。2016 年 4 月感头晕加重，时有脚底发麻，无明显乏力。遂于浙江某医院就诊。血常规：白细胞 8.32×10^9/L，血红蛋白 138g/L，血小板 694×10^9/L。骨髓穿刺检查，结果示：巨核系增生活跃，血小板成堆多见。查 *JAK2* 基因阳性，M-BCR-ABL 融合基因阴性，M-BCR-ABL/ABL：75% 呈阴性。排除一时性和继发性血小板增多，西医诊断为原发性血小板增多症。西医治疗予口服阿司匹林肠溶片 40mg×2 片，每天 1 次抗血栓。服药 2 个月左右脚麻、头晕等症状无明显缓解，遂自行停药。2017 年 2 月 10 日左右患者感脚麻加重，头晕、胀痛明显，为进一步治疗，遂来浙江省某医院就诊。刻下症见：神志清，精神尚可，自诉脚底发麻，行走无力，右脚较甚，且脚心发热，头晕较前频发，伴头目胀痛，身怕热，口干欲饮，无明显乏力，纳食尚可，夜间盗汗明显，夜寐欠佳，小便发黄，大便 3 天 1 次，质干。舌脉：舌红、少苔，脉细数。否认皮肤黏膜散在瘀点瘀斑，触诊肝脾肋下未及。血常规：白细胞 10×10^9/L，血红蛋白 136g/L，血小板 1051×10^9/L。

西医诊断：原发性血小板增多症。

中医辨证：阴虚血瘀。

治法：养阴化瘀。

方药：

生地黄 9g	川芎 9g	黄柏 9g	麦冬 9g
三七 9g	佛手 9g	当归尾 12g	白芍 12g
制玉竹 12g	北沙参 12g	丝瓜络 12g	王不留行 12g
玄参 15g	石见穿 15g	麦芽 15g	甘草 6g
通草 5g			

7 剂，每日 1 剂，水煎分 2 次服。

方解：玄参、生地黄、麦冬三药组成增液汤，能滋阴增液，与北沙参、玉竹、麦冬合用，则养阴生津效果更著；三七、石见穿、王不留行活血化瘀，而活血则易耗血动血，故加当归尾、白芍养血，防止耗血伤阴；川芎、丝瓜络、佛手既能行气通络止痛，又能行血化瘀；黄柏养阴止虚汗，麦芽顾护胃气，保全根本。

2017 年 3 月 9 日二诊：复查血常规，白细胞 8.5×10^9/L，血红蛋白 141g/L，血小板 660×10^9/L。自诉头晕、头目胀痛较前明显缓解，夜寐转佳，仍盗汗。双脚麻木较前无明显变化，舌红、苔少，脉细数。从血常规来看，虽仅用 7 剂药，血小板计数减少已十分明显，尤其血瘀导致的头晕、头目胀痛等不适已明显缓解，另结合患者现有症状，仍属阴虚血瘀。

方药：守上方，并在原方基础上加地龙 9g，龙骨（先煎）、牡蛎（先煎）各 30g。

14 剂，每日 1 剂，水煎分 2 次服。

方解：地龙性寒能清热，且擅通经活络，恰适用于患者血脉不畅、经络阻滞、肢节不利之证；加之龙骨、牡蛎滋阴潜阳，重镇安神，以缓其气血上逆瘀阻之病情。

2017 年 3 月 23 日三诊：复查血常规，白细胞 7.3×10^9/L，血红蛋白 140g/L，血小板 537×10^9/L。自诉双脚仍有麻木、疼痛伴脚心发热明显，脱下鞋袜稍时可缓解。盗汗较前减少，大便每天 1 次，质可，小便色清。与二诊血常规相比，血小板计数再次下降，效果明显，临床表现亦有所缓解。患者目前双脚麻木无明显缓解，考虑由血瘀导致肢体失养所致。

方药：仍守原方，加赤芍、路路通各 15g，三叶青 9g。

14 剂，每日 1 剂，水煎分 2 次服。

方解：赤芍、三叶青均可活血止痛，路路通活血通络力强，如此患者足部血脉不畅方可缓解。后患者继续就诊，根据每次血常规结果分析，血小板计数下降速度较前期减慢，甚至偶有反跳，但总体呈螺旋下降趋势。

2017 年 6 月 1 日血常规结果示：血小板 418×10^9/L。至此，患者自诉头晕、头目胀痛等不适已完全缓解，脚底发麻、手心发热较前明显缓解。

【评析】 患者所患疾病为原发性血小板增多症，结合其脚底发麻、头晕、手心发热等临床症状及舌红、苔薄、脉弦的舌脉表现，将其证型定为阴虚血瘀，拟养阴活血为法。回顾患者自初诊以来，血小板计数呈下降趋势，临床表现有所改善，病情得到控制，这也印证了当初立法处方的正确性。虽然病情尚未完全缓解，但此病病在血脉，病情复杂、沉疴，病程较长，嘱患者坚持服药，待病情稳定一定时间，方可停药。在此病的辨证论治中，罗教授另辟蹊径，常以养阴增液、活血化瘀为治疗大法。在临床工作中，凡是原发性血小板增多症患者，只要明确中医辨证为阴虚血瘀患者，皆可以此立法处方遣药，定能取得可观的临床疗效。

[6]苗振云，高瑞兰，俞方泉，等. 罗秀素治疗原发性血小板增多症经验介绍[J]. 新中医，2018，50（1）：197-199.

七、周郁鸿医案——肝郁脾虚，痰瘀互结案

患者，男，35 岁。2015 年 7 月 20 日初诊。

病史：患者因"发现血小板增多症 3 月余"就诊。刻下症见：头晕乏力，失眠多梦，胁肋胀痛，不思饮食，腹胀，下肢皮肤瘀点瘀斑，面色晦黯。舌脉：舌质黯有瘀点，苔白腻，脉细涩。血常规：血小板 1035×10^9/L，经骨髓检查并排除继发性血小板增多症。

西医诊断：原发性血小板增多症。

给予骨髓抑制性药物羟基脲。

中医辨证：肝郁脾虚，痰瘀互结。

治法：疏肝健脾，化痰散瘀。

方药：桃红四物汤合肾气丸加减。

黄芪 30g	熟地黄 15g	淫羊藿 15g	白芍 12g
白术 10g	当归 10g	桃仁 10g	红花 10g
柴胡 10g	川芎 10g	山药 10g	附子（先煎）6g
牡丹皮 10g	茯苓 10g	陈皮 6g	肉桂（后下）6g
枳壳 6g	仙茅 6g	甘草 6g	

7 剂。水煎服。

复诊：服药 2 周后，复查血常规：血小板降至 $420×10^9$/L，皮肤瘀点瘀斑消退，头晕乏力等症状好转，但因一直服用羟基脲，患者失眠多梦，不思饮食等症状加重。

方药：原方去桃仁，红花，加远志 9g，首乌藤 15g，炒麦芽 10g。

继服 14 剂。

三诊：患者复查血常规：血小板降至 $365×10^9$/L，血小板接近正常，失眠多梦有所好转，但正气仍虚，常有胃肠道不适。

治法：益气健脾，养血活血。

方药：四君子汤加减。

黄芪 30g	丹参 20g	当归 15g	党参 15g
茯苓 12g	白术 10g	远志 10g	川芎 10g
柴胡 10g	大枣 10g	半夏 6g	陈皮 6g
炙甘草 6g			

7 剂。水煎服。

随诊：患者长期间断服用中药，临证加减，同时羟基脲逐渐减量，现已停用 2 月余。

每 2 周门诊复查血常规，血小板控制在（350～450）$×10^9$/L。

【评析】 本案血证当属肝郁脾虚，痰瘀互结。脾虚致气血生化乏源，血虚不行，因虚致瘀，瘀阻脑络，则头晕乏力；脾气亏虚，气不摄血，瘀血内阻，血行不利，血溢脉外则见皮肤瘀点瘀斑；肝失疏泄，则见胁肋胀痛；瘀血内扰心神，心神失养，阳不入阴，故失眠多梦；脾失运化，水液不行，加之瘀血痰湿相互搏结，耗伤正气，脾气更虚。舌质黯有瘀点、苔白腻，脉细涩皆为瘀血痰湿内停之象。而肝血瘀滞以脾陷之由，全因水寒，故治当从脾肾入手，用桃红四物汤合肾气丸加减。桃红四物汤养血活血，肾气丸温补肾阳，投以柴胡、枳壳行气开郁，使气行则血行；黄芪、白术、山药补脾益气，陈皮和胃理气，脾胃复健，则脾化生营气，营行脉中，血由气摄。二诊后，患者病情稳定，用四君子汤加减益气健脾，是以补"后天之本"脾更易于补"先天之本"肾为由。原发性血小板增多症病因复杂，临床表现多端，因此，在具体治疗上，要因人而异，依据四诊合理用药。

［7］崔波涛，黎村丰，吴迪炯，等.周郁鸿治疗原发性血小板增多症经验浅述 [J].浙江中医杂志，2016，51（9）：678-679.

八、李家庚医案——热毒血瘀，瘀阻脉络案

陈某，女，66 岁。2009 年 12 月 24 日初诊。

病史： 患者于西医院诊断为原发性血小板增多症、骨髓纤维化。刻下症见：双下肢及足底疼痛，双下肢强直感，时感心悸；目赤，四肢皮肤青紫，纳食一般，二便尚可。舌脉：舌质黯红，苔薄黄，脉弦。血常规：血小板：1470×10^9/L。

中医辨证： 热毒血瘀，瘀阻脉络。

治法： 清热解毒，活血化瘀。

方药：

金银花 30g	连翘 15g	蒲公英 20g	黄柏 15g
苍术 15g	丹参 20g	赤芍 30g	桃仁 10g
红花 10g	当归 10g	炒莪术 15g	炒水蛭 6g

青黛 15g	全蝎 10g	炒枳实 15g	菝葜 15g
茯神 20g	延胡索 15g	木瓜 15g	大血藤 15g
炒山楂 15g	生甘草 8g		

每日 1 剂，水煎服。

二诊：上症较前明显缓解，唯活动或劳累后下肢稍有不适，舌质黯红，苔薄黄，脉细弦。血常规：血小板 752×10^9/L。

方药：上方加大血藤 20g。

三诊：下肢足底稍有赤紫疼痛，舌质黯红，脉细弦。血常规：血小板 512×10^9/L，余无特殊。

治法：仍从清热解毒、活血化瘀、祛瘀通络治疗。

方药：续 2009 年 12 月 24 日方，加大血藤 20g，葎草 10g。

此后一直以初诊方加减治疗，除基础用药为金银花、连翘、蒲公英、黄柏、苍术、丹参、赤芍、桃仁、红花、当归、炒莪术、炒水蛭、青黛、全蝎、炒枳实、木瓜、大血藤、炒山楂、生甘草外，还加减运用过白花蛇舌草、伸筋草、黄芪、枸杞子、赤芍、炒鸡内金、炒杜仲、独活、五味子、乌药、黄精、决明子等。

至 2012 年 12 月底，每次复诊前查血小板大致波动于（ $300 \sim 600$ ）$\times 10^9$/L。其后多次复查稳定在（ $190 \sim 350$ ）$\times 10^9$/L，患者一般情况尚可，目前仍在服药巩固治疗中。

【评析】　本病案患者为老年女性，曾用西医抗血小板药治疗未见明显疗效。李老师认为血小板增多症属中医学"血证""脉痹""流注"范畴。禀赋特异，先天不足或后天失养是该病的主要病因，外感六淫、内伤七情、劳倦过度均为诱因。主要病位在肝、肾；脾气亏虚、肝肾阴虚、气滞血瘀、络热血瘀、脉络瘀滞为其主要病机。无论此病病因为何，治法总以祛瘀为要。

本案患者发病机制不明确，但有典型的皮下出血和血栓形成的临床表现，治疗中老师采用辨病与辨证相结合的方法，虚实兼顾，标本同治，灵活遣方用药，抓住热毒、瘀、滞这一病机特点，以清热解毒药（金银花、连翘、黄柏、青黛、蒲公英）及活血化瘀药（丹参、赤芍、桃仁、红花、当归）为主治，灵活运用破血逐瘀药如莪术、三棱，搜风通络药如水蛭、全蝎，软坚散结药如三楂等，抗毒药如白花蛇舌草、夏枯草等，化痰逐湿药如炒枳实、独活。思考活血化瘀之品可降低血小板数，抑制了骨髓巨核细胞增生，推断本方可能具有调节造血微环境或造血刺激因子的作用。由此表明，辨证论治才是中医药治疗疾病的根本法则，唯有辨证准确、守方守法，才能取得长期显著疗效。

［8］孙玉洁，李家庚．李家庚治疗血小板增多症经验 [J]. 光明中医，2013，28（8）：1698.

九、丘和明医案——血热血瘀案

患者，男，63 岁。

病史： 患者 1993 年因查体发现外周血小板异常，为 $978 \times 10^9/L$，当时无疲劳、易出血等不适，未曾重视。次年 5 月因拔牙后流血不止达 4 小时，查体无肝脾及淋巴结肿大。复查血小板为 $795 \times 10^9/L$，进一步查骨髓象为：骨髓增生活跃，巨核细胞增生，成熟血小板体积小，数量多，24 小时血液不凝固。西医诊断为原发性血小板增多症。患者未经西药治疗，于 1994 年 6 月 4 日来诊。刻下症见：自述觉身热、口干、咽干，皮肤碰撞后易青紫。舌脉：舌黯红苔白，脉弦。

中医辨证： 血热血瘀。

治法： 凉血祛瘀。

方药：

生地黄 15g	莪术 12g	牡丹皮 15g	白花蛇舌草 30g
黄芩 15g	连翘 15g	甘草 6g	鸡血藤 30g
桃仁 15g	板蓝根 30g	红花 9g	赤芍 15g

7 剂。

药后未再出血，仍轻度低热，舌较前为红，舌苔黄白相兼。

治法： 以清火为主，兼以补虚化瘀理气。

方药：

柴胡 15g	厚朴 12g	地骨皮 15g	赤芍 15g
海螵蛸 15g	川楝子 12g	黄芩 15g	蒲公英 20g
白花蛇舌草 30g	茵陈 12g	甘草 6g	木香（后下）6g

药后平妥，断续服用上方加减方 2 年余，无明显不适，多次复查血小板均在（400～600）×10^9/L。

1996 年 12 月 6 日，因面色紫黯、右手麻木、皮肤色紫而再诊。考虑以祛瘀为主。

方药：

丹参 12g	赤芍 15g	川芎 12g	桃仁 15g
枳壳 12g	生地黄 15g	鸡血藤 30g	菊花 15g
牡丹皮 15g	王不留行 12g	甘草 6g	

复查血常规：血小板 308×10^9/L。此后继续服用上方，一直无明显不适。

随访至 1999 年 9 月 21 日，查血常规：血小板 314×10^9/L，感觉良好。

【评析】 本病主要由外邪、饮食因素、情志等导致。病机主要表现为：虚（包括气虚和阴虚）——由恣情纵欲，损伤肾精，或大出血之后，阴血亏损，或饮食劳倦，损伤脾气，气虚则无力统摄血液。火（包括虚火和实火）——实火由食积、痰浊、湿毒及寒化热等，致使热毒蕴生，灼伤津液则为瘀；虚火由气阴两虚不能镇阳摄阴引起，虚火灼津则瘀亦生。血瘀状态下，气难周流，则某处气虚不摄血而出血，某处气滞化火灼络则每致出血，血出则为瘀。丘和明几十年血液病临证经验发现，如何恰当地处理瘀血和出血的关系是治疗该病的关键，这就需要虚、火、瘀同调，时夹理气为法。丘和明常常以生地黄、鸡血藤补血阴之虚、涵水制火，板蓝根、白花蛇舌草、黄芩清血分之热治实火，莪术、牡丹皮、桃仁、红花、赤芍、凉血化瘀消结，使血瘀与实火消散，则气虚之处血流则得气养，气滞之处则血通气得散，血瘀血虚得调。另外，柴胡、厚朴、川楝子等理气之品，蒲公英、茵陈等渗湿之品，常佐之以取效。原发性血小板增多症的生存期与正常人无明显差异，但生存质量明显差，用中药来提高生存质量，充分显示了中医药的优势。

［9］李松林，马三友，胡永珍，等. 丘和明以虚、火、瘀论治血液病验案二则 [J]. 山东中医杂志，2000（6）：363-364.

第三节　原发性骨髓纤维化

骨髓纤维化，简称髓纤，根据其起病的急缓和病程的长短，分为慢性和急性两类；据其原因的明确与否，又分为原发性和继发性。原发性骨髓纤维化（PMF）是一种造血干细胞克隆性增殖所致的骨髓增生性肿瘤，表现为不同程度的血细胞减少和（或）增多、外周血出现幼红、幼粒细胞、泪滴形红细胞、骨髓纤维化和髓外造血，常导致肝脾肿大。临床表现为贫血和脾肿大压迫引起的各种症状如乏力、食欲减退、左上腹疼痛；代谢增高表现如低热、盗汗、体重下降等；有骨骼疼痛和出血，可见痛风、肾结石。本病多数起病缓慢，早期可无任何症状。病程1～30年不等，一般自然病程平均为5～7年，部分可转变为急性白血病。少数表现为急性骨髓纤维化，病程短且凶险，多于1年内死亡。本病治疗，无临床症状、病情稳定、可持续数年的患者无须特殊治疗。支持治疗以输红细胞和血小板、纠正铁负荷过重、重组人促红细胞生成素（EPO）、雄激素为主；缩小脾脏、脾切除和抑制髓外造血、JAK2抑制剂、造血干细胞移植是唯一可能根治本病的方法，但失败率高。减低剂量预处理（RIC）方案提高了成功率。

继发性骨髓纤维化可见于慢性粒细胞白血病、真性红细胞增多症、原发性血小板增多症、骨髓增生异常综合征、多发性骨髓瘤、骨结核、佝偻病、骨髓炎以及苯、氟等化学物质中毒。均有明确的疾病所致。

骨髓纤维化，根据本病的临床表现，当属于中医学"虚劳""积聚"范畴。传统中医学认为，骨髓纤维化与劳倦过度、情志不遂、饮食失节、外感邪毒或药物毒邪等因素有关。上述病因导致脏腑功能失调，正气虚衰，邪毒乘机侵袭，扰乱气血，邪蕴血瘀，则发为虚劳、积聚病证。劳倦过度或饮食不节而伤及脾肾，或外感、药物等邪毒，伤及脏腑，阻滞血脉，则脾肾亏虚，气血生化匮乏，精血不足，血虚失于濡养，则倦怠乏力，头晕不适，面色少华，活动后心悸气短；脾虚水湿内停，湿聚为痰，邪毒痰瘀阻于经络脏腑之间，留着不去，结于胁下，发为积聚。本病呈慢性经过，经久不愈，久病入络，血瘀于内，则新血难生，血虚益甚；脾肾气虚，行血乏力，瘀血愈加深重，积聚痞块难以化解，上述虚劳、积聚相互影响，久治难愈，使预后不良。由于正气亏虚，易于感受邪气，正邪相争，则发热；脾气亏虚，失于统血，或热毒内蕴，波及血分，血溢脉外，或瘀血内阻，血不归经，或上溢于口鼻诸窍，或下泄于前后二阴，或溢于肌肤而发生各种血证。上述变证，反复发生，影响虚劳、积聚的本证治疗，本证难复，经久不愈。

一、刘宝文医案——阴虚，气滞水停血瘀案

孙某，女，48岁。2017年10月9日初诊。

病史：患者于4年前自觉脾肿大就诊于外院，血常规：白细胞 30×10^9/L，血红蛋白 60g/L，血小板 390×10^9/L，经骨髓穿刺及骨髓活检诊断"原发性骨髓纤维化 PMF"，间断口服羟基脲 0.5～1g/d 降白细胞，曾应用重组人促红细胞生成素 EPO 注射治疗，效果欠佳，平素血常规维持白细胞（40～80）× 10^9/L，血红蛋白 50～60g/L，此次因出现低热伴下肢水肿 10余日就诊。刻下症见：低热，乏力明显，活动后喘促，腹胀，脘痞胀满，盗汗，五心烦热，纳差，大便干，3～5日1行，小便量少。舌脉：舌质黯，苔黄白相间，微腻，舌下络脉迂曲，脉弦细滑。查体：肝肿大，肋下约2指，巨脾，甲乙线 20cm，甲丙线 25cm，丁戊线 +8cm，质硬，压痛（±）。血常规：白细胞 31.9×10^9/L，血红蛋白 54g/L，血小板 87×10^9/L，幼稚细胞 1%。胸部 CT：心脏增大，心包积液，右侧胸腔积液，肾脏受压。首诊予以成分输注红细胞悬液 2U，加用中药辅助治疗。

中医辨证：阴虚，气滞水停血瘀。

治法：滋阴清热，行气利水，佐以活血化瘀。

方药：

| 熟地黄 15g | 山茱萸 15g | 茯苓 10g | 牡丹皮 10g |

泽泻 15g	川芎 15g	赤芍 10g	桃仁 10g
红花 10g	太子参 15g	地骨皮 15g	银柴胡 15g
大黄 15g	枳实 15g	厚朴 15g	甘草 15g

7 剂，每日 1 剂，水煎服。

配合杜记独角膏脾脏外敷。

2017 年 10 月 16 日二诊：低热及喘促症状好转，乏力减轻，下肢水肿，小便量少，腹胀，大便正常，舌质黯，苔白腻，舌下络脉迂曲，脉弦滑。复查血常规：白细胞 25×10^9/L，血红蛋白 63g/L，血小板 80×10^9/L。

方药：

黄芪 15g	当归 15g	丹参 15g	鳖甲（先煎）15g
白芍 15g	厚朴 15g	木香 15g	猪苓 20g
泽泻 20g	茯苓 20g	益母草 30g	三棱 15g
莪术 20g	白术 15g	党参 15g	

5 剂。

2017 年 10 月 21 日三诊：下肢水肿好转，食欲较前好转，此后患者继服中药。

方药：上方减猪苓、泽泻、益母草，加山药 15g，黄精 15g，阿胶（烊化）15g，补肾生血。

2017 年 11 月复查肺 CT，胸腔积液较前明显减少，加用强的松 30mg/d 激素治疗，贫血逐渐好转，血红蛋白上升至 80g/L，血小板恢复至正常，脾脏肋下较前回缩约 3cm，此后激素逐渐减量。

2018 年 3 月停用强的松，配合间断口服中药治疗。

目前仍随访中，病情尚稳定。

【评析】 该患者为西医治疗效果欠佳病例，病程已有 4 年余，属于疾病中后期，患者长期贫血较重，加之巨脾，压迫腹腔脏器，生活质量较差，患者就诊时出现低热伴喘促，肺 CT 未提示明显炎症病灶，考虑发热与原发病相关可能性大，加之长年贫血导致心脏负荷较重，一般状态较差。中医辨证：虚实夹杂，治疗相对较难，配合口服中药后，缓解了发热症状，胸腔积液也较前减少，病情平稳后，加用中小剂量激素，血红蛋白及血小板缓慢上升，显示出中西医结合治疗原发性骨髓纤维化的优越性。该患者因经济原因导致无法应用 JAK2 抑制剂芦可替尼治疗，略为遗憾。

［1］夏芸芸，马立明．刘宝文治疗原发性骨髓纤维化临床经验总结 [J]. 辽宁中医杂志，2021，48（8）：32-35.

二、孙伟正医案——肝肾阴虚夹瘀案

患者，男，54 岁。2018 年 10 月 8 日初诊。

主诉：乏力、消瘦、脾肿大半年。病史：患者于今年 3 月无明显诱因出现消瘦、乏力症状，于哈尔滨某医院就诊，血常规、骨髓象以及基因检查提示"骨髓纤维化"，仅口服羟基脲治疗，自诉效果欠佳。为求中西医结合治疗来我院门诊就诊。刻下症见：乏力短气，头晕，精神欠佳，表情疲惫，形体偏瘦，腹部积块，脾区胀痛，腰膝酸软，手足心热，纳谷不馨，睡眠欠佳，大便干结，小便黄赤。舌脉：舌红苔黄厚，脉细数。血常规：白细胞计数 3.35×10^9/L，红细胞计数 2.47×10^{12}/L，血红蛋白 69.4g/L，血小板计数 142.94×10^9/L。

西医诊断：骨髓纤维化。

中医诊断：积证。

中医辨证：肝肾阴虚夹瘀。

方药：活血和脉饮子加减。

桃仁 15g	红花 15g	当归 15g	枳壳 10g
生地黄 15g	川芎 15g	赤芍 15g	川牛膝 15g
丹参 30g	三七 10g	土鳖虫 15g	地龙 15g
蜂房 5g	水蛭 5g	香附 15g	延胡索 15g
木香 5g	石斛 15g	玉竹 15g	砂仁（后下）15g
苍术 15g	炒薏苡仁 30g		

7 剂，水煎服，每日 1 剂，早晚分服。

二诊：乏力减轻，食欲渐复，仍腰膝酸软，伴见四肢水肿，夜尿频多，大便质黏，舌红苔黄腻，脉弦数。血常规：白细胞计数 $3.41 \times 10^9/L$，红细胞计数 $2.64 \times 10^{12}/L$，血红蛋白 72.1g/L，血小板计数 $141 \times 10^9/L$。

方药：上方加益智仁 15g、桑螵蛸 15g、车前子（包煎）15g、大腹皮 15g。

14 剂，水煎服，每日 1 剂，早晚分服。

三诊：乏力症状改善，水肿消失，脾区疼痛明显减轻，仍手足心热，口干眼干，饮食尚可，睡眠欠佳，二便正常，舌苔白厚，脉滑数。血常规：白细胞计数 $3.75 \times 10^9/L$，红细胞计数 $2.84 \times 10^{12}/L$，血红蛋白 79.1g/L，血小板计数 $152.5 \times 10^9/L$。

方药：上方去大腹皮、车前子、桑螵蛸、益智仁，加炒酸枣仁 20g、合欢花 20g、猪苓 15g、白花蛇舌草 15g、甘草 15g。

14 剂，水煎服，每日 1 剂，早晚分服。

随诊：患者经上述治疗后，症状好转。血常规较初诊时有所升高，嘱患者长期门诊随访，避免感染。

【评析】 孙教授重视现代药理学对中医学的完善与补充，倡导"老药新用"理念，如组方中白花蛇舌草、猪苓、甘草等，药理学研究证实其有免疫调节以及抗肿瘤的功效，而血液病的发生、发展也与免疫异常息息相关，故孙教授常将其纳入组方当中。

孙教授认为骨髓纤维化患者临床表现差异性较大，应根据不同患者制订针对性的治疗方案，充分发挥中西医结合优势，提高患者生存质量。

［2］常玉欣，柳斌，闫津豪，等 . 孙伟正治疗原发性骨髓纤维化经验 [J]. 时珍国医国药，2021，32（8）：2007-2008.

三、黄世林医案——毒瘀互结案

崔某，男，66 岁。2012 年 10 月 8 日初诊。

主诉：反复周身乏力 1 年余。病史：入院时乏力，头晕，早饱，消瘦，无发热，二便正常。查体：体温 36.6℃，脉搏 86 次 / 分，呼吸 18 次 / 分，血压 130/80mmHg；脾肿大，肋下约 7cm、质韧、表面光滑、无压痛，肝脏肋下未触及。舌脉：舌质黯淡、苔薄白，脉涩。入院血常规：白细胞 $13.6×10^9$/L，红细胞 $4.5×10^9$/L，血红蛋白 122g/L，血小板 $416×10^9$/L，外周血可见泪滴样红细胞。彩超提示：脾肿大，厚 6cm，长 18.7cm。骨髓细胞学检查示：骨髓增生活跃，粒系占 64.5%，红系占 24.5%，粒：红 =2.63 ： 1；粒系增生活跃，形态大致正常；红系增生活跃，以中晚幼红细胞增生为主，可见少数泪滴样红细胞；淋巴细胞占 11%，形态正常；全片见到巨核细胞 46 个，其中见到产板型巨核细胞 2 个，血小板小堆易见；考虑骨髓纤维化。骨髓活检 HE 及 PAS 染色示纤维组织增生，骨髓增生极度活跃，约 90%，粒红比例增大，粒系各阶段细胞可见，以中幼及以下阶段细胞为主，红系各阶段细胞可见，以中晚幼红细胞为主，巨核细胞多见，散在及簇状分布，可见较多核深染浓集的巨核细胞，网状纤维染色（MF-2 级）。

西医诊断：骨髓纤维化。染色体示 46，XY[20]；*JAK2 V617F* 基因突变阳性。

西医诊断：原发性骨髓纤维化。

中医诊断：骨痿。

中医辨证：毒瘀互结。

治法：解毒清热，化瘀散结。

方药：

柴胡 15g	黄芩 20g	茯苓 15g	鳖甲（先煎）15g
赤芍 25g	丹参 20g	炒白术 30g	白花蛇舌草 30g
半枝莲 20g	焦山楂 10g	甘草 5g	

每日 1 剂，水煎，早晚分服，每周 7 剂。

同时予羟基脲片口服，每次 0.5g，每日 2 次。

10 月 23 日二诊：服用上述药物后复查，患者血常规：白细胞 $3×10^9$/L，血红蛋白 92g/L，血小板 $89×10^9$/L；仍觉乏力，头晕，盗汗，腰膝酸软，舌质淡边尖红、苔薄少津，脾肋下可及 5cm、质软。黄教授考虑患者毒邪伤肾，阴精耗损，肾虚精亏，气血两虚，故调整治疗方案，停用羟基脲片。

方药： 前方加黄芪 30g、生地黄 30g、山茱萸 15g、当归 20g。

服法同前，频率改为每周 6 剂。

11 月 24 日三诊： 患者血常规指标恢复正常，脾肋下可及 2cm、质软无压痛。

治法： 解毒散瘀，扶正祛邪。

方药：

黄芪 30g	党参 30g	白术 40g	茯苓 15g
柴胡 20g	黄芩 15g	紫苏叶 20g	炙鳖甲（先煎）10g
丹参 15g	白花蛇舌草 30g		

服法同前，频率改为每周 5 剂。

同时予羟基脲片口服，每次 0.5g，每日 2 次。

此后患者血常规指标水平于正常范围内小幅波动，脾脏渐缩小，至治疗 6 个月时彩超提示脾脏大小正常。

之后患者定期于门诊接受复查，间断予中药前方加减口服。

随访 3 年后，血常规、骨髓细胞学检查、骨髓活检等检查提示疾病完全缓解。

目前随访 8 年余，患者病情稳定，生活质量佳。

【评析】 本案首诊时患者主症为乏力、早饱、消瘦、舌质黯淡、苔薄白，脉涩，白细胞及血小板水平偏高明显，脾肿大、质韧，提示处于疾病进展期，以邪实为主、正气尚足。患者因毒邪内蕴，致气血运行不畅，瘀阻于脏腑，形成胁下积块；水谷精微运化失常，出现脾肿大、早饱、消瘦等症状。本案中医辨证毒瘀互结证，治以解毒清热、化瘀散结，处方中柴胡、赤芍、白芍解毒清热，紫苏、丹参、鳖甲行气化瘀散结，佐以茯苓、炒白术、甘草健脾益气，以求攻邪不伤正。服药 2 周后患者仍觉乏力、盗汗、腰膝酸软，舌质淡边尖红、苔薄少津，血常规三系指标均水平降低，脾脏缩小、质软，提示疾病进入稳定期，以正虚邪实为主，概因毒邪伤肾，阴精耗损，气血亏虚。此时患者中医辨证为肾虚精亏证，在前方基础上加用黄芪、生地黄、山茱萸、当归补肾填精，佐以解毒散瘀之品，以求补而不滞。1 个月后患者血常规指标恢复正常，脾脏较前明显缩小、质软，考虑疾病日久，耗伤正气，以正虚邪恋为主，继以解毒散瘀、扶正祛邪之法治疗；6个月后患者脾脏大小正常，间断以前方加减口服；随访3年时疾病达到完全缓解；随访8年余患者依然病情稳定。

［3］梁颖，黄世林，陈楠楠.黄世林从"骨枯髓虚"论治原发性骨髓纤维化经验[J].上海中医药杂志，2021，55（5）：24-26.

四、丘和明医案——肾虚肝郁，瘀血阻滞案

患者，男，63岁。2017年10月13日初诊。

病史：患者2017年10月13日因"头晕乏力3年余"就诊。患者3年前无明显诱因出现头晕乏力，当时未予以治疗，后症状反复发作，2017年3月至广州某医院就诊。血常规：白细胞12.89×10⁹/L，红细胞2.27×10¹²/L，血红蛋白87g/L，血小板69×10⁹/L。血涂片可见泪滴样及多染性红细胞。骨髓穿刺示："干抽"，骨髓涂片示：穿刺部位增生减低。骨髓活检病理示：纤维组织增生，网状纤维染色（+++）。腹部彩超示：脾肿大，脾下缘位于肋下5cm，肝脏、血流未见明显异常；染色体核型：$BCR\text{-}ABL$基因阴性，$JAK2\ V617F$基因阳性。西医诊断为原发性骨髓纤维化（PMF）。患者拒绝口服羟基脲、干扰素治疗，又因经济原因不能负担异基因造血干细胞移植治疗，遂就诊于丘和明教授门诊。刻下症见：神疲乏力，腹部胀闷不适，触之有块，质韧，固定不移，入夜刺痛感，纳谷减少，不欲饮食，肌肤甲错，眠差。舌脉：舌质黯，有瘀斑、苔白，脉弦涩。血常规：白细胞19.67×10⁹/L；红细胞1.78×10¹²/L；血红蛋白63g/L，血小板32×10⁹/L。

中医辨证：肾虚肝郁，瘀血阻滞。

治法：补益肾精，疏肝行气，活血祛瘀。

方药：

熟地黄15g	山药15g	补骨脂10g	黄精20g
桑寄生10g	当归10g	党参10g	白术10g

莪术 10g　　　　川芎 10g　　　　丹参 10g　　　　鳖甲（先煎）15g

山慈菇 20g　　　　甘草 6g　　　　白花蛇舌草 20g

14 剂，每日 1 剂，水煎至 250mL，早晚分服。

2017 年 10 月 27 日二诊：患者夜间刺痛感及腹部胀闷不适较前好转，但仍感乏力，舌黯有瘀斑、苔白，脉弦。血常规：白细胞 12.64×10⁹/L；红细胞 1.29×10¹²/L；血红蛋白 68g/L；血小板 41×10⁹/L。

方药：在前方基础上去白术，加生晒参 10g、黄芪 10g。

30 剂，每日 1 剂，水煎至 250mL，早晚分服。

2017 年 11 月 28 日三诊：患者乏力较前好转，睡眠仍较差，舌淡、苔白，脉涩。血常规：白细胞 10.62×10⁹/L；红细胞 2.26×10¹²/L；血红蛋白 72g/L；血小板 49×10⁹/L。腹部彩超示：脾肿大，脾下缘位于肋下 3cm，肝大小、血流未见明显异常。

方药：在二诊方基础上加酸枣仁 20g、首乌藤 20g。

30 剂，每日 1 剂，水煎至 250mL，早晚分服。

后患者症状较前明显好转，丘和明教授嘱其继续门诊调整中药，并定期进行血常规检查及随访，至 2018 年 10 月患者病情稳定，血红蛋白维持在 60～80g/L，进食、睡眠可，其余未见明显异常。

【评析】　原发性骨髓纤维化属慢性迁延性疾病，目前尚缺乏特效药，早期使用干扰素、羟基脲可抑制骨髓纤维化的进展，同时使用雄激素改善骨髓造血。丘和明教授认为，中医药辅助西医化疗原发性骨髓纤维化，疗效优于单纯化疗，不仅可改善患者生活质量，延长其生存期，还可提高患者的免疫力，同时中药不良反应小，价格低廉，有助于患者长期用药。但目前，中药治疗原发性骨髓纤维化的临床经验较少，仍需进一步的积累经验，为原发性骨髓纤维化的临床诊治提供新思路。

［4］庄瑞玲，陈鹏. 丘和明治疗特发性骨髓纤维化的经验 [J]. 国际中医中药杂志，2020（4）：375-378.

五、杨文华医案——气滞血瘀案

张某，女，52岁。2006年7月16日初诊。

主诉：左上腹积块3月余。病史：患者平素情绪烦躁易怒，善太息，3个月前发现左上腹积块，左胁肋疼痛，乏力，时恶心，就诊于天津某医院。血常规：白细胞$7.1×10^9$/L，红细胞$2.6×10^{12}$/L，血红蛋白78g/L，血小板$168×10^9$/L。血涂片可见泪滴样细胞。骨髓片示髂骨骨髓干抽，胸骨骨髓增生低下，粒红淋巴细胞比例大致正常，巨核细胞不少。骨髓活检：骨髓纤维化。腹部彩超示：脾肿大，脾下缘位于胁下10cm，查染色体核型分析、*BCR-ABL*融合基因未见异常。西医诊断为骨髓纤维化。西医治疗：予口服司坦唑醇2mg，每日3次，症状未见明显好转，因不愿继续口服西药雄激素，遂就诊于杨文华教授门诊，希望中医进一步治疗。刻下症见：左上腹积块，质韧，固定不移，左胁疼痛，脘腹胀满，食则益甚，烦躁易怒，时有嗳气，面色晦黯，肌肤甲错。舌脉：舌黯红苔薄白，脉弦涩。血常规：白细胞$6.6×10^9$/L，红细胞$3×10^{12}$/L，血红蛋白74g/L，血小板$189×10^9$/L。

西医诊断：骨髓纤维化。

中医诊断：髓癥。

中医辨证：气滞血瘀。

治法：活血化瘀，行气通络。

方药：膈下逐瘀汤合四君子汤加减。

当归15g	川芎15g	桃仁15g	红花15g
川楝子10g	延胡索20g	牡丹皮15g	赤芍15g
木香10g	香附10g	党参15g	白术15g
茯苓20g	甘草10g	浙贝母15g	蒲公英30g

7剂，水煎服150mL，每日1剂，每日2次。

中药外用方：青黛20g，大黄20g，乳香15g，没药15g研末外用。

嘱患者口服中药汤剂期间继续口服司坦唑醇2mg，每日1次。

1周后复诊，诉左胁疼痛症状较前明显减轻，仍觉左上腹胀满不舒，乏力，舌质黯红苔薄白，脉弦细。复查血常规：白细胞 7.1×10^9/L，红细胞 3.3×10^{12}/L，血红蛋白84g/L，血小板 216×10^9/L，继予中药外敷治疗。

治法： 活血化瘀，益气通络。

方药： 膈下逐瘀汤合当归补血汤加减。

川芎 15g	丹参 15g	当归 15g	红花 10g
桃仁 12g	木香 10g	黄芪 30g	茯苓 20g
白术 15g	浙贝母 15g	重楼 15g	砂仁（后下）15g
鸡血藤 30g	瓜蒌 15g	甘草 10g	阿胶（烊化）10g

14 剂，水煎服150mL，每日 1 剂，每日 2 次。

中药外用方同前，嘱患者服药期间停用司坦唑醇。

14天后复诊，患者症状较前明显好转，纳可，二便调，舌淡红苔薄白，脉弦细。复查血常规：白细胞 6.9×10^9/L，红细胞 3.5×10^{12}/L，血红蛋白96g/L，血小板 222×10^9/L，腹部彩超：脾肿大，脾下缘位于肋下6cm，患者停用司坦唑醇后病情平稳，通过中药内服外敷治疗后，症状明显减轻。

治法： 在活血化瘀，行气通络的基础上，适当加入补益类调节免疫中药，提高疗效，预防转白。

方药： 血府逐瘀汤合四物汤加减。

生地黄 15g	桃仁 15g	红花 15g	枳壳 10g
柴胡 15g	牛膝 30g	当归 15g	川芎 15g
木香 10g	桔梗 10g	白芍 15g	浙贝母 15g
甘草 10g	重楼 15g	仙鹤草 30g	阿胶（烊化）10g

14 剂，水煎服150mL，每日 1 剂，每日 2 次。

经随访发现患者脾较前减小，未见衄血，进食逐渐增多，后杨教授继续以扶正祛邪为大法治疗，根据患者体力恢复情况，以四君子汤、四物汤、血府逐瘀汤为主方加减，半年后诸症悉平，症状明显改善，血红蛋白一直稳定在100～110g/L，余项正常。

至今患者长期生存，间断口服中药调理，自述进食、睡眠均如常，生存质量较好。

【评析】 杨文华教授分析，患者以左上腹积块为主症，属中医肝脾失和，气机阻滞，瘀血内结，肝主疏泄，肝气不舒，则气逆于上，可见脘腹胀痛，嗳气时作，气滞则血瘀，血气凝涩，滞不宣通，故致本病发生。积块日久不散，伤及气血，气血伤则瘀血痹阻更甚，本病病位在骨髓，与肝脾密切相关，治疗上攻补兼施，应以攻邪为主。与此同时，应用中药研末，脾区外敷治疗。复诊，患者将雄激素减量口服后，症状未见加重，且红细胞、血红蛋白较前有所提升，考虑中药治疗起到很大作用，患者仍诉腹胀不舒，乏力，应继从本病虚实夹杂病性着手治疗，在活血化瘀，行气通络的基础上，适当加入益气养血类中药，扶正祛邪。

［5］王鸣，杨文华.杨文华辨治骨髓纤维化经验 [J].河南中医，2017，37（10）：1718-1721.

六、吴维海医案——瘀血内阻案

患者，男，59岁。

病史： 患者因腹胀、乏力8月余首次入院。患者于2012年5月无明显原因出现腹胀，乏力，间断胁肋部胀痛，活动后心悸、气短，偶有盗汗，无出血倾向，就诊于当地医院。血常规：白细胞 8.4×10^9/L，红细胞 2.05×10^{12}/L，血红蛋白65g/L，血小板 132×10^9/L。超声：巨脾。骨髓穿刺涂片示：骨髓增生明显活跃，粒、红、巨三系增生骨髓象。骨髓病理提示：粒、红、巨三系增生，网状纤维（+++）。*BCR-ABL* 融合基因阴性，*JAK2 V617F* 基因阳性，MPL：*W515* 及 *CALR* 基因均阴性，染色体核型分析46XY。西医诊断为原发性骨髓纤维化。舌脉：舌质黯，苔薄白，有瘀点、瘀斑，脉弦涩。

中医辨证： 瘀血内阻。

治法： 活血化瘀散结。

方药：

川芎25g	赤芍20g	当归15g	桃仁10g

红花 10g	生地黄 20g	三棱 15g	鳖甲（先煎）20g
莪术 15g	地龙 15g	土鳖虫 20g	水蛭粉（冲服）3g
陈皮 15g	姜黄 15g	枳壳 10g	

每日 1 剂，分 2 次口服。

鳖甲化纤丸（院内制剂），10g，每日 2 次，30 天为 1 疗程。共治疗 3 疗程，评价疗效。期间患者出现夜寐差，腹部隐痛，大便不成形，酌加山药 20g，茯苓、党参各 15g。经过 2 个疗程治疗后，患者腹胀明显减轻，余不适症状消失，血红蛋白升至 125g/L，白细胞及血小板正常。后服鳖甲化纤丸 10g，每日 2 次。巩固治疗 1 年。目前停药 2 年，随访至今，血常规正常，病情稳定。

【评析】 骨髓纤维化起病隐匿，早期症状不明显，当出现脾肿大、贫血时，往往处于疾病的中晚期，虚实夹杂，祛邪勿忘扶正，扶正勿要恋邪，攻补兼施，瘀血去，而新血生。正如吴澄在《不居集》中亦谓："劳伤之症，未有无瘀血也。"故选用桃红四物汤活血祛瘀养血，三棱、莪术破血逐瘀，共奏活血之力，陈皮、枳壳理气健脾，同时气能行血，鳖甲软坚散结，土鳖虫、地龙及水蛭粉引经通络，直达骨髓，诸药合用，活血软坚散结，以达"瘀血去，而新血生"。总结既往治疗经验，我院已研发出院内制剂鳖甲化纤丸（曾用名：鳖甲生血丸），广泛应用于临床，服用方便，疗效显著，可进一步扩大样本量，多中心观察，结合现代医学检查手段，进一步阐明药物机制及作用靶点，提高临床治愈率，造福于广大血液病患者。

[6] 张振会，李建英，吴维海. 吴维海主任医师诊治骨髓纤维化经验研究 [J]. 河北中医药学报，2016，31（4）：49-51.

七、邓成珊医案——气虚血瘀，湿热内蕴案

患者，女，39 岁。2011 年 7 月 6 日初诊。

主诉：左胁下肿块伴乏力消瘦 1 月余。病史：1 月余前患者查体发现左胁下肿块，伴乏力，纳呆，动则心悸气短，不能劳作，于当地医院就诊。骨髓活检：纤维组织增生。外周血 JAK2 V617F 基因（+）。血常规：白细胞 3.5×10^9/L，血

红蛋白 74g/L，血小板 122×10⁹/L。白细胞计数、血红蛋白数值下降。血生化：谷丙转氨酶 150U/L，谷草转氨酶 100U/L，总胆红素 33μmol/L。西医诊断为骨髓纤维化。既往史：既往体健，否认其他病史。过敏史：否认药物、食物过敏史。体格检查：全身浅表淋巴结未触及肿大，肝肋下未触及，脾肿大，脐上约两横指，质硬无压痛。刻下症见：形体消瘦，乏力明显，腹胀纳呆，大便质干，小便色黄。舌脉：舌质淡黯，苔中黄腻，脉弦滑细。

西医诊断： 原发性骨髓纤维化。

中医诊断： 积聚。

中医辨证： 气虚血瘀，湿热内蕴。

治法： 健脾益气，活血软坚，清热利湿。

方药：

生黄芪 15g	当归 10g	丹参 10g	醋鳖甲（先煎）15g
白芍 15g	太子参 15g	炒白术 15g	郁金 12g
枳壳 10g	茵陈 15g	炒栀子 15g	金钱草 15g

14 剂，每日 1 剂，水煎分 2 次服。

二诊： 2011 年 8 月 10 日。复查血常规白细胞 5.98×10⁹/L，血红蛋白 120g/L，血小板 305×10⁹/L。舌质淡黯，苔薄黄，脉弦细。

方药： 原方加莪术 15g、鸡血藤 15g 继服。

三诊： 2011 年 10 月 26 日。乏力明显改善，眠差，胃不适，胸闷。辅助检查：血糖、肝功能各指标稍高，血常规：白细胞 3.96×10⁹/L，血红蛋白 107g/L，总胆红素 26.5μmol/L，谷丙转氨酶 72U/L。

方药： 上方加垂盆草 15g 继服。

四诊： 2011 年 11 月 23 日。诸症显减，手抖，便溏、4～5 次 / 天，舌淡，苔薄白，脉沉细。复查肝功能正常，血常规：白细胞 2.8×10⁹/L，血红蛋白 118g/L，血小板 179×10⁹/L，中性粒细胞 46%。

方药： 上方去茵陈、炒栀子、金钱草、鸡血藤、垂盆草、莪术，加茯苓 15g、山药 15g、煅牡蛎（先煎）15g、黄精 15g。继服。

五诊： 2012 年 2 月 22 日。稍感乏力多汗，已可参加工作，大便成形，舌淡红苔薄白，脉细弦。脾脏触诊缩至脐上 4 指，质软无压痛。血常规：白细胞 2.38×10^9/L、血红蛋白 105g/L、血小板 119×10^9/L、中性粒细胞 50%。

方药： 上方加鸡血藤 30g、茜草 15g、桃仁 10g，继服。

【评析】 患者中年女性，症见乏力纳呆，心悸气短，左胁积块，肝功能异常，中医辨证以脾气亏虚为主，兼有湿热血瘀，故以生黄芪、当归、太子参、炒白术、白芍健脾益气养血为主，以丹参、醋鳖甲活血软坚，郁金、枳壳理气，茵陈、炒栀子、金钱草清利湿热降酶。复诊症状改善，血常规各指标上升，又予莪术破血逐瘀，鸡血藤升白细胞，垂盆草降酶。四诊肝功能正常，大便溏薄，舌脉已无湿热之象，遂去清热利湿诸品，加茯苓、山药、黄精等补脾止泻，煅牡蛎敛汗。经治大便成形，又加鸡血藤、茜草、桃仁养血活血。经半年治疗，患者体力基本恢复，血常规较稳定，脾肿大显著改善，疗效满意。

［7］季菲，肖海燕，胡晓梅. 邓成珊攻补兼施治疗原发性骨髓纤维化经验 [J]. 世界中医药，2015，10（7）：1026-1029.

八、周郁鸿医案——肾阴虚瘀血案

王某，男，59 岁。2012 年 12 月 25 日初诊。

病史： 患者因"乏力、盗汗 2 月余，左上腹胀满 3 天"就诊。2 个月前患者在无明显诱因下出现乏力、盗汗，于当地医院就诊，经骨髓常规及活检明确西医诊断：原发性骨髓纤维化（PMF）。西医诊疗予沙利度胺、强的松治疗 2 个月后，乏力、盗汗症状未明显改善。3 天前患者出现左上腹胀满。血常规：白细胞 9×10^9/L，红细胞计数 3.62×10^{12}/L，血红蛋白 97g/L，血小板 185×10^9/L。骨髓穿刺：多部位干抽。骨髓活检：纤维组织增生，网状纤维（++），造血组织减少，未见异常形态改变。外周血涂片示：红细胞大小不等，中心浅染，偶见泪滴样、棒状等不规则形态。腹部超声示：脾脏肋下 2cm，肝脏形态、大小均正常。刻下症见：乏力明显，寐则汗出，口干欲饮，左上腹胀满不适，纳少，二便尚调。舌脉：舌质黯红、苔薄白，脉沉细涩。

辨证分析：患者肾阴不足则精血生化无源，故见肢体乏力；血虚则脉络不充，气失所载而不行致脏腑经络痹阻，日久成瘀，形成腹中积块，故见左上腹胀满不适；肾阴不足，不能濡养机体，虚热内生，寐则汗出，口干欲饮；舌黯、脉涩示瘀血内阻，脉细主阴血不足，沉主里。

中医诊断：积聚。

中医辨证：肾阴虚瘀血。

治法：滋补肾阴，活血化瘀。

方药：六味地黄丸合桃红四物汤加减。

熟地黄 25g	山茱萸 15g	山药 15g	当归 15g
茯苓 9g	牡丹皮 9g	泽泻 15g	川芎 15g
赤芍 10g	炮山甲 10g	桃仁 10g	红花 10g
菟丝子 15g	制何首乌 15g	炒谷芽 15g	白花蛇舌草 15g
炒麦芽 15g			

每日 1 剂，水煎分 2 次服用。

原有西药基础治疗继续。嘱患者慎起居、节饮食、调情志，做好长期与疾病斗争的心理准备。

2013 年 1 月 30 日二诊：患者乏力、盗汗、口干欲饮好转，胃纳一般，二便尚可，舌质黯红、苔薄白，脉沉细涩。复查血常规：白细胞 7.6×10^9/L，红细胞 4.02×10^{12}/L，血红蛋白 117g/L，血小板 164×10^9/L。患者肾阴虚之症状明显改善，而瘀血未尽，须加强活血化瘀之力。

方药：在原方基础上加全蝎 9g、水蛭 15g、枳实 9g，加强破血行气之功。

2013 年 2 月 27 日三诊：患者自诉仍稍感乏力，其余诸症皆已除，但胃纳稍差，二便尚调，舌质黯红、苔薄白，脉沉细。

方药：前方去牡丹皮、泽泻，减熟地黄为 15g、山茱萸为 9g、菟丝子为 9g，加神曲 12g。

2013 年 3 月 29 日四诊：患者诸症已除，胃纳可，二便调，舌质稍偏黯、苔薄白，脉沉细。复查血常规：白细胞 5.4×10^9/L，红细胞 4.32×10^{12}/L，血红蛋白 132g/L，血小板 198×10^9/L。骨髓活检示：纤维组织增生较前减低，网状纤维(＋)，造血较前明显恢复，未见异常形态改变。腹部超声提示：脾脏大小未见明显异常。

周老师嘱患者以中成药左归丸再巩固 3 月，并定期复查血常规，门诊随诊，患者病情稳定。

【评析】 首诊处方方中熟地黄、山茱萸、山药合制何首乌以滋补肝肾阴血，辅以菟丝子意为阴中求阳；牡丹皮、茯苓、泽泻祛阴中之伏火；桃仁、红花、赤芍、炮山甲活血化瘀散结；当归补血活血调经；川芎活血行气开郁，四物相配，补中有通，滋阴不腻，温而不燥，阴阳调和，使营血恢复；恐有滋腻之弊，辅以炒谷芽、炒麦芽，助脾胃消化；白花蛇舌草清热解毒。诸药合用，滋补肾阴、活血化瘀。再诊患者肾阴虚之症状明显改善，而瘀血未尽，须加强活血化瘀之力。

[8] 温晓文，吴迪炯，叶宝东.周郁鸿教授中医辨证治疗原发性骨髓纤维化症经验[J].甘肃中医学院学报，2014，31（4）：18-20.

第八章
紫癜性疾病

紫癜是皮肤和黏膜出血后颜色改变的总称。临床表现为出血点、紫癜和瘀斑，一般不高出皮面，过敏性紫癜时可稍隆起，开始为紫红色，压不退色，以后逐渐变浅，至两周左右变黄而消退。

第一节　过敏性紫癜

过敏性紫癜是一种常见的血管变态反应性疾病，因机体对某些致敏物质产生变态反应，导致毛细血管脆性及通透性增加，血液外渗，产生紫癜、黏膜及某些器官出血。可同时伴发血管神经性水肿、荨麻疹等其他过敏表现。部分患者再次接触过敏原可反复发作。肾脏受累的程度及转归是决定预后的重要因素。过敏性紫癜可发生于任何年龄，以儿童及青少年为多见，尤以学龄前及学龄期儿童发病者多，1岁以内婴儿少见，男性多于女性。本病四季均可发病，而以冬春季发病居多。病因多见感染细菌、病毒、寄生虫等；食物如动物异体蛋白，如鱼、虾、蛋、肉、牛奶等；药物如抗生素类、解热镇痛药等；其他如花粉、尘埃、疫苗接种、虫咬及寒冷刺激等。

单纯型过敏性紫癜，部位多在四肢、臀部，对称分布。分批反复出现，大小不等，高出皮面，按之不退色。伴随血管神经性水肿、荨麻疹、坏死、水疱。腹型过敏性紫癜，皮肤紫癜伴见消化道症状体征如腹痛、呕吐、腹泻及便血。可并发肠套叠、肠梗阻、肠穿孔及出血性小肠炎。关节型过敏性紫癜，皮肤紫癜伴见膝、踝、肘、腕等大关节游走性、反复性关节肿胀、疼痛、压痛及功能障碍等，不遗留关节畸形。肾型过敏性紫癜，皮肤紫癜伴见肾脏受累表现如血尿、蛋白尿及管型尿多见。偶见水肿、高血压及肾衰竭等表现。

过敏性紫癜的诊断一般包括：发病前 1 ～ 3 周常有低热、咽痛、全身乏力或上呼吸道感染史；典型四肢皮肤紫癜，可伴腹痛、关节肿痛及血尿；血小板计数及凝血功能相关检查正常；排除其他原因所致的血管炎及紫癜。其治疗包括消除致病因素，防治感染，清除局部病灶（如扁桃体炎等）；驱除肠道寄生虫；避免可能致敏的食物及药物等。一般治疗包括急性期卧床休息，消化道出血时禁食。抗组胺药如盐酸异丙嗪、氯苯那敏、阿司咪唑、氯雷他定、西咪替丁及静脉注射钙剂等。改善血管通透性的药物如维生素 C、曲克芦丁等。糖皮质激素适用于关节肿痛、严重腹痛合并消化道出血及有急进性肾炎或肾病综合征等严重肾脏病者。免疫抑制剂及其他治疗用于以上治疗效果不佳或近期内反复发作者。

过敏性紫癜，根据本病的临床表现，当属于中医学"血证""紫癜""肌衄""葡萄疫"等范畴。

传统中医学认为，本病乃病邪侵扰机体，损伤脉络，离经之血外溢肌肤黏膜而成。其病因以感受外邪、饮食失节、瘀血阻滞、久病气虚血亏为主，临床以阳证、热证、实证为多，若迁延不已，反复发作则表现为虚证及虚实夹杂之证。风热之邪从口鼻而入，与气血相搏，灼伤脉络，血不循经，渗于脉外，溢于肌肤，积于皮下，则出现紫癜。过敏性紫癜表现为皮肤紫癜、皮疹多形易变，关节肿痛发无定处，并有皮肤瘙痒，符合"风者，善行而数变"及"无风不作痒"的风性特点。若风热夹湿，或与内蕴之湿热相搏，下注膀胱，灼伤下焦之络，则尿血；瘀滞肠络，中焦气血阻遏则腹痛便血；瘀滞于关节内，则关节肿痛；瘀热在里，可使病情反复发作。迁延日久，六淫之邪易从火化；若热毒内扰，或湿热素盛，日久郁热化毒化火动血，灼伤络脉，迫血妄行，血液溢出常道，外渗肌肤则为紫癜；从清窍而出则为鼻衄；损伤胃络，热结阳明则吐血；热邪循胃之脉络上行至牙龈则为齿衄；下注大肠或膀胱则便血、尿血等。湿热下注，则下肢浮肿。若热毒炽盛，内迫营血，内扰心神，可烦躁不安、神昏。若饮食不节或食入不适之品，导致脾胃运化失司，内热聚生，外发肌肤，迫血外溢而成紫癜，湿阻气滞，郁于肠胃则腹痛明显。正气不足也是导致本病的重要因素。若禀赋不足，或疾病反复发作，气血耗损，虚火内生，瘀阻脉络，脏腑受累，使气不能摄血，脾不能统血，血失统摄，不循常道，溢于脉外，留于肌肉脏腑之间则出现紫癜、便血、尿血等气滞血瘀证。

过敏性紫癜初起为感受外邪，与湿浊、瘀血密切相关，风热毒邪，迫血妄行，证多属"热"、属"火"。若日久不愈，或反复发作，则又表现为气血亏虚，瘀阻脉络，成虚实夹杂难治之证。

一、张士卿医案——湿热内蕴，瘀血阻络案

患儿，男，14岁。2019年7月9日初诊。

病史：患者因"反复双下肢瘀斑1年"，曾2次在当地医院按"过敏性紫癜"住院治疗，治疗后痊愈出院，1周前因食用芒果复发加重，且伴腹痛及膝踝关节肿胀疼痛，遂前往某三甲医院儿科就诊，按"过敏性紫癜（混合型）"收入院，给予静脉注射西咪替丁及口服强的松等治疗后病情减轻，仍反复未愈。刻下症见：精神一般，双下肢对称散在瘀点瘀斑，尤以小腿伸侧较为密集，色淡紫或紫黯，压之不退色，瘙痒较甚，膝踝关节周围及足背红肿明显、有压痛，右踝关节周围可见直径0.3～0.6cm，大小不等的水疱3～5个，疱液黄浊，脐周压痛，持续性轻微腹痛，无反跳痛及肌紧张，肠鸣音活跃，时有呕恶，纳差，大便呈棕褐色，小便短赤。舌脉：舌红，苔中根部黄厚，舌下络脉迂曲紫黯，脉滑数。血常规：白细胞计数10.32×10^9/L，中性粒细胞计数9.42×10^9/L，中性粒细胞比例91.3%，血小板计数381×10^9/L。大便潜血：阳性。

西医诊断：过敏性紫癜（混合型）。

中医诊断：紫斑。

中医辨证：湿热内蕴，瘀血阻络。

治法：清热祛湿，抗敏消瘀，通络止痛。

方药：抗敏四草消斑汤合六妙散加减。

苍术 10g	黄柏 10g	牛膝 10g	薏苡仁 30g
防己 10g	土茯苓 15g	银柴胡 10g	乌梅 10g
五味子 10g	防风 6g	紫草 15g	水牛角（先煎）20g
茜草 10g	仙鹤草 15g	牡丹皮 10g	生地黄炭 15g
赤芍 10g	忍冬藤 15g	甘草 6g	醋延胡索 15g

7 剂，每日 1 剂，水煎服。

并嘱其适寒温，忌食辛辣炙煿之品及鱼虾牛羊肉等腥荤发物。继续服用西药。

2019 年 7 月 16 日二诊：患儿食欲渐增，腹痛未作，双下肢部分瘀点瘀斑变淡，呈淡紫色，瘙痒减轻，未见新发，膝踝关节周围及足背红肿亦减，右踝关节周围水疱疱液减少，有干燥结痂趋势，舌红，苔中根部黄厚及舌下络脉迂曲紫黯好转，脉滑。血常规：白细胞 9.25×10^9/L，中性粒细胞比例 78.2%，血小板 353×10^9/L。

方药：守方加水蛭 3g，取其"能逐恶血瘀血，破血癥积聚"（《景岳全书·大集》）之意。

继服 14 剂。西药同前。

2019 年 7 月 30 日三诊：双下肢瘀点瘀斑已退，未见新发，膝踝关节周围及足背红肿不明显，关节活动自如，右踝关节周围水疱已结痂脱落，舌淡红，舌下络脉迂曲紫黯明显减轻，苔薄黄，脉滑。血、尿、大便常规检查无异常。嘱逐渐停服西药。守方加减继服 20 余剂后，诸恙均安。

后投以香砂六君子汤送服紫河车粉 10g，隔日 1 剂，继服 10 剂，以运脾化湿和胃，培补先后天之本，防其复发。

随访至今，未见复发，患者体魄强健。

【评析】　本案患儿属过敏体质，因食用高致敏的芒果而致过敏性紫癜复发加重。症见双下肢散在对称瘀点瘀斑、色淡紫或紫黯，膝踝关节周围及足背红肿疼痛，右踝关节周围散在水疱、疱液黄浊，并伴纳差、持续性轻微腹痛等，乃敏毒、湿热在里，蕴阻胃肠，灼伤肠络，又敏毒、湿热下注，滞留关节，瘀阻脉络；舌下络脉迂曲紫黯为瘀血之象；舌红、苔中根部黄厚、脉滑数皆为湿热蕴盛之征。四诊合参，当属敏毒、湿热在里在下，熏灼脉络，络损血溢，治以清热祛湿、抗敏消瘀、通络止痛为法。方选抗敏四草消斑汤合六妙散加减，待敏毒、湿热祛除，瘀血消散之后，继以香砂六君子汤合紫河车粉，以调理体质，固本培元，防止复发。

［1］王正平，张弦，张毅，等．张士卿基于敏湿热瘀辨治过敏性紫癜经验[J].中国中医药信息杂志，2022，29（3）：137-141.

二、朱晔医案——风热伤络案

唐某，男，4 岁。2021 年 2 月初诊。

病史：患者因"双下肢及臀部散在瘀斑 1 周"就诊。患儿于 2021 年 2 月 1 日出现双下肢及臀部散在瘀斑，色鲜红，压之不退色，伴腹痛及双膝关节疼痛。2 月 2 日至外院就诊，诊断为儿童过敏性紫癜（HSP），予西咪替丁及维生素 C 静脉滴注 3 天后腹痛及膝关节疼痛缓解，但皮疹仍未消退，后至朱教授门诊就诊。刻下症见：患儿双下肢及臀部散在斑点，色鲜红，压之不退色，轻度瘙痒，无腹痛及关节疼痛，纳寐及二便可，咽部充血，扁桃体无肿大。舌脉：舌质红、苔薄稍黄，脉浮数。查血常规及尿常规均正常。

中医辨证：风热伤络。

治法：疏风清热，活血化瘀。

方药：

金银花 5g	连翘 5g	牛蒡子 5g	生地黄 5g
牡丹皮 5g	丹参 5g	紫草 5g	水牛角（先煎）10g
赤芍 5g	白茅根 5g	茯苓 5g	盐车前子（先煎）5g
茵陈 5g	蝉蜕 3g	甘草 5g	

7 剂，每日 1 剂，水煎服。

2 月 15 日二诊：皮疹大部分已消退，可见双下肢散在少量皮疹，不痒，颜色较前变浅。舌红、苔黄,脉数。

方药:原方去金银花、连翘,加当归5g,丹参加至10g。

7剂继服,煎服法同前。

2月23日三诊:全身皮疹尽退。

后电话随访3个月,无皮疹新发及其他不适。

【评析】 本案患儿病程1周,皮疹鲜红,伴有瘙痒,处于疾病急性期,结合舌脉象,中医辨证为风热伤络。"无风不作痒",以蝉蜕祛风止痒,金银花、连翘、牛蒡子疏风清热;"治风先治血",故合丹参活血祛瘀,水牛角、生地黄、牡丹皮、紫草、赤芍等清热凉血、散瘀消斑;患儿起病时伴有腹痛及关节疼痛,恐有湿热留于体内,故加入车前子、茯苓、茵陈清热利湿,引热从小便出。二诊考虑风邪渐散,血热未清,瘀血未除,故以原方去金银花、连翘,加当归,丹参加量,以增强活血化瘀之效。

[2]李冰冰,朱晔.朱晔治疗小儿过敏性紫癜经验[J].湖南中医杂志,2022,38(3):55-57.

三、朱晔医案——脾气亏虚案

方某,女,12岁。2021年3月20日初诊。

病史:患者因"双下肢瘀斑反复发作2月余"就诊。患儿于2021年1月9日发现双下肢散在紫红色瘀斑,伴双膝关节疼痛,于外院诊断为儿童过敏性紫癜(HSP),予以双嘧达莫、氯雷他定及维生素C等对症治疗7天后好转出院,后瘀斑仍反复发作,遂至朱教授门诊。刻下症见:患儿双下肢可见散在瘀斑,颜色不一,以淡红色居多,夹有浅褐色斑点,不痒,无腹痛及关节疼痛,面色少华,乏力多汗,纳寐欠佳,大便溏,小便正常。舌脉:舌淡、苔白,脉细。血常规及尿常规无异常。

中医辨证:脾气亏虚。

治法:健脾益气,活血化瘀。

方药：

黄芪 20g	白术 10g	太子参 10g	茯神 10g
浮小麦 10g	醋五味子 3g	丹参 10g	白茅根 10g
炒鸡内金 10g	薏苡仁 20g	紫草 10g	当归 10g
甘草 5g			

10 剂，每日 1 剂，水煎服。

2021 年 4 月 2 日二诊：患儿皮疹大部分已消退，双下肢散在少量浅褐色斑点，近 6 天无新发皮疹，面色较前红润，汗出明显减少，纳寐好转，二便调。

方药：予以原方 10 剂继服，煎服法同前。

后电话随访，患儿皮疹尽消，纳寐正常，无乏力、多汗等不适。

【评析】　患儿病程 2 月余，结合患儿舌脉象及兼症，中医辨证为脾气亏虚证，属于疾病缓解期。予黄芪、白术、太子参健脾益气，茯神宁心安神，浮小麦、醋五味子敛汗，紫草祛瘀消斑，当归活血养血，丹参、白茅根活血化瘀、祛瘀生新，薏苡仁健脾的同时又可利水渗湿，以免闭门留寇。

［3］李冰冰，朱晔.朱晔治疗小儿过敏性紫癜经验[J].湖南中医杂志，
　　2022，38（3）：55-57.

四、张士卿医案——湿热发斑案

患者，男，13 岁。2019 年 10 月 15 日初诊。

主诉：双下肢瘀点、瘀斑 1 天，偶尔咳嗽。病史：患儿有过敏紫癜史，于两周前着凉感冒，出现恶寒发热、咳嗽等症状，经西药（具体用药不详）治疗 5 天后，发现紫癜复发，遂前来就诊。刻下症见：双下肢小腿部位出现大小不等的深红色斑点，呈散发状，压之不退色，感冒症状基本消失，偶有咳嗽，伴少量黄痰，咽红，咽部时有不适，咽部淋巴滤泡肥大增生，纳可，二便调。舌脉：舌红，苔白厚，脉滑有力。血常规、尿常规均正常。

西医诊断：过敏性紫癜。

中医诊断： 紫癜。

中医辨证： 湿热发斑。

治法： 清热利湿，凉血消斑，兼清肺利咽。

方药： 四妙丸加减。

苍术 6g	黄柏 6g	怀牛膝 10g	生薏苡仁 15g
白茅根 15g	仙鹤草 15g	紫草 10g	茜草 10g
小蓟炭 15g	侧柏炭 15g	生地黄 10g	牡丹皮 10g
赤芍 10g	射干 6g	桑白皮 10g	板蓝根 10g
贯众炭 15g	牛蒡子 10g	桔梗 6g	苦杏仁（后下）10g
甘草 6g			

14 剂，每日 1 剂，水煎服。

2019 年 10 月 29 日二诊： 服药后，小腿部紫斑已退，未见新发，面色少华，无其他不适，血、尿常规均正常，舌淡红，苔薄白，脉和缓。

西医诊断： 过敏性紫癜。

中医诊断： 紫癜（恢复期）。

中医辨证： 气阴不足。

治法： 益气养阴，兼凉血止血。

方药： 参芪地黄汤加减。

熟地黄 10g	生山药 10g	山茱萸 15g	牡丹皮 10g
泽泻 6g	茯苓 10g	黄芪 15g	仙鹤草 15g
白茅根 15g	紫草 10g	茜草 10g	小蓟炭 10g
侧柏炭 10g	银柴胡 10g	乌梅 10g	防风 6g
五味子 10g	甘草 6g		

14 剂，水煎服，前 7 剂每日 1 剂，后 7 剂每 2 日 1 剂。

【评析】　《景岳全书·血证论》曰："动者多由于火，火盛则逼血妄行。"患儿有紫癜史，本次发病有明确的外感因素，六淫之邪易从火化，若热毒内扰，或湿热素盛，日久化火动血，迫血妄行，灼伤络脉，溢出脉外，外渗肌肤则发为紫癜。患儿腿部斑色深红，舌红，苔白厚，脉滑有力，均提示湿热内蕴、湿热下注、灼伤脉络，溢于肌肤而发斑；湿热壅肺，肺失宣肃，故见咳嗽，伴有黄痰；热邪上攻于咽，见咽红、咽部不适。故张教授以四妙丸加减。四妙丸出自清代医家张秉成的《成方便读》，虽专治湿热下注之痿证，该病病机与痿证相同，故异病同治。方中四妙丸清热利湿；生地黄、牡丹皮、赤芍取犀角地黄汤之意，合奏凉血散瘀之效；加以张教授常用药对白茅根—仙鹤草、紫草—茜草、小蓟炭—侧柏炭，加强凉血止血、散瘀消痈之功；射干、板蓝根、牛蒡子清热利咽；桔梗与甘草的搭配，一宣一清，祛痰止咳、利咽止痛；桑白皮、杏仁止咳平喘；贯众炭加强清热解毒、凉血止血之效；甘草调和诸药。二诊：病情稳定，处于恢复期，中医辨证：气阴不足，方选参芪地黄汤加减，参芪地黄汤即六味地黄丸加党参、生黄芪，源于清代医家沈金鳌编撰的《沈氏尊生书》，具有益气养阴之功效。本案张教授用参芪地黄汤益气养阴，减具有益气、生津、养血之功效的党参，防止"气有余，便是火"之弊，加以张教授常用药对仙鹤草—白茅根、紫草—茜草、小蓟炭—侧柏炭以加强凉血止血之功效。该方又合名老中医祝谌予之验方过敏煎（银柴胡、乌梅、防风、五味子），以增强抗过敏的效果。全方共奏益气养阴、凉血止血，兼顾抗过敏之效。

［4］张毅，张弢，王正平.张士卿教授辨证治疗小儿过敏性紫癜经验 [J]. 中医研究，2022，35（1）：87-91.

五、刘复兴医案——血热案

张某，男，30 岁。2018 年 10 月 20 日初诊。

病史： 患者因"四肢皮肤瘀斑、瘀点 5 月余，再发加重 1 周"就诊。患者 5 个月前因"上呼吸道感染"后出现踝部少量瘀点，压之不退色，起初未予重视，皮损逐渐扩大至四肢，自行涂擦中药药水（具体不详），未见缓解，曾至当地医院诊治，西医诊断为过敏性紫癜，予以口服泼尼松片、维生素 C 等治疗，皮损逐渐消退，但停药后症状时轻时重，1 周前上述症状再发加重，双小腿及足背部散在瘀斑、瘀点融合成点、片状，时感瘙痒，局部皮温稍高，无发热、腹痛及关节痛等，口苦、口干明显，心中烦躁，声高气粗，纳眠可，饮水量多，小便正常，大便干燥。舌质红，苔黄腻，脉滑数。辅助检查：血、尿常规未见异常。专科检查：四肢皮肤可见瘀斑、瘀点，色黯红，双小腿及足背部皮损部分融合成点、片状，稍高出皮肤，抚之碍手，压之不退色，呈对称分布，局部皮温稍高。舌脉：舌质红，苔黄腻，脉滑数。

西医诊断：过敏性紫癜。

中医诊断：葡萄疫。

中医辨证：血热。

治法：清热凉血，利湿通络。

方药：四草汤加减。

紫草 30g	茜草 30g	墨旱莲 15g	仙鹤草 30g
炒黄柏 15g	薏苡仁 30g	川牛膝 30g	赤芍 30g
牡丹皮 15g	生地黄 30g	葛根 30g	防风 20g
路路通 10g			

3 剂，水煎内服，每日 2 次，每次 150mL，2 日 1 剂。

医嘱：避风寒，慎起居；避免过度劳累，抬高双腿；忌服鱼、虾等海鲜，牛、羊肉、蛋制品、奶制品等发物。

二诊：2018 年 10 月 30 日复诊。患者未诉特殊不适，病情稳定，四肢皮损颜色变黯，无明显瘙痒，无新发皮损，口干缓解，纳眠可，二便调。查体：舌红，苔黄腻，脉滑数。患者病机未变，效不更方，守前方继服用 3 剂。

三诊：2018 年 11 月 10 日复诊。患者诉四肢皮损颜色变黯、变淡，部分皮损已基本消退，已无新发皮损，纳眠可，二便调。查体：舌红，苔薄黄，脉数。皮疹渐退。

方药：荆芩汤加味。

荆芥 15g	黄芩 15g	生地黄 30g	赤芍 15g
牡丹皮 15g	紫草 15g	白鲜皮 30g	地肤子 30g

黄柏 10g　　　　　薏苡仁 30g　　　川牛膝 30g　　　竹叶 10g

连翘 15g　　　　　紫苏梗 15g

3 剂，水煎内服，每日 2 次，每次 150mL，2 日 1 剂，饭后半小时温服。

【评析】　患者多因平素禀赋较差，脾胃运化不足，气血化生乏源，导致气不摄血，加之外感风热之邪，热邪入里，扰动血分，使血热破血妄行；热邪煎灼津液，日久成瘀，瘀阻脉络，则见四肢皮肤瘀斑、瘀点，皮温稍高；热微则痒，觉局部皮肤瘙痒，热盛伤津，故见口干喜饮水；热扰心神，则见心中烦躁、声高气粗，舌红，苔黄腻，脉滑数正是血热之征，故予四草汤加减以清热凉血，活血通络。刘复兴教授曾说："湿邪在皮肤病中占有较重要位置"。该病多发生于下肢，且病程缠绵难愈，与"湿性趋下"的中医理论相吻合。在此病案中合用三妙散清热健脾、利水化湿。在清热凉血的同时，加以健脾利湿，标本同治。加用生地黄、赤芍、牡丹皮清血分热；葛根解热生津止渴；防风、路路通祛风解表，胜湿解痉。三诊时患者血热不甚，予荆芩汤以清热凉血、活血通络。同时，忌口在治疗本病中发挥着重要作用，即忌海鲜、牛羊肉等发物。

［5］张锦丽，刘于媛，朱雅婧，等.刘复兴教授经验方治疗血热型过敏性紫癜验案举隅 [J].中国民族民间医药，2021，30（21）：107-109.

六、刘复兴医案——血热案

杨某，男，13 岁。2019 年 2 月 20 日初诊。

病史： 患者因"双下肢瘀斑、瘀点 1 周"就诊。诉 1 周前因"上呼吸道感染"后出现踝部散在瘀点，起初未重视，后皮损逐步扩大至双小腿处，压之不退色，皮温稍高，时感瘙痒，口干，纳眠可，小便黄，大便可。舌脉：舌红，苔薄黄，脉浮数。专科查体：咽部稍充血，双下肢瘀斑、瘀点，部分重叠，局部皮温稍高，呈对称分布。

西医诊断： 过敏性紫癜。

中医诊断： 葡萄疫。

中医辨证：血热。

治法：清热利湿，凉血祛风。

方药：四草汤加减。

紫草 30g	茜草 15g	墨旱莲 15g	仙鹤草 30g
荆芥 15g	黄芩 15g	石韦 20g	绿豆 30g
防风 20g	白茅根 30g	砂仁（后下）15g	

3 剂，水煎内服，每剂药服 2 天，每日 2 次，每次 150mL。

嘱患儿严格忌口。辅助检查：尿常规：红细胞（＋）；血常规未见明显异常。

二诊：2019 年 2 月 27 日复诊。患者未诉特殊不适，皮疹颜色变黯、变淡，大部分已基本消退，无新发皮疹，纳眠可，二便调。舌质红，苔薄，脉数。

效不更方，守前方，继服 3 剂。

嘱患者服完药后复查尿常规。

2 周后电话随访患儿皮疹消退，尿常规无异常，未复发。

【评析】　本病若不及时诊治，易累及消化系统、泌尿系统、关节等多处损害。本病案中，患儿病程较短，根据小儿发病容易传变迅速，脏气清灵，易趋康复的特点，紧紧抓住主要病机，即可药到病除。根据患儿病情，中医四诊合参，辨证施治，治以清热凉血、活血通络为主，选用四草汤加减。患儿觉瘙痒明显，风盛则痒，合荆芥解表祛风，善清血中之风邪，黄芩清热燥湿，善治上焦之热，配合祛风药，共奏清热祛风止痒之效；加石韦以清泄肺热利咽，绿豆清热解毒利尿；白茅根以凉血止血；防风祛风解表入血分，防止他药过凉，影响气血运行；全方药性寒凉，易伤胃，砂仁以温脾化湿开胃。经治疗，患儿好转。

［6］张锦丽，刘于媛，朱雅婧，等. 刘复兴教授经验方治疗血热型过敏性
　　紫癜验案举隅[J]. 中国民族民间医药，2021，30（21）：107-109.

七、闫慧敏医案——湿毒内蕴，络脉瘀滞案

患儿，男，13 岁。2018 年 3 月 28 日初诊。

主诉：间断腹痛45天，皮疹42天。病史：患者45天前无明显诱因出现间断上腹部疼痛，剑突下为主，外院诊断为"消化不良"，未予特殊治疗。42天前患儿双下肢出现红色皮疹，外院以"过敏性紫癜"收入院，使用甲泼尼龙、西咪替丁等治疗19天后症状缓解出院，6天前腹痛反复发作，性质同前，继续外院住院治疗3天，予静脉滴注西咪替丁、维生素C等治疗（具体不详），症状减轻后出院，2天前患儿双下肢出现较密集红色皮疹，性质同前，伴间断上腹痛。2018年3月26日以"过敏性紫癜"收入我科病房，入院后静脉滴注甲泼尼龙每日60mg、奥美拉唑每日40mg、维生素C每日0.2g及口服L谷氨酰胺呱仑酸钠颗粒每次0.67g，每日3次治疗，症状改善不明显，入院第3天请闫老师会诊。刻下症见：自发病以来，患儿精神可，纳食一般，大便偏干，2日或3日1次，小便量色正常。查体：神清，精神反应可，呼吸平稳，双下肢可见散在黯红色皮疹，大小不等，对称分布，压之不退色，咽充血，心肺查体无明显异常，腹软，未触及包块，上腹及剑突下压痛，无反跳痛、肌紧张，肠鸣音正常，神经系统查体无明显异常。舌脉：舌红、苔黄厚腻，脉弦滑。辅助检查：快速C反应蛋白＜8mg/L。血常规：白细胞8.53×10^9/L，红细胞4.93×10^{12}/L，血红蛋白160g/L，血小板291×10^9/L，中性粒细胞比例34.1%，淋巴细胞比例58.3%。尿常规：无明显异常。胃镜检查：胃窦黏膜充血，十二指肠球部黏膜充血水肿，可见多发糜烂，提示：浅表性胃炎，十二指肠球炎伴糜烂。

西医诊断：过敏性紫癜（皮肤腹型）。

中医诊断：紫癜。

中医辨证：湿毒内蕴，络脉瘀滞。

治法：清热祛湿，凉血消痈。

方药：自拟凉血消痈方加减。

青黛3g	紫草10g	地肤子10g	滑石（先煎）6g
广藿香10g	白鲜皮10g	连翘10g	五灵脂（包煎）10g
延胡索9g	枳壳10g	炙甘草6g	生蒲黄（包煎）10g

蒲公英 10g   白及 6g

3 剂，每日 1 剂，水煎，分早晚 2 次口服。

继续上述西药常规治疗，并嘱进食免动物蛋白流食。

2018 年 3 月 31 日二诊： 患儿皮疹减轻，腹痛明显减轻，大便 2 日未行，小便无明显异常，腹部查体无异常，舌红、苔黄腻，脉弦滑，但诉中药味苦，服药困难。

方药： 初诊方去五灵脂、生蒲黄，加丹参 9g。4 剂，每日 1 剂，水煎，分早晚 2 次口服。静脉滴注甲泼尼龙减量至每日 50mg，其他治疗不变。

2018 年 4 月 4 日三诊： 患儿腹痛缓解，皮疹大部分消退，二便正常，腹部查体无明显异常，舌淡红、苔白腻，脉滑。继服二诊方 7 剂，每日 1 剂，水煎，分早晚 2 次口服，可进食免动物蛋白半流食，甲泼尼龙继续减量至每日 40mg。

2018 年 4 月 10 日四诊： 患儿无腹痛，无皮疹反复，偶感乏力，食欲一般，二便正常，舌淡红、苔白腻，脉滑。

方药：

当归 6g	川芎 6g	白芍 9g	生地黄 9g
仙鹤草 15g	白及 6g	广藿香 9g	草豆蔻 6g
苍术 6g	陈皮 6g	枳壳 10g	

14 剂，每日 1 剂，水煎，分早晚 2 次口服。

患儿于当日出院，出院后继续口服四诊方治疗 2 周，继续口服泼尼松每日 30mg，每 3 天减量 10mg，9 天后停服，并逐渐过渡到正常饮食。

随访 3 个月无复发，因患儿家长拒绝，未复查胃镜。

【评析】 本例腹型过敏性紫癜患儿，以腹痛、皮疹为主要表现，腹部压痛，舌红、苔黄腻，脉弦滑，胃镜下见消化黏膜充血水肿，可见多发糜烂，考虑湿热毒邪内蕴，络脉阻塞瘀滞，治以清热祛湿，凉血消痛，以青黛、紫草清热凉血，地肤子、白鲜皮清肌肤郁热，延胡索、枳壳理气止痛，广藿香、滑石清化湿热，连翘、蒲公英清热解毒消肿，应用五灵脂、生蒲黄活血祛瘀，白及收敛愈疡，再以炙甘草调和诸药，共奏清热、凉血、祛湿、理气、活血祛瘀之功，使"痛"从内而消；二诊因患儿服药困难，用丹参代替五灵脂、生蒲黄祛瘀通络；三诊效不更方。四诊患儿症状缓解，食欲欠佳，偶感乏力，此时以"正虚"为主，脾胃运化不利，湿瘀结于络脉，不易清除，故治以养血活络、健脾祛湿，以四物汤养血活血，配伍仙鹤草、白及收敛愈疡，广藿香、草豆蔻、苍术、陈皮、枳壳等运脾祛湿，诸药健脾养血，又能祛除湿瘀，疏通络脉，调畅气机，以防病情反复。目前认为糖皮质激素对 HSP 胃肠道症状有效，能明显减轻腹痛，提高小时内的腹痛缓解率，可减少肠套叠发生风险，但对于激素使用的剂量、剂型、时机以及方法并无统一建议，且有研究认为激素可能为 HSP 儿童复发的危险因素。本案例患儿服用凉血消痛中药后，在 3 周内将激素顺利减量至停用，随访 3 个月无复发，提示闫老师从痛论治腹型 HSP 可能在撤减激素、减少复发等方面具有一定优势，今后可进一步开展研究。

［7］赵骞，何强，郝静，等.闫慧敏从痛论治腹型过敏性紫癜经验[J].中医杂志，2021，17：1488-1491.

八、喻闽凤医案——热毒亢盛，血热妄行案

钟某，男，3 岁 11 月。2018 年 4 月 6 日初诊。

病史：患者因"双下肢皮疹 1 月余，再发 2 日，发现尿蛋白 18 日"于 2018 年 4 月 8 日入院。2018 年 3 月初患儿出现双下肢淡红色皮疹，当时未予重视，至 2018 年 3 月 21 日皮疹加重，出现腹痛，于当地医院查血常规：白细胞 $29.38×10^9$/L，中性粒细胞 $25.14×10^9$/L；尿常规：尿蛋白（++），入院予甲泼尼龙琥珀酸钠等对症治疗后好转出院。2018 年 3 月 29 日于他院门诊查尿常规：尿蛋白（±），予口服"西替利嗪，复方甘草酸苷"，2018 年 4 月 1 日复查尿常规：尿蛋白（++），尿红细胞（+++）。2018 年 4 月 3 日来我院门诊查尿常规：尿蛋白（++），尿红细胞：142/mL，予中药口服（具体不详），2018 年 4 月 6 日患儿复现双下肢皮疹，遂来深圳市某医院入院治疗。西医诊断为过敏性紫癜混合型，紫癜性肾炎。刻下症见：双下肢散在鲜红色皮疹，对称

性，无瘙痒，无发热，轻度咳嗽，无痰，无腹痛，无尿血、便血，二便调。舌脉：舌红苔薄白。

中医辨证：热毒亢盛，血热妄行。

方药：犀角地黄汤加减。

赤芍 6g	牡丹皮 6g	紫草 6g	水牛角（先煎）20g
白茅根 15g	青黛 3g	生地黄 10g	小蓟 10g
荷叶 10g	茜草 10g	徐长卿 10g	蚕沙（包煎）10g
土茯苓 10g	北刘寄奴 10g	白花蛇舌草 10g	

配合静脉滴注热毒宁针剂每支 10mL，每次 0.3～0.5mL，1 次/天，静脉滴注；丹红注射液每支 10mL，每次 0.5mL，1 次/天，静脉滴注及西医对症治疗。

2018 年 4 月 19 日：皮疹即已消退，尿蛋白也转阴，出院。

2018 年 4 月 25 日：因食牛肉复发皮疹来诊，患儿咳嗽流涕，小便量减少，伴轻度水肿，舌黯红，苔薄白腻，查尿常规：尿蛋白（++），潜血（++）。

方药：前方去蚕沙、土茯苓、北刘寄奴、白花蛇舌草，加连翘、荆芥穗各 5g。

5 剂，水煎服，每日 1 剂。

2018 年 5 月 11 日复诊：皮疹已退，小便量正常，舌红苔薄黄腻，查尿常规示：红细胞：27/μL，尿蛋白阴性，潜血（+++）。

方药：前方去连翘、荆芥穗。共 5 剂，水煎服，每日 1 剂。后继给方：黄芪、女贞子、墨旱莲、菟丝子、白花蛇舌草、桃仁、地榆、猫爪草、刘寄奴、芦根、知母、黄柏，治疗 5 月余以巩固疗效。

【评析】 此小儿过敏性紫癜初起时，皮疹症状较轻，因未能及时截断病势，迅速酝热入络，发展成血热型紫癜，病邪入里，伤及肠腑、肾络，故并发腹痛、急性肾损伤等。急性发作期亟须清热解毒，凉血止血，拟方以犀角地黄汤加减，配祛瘀利湿之药如土茯苓、小蓟等。后患儿好转出院，不慎感邪则易复发皮肤紫癜，伴尿检异常。考虑此病迁延，乃因脾肾气虚为由，故治疗除清热凉血外，需兼顾益肾健脾之法，以固其本，扶正驱邪，整体调节，系统巩固，从而有效防止患儿的病情反复。

［8］黄烁佳，喻闽凤，林雁，等.喻闽凤教授治疗儿童过敏性紫癜肾炎经验 [J].陕西中医，2021，42（10）：1452-1454.

九、王俊宏医案——风热伤络案

患儿，男，8岁。

病史： 患者因"双下肢皮疹伴踝关节肿痛1周"来院就诊。患儿上呼吸道感染后出现双下肢红色皮疹，大小不等、对称分布、稍高出皮肤、压之不退色，皮疹瘙痒明显，随后出现双踝关节肿痛、行走困难，无腹痛、呕吐。曾至当地诊所就诊，口服维生素C、芦丁片等药物治疗，症状不减轻，遂来就诊。刻下症见：患儿有咽红、咽痛，无咳嗽，下肢紫癜密集，色鲜红，伴痒感，双踝关节肿胀、压痛、活动受限，关节局部皮色不红。舌脉：质红，苔薄黄，脉浮数。

西医诊断： 过敏性紫癜。

中医辨证： 风热伤络。

治法： 疏风清热，凉血消斑。

方药： 银翘散加减。

金银花9g	连翘6g	黄芩9g	生地黄6g
赤芍9g	防风6g	白茅根15g	钩藤（后下）9g
牡丹皮9g	紫草6g	白蒺藜9g	苦参9g
生山楂9g	鸡内金9g		

3剂，水煎服，每次100mL，分早晚2次温服。

二诊： 患儿服药后紫癜渐消，痒不明显，咽痛减轻，仍有双踝关节肿痛，舌质红，苔黄，脉浮滑。

治法： 仍综前义，继予以疏风清热。

方药：

金银花9g	连翘6g	黄芩9g	生地黄6g

赤芍 9g	防风 6g	白茅根 15g	紫草 6g
川牛膝 9g	片姜黄 6g	生山楂 9g	鸡内金 9g

5 剂，煎服法同前。

三诊：患儿服药后紫癜基本消退，无新皮疹，无咽痛，双踝关节肿痛缓解，可行走。舌质淡红，苔白，脉滑。

患儿病情基本缓解，予以停药，嘱继续免动物蛋白饮食，随诊。

【评析】　本例患儿为上呼吸道感染诱发过敏性紫癜，风热侵袭咽喉，伤及血络，蕴于分肉关节，故见紫癜色红，关节肿痛伴咽痛，故治以疏风清热，凉血消斑为法，处方以银翘散加减。患儿皮疹瘙痒明显，所谓"风盛则痒"为风邪偏盛所致，故王教授加用钩藤、苦参、防风、白蒺藜等祛风药物，增强祛风止痒疗效，有效缓解了患儿皮肤瘙痒症状。二诊患儿皮疹消退，但仍有明显关节肿痛，王教授应用川牛膝、片姜黄二药，川牛膝通经化瘀，通利关节，且能引药下行，片姜黄破血行气，通经止痛，二者并用，共奏行气活血止痛之功，痹痛自除。纵观此案，可见王教授治疗小儿过敏性紫癜，谨守病机，用药精当，圆机活法，疗效甚佳。

［9］何松蔚，王俊宏，赵骞．王俊宏教授治疗过敏性紫癜经验［J］．世界中医药，2021，16（8）：1293-1296.

十、韩世荣医案——脾胃虚寒案

张某，女，14岁。2018年8月5日初诊。

病史：家长代诉3日前以腹部剧烈疼痛入住当地医院外科，疼痛剧烈且位置不固定，主要集中于右下腹部和脐周，伴有呕吐等，无皮肤紫癜类皮疹，怀疑肠梗阻剖腹探查，术中见小肠紫黑而缝合，后转入我院皮肤科住院治疗。刻下症见：患者平时身困乏力，畏寒肢冷，嗜卧喜静，大便数日一行。四肢无出血性皮疹，面色萎黄无华，语声低微。舌脉：舌淡红，苔白且厚腻，脉沉细无力。

西医诊断：腹型过敏性紫癜。

中医诊断：腹痛。

中医辨证：脾胃虚寒。

治法：温补脾胃，益气摄血。

方药：黄土汤加味。

生地炭 20g	生白术 10g	黄芩炭 10g	附子（先煎）10g
陈皮 8g	炙甘草 6g	灶心土（包煎）10g	红参（与附子同煎）10g
炮姜 8g	仙鹤草 15g	阿胶（烊化）6g	三七粉（冲服）3g

6 剂，每日 1 剂，水煎 2 次混合后分 3 ～ 4 次服用，禁食。

二诊：2018 年 8 月 12 日，6 剂药尽，患者疼痛基本消失，面色转红润，大便正常，舌红润，苔薄白，脉沉细。语声较前有力，大便常规：潜血（＋）。

方药：

生地炭 15g	生白术 10g	黄芩炭 10g	附子（先煎）10g
陈皮 8g	生麦芽 20g	炙甘草 6g	阿胶（烊化）6g
党参 15g	炮姜 8g	仙鹤草 15g	三七粉（冲服）3g

6 剂，每日 1 剂，水煎 2 次混合后分 2 次服用，半流质饮食。

三诊：2018 年 8 月 19 日，住院 2 周后，患者活动自如，语音有力，面色红润，大便每日 1 次，舌红润，苔薄白，脉沉细有力。建议出院。

方药：上药去附子，加当归 10g、紫河车 5g。

6 剂，制成水丸，每日 2 次，每次 4g，巩固疗效。

1 年后随访未见复发。

【评析】 本案为无皮疹型腹型过敏性紫癜，临床比较少见，常容易误诊为"急腹症"。根据病史，患者身困乏力，畏寒肢冷，嗜卧喜静，面色萎黄无华，舌淡，苔白且厚腻，脉沉细无力，语声低微等，皆为先天禀赋不足，脾胃虚弱，脾阳不足，不能温煦四肢，气不摄血，血失统摄而溢出肠络，寒主收引主痛，舌、脉皆为阳气不足之证，唯便秘一症，热、阴亏、寒、气虚均可导致便秘，此为阳气不足，传导无力而便秘。《本草便读》记载："伏龙肝，其功专入脾胃，有扶阳退阴散结除邪之意，凡诸血病，由脾胃阳虚而不能统摄者，皆可用之。"配草、术、参健补脾土，以为摄血之本；附子、红参配合，取参附汤益气温阳、摄血救急，加炮姜加强温中止血效果；加白术助参益气摄血；黄芪有补益之效，可助白术健脾益气之功；用阿胶配生地炭补益亡失之血；血得炭则止，生地炭配伍黄芩炭凉血止血、清热滋阴，又制约附、姜阳热过亢；方中用生地炭、黄芩炭，用炭之意取之葛洪的《十药神书》，十灰散用意治急性病应首固其标，以涩流固肠为务。血之特性在于见寒则凝，见热则行，见黑则止，韩老师治疗紫癜急性进展期时，常加群炭屡起治疗。仙鹤草、三七粉均为止血之要药；仙鹤草又名托力草，是具有补益功效的止血药，适用于虚证的各种出血症，是治疗紫癜之要药；佐陈皮理气，补而不滞；甘草益气温中、调和药性，为使药。全方配伍严谨，使血得温则行，温中止血则无留瘀之虞，效果显著。温阳法即扶助阳气，阳气是人体脏腑气血功能活动的必要物质，在皮肤疾病的治疗中发挥着重要作用。《素问·生气通天论篇》云："阳者阴之根也，阳气充足，则阴气全消，万病不作。"皮肤病大多病情缠绵，难以根治，久病势必导致阳气亏虚，更甚者阴阳俱虚，故应辨证论治该病。治疗紫癜应按照凉血止血与益气摄血两类治疗原则。在临床上阳虚之证亦有之，恰当运用温阳止血法治疗紫癜也是一重要治法，临床不可忽视。阳气能够推动人体气血，阳气充足可使皮肤赖以濡养的气血畅通，因皮肤疾病大多与瘀毒血热有关，治疗上通常采用清法较多，药物亦多用苦寒之药，温阳法在治疗中的应用相对较少，但许多中医大家在治疗紫癜时都十分重视扶助阳气。王暴魁教授运用大建中汤加减治疗急性腹型过敏性紫癜，治以温阳健脾，效果显著；李可老中医在治疗过敏性紫癜等皮肤疾病时也善用温阳之法，其所用乌蛇荣皮汤以温通药物为主，在临床治疗中取得显著效果；李献平教授在治疗紫癜等皮肤病时，先以温补为主，多用熟附子、桂枝、炒白术、生黄芪等温阳药；王玉玺教授在治疗紫癜时重视内因的决定性作用，首先调整患者的阴阳平衡，以扶阳药物取得了较好疗效。韩世荣教授在治疗过敏性紫癜时也尤为注重患者外在症状的本质变化，临床十分注重扶助阳气。"黄土汤"加减是韩老师治疗腹型紫癜的验方，该方运用温阳健脾法，辨证施治，标本兼顾，在此基础上进行加减用药，可明显改善腹型紫癜引起的皮肤紫癜、腹痛腹泻、黑便等症状。但韩老师反复强调，小儿腹型紫癜易伴随肠套叠，应引起重视。且腹型过敏性紫癜有虚实寒热之异，黄土汤专为脾阳虚证而设，用时一定要辨证准确，见紫癜伴有腹痛喜按、面色萎黄或白无华、喜热饮、少气懒言、畏寒肢冷、便溏、小便清长、舌淡边有齿痕、苔白腻或水滑、脉沉细无力等症状时，方可选择使用，不可盲目照搬套用，用量也应随年龄、体质、体重及病情轻重而加减。

［10］蔺莉，闫小宁，陈璐，等.韩世荣温阳法治疗腹型过敏性紫癜经验撷粹 [J].亚太传统医药，2021，17（7）：129-131.

十一、常克医案——脾胃积热案

王某，女，5岁4个月。2017年2月14日初诊。

病史： 患者因"反复双下肢皮疹伴腹痛不适10余日"就诊。刻下症见：患儿手背新发大量红色皮疹，双下肢散在黯红色皮疹，对称分布，抚之碍手，压之不退色，皮温正常，颜面无水肿，伴腹痛，以剑突下为主，呈阵发性，无关节肿胀疼痛不适，纳眠可，小便正常，大便干结难解。舌脉：舌红，苔黄厚，脉滑数。

西医诊断： 过敏性紫癜。

中医辨证： 脾胃积热。

治法： 清热化湿，理气止痛。

方药： 泻黄散加减。

广藿香 10g	炒栀子 5g	防风 5g	石膏（先煎）15g
姜厚朴 5g	法半夏 5g	薏苡仁 10g	砂仁（后下）5g
青皮 5g	佛手 10g	鱼腥草 10g	麸炒苍术 10g
建神曲 10g	醋延胡索 10g		

3剂，水煎服，每日1剂，每日3次。

2017年2月16日二诊： 患儿仍反复腹痛，手背皮疹颜色变淡，双下肢散在黯红色皮疹较前减少。舌红，苔黄白腻，脉滑数。用泻黄散治疗，虽然有效，但效果并不如意，考虑病症与手阳明大肠经有关，因此选用葛根芩连汤加减，以清肠解毒利湿。

方药：

葛根 10g	黄芩 10g	黄连 3g	滑石（包煎）10g
小通草 3g	秦皮 10g	茵陈 10g	盐车前子（包煎）10g
虎杖 10g	重楼 5g	贯众 5g	白花蛇舌草 5g
千里光 5g			

免煎剂，共 6 剂，开水冲服，每日 1 剂，每日 3 次。

2017 年 2 月 23 日三诊： 患儿手背散在紫红色皮疹，双下肢皮疹基本消失，舌红，苔白黄腻，脉滑数。脾胃仍积热。

方药： 守方去茵陈、虎杖、重楼、白花蛇舌草、贯众、千里光，加用野菊花 5g，炒栀子 10g，淡竹叶 10g，灯心草 3g，加强利湿清热之功。

服用方法同二诊，6 剂后，患儿双下肢皮疹消失，未诉腹痛等不适。

【评析】　本案患儿以手背、四肢散在鲜红色及黯红色皮疹、腹痛、大便干结难解为主症，舌红、苔黄厚，脉滑数。辨患儿属脾胃积热证，予以泻黄散加减治疗。以石膏、栀子清脾胃之热，广藿香、砂仁芳香化湿、行气和中，防风、苍术、半夏燥湿健脾，青皮、佛手、厚朴理气止痛、消积化滞，延胡索行气止痛，建神曲消积化湿，鱼腥草、薏苡仁清热利水除湿，诸药合用以奏通利二便、清泄脾胃湿热、理气止痛之功。二诊见患儿皮疹颜色减退，但腹痛仍有反复，舌红，苔黄白腻，脉滑数，辨患儿属湿热波及手足阳明二经，湿热壅遏腑气，不通则见大便干结、腹痛反复，故以葛根芩连汤加减治疗。以葛根清阳明之热，黄芩、黄连苦寒清热燥湿、通利肠腑，小通草、滑石、车前子利水渗湿，秦皮清肠中湿热，茵陈、白花蛇舌草清热利湿，贯众、千里光清热解毒，虎杖、重楼清热利湿、活血止痛，诸药合用共奏清利胃肠湿热之效。三诊见患儿手背散在紫红色皮疹，舌红，苔白微腻，脉滑数，辨患儿属胃肠积热仍存，以二诊方去茵陈、虎杖、重楼、白花蛇舌草、贯众、千里光，而加用野菊花、炒栀子清三焦湿热，淡竹叶、灯心草利水除湿以加强利湿清热之效。

[11] 张丰华,孙香娟,陈红飞,等.常克教授从阳明论治过敏性紫癜(湿热证)经验刍议 [J]. 成都中医药大学学报，2021，44（2）：58-61.

十二、朱锦善医案——血热妄行案

患儿，女，7岁。

病史：患者因"双下肢对称性瘀点瘀斑2天"于2018年4月9日由吉林省某医院以"过敏性紫癜"收入院，由朱教授远程指导诊疗，2天前患儿继感冒后出现双下肢皮肤瘀点瘀斑，斑疹大而密集，部分融合成片，斑疹色红紫，根盘紧束，部分斑疹上有水疱，疱液清，无脓性分泌物，伴有痒感，无明显腹痛，无关节肿胀疼痛等。平素大便干，小便黄。舌脉：舌尖红，苔微黄腻，脉浮数。血常规：白细胞计数9.9×10^9/L，中性粒细胞56.94%，淋巴细胞33.74%，血小板计数334×10^9/L；C反应蛋白＜5mg/L；红细胞沉降率20mm/h；出凝血时间：未见异常；尿常规：正常，大便常规：正常。

西医诊断：过敏性紫癜。

中医诊断：斑疹。

中医辨证：血热妄行。

治法：清热解毒，凉血化斑。

方药：

生地黄15g	玄参10g	牡丹皮10g	白茅根10g
仙鹤草10g	连翘10g	蒲公英10g	黄芩10g
栀子10g	竹叶10g	川木通10g	滑石（包煎）10g
甘草10g	生石膏（先煎）15g		

3剂，水煎服，每日1剂。

2018年4月12日二诊：服药3日后，患儿皮疹有少量增多，下肢皮疹下出现淡黄色水疱，根盘较前稍松，精神尚可，纳差，尿黄，排成形黑便一次。腹软，舌质红，苔微黄厚腻。查大便潜血（＋）。朱教授指出此为热毒夹湿蕴滞胃肠，肠络出血。但患儿精神可，斑疹稳定，黑便量少，皮疹根盘较前松活，湿热之毒有外泄之象。

方药：

生地黄15g	玄参10g	黄芩10g	生石膏（先煎）15g

黄连 10g	栀子 10g	竹叶 10g	滑石（包煎）10g
蒲公英 10g	连翘 10g	枳实 10g	生大黄（后下）10g
白茅根 10g	仙鹤草 10g	紫草 10g	水牛角（先煎）20g
牡丹皮 10g	甘草 10g	赤芍 10g	

此方增损继服 6 剂。

2018 年 4 月 18 日三诊：双下肢皮疹脱屑中，腹痛已除，排褐色稀黏便一次，量多。复查大便常规已正常，无大便潜血。足部皮疹已干瘪，疹色变黯红，边界清，无压痛。舌尖红，苔微黄厚。朱教授指出：患儿血热出血基本控制，气阴已伤，应加强扶养气阴，兼清余热，调整处方如下：生地黄、白茅根各 15g，北沙参、玄参、知母、石斛、牡丹皮、赤芍、侧柏叶、连翘、黄芩、川木通、炒山楂、茯苓、枳实、甘草各 10g。此方增损服用 1 个月。

2018 年 5 月 20 日四诊：患儿皮疹结痂完全脱落，纳眠可，二便调。舌淡红，苔薄微黄。

治法：朱教授以益气养阴，润燥，凉血，兼以和血化瘀，恢复气血平衡，巩固时间宜长。

方药：

生地黄 15g	北沙参 10g	麦冬 10g	女贞子 10g
连翘 10g	白茅根 10g	牡丹皮 10g	赤芍 10g
侧柏叶 10g	墨旱莲 10g	黄芪 10g	茯苓 10g
甘草 10g			

此方增损服用 1 个月后停药，随访 1 年无再发。

【评析】 此案起病来势汹涌，初诊时紫癜红紫，融合成片，舌红苔黄，脉数有力。为外感风湿热毒由肌表而入，郁于肺胃，加之素体胃肠湿热蕴滞，内外相引，热毒阻络，迫血妄行，表现以皮肤斑疹为主。朱教授以犀角地黄汤（水牛角代犀角）加减而治。孙思邈在其著作《备急千金要方》论曰："犀角地黄汤，治伤寒及温病应发汗而不汗之内蓄血者，及鼻衄吐血不尽，内余瘀血、面黄、大便黑，消瘀血方……"重用生地黄、玄参、水牛角、石膏等清心胃之火，连翘、蒲公英、黄芩、栀子、竹叶清热解毒；川木通、滑石清热祛湿，通利小便。其中连翘、栀子、竹叶等药物入心经且质地轻扬，既可配合川木通、滑石等加强清心利尿使血热从小便而出，又可适当宣泄风热外达，使斑疹透发顺畅。牡丹皮、白茅根、仙鹤草凉血散血止血，其中白茅根除凉血止血，也可疏泄瘀热从小便而出。二诊患儿斑疹有少量增多，伴少量黑便，舌质红，苔微黄厚腻。为热毒仍炽，且湿热蕴滞胃肠，肠络出血，但患儿神志清爽，斑疹根盘较前松活，病机无内陷之势，朱教授继以清热解毒，凉血化斑，疏泄透达为法，在原方基础上加用枳实、生大黄化肠络瘀血、黄连清胃肠湿热、紫草凉血止血，其中大黄配枳实还可加强瘀热从大便而出之力，紫草也可加强解毒透疹之功。三诊患儿肠络出血已止，皮疹开始干瘪，舌尖红，苔微黄厚。乃血分热毒渐退，血热出血已止，但气阴已伤，余热未清。朱教授加用北沙参、知母、石斛等加强清热养阴，兼清余热同时减黄连、栀子、蒲公英等清热解毒药及滑石、石膏、生大黄等苦寒通利之品以防津液损耗，易紫草为侧柏叶凉血止血，但不宣透，加用炒山楂消食导滞以防胃肠积热，茯苓健脾祛湿防止湿热留滞等。四诊患儿皮疹结痂完全脱落，出血已愈，舌质淡红，苔薄微黄。此时病机为血热已清，气阴不足，不应再予宣散，朱教授以益气养阴，润燥凉血，和血化瘀为法，再减黄芩、川木通等苦寒之品，加用女贞子、墨旱莲补益肝肾，少佐黄芪益气固表，用药清润，调理气血，巩固时间较长而愈。

［12］彭宝丽，郭正珍.朱锦善教授辨治小儿过敏性紫癜验案举隅 [J].中国中西医结合儿科学，2021，13（1）：14-16.

十三、文仲渝医案——湿浊案

患者，男，9岁。2018年8月13日初诊。

病史： 患者因"双下肢瘀斑、瘀点5天，伴腹痛2天，便血半天"就诊。患儿就诊前5天，外感后出现双下肢散在瘀斑、瘀点，不伴瘙痒、疼痛，初无腹痛、关节痛、血尿，纳眠可，二便如常。查体：咽部稍红，双下肢散在瘀斑、瘀点，踝关节处尤甚，颜色鲜红，针尖至黄豆大小，抚之碍手，压之不退色，遂前往重庆市某西医医院就诊。血常规：白细胞计数 $6.7 \times 10^9/L$，中性粒细胞比例 35.7%，淋巴细胞比例 52.4%，单核细胞 6.7%，红细胞 $3.44 \times 10^{12}/L$，血红蛋白 128g/L，血小板计数 $311 \times 10^9/L$，凝血功能、大小便常规及潜血均未见异常。西医诊断为过敏性紫癜。西医诊疗：予口服氯雷他定口服液、双嘧达莫片、芦丁片，外用维生素 E 乳膏等治疗，治疗 3 天后皮疹逐渐减少，颜色明显变淡，偶有新发。2 天前，患儿在进食肥甘厚味后出现腹痛隐隐，双下肢皮疹增多，遂再至前院就诊，复查大便潜血：弱阳性。西医诊断：过敏性紫癜（腹型），加用西咪替丁片，并建议口服强的松片，因患儿家属忌讳激素药物，未加用强的松。就诊半天前，患儿腹痛隐隐，出现肉眼血便，新发紫癜色淡红，遂就诊于我科。刻下症见：患儿体胖，神疲倦怠，嗜卧嗜睡，食少纳呆，脘腹胀满，下肢散在瘀斑，颜色淡红，部分融合成片，大便黏滞不爽，小便不利。舌脉：舌淡红，苔白腻，脉濡。

西医诊断：过敏性紫癜（腹型）。

中医诊断：紫癜。

中医辨证：湿浊证。

治法：利湿化浊，消斑止痛。

方药：除湿化瘀方加减。

党参 15g	茯苓 10g	薏苡仁 10g	豆蔻（后下）10g
丹参 10g	黄柏 10g	苍术 10g	牡丹皮 10g
三七 3g	广藿香 10g	大青叶 10g	金银花 10g
淡竹叶 10g	山茱萸 10g	山药 10g	

5 剂，水煎服，每日 1 剂。

2018 年 8 月 19 日二诊：紫癜渐消，无新发皮疹，腹痛缓解，大便较前成形，无水肿、血尿、关节疼痛，仍倦怠乏力，纳差，小便可，舌淡红，苔白微腻，脉滑。复查大便常规及潜血未见异常。经前方通利湿浊，湿浊之邪得去六七分，兼有脾虚之候，继以醒脾除湿，温中化浊，扶正驱邪之法。

方药：

党参 15g	茯苓 10g	薏苡仁 10g	豆蔻（后下）10g
丹参 10g	广藿香 10g	苍术 10g	麸炒白术 10g
牡丹皮 10g	淡竹叶 10g	山茱萸 10g	山药 10g
石斛 10g	谷芽 10g	麦芽 10g	

7 剂，水煎服，每日 1 剂。

2018 年 8 月 26 日三诊：患儿紫癜明显消退，面色红润，纳眠可，日汗多，食欲稍差，易疲劳，偶有腹痛，休息可缓解，舌淡红，舌苔薄白，脉和缓。理化检查：血尿便常规未见明显异常。此时患儿实邪已去大半，需当扶正，以健脾益气，防水湿复生。

方药：

黄芪 15g	党参 15g	茯苓 10g	麸炒白术 10g
薏苡仁 10g	香薷 10g	佩兰 10g	豆蔻（后下）10g
牡丹皮 10g	淡竹叶 10g	山茱萸 10g	石斛 10g
谷芽 10g	麦芽 10g	炒神曲 10g	

继以此方加减调补月余，病症皆除，电话随访至今，紫癜未再发作。

【评析】 重庆六气以湿为常，此地患儿感病多受湿邪，文仲渝教授擅以通利之法治疗儿童腹型过敏性紫癜。本例患儿舌苔脉象皆为湿浊表现，当因势利导，以通利之法治之。患儿病初以湿浊内蕴肠胃为主，当治以利湿化浊、消斑止痛；初诊后患儿湿浊之邪去除大半，兼有脾虚之候，去黄柏、大青叶防苦寒之品伤及脾胃，加石斛、谷芽、麦芽以醒脾除湿。二诊以健脾利湿，温中化浊，扶正驱邪为主；二诊后患儿湿浊已去，但久病伤正耗气，当治以健脾益气，防湿浊之邪复生。前方去苍术、广藿香防温燥太过，去山药防滋阴太过湿邪留恋，瘀血得除故去丹参，再加黄芪、香薷、佩兰以益气扶正祛湿。调补数月湿邪尽除，停药至今未再反复。

［13］袁超，崔洪涛，文仲渝，等．文仲渝教授运用"通因通用"法治疗儿童腹型过敏性紫癜学术经验［J］.时珍国医国药，2020，31（10）：2517-2519.

十四、靳锋医案——风热夹瘀案

患者，女，27岁。2016年11月初诊。

病史： 患者2016年10月因感冒后双下肢皮下出现瘀斑、瘀点，色黯红，就诊于当地医院，予以氯雷他定、维生素C、钙片等治疗后，病情反复，疗效欠佳，为求进一步诊治，故来我科门诊就诊。查体：心肺（－），肝脾（－），双肾（－），双下肢皮下可见散在瘀点、瘀斑，双侧眼睑轻度水肿，双下肢无水肿，生理反射存在，病理反射未引出。尿常规示：潜血（＋＋＋），尿蛋白（＋）；24小时尿蛋白定量0.28g/L；肾功能正常。刻下症见：患者神清，精神尚可，双下肢皮下散在瘀点、瘀斑，色黯红，自觉腰部困重，双侧眼睑轻度水肿，双下肢无水肿，尿液浑浊有泡沫，纳食、夜寐可，大便尚可。舌脉：舌红，苔薄白，脉浮细。

西医诊断： 过敏性紫癜性肾炎。

中医诊断： 紫癜病。

中医辨证： 风热夹瘀。

治法： 宣肺祛风，凉血活血。

方药：

荆芥10g	防风10g	蝉蜕10g	地肤子10g
蛇床子10g	茜草10g	牡丹皮10g	紫草10g
麻黄5g	大腹皮10g	炮姜10g	芡实20g
锁阳10g	牛膝10g	杜仲10g	

7剂，每日1剂，水煎分服。

同时配合西药甲泼尼龙、维生素C、钙片、双嘧达莫片。并嘱患者注意休息，避风寒，勿食辛辣刺激、海鲜寒凉之品。

二诊： 患者双下肢皮下散在瘀点、瘀斑减少，腰困较前缓解，神疲乏力，尿液微浊，舌淡红，苔薄白，脉细。复查尿常规示：潜血（＋），尿蛋白（＋）；24小时尿蛋白定量0.2g/L。患者病情好转，效不更方，继续服用。

三诊： 患者双下肢皮下散在瘀点、瘀斑基本消退，腰困明显缓解，神疲乏力有所好转，小便色淡、泡沫减少，饮食夜寐可，二便调，舌淡红，苔薄白，脉细。复查尿常规示：潜血（＋），尿蛋白（＋）；24 小时尿蛋白定量 0.18g/L。考虑患者病至后期，邪去正虚，故调整处方。

治法： 益气摄血，凉血活血。

方药：

黄芪 30g	川芎 10g	桂枝 20g	干姜 15g
芡实 20g	续断 20g	锁阳 10g	菟丝子 20g
当归 20g	仙鹤草 20g	茜草 20g	紫草 20g
炮姜 10g			

服药半年余后，患者自述无特殊不适，复查尿常规：潜血（－），尿蛋白（－）。嘱患者慎避外邪，起居有度。

随访 3 个月未复发。

【评析】 本例患者素体肾气不足，外感后正气受损，风热之邪乘机侵袭，扰动血脉，迫血妄行，溢于脉外，离经之血瘀于肌表，诱发本病，可见双下肢皮下散在瘀点、瘀斑。经当地医院治疗 1 个月后，疗效不显，疾病日久，气虚血瘀，经络受阻，水液布散失常，故见双侧眼睑轻度水肿、腰部困重。治疗先以凉血活血为主，予紫草、茜草、牡丹皮、炮姜清热凉血、化瘀止血，力求止血不留瘀、祛瘀不伤正，兼宣肺疏风、顾护卫外，加荆芥、防风、麻黄、蝉蜕。二诊患者症状改善，效不更方，继续服用。三诊患者双下肢皮下瘀点、瘀斑已消退，仍可见潜血、蛋白尿。靳锋认为此时紫癜虽消，但病程缠绵，必有脾肾受损，故不可再与前法，此后应以益气摄血、凉血活血为主，故予黄芪以益气补中，芡实、续断、锁阳、菟丝子以固摄肾气，桂枝配干姜通阳化气、温中健脾，茜草、紫草以凉血活血，仙鹤草、炮姜以止血治标，川芎为血中气药，配合当归既能活血行气，又可补血扶正。服药半余年后，潜血、尿蛋白均恢复正常。

［14］王凡，连粉红，靳锋．靳锋主任医师治疗过敏性紫癜性肾炎经验［J］.亚太传统医药，2019，15（2）：89-91.

十五、周仲瑛医案——风热外侵，湿热瘀毒内蕴，肺肾阴伤案

李某，女，31 岁。2012 年 12 月 26 日初诊。

病史： 患者双下肢紫癜反复发作 2 月余，西药激素治疗仍无好转，紫癜密布如粟粒状，色黯红，经常咽痛咳嗽，面色潮红，烦躁不安，口干渴，汗多乏力，易饥善食，大便干结，尿黄浑浊。舌脉：舌红苔黄根腻，脉细数。尿常规蛋白（＋＋），红细胞 269/μL。

西医诊断： 紫癜性肾炎。

中医辨证： 风热外侵，湿热瘀毒内蕴，肺肾阴伤。

治法： 滋肾养肺清利，祛风凉血化瘀。

方药：

生地黄 15g	玄参 10g	女贞子 15g	墨旱莲 10g
苦参 10g	六月雪 30g	蜀羊泉 15g	鹿衔草 15g
荔枝草 15g	虎杖 10g	牡丹皮 10g	紫草 10g
凌霄花 10g	茜草 10g	大蓟 10g	小蓟 10g
白茅根 15g	生甘草 6g		

14 剂，每日 1 剂，水煎服，每日 2 次。

2013 年 1 月 9 日二诊： 皮肤紫癜大部分消退，面红烦躁消失，口干减轻，大便干结好转，尿常规：蛋白（＋），红细胞 237/μL。

方药： 继守原方加减，原方去虎杖，加石苇 10g，肿节风 15g。

继服 21 剂。

激素停用。

2013 年 1 月 30 日三诊： 皮肤紫癜完全消退，二便调。尿常规：蛋白阴性，红细胞 13/μL。

方药： 原方继进 21 剂。

其后仍守原方服药治疗 3 月余，病情稳定无反复。

【评析】 此医案中医病机为肺肾阴虚，屡感外邪，风热侵袭，湿热瘀毒内

蕴，交结不化，湿热瘀毒留连三焦，导致脏腑失调，病情错综复杂，正虚邪实。治法以滋肾养肺清利、祛风凉血化瘀并举。组方配伍严谨，层次分明，用药精准，有的放矢。方中生地黄、玄参、女贞子、墨旱莲滋肾养阴；苦参、六月雪、蜀羊泉、鹿衔草、荔枝草清利湿热；虎杖、牡丹皮、紫草、凌霄花清热凉血化瘀；茜草、大蓟、小蓟、白茅根凉血化瘀止血。二诊加石苇清热利湿，肿节风清热凉血化瘀，用药紧扣病机，疗效显著。此医案充分体现了周仲瑛教授从"三热论"治过敏性紫癜的学术思想。

[15] 陈令媛，雷森皓，陈健一. 国医大师周仲瑛论治过敏性紫癜经验 [J]. 光明中医，2018，33（9）：1247-1248.

十六、丘和明医案——热毒炽盛案

蔡某，男，6岁。2010年1月26日初诊。

主诉： 反复双下肢瘀点瘀斑1月余，加重2天。病史：2009年12月26日患儿无明显诱因出现双下肢对称性瘀点，稍高出皮面，压之不退色，无痛痒，瘀点瘀斑大小不一，密集分布，从双足逐渐蔓延至臀部及双手，伴有双膝关节疼痛，无红肿。到当地皮肤病医院就诊，予中药及外涂药膏后，瘀点瘀斑减退不明显。2010年1月4日开始出现阵发性腹痛，脐周较甚，解黑便1次，成条，2010年1月5日出现呕吐胃内容物1次，遂到当地医院住院治疗。当时西医诊断为"过敏性紫癜"，予甲强龙、西咪替丁等治疗后症状缓解，无新发皮疹，2010年1月23日出院。出院后再次出现双下肢新发瘀点，性质同前，踝关节周围密集，延及臀部。为求进一步治疗，来我院就诊。查体：咽微充血，双侧扁桃体Ⅰ度肿大，腹平软，全腹无压痛及反跳痛，未及包块，肝脾肋下未扪及肿大，双下肢无水肿，关节无红热肿痛，无畸形。辅助检查：肝功能、肾功能、自免六项、尿常规检查均正常。刻下症见：双下肢及臀部见瘀点瘀斑密集分布、无痛痒，无腹痛，无便血，无关节疼痛，无发热恶寒，纳眠可，二便调。舌脉：舌淡红，苔薄白，脉细数。

中医诊断： 血证——紫斑。

中医辨证：热毒炽盛。

治法：清热解毒，凉血止血，佐以疏散风热。

方药：犀角地黄汤加减。

桑叶 12g	连翘 15g	桔梗 10g，	板蓝根 15g
牡丹皮 10g	生地黄 12g	赤芍 10g	水牛角（先煎）20g
茜草 10g	仙鹤草 10g	蝉蜕 6g	甘草 6g

水煎服。每日 1 剂，连服 7 天。

2010 年 2 月 2 日复诊：病史同前，患儿精神好，全身皮肤未见瘀点瘀斑，咽部仍有微充血，双侧扁桃体Ⅰ度肿大，关节无疼痛，无腹部疼痛，双下肢无水肿。效不更方。

继服原方 14 剂。

嘱患者避风寒，预防感冒。

随访 1 月余，未见紫斑再发，痊愈。

【评析】 患者感受风热之邪，火热偏盛，侵营入血，迫血妄行，故皮肤出现紫斑；风热之邪走窜，损伤胃肠、关节等处之脉络，则可见关节肿痛、便血、腹痛。患者反复发作皮肤瘀点、瘀斑，兼有关节肿痛、腹痛，符合"风者，善行而数变"的风性特点。故治以清热解毒、凉血止血，佐以疏散风热为法。

[16] 何靖，宋思思，胡莉文，等.丘和明治疗过敏性紫癜经验介绍 [J].江西中医药大学学报，2018，30（4）：19-21.

十七、丘和明医案——湿热内蕴案

汤某，男，11 岁。2009 年 4 月 7 日初诊。

主诉：腰痛伴双下肢皮肤瘀点瘀斑 1 周。患者无明显诱因出现四肢关节、头部、腰部及腹部游走性疼痛，继而出现双下肢皮肤针尖样出血样皮疹，呈对称性。当时至广州某医院门诊就诊，西医诊断为过敏性紫癜。西医诊疗予甲强龙、西咪替丁等治疗，腹痛及关节痛可缓解。刻下症见：双下肢皮肤可见瘀点瘀斑，诉腰部疼痛，四肢关节时有游走性疼痛，无发热恶寒，无恶心呕吐，无腹泻，纳差，眠一般，大便质稀，小便可。舌脉：舌淡红，苔白腻，脉滑。尿常规：尿蛋白（++++），尿潜血（+），尿白细胞 41.6/μL，红细胞数 53.3/μL。24 小时尿蛋白定量 9.63g/0.7L。血常规：未见明显异常。

中医诊断：血证—紫斑。

中医辨证：湿热内蕴。

治法：清热祛湿，凉血疏风。

方药：四妙散加减。

苍术 15g	黄柏 15g	牛膝 15g	薏苡仁 20g
茜草 12g	海螵蛸 15g	蒲公英 20g	木香（后下）6g
仙鹤草 12g	白茅根 15g	连翘 15g	

水煎服。每日 1 剂，连服 6 天。

2009 年 4 月 13 日二诊：症状好转，目前无新鲜出血点，出血已得到控制。尿常规：尿蛋白（+），尿潜血（+）。24 小时尿蛋白定量＞1g。继续原方案治疗，守方连服 10 天。

2009 年 4 月 23 日三诊：患者病情稳定，症状改善明显，关节痛、腹痛、皮肤紫癜均消失。尿常规：尿蛋白（+），尿潜血（+）。患者已进入恢复期，肾阴亏虚，阴虚火旺。

治法：滋阴降火，凉血止血。

方药：六味地黄丸加减。

生地黄 10g	山茱萸 10g	山药 20g	牡丹皮 10g
茯苓 15g	仙鹤草 12g	白茅根 15g	茜草 12g
女贞子 10g	墨旱莲 10g	杜仲 15g	甘草 6g

连服 7 天。

【评析】 疾病初期患者主要表现为湿热较明显，兼有风邪，故治疗重在清热祛湿、凉血疏风，方以四妙散加减，佐以凉血化瘀疏风。疾病后期，因湿热之邪累及肾脏，加之大量蛋白质的丢失，致使肾阴亏虚，证属肾阴亏虚、阴虚内热，治法：滋阴补肾、凉血止血，以六味地黄丸加减，酌加凉血止血药物。追踪观察，患者在门诊继续以滋阴补肾、凉血止血中药治疗半年后，血尿、蛋白尿均消失。

［17］何靖，宋思思，胡莉文，等．丘和明治疗过敏性紫癜经验介绍［J］．江西中医药大学学报，2018，30（4）：19-21.

十八、李乃庚医案——血热素盛，灼伤血络，血溢肌腠案

周某，女，9岁。2016年2月18日初诊。

病史：患者双下肢紫癜3月余，在当地医院诊断为过敏性紫癜，经强的松治疗一度好转，停服后紫癜复出，患儿呈满月脸，面色红赤，双下肢有新出红色斑块，按之不退色。舌脉：舌质红、舌苔薄净。血常规、尿常规、抗链球菌溶血素O检查无异常。

中医辨证：血热素盛，灼伤血络，血溢肌腠。

治法：清热凉血为先，因病程已久，有阴伤之象，故佐以养阴之品。

方药：经验方凉血散加减。

生地黄 10g	牡丹皮 10g	赤芍 10g	紫花地丁 10g
知母 10g	紫草 10g	茜草 10g	生石膏（先煎）20g
甘草 5g			

7剂。

2016年2月27日二诊：服上药后紫癜逐渐消退，仍有少量新的出血点，近两日伴有流涕咳嗽，舌苔薄黄、舌质红。

方药：原方去知母加连翘、桑叶各10g。

续服5剂。

2016年3月5日三诊：外感已愈，双下肢紫癜渐少，精神胃纳可，舌质红、苔薄净。

治法：清热凉血，滋阴降火。

方药：

生地黄 10g	枸杞子 10g	女贞子 10g	知母 10g
茜草 10g	墨旱莲 10g	牡丹皮 10g	紫草 10g
连翘 10g	甘草 5g		

7 剂而愈。

【评析】 患儿为血热素盛，外感时邪，血络受损，血溢脉外，而成紫癜。治疗选用经验方凉血散，方中生石膏擅清阳明之热，凉而能散，有透表解肌之力；紫花地丁清热解毒，泻肝脾湿热；牡丹皮清营凉血，泻心火，与生地黄同用更得其力；赤芍、紫草、茜草凉血活血，助消疹退斑；甘草调和诸药。全方共为清热解毒、凉血活血之剂。治疗过程中自始至终以清热凉血为主，助以滋阴，虽有外感，流涕咳嗽，但未发热，故宗原法，配以止咳药治之而愈。

[18] 顾国祥，徐玲，杨丽霞，等. 李乃庚治疗儿童过敏性紫癜心法 [J]. 江苏中医药，2018，50（3）：13-14.

十九、刘宝文医案——风盛血热，兼有湿热案

高某，男，43 岁。2016 年 8 月 11 日初诊。

病史： 患者于 2016 年 8 月 1 日无明显诱因出现双下肢瘀斑瘀点，色鲜红，触之不碍手，压之不退色，伴有关节肿胀疼痛，于某县医院就诊，查血常规、尿常规、凝血功能，未见异常。诊断为过敏性紫癜，予维生素 C、氯雷他定、甘草酸苷片、伐昔洛韦、匹多莫德口服液治疗，未见好转。门诊复查血常规：白细胞 4.6×10^9/L，血红蛋白 126g/L，血小板 244×10^9/L。尿常规示：镜检红细胞 $0 \sim 1$/L。支原体抗体：阴性。过敏原：大豆（＋）。刻下症见：双下肢瘀斑瘀点，色鲜红，触之不碍手，压之不退色，伴有膝关节肿胀疼痛，面红，怕热，纳可，夜眠佳，大便干，小便正常。舌脉：舌红胖，苔薄黄脉数。

中医辨证： 风盛血热，兼有湿热。

治法： 清热凉血，祛风化瘀，佐以清热利湿。

方药： 愈风消斑汤加减。

| 防风 15g | 黄芩 15g | 牛蒡子 15g | 秦艽 15g |
| 薏苡仁 30g | 木瓜 15g | 牛膝 15g | 火麻仁 30g |

10 剂，水煎服，每日 2 次，口服。

同时辅以匹多莫德口服液 10mL，每日 2 次口服，提高免疫力，肠虫清 2 片顿服，扑尔敏 4mg，每日 3 次口服抗过敏，补钙，素食。

2016 年 8 月 25 日二诊： 患者皮肤出血点色黯，膝关节时有疼痛，大便不干，舌黯红，脉沉细数。复查尿常规：未见异常。

方药： 上方加桃仁 15g，蒲黄（包煎）15g，五灵脂（包煎）15g，延胡索 20g 加强活血化瘀止痛之功。

10 剂，水煎服。

匹多莫德口服液、钙片继服。

2016 年 9 月 12 日三诊： 皮肤瘀点消退，膝关节疼痛缓解，无明显不适，舌黯淡，苔黄，脉细数。尿常规：未见异常。

此后患者继续服用汤药巩固治疗至 3 个月，皮肤瘀斑瘀点及关节痛至完全缓解，尿常规始终未见异常。

现已经停药，恢复正常饮食，随访患者现一切完全恢复正常。

【评析】 本病例，西医药治疗暂无特效方法，仅有改善血管通透性的药物，即糖皮质激素治疗，但激素不良反应大，易诱发消化道溃疡、高血压、糖尿病、骨质疏松等一系列并发症。同时刘教授认为，本病的发生发展与上呼吸道感染密切相关，因此无论证型如何，清热解毒始终贯穿始终，同时增强免疫力，减少外感的发生机会，该患者口汤药治疗后皮肤瘀斑瘀点消退，关节肿痛缓解，且未复发，疗效显著且不良反应少，中西医结合，择优从之，取长补短，以达到最佳疗效。

［19］郭晓雪, 刘宝文. 刘宝文治疗过敏性紫癜诊疗思路 [J]. 中医药临床杂志, 2017，29（7）：990-992.

二十、朱珊医案——食积化热，热入脉络案

范某，男，9岁。2015年9月20日初诊。

病史： 患者1个月前过食鱼虾后四肢出现大量瘀点、瘀斑，色鲜红，大小不等，不高出皮肤，抚之不碍手，伴有腹痛、双下肢关节肿胀疼痛、尿血，无发热及呕吐，纳差，夜寐可，大便正常。舌脉：舌质红，苔黄厚，脉滑数。查体：体温37℃。血常规：白细胞 9.93×10^{12}/L，中性粒细胞57%，淋巴细胞42.1%，嗜酸性粒细胞8.6%，血小板 260.1×10^{12}/L。尿常规：红细胞（＋），余无明显异常。腹部及双肾彩超无异常。

中医辨证： 过食鱼虾，食积化热，热入脉络，迫血妄行。

治法： 消食导滞，清热凉血散瘀。

方药： 犀角地黄汤加减。

生地黄 15g	白芍 15g	赤芍 12g	牡丹皮 12g
徐长卿 12g	醋延胡索 12g	白茅根 12g	秦艽 10g
大蓟 10g	小蓟 10g	连翘 9g	紫草 9g
炒鸡内金 9g	炙甘草 6g	水牛角（先煎）15g	

7剂，水煎服。

服后四肢瘀点、瘀斑明显减少，尿血症状减轻，腹痛及双下肢关节肿胀疼痛消失，纳眠可，大便正常。复查尿常规：红细胞 1～3/HP，余无异常。

方药： 以上方去延胡索、鸡内金、紫草，加栀子9g。

6剂，水煎服。

服药后诸症愈，复查尿常规无异常。

随访1个月，患者因感冒后双下肢出现散在瘀点瘀斑，色鲜红，不高出皮肤，抚之不碍手，无腹痛、关节肿痛及尿血，纳眠可，二便正常，舌质红，苔薄白，脉数。查尿常规无异常。

守第二次方，去白茅根、大蓟、小蓟，加丹参、紫草各10g。

6剂，水煎服。

服药后诸症愈。随访 1 年未复发。

【评析】 小儿过敏性紫癜作为儿科临床中的常见病，其临床变化迅速，治愈难度系数大，且病情易迁延。朱珊教授从医三十余年，从中医药理论出发，辨证论治，认为小儿脏腑娇嫩、形气未充，生机蓬勃、发育迅速，且小儿为纯阳之体，感邪后易于化热伤络，血溢于脉外，留于肌肤而发为本病，并运用犀角地黄汤加减治疗，取得了比较满意的临床效果。

[20] 王娇娇，程静凯，胡文杰，等. 朱珊教授运用犀角地黄汤治疗小儿过敏性紫癜的临床经验 [J]. 中国中医药现代远程教育，2017，15（4）：79-80.

二十一、程燕医案——风热伤络案

刘某，男，7 岁。2016 年 4 月 16 日初诊。

病史： 患者因双下肢及臀部紫癜 4 天就诊。患者于 4 天前患感冒出现发热，鼻塞，流涕、咽痛，随即出现双下肢及臀部皮疹，双下肢瘀点瘀斑对称分布，颜色鲜红，深浅不一，大小不一，呈斑片状及针尖样，稍高出皮面，压之不退色，并伴有皮疹的瘙痒，无腹痛，无关节肿痛，精神可，心肺正常，咽部充血，扁桃体Ⅰ度肿大，腹软，脐周无压痛，纳可，睡眠可，大便可，小便正常。舌脉：舌红，苔薄黄，脉浮数。辅助检查：血常规、尿常规及大便常规均正常。

西医诊断： 单纯型过敏性紫癜。

中医辨证： 风热伤络。

治法： 疏风散邪，清热凉血。

方药：

蒲公英 15g	苦地丁 10g	地肤子 10g	白鲜皮 10g
防风 6g	牵牛子 6g	槟榔 6g	金银花 10g
栀子 6g	淡豆豉 10g	蝉蜕 10g	牡丹皮 10g

玄参 15g　　　　　生大黄 6g　　　　　　泽泻 10g

4 剂，每日 1 剂，冷水浸泡 30 分钟，水煎 2 次，每次煎煮 20 分钟，共取汁 400mL，分 3 次温服。

并同时加服维生素 C 片、芦丁片。

嘱饮食清淡，忌腥膻、油腻、辛辣、海鲜等易过敏食物，减少活动量，多休息。

2016 年 4 月 20 日二诊：患者紫癜未新发，下肢及臀部瘀点瘀斑渐退，皮疹颜色变黯，无腹痛，关节痛，但患者偶感心烦，且大便稀溏。

方药：原方去生大黄、黑丑，加白茅根 10g，竹茹 6g。增强清热除烦之功，继服 7 剂。

2016 年 4 月 28 日三诊：患者双下肢及臀部瘀点瘀斑明显减少，仅在腘窝及大腿内侧有散在的斑点。继服前方 6 剂。

之后原方加减连续服用 1 月余，随诊患者病情平稳，无特殊不适，至今未复发。

【评析】　本患儿因下肢及臀部出现鲜红色皮疹而就诊，因患者除皮疹外并无腹痛，双膝关节肿痛，尿常规、大便常规及肾功能均正常，故诊断为单纯型过敏性紫癜，主要因为外感风热湿邪，内窜血络，迫血妄行，血不循经，溢于脉外，而发为皮疹，予自拟清热解毒汤为主方，治以疏散风热，清热解毒，祛湿。湿邪致病缠绵难愈，致皮疹反复发作，故重用祛风除湿之品，同时注重饮食调护及休息。过敏性紫癜具有一定的自愈性，但易反复发作，中医药治疗过敏性紫癜疗效确切、稳定性强、不良反应小。程主任运用中医药治疗过敏性紫癜有优势，在遣方用药时紧紧围绕风、热、湿、瘀四个病因病机关键，在临床上取得了满意的疗效。

［21］谷佳佳，程燕. 程燕主任治疗小儿过敏性紫癜经验拾撷 [J]. 陕西中医药大学学报，2017，40（2）：30-31.

二十二、万英医案——风热犯肺，灼伤血络案

杨某，女，6 岁。2013 年 3 月 4 日初诊。

病史：患儿不慎受凉后出现发热，鼻塞，咽痛，当地某医院治疗 3 天后热退，

开始出现双下肢深红色斑丘疹，压之不退色，抚之碍手，伴偶有腹痛，咽痛，大便干，小便黄。舌脉：舌红，苔黄稍厚，脉数。尿常规：潜血（++）。

中医辨证：风热犯肺，灼伤血络。

治法：疏风清热，凉血安络。

方药：银翘散合犀角地黄汤加减。

金银花 10g	连翘 10g	牛蒡子 10g	水牛角（先煎）10g
生地黄 10g	赤芍 10g	牡丹皮 10g	枳壳 10g
荆芥 10g	防风 10g	白茅根 15g	薄荷（后下）6g
甘草 6g			

每日 1 剂，水煎服，共 5 剂。

2013 年 3 月 10 日二诊：患儿皮疹大部分消退，偶有新发，无咽痛、腹痛，舌红，苔黄微厚，脉数。尿常规：潜血（++）。

方药：上方去荆芥、薄荷、防风、枳壳，加白花蛇舌草、炒藕节、小蓟、蒲黄（包煎）、滑石（包煎）、通草各 10g。

每日 1 剂，水煎服，共 6 剂。

2013 年 3 月 17 日三诊：患儿皮疹消退，未见新发，自觉手足心热，夜间汗多，舌红，苔少，脉细数。尿常规：潜血（+）。

方药：知柏地黄丸合犀角地黄汤加减。

知母 10g	黄柏 10g	熟地黄 10g	生地黄 10g
山药 10g	山茱萸 10g	牡丹皮 10g	水牛角粉（冲服）10g
茯苓 10g	枸杞子 10g	黄精 10g	

每日 1 剂，水煎服，10 剂。

2013 年 3 月 28 日四诊：患儿皮疹无复发，手足心热感消失，夜间汗减少，二便调，舌淡红，苔薄白，脉平。尿常规正常。

上方去知母、黄柏，加黄芪、防风各 10g。1 日半 1 剂，水煎服，10 剂。

2013 年 4 月 10 日五诊：患儿未复发，停药观察。

随访 1 年无复发。

【评析】　过敏性紫癜的发病与"风热、虚、瘀"密切相关，万英主任医师认为本病初期多为风热犯肺，肺之热从气分入血。《时病论》曰："推其身见红点，即方书所谓小如蚊咬着为疹，是为肺热之后。"患儿初诊时，仍有咽痛、鼻塞，外感症状未消，皮疹深红色，为肺热入血分，故初诊选用银翘散合犀角地黄汤。方中金银花、连翘、牛蒡子清热解毒、利咽消肿，荆芥、防风辛散表邪，水牛角清热解毒，凉血散瘀，生地黄、牡丹皮、赤芍、白茅根清热凉血散瘀。患儿二诊时，呼吸道症状消失，仍有部分皮疹，尿常规潜血仍为 ++，故予犀角地黄汤合小蓟饮子加强凉血止血作用，此诊加小蓟清下焦热、凉血止血，蒲黄、藕节止血消瘀，佐以滑石、通草清下焦热。患儿三诊时皮疹消退，但仍有镜下血尿，自觉手足心发热，此乃热邪伤阴，虚火灼伤血络，中医辨证为阴虚火旺，选用知柏地黄丸合犀角地黄汤加减滋阴清热，凉血止血，方中三补三泻，补而不滞，知母清热泻火，黄柏清下焦热，泻火除蒸。恢复期间予六味地黄丸合玉屏风加减继续补肺肾之阴，益气固表，提高自身免疫，预防复发。本病的发作常因外感及饮食不当而诱发，万英主任医师认为肺为外邪入侵的主要门户，肺与大肠相表里，上下呼应，从肺论治本病，以杜绝其诱因，阻止其复发，在临床上收到了较好的疗效。

据近年来临床统计，过敏性紫癜的发病率呈逐年上升趋势。中医药治疗更能体现个体化原则，可针对患儿的具体病情缓解和改善其症状和体征。本病中医的辨证论治尚无统一标准，从肺论治过敏性紫癜有其充分的理论基础，临床也有其疗效，但治疗时仍不可忽略其他脏腑与过敏性紫癜生理病理的联系，应注意中医诊治疾病的整体观。

［22］陈燕，万英．万英主任医师从肺论治小儿过敏性紫癜临床经验 [J]．中国中西医结合儿科学，2015，7（1）：26-28．

二十三、赵冠英医案——湿热蕴毒，迫血妄行案

季某，女，30 岁。1997 年 4 月 18 日初诊。

病史：患者 1996 年 10 月乔迁新居，于第 5 天双下肢皮肤出现针尖样皮下出

血点，斑点密布，伴瘙痒。在本院皮肤科诊断为过敏性紫癜。中西医结合治疗 6 月余，效果不明显。血常规：嗜酸性粒细胞 0.22，其余正常。出凝血时间正常，尿常规（++），变态反应试验：对多种变应原反应阳性。住院治疗 2 月余，其间遍用西药，曾脱敏注射多次，因病情无好转出院，慕名求赵冠英老中医诊治。刻下症见：患者双下肢皮肤广泛性针尖样紫癜，色鲜红，压之不退色，诉周身疲乏，膝关节酸痛，小便黄。舌脉：舌红、苔黄腻，脉滑数。

中医诊断：发斑。

中医辨证：湿热蕴毒，迫血妄行。

治法：清热解毒利湿，凉血活血化斑，佐以祛风止痒。

方药：

白茅根 30g	赤芍 20g	生地黄 15g	牡丹皮 15g
紫草 15g	丹参 15g	葛根 15g	地肤子 15g
黄芩 15g	蒲公英 15g	连翘 15g	红花 10g
黄柏 10g	蝉蜕 6g		

每日 1 剂，水煎分 2 次服。

1997 年 4 月 22 日二诊：上方 4 剂，双下肢紫癜已减少，斑点色泽变淡，瘙痒减轻。

效不更方，上方续服 6 剂。

1997 年 4 月 30 日三诊：双下肢紫癜全消，无遗留色素沉着。血常规：嗜酸性粒细胞 0.08，其余正常。

随访半年未复发。

【评析】 过敏性紫癜是以毛细血管炎为主要病变的变态反应性疾病，发病原因可分感染、药物、食物 3 类，临床表现以皮肤紫癜、关节肿痛、腹痛、便血、尿血为特征。本案出、凝血时间，血小板计数均正常，嗜酸性粒细胞增高。中医辨证属"血证""发斑"范畴。发斑有阳证、阴证之分，本例属阳证发斑，系感染疫毒引起。治以清热解毒利湿，凉血活血化斑。方中白茅根、生地黄清热止血；地肤子、蝉蜕止痒；牡丹皮、赤芍、紫草凉血化斑，尤以红花一味活血化瘀，热郁血滞发斑之证最相宜。因药证相符，迁延痼疾终获痊愈。

［23］杨明会．赵冠英验案精选 [M]．北京：学苑出版社，2003．

二十四、邢向晖医案——气滞血瘀案

患儿，女，6 岁。

主诉：患者反复紫癜 3 个月。初发时曾用中药治疗，紫癜一度消退，其后又反复出现。近半个月病情加重，四肢均见紫黯色斑点，尤以双下肢为甚，且难以消退，伴腹痛，食欲不振，神疲乏力，大便干燥。舌质黯，舌尖有瘀点，脉弦涩。血常规：白细胞 $10.2 \times 10^9/L$，血小板 $180 \times 10^9/L$，出凝血时间正常，尿潜血（++）。

中医辨证：气滞血瘀。

治法：活血化瘀，通络止痛。

方药：桃红四物汤加减。

桃仁 6g	红花 6g	川芎 6g	当归 12g
生地黄 12g	赤芍 10g	白芍 12g	延胡索 9g
香附 6g	大黄 6g		

服药 4 剂，大便通畅，腹痛减轻，减大黄继服 4 剂，紫癜消退近半，腹痛消。

方药：上方加墨旱莲 15g，地锦草 20g。

继服 8 剂，紫癜全部消退。唯尿潜血波动在（+）～（++），舌质较淡，脉细无力。调整治法为益气养阴，活血化瘀。

方药：

党参 12g	黄芪 15g	白术 12g	当归 9g
赤芍 10g	大蓟 12g	小蓟 12g	女贞子 12g
墨旱莲 12g	生地黄 12g	地锦草 20g	三七粉（冲服）2g
琥珀粉（冲服）1g			

继服 15 剂，尿潜血转阴。

继以上方减止血药继服以调理善后，随访1年未复发。

【评析】 外溢之血瘀而不散，瘀阻脉络，形成血瘀，即古人云"离经之血必瘀"。另气滞血瘀、气虚血瘀均加重了"瘀"的形成，故"瘀"是紫癜的基本病变。而瘀血不去，新血不循常道，又可加重出血。故该证型临床以紫癜反复出现，色黯青紫，难以消退，并伴腹痛、关节痛、皮肤不泽、舌黯有瘀点为特点。遵古人"凡瘀急以祛瘀为要"，选用活血祛瘀法，可祛瘀而生新，使血不外溢，循其常道则出血自止。

[24] 邢向晖．小儿过敏性紫癜中医辨治五则 [J]．中国医药学报，2003（9）：549-551．

二十五、孙郁芝医案——热毒内蕴，迫血妄行，阴虚夹瘀案

彭某，女，14岁。1999年3月10日初诊。

病史：患者四肢出血性皮疹、腹痛、颜面及下肢水肿、尿如茶色反复发作40余日。四肢散在红色皮疹，对称分布，压之不退色，尿色深黄，颜面轻度水肿，口干，咽痒，手足心热，腰困。舌脉：舌红、苔薄黄，舌底脉络黯红，脉细数。平素易感冒。尿常规：蛋白（++），潜血（+++），镜检红细胞（+++）/HP。

西医诊断：过敏性紫癜性肾炎。

中医诊断：血证（肌衄、尿血）。

中医辨证：热毒内蕴，迫血妄行，阴虚夹瘀。

治法：清热凉血，滋阴凉血。

方药：

生地黄 8g	牡丹皮 8g	赤芍 8g	女贞子 12g
墨旱莲 12g	丹参 20g	小蓟 20g	白茅根 20g
石韦 20g	薏苡仁 20g	杜仲 10g	砂仁（后下）5g
陈皮 8g	金银花 20g	黄芩 8g	车前子（包煎）20g

每日1剂，水煎服。

嘱忌食鱼、虾，预防感冒。

3月16日二诊：四肢皮疹消退，颜面部水肿消失，尿色仍深黄，余症悉减，舌脉同前。尿常规：蛋白（+），潜血（++），镜检红细胞（++）/HP。

方药：上方加藕节炭 12g。

3月22日三诊：尿色淡黄，咽干痒不适。复查尿常规：蛋白阴性，潜血（+），镜检红细胞（+）/HP。

方药：继进上方，去杜仲、车前子，加桔梗 8g，麦冬 10g。

4月12日四诊：服上方 20 剂，病情稳定。舌淡红、苔薄黄，脉滑数。守法以上方略作加减，服药 30 余剂，诸症消除，尿检持续阴性而告愈。随访 1 年无复发。

【评析】 本病案为全国名中医孙郁芝教授治疗过敏性紫癜性肾炎的验案。患儿尿色深黄，颜面轻度水肿，口干，咽痒，手足心热，腰困，舌红、苔薄黄，舌底络脉黯红，脉细数。平素易感冒。中医辨证为热毒内蕴，迫血妄行，阴虚夹瘀。故处方选药多为清热滋阴凉血之药，兼顾补益脾肾，利水消肿，效如桴鼓。三诊时，尿色淡黄，咽痒，蛋白阴性。孙教授见微知著，明察秋毫，考虑温性上火，利尿伤阴，故去温性之杜仲，利尿之车前子，加桔梗、麦冬滋阴利咽。

［25］高继宁，李宜放，米彩云.孙郁芝治疗过敏性紫癜性肾炎思路探讨
　　　　[J].山西中医，2000（4）：41.

二十六、张琪医案——毒热内蕴，灼伤血络，迫血外溢案

杨某，男，59 岁。1993 年 4 月 3 日初诊。

病史：患者低热不退 1 个月。患者 1 个月前因躯干及下肢出现紫红色瘀点、瘀斑，被某医院诊为"过敏性紫癜"，伴低热，测体温 37.4℃，经激素治疗后紫斑退，但仍发热且全身软弱无力，上下楼皆困难。来诊治时，知其尚有五心烦热。

舌脉：脉数，舌质红，苔白干。

中医辨证：毒热内蕴，灼伤血络，迫血外溢。

治法：清热解毒，凉血消斑。

方药：

生地黄 20g	牡丹皮 15g	焦栀子 10g	水牛角（先煎）20g
白芍 15g	当归 15g	黄芩 15g	侧柏叶 20g
大青叶 15g	白茅根 30g	小蓟 30g	茜草 20g
玄参 15g	生甘草 10g		

4 月 16 日二诊： 服上方 12 剂，全身较前有力，精神较佳，低热退，体温反复两次 37.5℃，持续 4 ～ 5 小时即退。自述头部烘热，腹泻便溏。考虑为邪热未全肃清兼脾虚下泻。

治法：以清热凉血为主，辅以健脾止泻。

方药：

牡丹皮 15g	生柏叶 20g	大青叶 15g	水牛角（先煎）20g
焦栀子 10g	赤芍 20g	小蓟 30g	青蒿（后下）20g
白茅根 30g	生地黄 15g	玄参 15g	白芍 15g
怀山药 20g	白术 20g	茯苓 20g	芦根 30g
甘草 15g			

4 月 28 日三诊： 服此方 10 剂，体温已恢复正常，紫癜退，未见有新的出血点，全身有力。但仍腹泻，食欲不振，经查诊有"肠结核"，舌苔薄白，脉象已缓。

治法：此为邪热已除，宜健脾止泻。

方药：

茯苓 15g	怀山药 20g	五味子 15g	龙骨（先煎）20g
乌梅 15g	诃子 20g	白术 15g	牡蛎（先煎）20g
川黄连 10g	陈皮 15g	麦芽 20g	砂仁（后下）6g
石斛 15g	麦冬 15g	甘草 10g	

5 月 15 日四诊： 服上方 8 剂，泄泻止，下肢又见少量紫癜，食纳转佳，全身有力，体温正常，舌苔白滑，脉缓。

治法：宜健脾为主，辅以凉血之品。

方药：

川黄连 15g	陈皮 15g	怀山药 20g	砂仁（后下）10g
麦芽 20g	山楂 15g	白术 15g	茯苓 15g
太子参 15g	白芍 15g	当归 15g	刘寄奴 20g
乌梅 15g	牡丹皮 15g	侧柏叶 20g	白茅根 25g
甘草 10g			

服上方 6 剂，病已痊愈，去青岛疗养。

【评析】　本案为过敏性紫癜，初以紫癜为主证，中医有"肌衄"之称。经治紫癜退，但持续低热 37.5℃，全身乏力、五心烦热，舌红少津，脉数。中医当以"发热"论治。但虽热势轻微，且有乏力、五心烦热之症，终因疾病初起，脉数有力而辨为实证，非虚热。综观舌脉症，辨为毒热内蕴，灼伤血络，迫血外溢。虽经激素治疗紫癜退，但毒热未清，"血气未平复，余热未尽"，治以清热解毒凉血法，经三次复诊，服药 20 剂，血止热退，全身有力，体温正常，精神转佳。后出现泄泻之"肠结核"症状，改用健脾止泻法加龙骨、牡蛎、乌梅、诃子收敛之品，健脾收敛止泻的同时，另收统摄收敛止血之效。经调治，泄泻止、紫癜退而愈。

［26］张琪．张琪临床经验辑要 [M]．北京：中国医药科技出版社，1998.

二十七、祝谌予医案——肾阴亏虚，血热妄行案

史某，女，8 岁。1992 年 6 月 24 日初诊。

主诉：双下肢皮肤紫癜伴蛋白尿、镜下血尿 2 个月。病史：患儿今年 4 月初，食虾米后双下肢皮肤出现密集紫癜，查尿蛋白（+++），红细胞大量。4 月 20 日市儿童医院西医诊断为过敏性紫癜、紫癜性肾炎。西医诊疗予雷公藤多贰片 10mg，每日 3 次口服，下肢皮肤紫癜消退，但多次检查尿蛋白（++）~（+++），红细胞大量，5 月中旬出院。6 月 21 日本院查尿蛋白 100mg/dL，红细胞 > 250/μL，白细胞 25/μL。由其父携带就诊于祝谌予。刻下症见：无特殊不适，双

下肢皮肤可见陈旧性紫斑，色淡。舌脉：舌淡黯，脉细弦。

中医辨证： 肾阴亏虚，血热妄行。

治法： 凉血清热，补肾滋阴。

方药： 验方过敏煎加减。

银柴胡 10g	防风 10g	乌梅 10g	生甘草 6g
五味子 10g	白茅根 30g	益母草 20g	生黄芪 20g
川续断 10g	菟丝子 10g	枸杞子 10g	

14 剂，水煎服。

治疗经过： 药后查尿蛋白 60mg/dL，白细胞（－），红细胞＞250/μL。尿沉渣形态学检查：红细胞 10～15/HP，为异常形态。

8月2日再诊： 中医辨证为肾虚血燥，迫血妄行。治法：凉血止血，补肾滋阴。

方药： 四生丸加味。

生地黄 10g	侧柏叶 15g	荷叶 10g	艾叶 10g
地榆 30g	白茅根 30g	大小蓟各 10g	乌梅 10g
五味子 10g	山茱萸 10g	枸杞子 10g	生黄芪 30g

每日 1 剂，水煎服。

嘱停服雷公藤多甙片。

8月30日三诊： 查尿蛋白 15mg/dL，红细胞＞250/μL。尿沉渣形态学检查：红细胞 6～11/HP，为异常形态。无自觉症状，舌尖红，脉细滑。

方药： 守方加牡丹皮、紫草，配制蜜丸，每丸 10g，每服 1 丸，每日 2 次。

服药 2 个月，尿蛋白（－），红细胞 150/dL。

再服 2 个月，尿常规（－）。

1994 年 11 月随诊，未再反复。

【评析】 本案就诊时除镜下血尿之外，无其他不适，似乎"无证可辨"。然祝谌予根据儿童发病，皮肤发斑的病史，中医辨证为阴虚血燥，热迫血行，初诊时辨病为主，用过敏煎加味以疏风凉血，益阴补肾；再诊时主用四生丸、六味地黄汤加减凉血止血，滋阴补肾；终使雷公藤多甙停服，尿常规逐渐正常，充分体现出辨证结合辨病的优越性。

［27］董振华，季元，范爱平．祝谌予临床验案精选［M］．北京：学苑出版社，
1996.

二十八、周霭详医案——腑实不通，气滞血瘀案

齐某，男，13岁。1983年9月13日初诊。

主诉： 全身紫斑，腹痛便血50天。病史：患者于50天前无明显诱因双下肢出现对称性皮下瘀点，高于皮肤，部分融合成片。同时逐渐出现膝关节酸痛，腹痛便血，量每次为100～150mL，曾在医大某院求治，西医诊断为过敏性紫癜，给予氢化可的松静脉注射治疗及用止血药1月，腹痛频作，便血时出时止，紫癜不退，现腹痛便血，血色紫黯，腹满间有坠胀感，口渴不欲饮，虚烦少眠，手心热而无汗，小便色黄。检查：神情不振，两目黯青，颧赤唇萎。舌脉：舌质隐青，苔薄而干，脉弦涩有力。少腹拒按。血常规：血小板$110×10^9$/L。

中医辨证： 腑实不通，气滞血瘀。

治法： 清热行血，疏表通里。

方药：

| 桃核仁20g | 大黄10g | 桂枝5g | 炙甘草10g |
| 芒硝3g | | | |

2剂，水煎服。

9月15日二诊： 上方服后，1剂血减，2剂血止，腹痛大减，紫斑颜色变浅。舌质黯红，苔薄少津，脉弦涩。

方药：

当归15g	白芍15g	川芎5g	生地黄20g
白蒺藜25g	蝉蜕15g	乌梢蛇10g	何首乌15g
白鲜皮15g	白薇10g	银柴胡15g	

水煎服。守方治疗20剂，紫斑消退。

后用四物汤调理 1 个月，症状悉平，未再复发。

【评析】 紫斑病有别于出疹及温病发斑，外感内伤皆可致病。以外邪入侵，酿生热毒，病及血脉为其重要原因。以清热凉血、止血治本为常理之中。而滥用激素"探索治疗"往往会加重病情。认识到本例紫斑便血，汤水不思，身无汗而溲黄，综合四诊，断其阳热郁伏，表有不和，两阳相熏灼，血气流溢，失其常度熏发肌肤，内溢浊道，造成阴血蓄而不行，热结下焦，波及于膀胱，扰于肠胃而为病。桃核承气汤仲景本为热结膀胱而外不解之蓄血证而设，本"有者求之"为原则，今变通其用，通因通用，故收 1 剂血减，2 剂血止之效。又以增损地黄饮子理损补虚，清解余邪，何虑其不瘥。读书在知出与入，不能入于书则不知古人用心处，不能出于书，则又死在言下，即此意也。

[28] 隋殿军，王之虹.中国现代名医医案医话选 [M].吉林：吉林科学技术出版社，1995.

二十九、时振声医案——肺肾阴虚，阴虚内热案

李某，男，27 岁。1987 年 3 月初诊。

主诉：双下肢紫癜伴尿血 4 月余。病史：1986 年 11 月感冒后出现四肢皮疹、瘙痒不已，几天后双下肢突然出现大片疹斑，并伴有肉眼血尿。辅助检查：尿蛋白（++），红细胞满视野，白细胞 5～10/HP，管型 0～3/LP，肾功能尚正常。

西医诊断：紫癜性肾炎。

中医诊断：尿血。

中医辨证：肺肾阴虚，阴虚内热。

治法：养阴清热，凉血散瘀。

方药：

生地黄 15g	牡丹皮 10g	麦冬 10g	五味子 10g
茯苓 15g	泽泻 15g	马鞭草 30g	侧柏叶 30g

益母草 30g　　　　桔梗 6g　　　　白花蛇舌草 30g

　　　　　　　　　　　　　　　　　　8 剂，水煎服，每日 1 剂。

二诊：服上药 8 剂后，尿蛋白即转阴，尿红细胞消失，诸症明显好转。

继服上方加减月余，尿检持续多次阴性。后曾改竹叶石膏汤等养阴清热加减善后。至今已 3 年余未见复发，肾功能保持正常。

【评析】 紫癜性肾炎以尿血为突出，属于中医"尿血"范畴。本病治疗宜活血不宜止血，虽镜下血尿亦然，以免止血留瘀，变生他患。因此认为活血化瘀是治疗紫癜性肾炎的重要治法，应贯彻始终。西医学认为本病采用抗凝剂及抗血小板凝聚药是有益的，而许多活血化瘀中药具有此功能。另外，本病与呼吸道感染和肠道感染有关，所以本病除活血化瘀外，尚须佐以清热、解毒、利湿、疏风等法，有利于提高疗效。恢复期重在调理脏腑阴阳，尤宜养阴清热，扶正达邪，防止复发。

［29］隋殿军，王之虹．中国现代名医医案医话选 [M]．吉林：吉林科学技术
　　　　出版社，1995.

三十、金厚如医案——热邪蕴郁，营阴耗伤，血络违和，气滞作痛案

张某，男，8 岁。

病史：患者以腹痛 2 周，近日脚痛兼见皮下瘀血斑点入院。刻下症见：低热，少腹疼痛，伴有呕吐，肢痛，膝踝关节皮肤红肿，右下肢膝踝关节红肿尤重，行动不便，四肢散在有大小不等，突出于皮肤表面的红色斑丘疹，压之不退色。舌脉：舌质红，苔白少，脉弦稍数。辅助检查：血小板正常，出血时间 3 分 30 秒，凝血时间 2 分钟。

中医辨证：热邪蕴郁，营阴耗伤，血络违和，气滞作痛。

治法：清热凉血，养阴和络，少佐止血化瘀安胃之品。

方药：

鲜芦根 30g　　　　白芍 10g　　　　生甘草 6g　　　　鲜地黄 10g

丹参 10g	白薇 10g	金银花炭 10g	生牡蛎（先煎）25g
藕节炭 10g	黄连 15g	侧柏叶 10g	姜竹茹 10g

二诊：服上药 3 剂后热退，未吐，脐周尚有轻度疼痛，右膝关节红肿作痛，舌质微红，苔薄，脉软数。

中医辨证：血络蕴热留滞，肝胃不和。

治法：清热养阴，和络调中。

方药：

金银花 12g	连翘 10g	鲜茅根 30g	鲜地黄 10g
白芍 10g	生甘草 6g	茜草 6g	煅牡蛎（先煎）18g
藕节炭 10g	姜竹茹 6g	法半夏 6g	

三诊：前后共服 5 剂，腹痛消失，全身皮肤未见新出血点，右膝关节肿消，已能屈伸，逐渐活动自如。停药 5 天后，因饮食失节，腹痛复发，呕吐而禁食、禁药，皮肤又出现出血点而再诊。舌质微红，苔黄腻，脉弦数。近数日来，由于禁食未吐，仍有腹痛及皮肤出血点。

中医辨证：脾胃违和，肝邪犯胃。

治法：和中安胃，柔肝镇逆。

方药：

姜竹茹 10g	法半夏 10g	黄连 2g	滑石（包煎）10g
生姜 2g	枇杷叶 10g	吴茱萸 1g	生赭石（先煎）12g
旋覆花（包煎）10g			

四诊：服上药 3 剂后，未再呕吐，腹痛消失，全身未再出现出血点，舌质微红，苔薄，脉弦数。

中医辩证：脾胃渐和，胃纳渐开，运化渐复，而久病气血两虚，脉络失养，四肢仍有陈旧出血点。

治法：清养脾胃，养血和络。

方药：

橘络 3g	白茅根 30g	藕节 6g	生牡蛎（先煎）30g

| 白芍 6g | 茯神 10g | 谷芽 10g | 阿胶（烊化）10g |

生龙骨（先煎）12g

【评析】　过敏性紫癜，当考虑体质的虚实，如果正气充实，以治病为主，不用养正药；如抵抗力不足，则在和血络方中，加用养正药为宜。本例初用清热凉血，养阴和络，少佐化瘀止血安胃之品，后因饮食失节，腹痛呕吐，皮肤出血点复现，急则治其标，于三诊中改用和中降逆为主，以小法半夏汤与法半夏泻心汤合方，可降胃气之逆，以治呕吐。患者有肝经郁火，脾虚血络运行不畅，有出血现象，因而虽以止呕镇逆为治标，亦治肝经郁火上逆之本，待胃纳渐和，继以滋潜养血、调理脾胃、养血和络而收效。

[30] 北京儿童医院. 金厚如儿科临床经验集 [M]. 北京：人民卫生出版社，
　　　1982.

三十一、张伯臾医案——脾虚不能摄血，血热迫血外溢，正虚血热，易感风邪案

周某，女，49 岁。1974 年 12 月 20 日初诊。

病史：患者四肢紫癜已 4 月余，遍体皆发，色红，怕热瘙痒，腹痛便溏。舌脉：舌黯，苔薄白润，脉细涩。

中医辨证：脾虚不能摄血，血热迫血外溢，正虚血热，易感风邪。

治法：益气凉血，祛风化湿。

方药：

生黄芪 12g	生白术 9g	炒防风 9g	生甘草 6g
乌梅 9g	炒牡丹皮 9g	紫草 15g	炒赤芍 12g
墨旱莲 12g	紫丹参 12g	生地黄 15g	苦参 9g

14 剂。

1975 年 1 月 3 日二诊：阵发性紫癜每周发 1 次，发则烦热，腹痛便溏，刻下虽发而症状较前已轻，脉细涩，舌淡红润。

治法：脉舌属虚，症则属实，再拟扶正祛风。

方药：

炙黄芪 18g	炒白术 12g	炒防风 9g	生甘草 3g
乌梅 6g	广木香 6g	炒当归 12g	紫草 12g
鸡血藤 12g	炒赤芍 12g		

14 剂。

1975 年 1 月 17 日三诊：2 周来紫癜未发，腹痛便溏烦热亦清。

治法：再拟扶正和营以善后。

方药：

炙黄芪 18g	炒白术 12g	炒防风 9g	炙甘草 3g
乌梅 6g	全当归 12g	炒白芍 12g	仙鹤草 30g
大枣 7 枚			

【评析】 本例过敏性紫癜，按中医辨证而言，属脾虚血热，以致血液溢于肌表，而又见腹泻腹痛之症，同时症有瘙痒，乃风之为患，故方予玉屏风散合痛泻要方加凉血清热之品；西医认为本病属过敏性疾病，故辨证与辨病相结合，又选用了乌梅、防风、苦参、甘草等具有抗过敏作用的中药，遂告痊愈而出院。

［31］严世芸，郑平东，何立人．张伯臾医案 [M]．上海：上海科学技术出版社，1979.

第二节　原发免疫性血小板减少症

原发免疫性血小板减少症原称特发性血小板减少性紫癜（ITP），是因免疫机制使血小板破坏增多的临床综合征。

常见症状为皮肤、黏膜、内脏，甚至颅内出血，乏力，出血过多或长期月经过多可出现失血性贫血。常见体征有皮肤紫癜或瘀斑、鼻衄、牙龈出血或口腔黏膜血疱。一般无肝、脾、淋巴结肿大，少数患者因反复发作，脾脏可轻度肿大。实验室检查，血常规见血小板计数减少，平均血小板体积偏大，部分患者有正常细胞或小细胞低色素性贫血。凝血功能正常，出血时间延长，血块收缩不良，束臂试验阳性；血小板功能一般正常。骨髓象见巨核细胞数正常或增加，巨核细胞发育成熟障碍，幼稚巨核细胞增加，产板型巨核细胞显著减少（<30%）；红系、粒系及单核系正常。血清学检查，血浆血小板生成素水平正常或轻度升高；约70%的患者抗血小板自身抗体阳性；部分患者可检测到抗心磷脂抗体、抗核抗体；伴自身免疫性溶血性贫血患者（伊文思综合征）库姆斯实验可阳性，血清胆红素水平升高。诊断依据：至少2次检查血小板计数减少，血细胞形态无异常；查体：脾脏一般不增大。骨髓检查：巨核细胞数正常或增多，有成熟障碍；排除其他继发性血小板减少症。本病治疗目的是使患者血小板计数提高到安全水平，降低病死率。

原发免疫性血小板减少症，根据本病的表现，当属于中医学"血证""衄血""发斑""虚劳"范畴。

传统中医学认为，本病的发病与外感、饮食、劳倦、七情有关，病机以热、瘀为标，气虚、阴虚为本。感受外邪，或进食辛燥之品，从阳化热，或情志不畅，郁而化火，邪毒内蕴，灼伤脉络，迫血妄行；热邪内蕴，日久伤阴，阴虚火旺，虚热灼伤脉络，也可致血溢脉外。饮食不节，劳倦所伤，或素体脾虚，脾不统血，均可致血不循经而外溢，外溢肌肤则为紫癜，上出清窍则为吐衄，移热下焦则见便血、尿血。气血上壅，直冲犯脑，则发为中风，可见突然昏倒，不省人事；久病不愈，气血亏耗，气血两虚，可见神疲乏力，头晕目眩，面色苍白或萎黄，食欲不振；血出既多，气血脱，则发为脱证，表现为不省人事，二便自遗，肢体软瘫；患者服用糖皮质激素，早期表现为湿热内蕴，可见皮肤疮疖，口干口苦，继则痰湿内停，形盛气虚，形体肥胖，长期服用还可有气阴两虚或阴阳两虚的表现，如心烦眠差、畏寒肢冷等。离经之血即为瘀，且热毒煎熬血液成瘀，阴虚脉道失濡、气虚无力推动，血行不畅为瘀，瘀阻脉络，血不归经，而致各种出血。

一、孙伟正医案——阴虚火旺案

患者，男，35 岁。2019 年 1 月 9 日初诊。

主诉：牙龈出血 4 个月。病史：患者于 4 个月前发现牙龈出血，未予重视，半个月后牙龈出血症状加重，下肢皮肤出现少量出血点，遂就诊于哈尔滨市某医院，进行相关检查后，确诊为特发性血小板减少性紫癜（ITP），予丙种球蛋白、糖皮质激素等药物治疗，血小板计数恢复正常后出院，但牙龈出血症状仍反复出现，时轻时重，为寻求中医治疗，遂来我院就诊。刻下症见：患者皮肤无紫癜，但见牙龈出血，手足心热，口干眼干，腰酸，饮食、睡眠尚可，大便干，小便黄。舌脉：舌红苔少，脉细数。血小板计数 69×10^9/L。

西医诊断：持续性特发性血小板减少性紫癜。

中医诊断：紫癜病。

中医辨证：阴虚火旺。

治法：滋阴降火，宁络止血。

方药："血安宁"加减。

生地黄 15g	山药 15g	山茱萸 15g	牡丹皮 15g
泽泻 15g	茯苓 15g	茜草 15g	地骨皮 15g
银柴胡 15g	石斛 15g	玉竹 15g	杜仲炭 15g
怀牛膝 15g	知母 10g	黄柏 10g	鸡血藤 20g
甘草 20g	猪苓 20g	白花蛇舌草 20g。	

14 剂，每日 1 剂，水煎服。

二诊：患者自述牙龈出血症状明显改善，腰酸症状消失，仍口干眼干、手足心热，近来食欲不振，苔薄白，脉细数。

方药：上方去杜仲炭、怀牛膝，加陈皮、砂仁（后下）各 15g。

14 剂，每日 1 剂，水煎服。

三诊：患者自述口干眼干症状消失，饮食情况好转，苔薄白，脉细数。

方药：上方去石斛、玉竹，加黄芪 50g，白术 15g，当归 15g。

14 剂，每日 1 剂，水煎服。

后续患者每14天就诊调方1次，连续服药5个月后血小板恢复正常，未出现牙龈出血等症状。

【评析】 本案患者早期经激素治疗后，血小板计数恢复正常，紫癜症状消失，但一段时间后疾病复发，因患者存在明显的阴虚火旺证候表现，孙伟正教授选用基础方"血安宁"以滋阴降火、宁络止血，并随症加减：地骨皮、银柴胡清虚热，杜仲炭、怀牛膝滋补肝肾。治疗后，患者手足心热、口干眼干症状消失，苔薄白，脉细数，遂加补气养血之品。虽然患者在服药期间血小板计数升高不明显，但齿衄等出血倾向显著降低，其他症状也明显改善。

［1］王金环，王斌，高明洁，等.孙伟正辨治持续性原发免疫性血小板减少症经验[J].中国民间疗法，2022，30（7）：23-25.

二、孙伟正医案——气虚案

患者，女，39岁。2019年5月14日初诊。

主诉：乏力6个月。病史：患者于6个月前确诊为特发性血小板减少性紫癜（ITP），在某医院住院治疗，血小板计数恢复正常后出院，但乏力、纳差症状一直未缓解。出院后，患者每月进行1次血常规检查，持续监测血小板计数。5月14日，血常规检测发现血小板计数为$83×10^9$/L，低于正常值，其余指标正常，遂来我院寻求中医治疗。刻下症见：患者无出血表现，但见倦怠乏力，气少懒言，睡眠差，纳差。舌脉：舌淡苔薄白，脉缓。

西医诊断：持续性特发性血小板减少性紫癜。

中医诊断：紫癜病。

中医辨证：气虚。

治法：健脾益气。

方药："血思饮"加减。

黄芪50g	白术15g	太子参15g	当归15g
炒酸枣仁15g	炙甘草20g	茯神20g	猪苓20g

鸡血藤 25g	枳壳 5g	茜草 15g	白花蛇舌草 20g
山茱萸 15g	山药 15g	陈皮 15g	砂仁（后下）15g
柏子仁 15g			

14 剂，每日 1 剂，水煎服。

二诊：患者自述睡眠、饮食情况好转，苔薄白，脉缓，血常规未见明显改变。

效不更方，14 剂，每日 1 剂，水煎服。

三诊：患者自述乏力减轻，饮食正常，舌淡苔薄白，脉缓。

方药：上方去陈皮、砂仁。

14 剂，每日 1 剂，水煎服。

后续患者每半个月就诊 1 次，方药随症加减。患者口服汤药 4 个月后血小板计数恢复正常，诸症基本消失。后为巩固疗效继续服药 2 个月。

【评析】 本案患者经西医治疗后，血小板计数恢复正常，未见出血症状，但诸多气虚症状未得到缓解，生活质量有待提升。孙伟正教授以气虚为辨证要点，结合舌脉象，以"血思饮"为基础方，健脾益气，调和阴阳，在改善患者症状的同时，维持血小板计数水平，获得良效。

[2] 王金环，王斌，高明洁，等 . 孙伟正辨治持续性原发免疫性血小板减少症经验 [J]. 中国民间疗法，2022，30（7）：23-25.

三、邓成珊医案——脾肾两虚，阴阳俱损案

患者，女，19 岁。2018 年 12 月 5 日初诊。

病史：患者自幼形体消瘦，1 年半前注射流感疫苗后出现皮肤紫癜，查血常规：血小板计数 $12 \times 10^9/L$，口服泼尼松、利血生、肌苷片、氨肽素等药物及中药汤剂治疗，血小板计数值可升至约 $50 \times 10^9/L$，每遇外感则下降，反复口服泼尼松治疗，就诊时仍隔日口服泼尼松 5mg，血小板计数 $55 \times 10^9/L$。刻下症见：乏力懒动，畏寒怕风，时有盗汗。舌脉：舌淡红，苔薄白，脉稍弦。

西医诊断：特发性血小板减少性紫癜（慢性 ITP 缓解期）。

中医诊断：紫癜病。

中医辨证：脾肾两虚，阴阳俱损。

治法：补益脾肾，调和阴阳。

方药：

生黄芪 30g	仙鹤草 30g	鸡血藤 30g	卷柏 30g
穿山龙 30g	锁阳 25g	墨旱莲 20g	女贞子 20g
茜草 20g	土大黄 15g	淫羊藿 15g	萆薢 15g
太子参 15g	炒白术 15g	山药 15g	白芍 15
巴戟天 12g	山茱萸 10g	桂枝 10g	当归 10g

21 剂，每日 1 剂，水煎分 2 次服。

2018 年 12 月 26 日二诊：患者血小板计数升至 87×10^9/L，经期提前，月经量少，时感畏风，舌淡红，苔薄白，脉细。

方药：前方加菟丝子 15g，继服 21 剂。

口服泼尼松量减半。

2019 年 1 月 16 日三诊：患者血小板计数升至 121×10^9/L，乏力、畏风、盗汗等症好转，口腔、舌面可见小溃疡，舌淡红，苔薄白，脉细。

方药：前方去防风，加石斛 15g。

停用泼尼松，嘱每周复查血小板计数。

此后加减继服治疗 2 个月。停药后随访半年，血小板计数持续稳定于 110×10^9/L 左右。

【评析】　患者先天不足，久病伤正，脾气亏虚，形体失养，故乏力懒动。土不生金，卫阳不固，故畏寒怕风。阴虚内热，津液不藏，故时有盗汗。处方以生黄芪、当归益气生血；女贞子、墨旱莲、山茱萸益肾滋阴；锁阳、淫羊藿、巴戟天补肾助阳；桂枝、白芍调和阴阳；太子参、炒白术、山药健脾补气；茜草、鸡血藤活血化瘀；仙鹤草补虚止血；土大黄、卷柏提升血小板计数；穿山龙、萆薢调节免疫功能。二诊患者血小板数值上升，加菟丝子补肾助阳兼以调经，防风走表祛风，与生黄芪、白术共用益气固表。三诊患者口腔溃疡，属阴虚内热，故去辛温之防风，加石斛养阴清热。患者症状好转，病情稳定。

［3］季菲，胡晓梅，贺晓芳，等．邓成珊教授治疗慢性原发免疫性血小板减少症四法 [J]. 现代中西医结合杂志，2022，31（6）：829-833.

四、邓成珊医案——热毒炽盛，脾肾两虚案

患者，男，68 岁。2018 年 9 月 5 日初诊。

病史：患者 2 年前出现皮肤紫癜、口腔黏膜血肿，查血常规发现血小板计数降低至 17×10^9/L，曾用丙种球蛋白、达那唑等药物治疗，病情时有反复。1 周前外感后再次出现皮肤紫癜，就诊时查血小板计数 23×10^9/L。刻下症见：下肢皮肤紫癜，口腔黏膜血肿，口干口臭，口角疱疹。舌脉：舌淡红，苔黄腻，脉弦。

西医诊断：特发性血小板减少性紫癜（慢性 ITP 发作期）。

中医诊断：紫癜病。

中医辨证：热毒炽盛，脾肾两虚。

治法：凉血解毒，补益脾肾。

方药：

生地黄 30g	卷柏 30g	墨旱莲 30g	仙鹤草 30g
穿山龙 30g	鸡血藤 30g	白芍 15g	水牛角（先煎）30g
牡丹皮 15g	金银花 15g	蒲公英 15g	土茯苓 15g
土大黄 15g	淫羊藿 15g	萆薢 15g	桂枝 10g
知母 10g	锁阳 10g	生甘草 10g。	

14 剂，每日 1 剂，水煎分 2 次服。

2018 年 9 月 19 日二诊：患者血小板计数升至 72×10^9/L，口腔血肿、皮肤紫癜消失，口臭好转，口角疱疹已愈，舌淡红，苔薄白，脉细。

方药：前方加生黄芪、女贞子各 15g，锁阳剂量加至 20g，去金银花、蒲公英、

土茯苓。

继服 21 剂。

2018 年 10 月 10 日三诊：患者已无不适症状，复查血小板计数 115×10^9/L，舌淡红，苔薄白，脉细。

方药：前方生黄芪剂量改为 30g。

继服 21 剂。

此后加减继服治疗 1 个月，患者血小板计数升至 182×10^9/L。

随访半年，血小板计数维持在正常范围，未再出现紫癜。

【评析】 患者年近七旬，肾精亏损，复感热毒迫血妄行，故见紫癜、出血、口干口臭、口角疱疹诸症。病性属本虚而标实，故急则先治其标，以水牛角、生地黄、牡丹皮凉血解毒；金银花、蒲公英、土茯苓、生甘草解毒清热；墨旱莲、知母滋阴清热；锁阳、淫羊藿补肾助阳；桂枝、白芍调和阴阳；萆薢、穿山龙调节免疫；卷柏、土大黄升血小板；仙鹤草收敛止血；鸡血藤活血补血。二诊患者热毒已清，处方去诸清热解毒之品，加生黄芪健脾补气，女贞子滋阴益肾，加大锁阳剂量以助生化。三诊患者已无不适，故增加生黄芪用量以益气生血，使患者病情趋于稳定。

［4］季菲，胡晓梅，贺晓芳，等．邓成珊教授治疗慢性原发免疫性血小板减少症四法 [J]. 现代中西医结合杂志，2022，31（6）：829-833.

五、周永明医案——脾肾亏虚，火盛血瘀案

孙某，男，21 岁。2019 年 12 月初诊。

病史：患者 2018 年 12 月因"反复出现鼻出血 1 月余"于当地医院就诊，血常规检查示：白细胞计数 7.79×10^9/L，血红蛋白 133g/L，血小板计数 15×10^9/L，并经骨髓等多项检查，西医诊断为原发免疫性血小板减少症（ITP），用糖皮质激素、血小板生成素等治疗后症状好转出院。后因患者出血等症状反复，遂寻求进一步中医治疗。刻下症见：患者反复发生鼻衄，量少色鲜红，四

肢皮肤多发散在瘀斑瘀点，时有牙龈出血，全身倦怠乏力，劳累后明显，腰膝酸软，手足心热，潮热盗汗，口渴欲饮，面色紫黯，纳谷少进，夜眠可，小便调，大便质干，排出艰难，两日一行。舌脉：舌红少苔，脉沉细数。血常规：白细胞计数 $8.81 \times 10^9/L$，红细胞计数 $5.32 \times 10^{12}/L$，血红蛋白160g/L，血小板计数 $30 \times 10^9/L$。

西医诊断：特发性血小板减少性紫癜（ITP）。

中医诊断：紫癜病。

中医辨证：脾肾亏虚，火盛血瘀。

治法：健脾补肾，泻火凉血，化瘀止血。

方药：

生黄芪 24g	生地黄 24g	桑寄生 24g	女贞子 18g
生谷芽 18g	菟丝子 15g	牡丹皮 15g	景天三七 15g
茜草 15g	卷柏 15g	炒白芍 12g	生白术 12g
黄芩 12g	赤芍 12g	炒枳壳 12g	柏子仁 12g
甘草 6g	水牛角（先煎）30g		

14剂，1日1剂，水煎服。

嘱其避风寒，畅情志，适饮食。

二诊：患者上述症状较前均有所改善，鼻出血次数明显减少，未见牙龈出血，倦怠乏力、腰膝酸软好转，仍觉食欲较弱，药后无其余不适症状，复查血小板计数 $56 \times 10^9/L$。

方药：上方加墨旱莲18g，鸡内金12g，生麦芽18g，生谷芽24g，牡丹皮18g，甘草9g。14剂，每日1剂，水煎服。

三诊：患者诸症明显改善，期间未有鼻出血，纳谷增加，便行转畅，稍感口干渴，复查血小板计数 $103 \times 10^9/L$。

方药：在二诊方之基础上加玉竹15g，去柏子仁。

再服14剂。

随后定期于门诊行中药巩固治疗。

随访至今 1 年余，患者病情一直稳定。

【评析】 本案患者病逾两载，病程日久，脾气虚弱，血液失于统摄，血溢脉外，加之肾阴亏损，虚火内炽，血络受灼，扰血妄行，故见反复鼻出血，皮肤散在瘀斑瘀点，牙龈出血；脾胃虚弱，运化功能失常，气血化生不足，加之肾精不足，机体无以充养，故见全身倦怠乏力，劳累后明显，腰膝酸软，纳谷少进；肾阴亏虚，虚火内炽，故见手足心热，潮热盗汗，口干渴，大便质干，舌红少苔，脉沉细数；气虚则运血无力，瘀血内生，且患者病变日久，"顽疾多瘀血"，故见面色紫黯。故周老师拟用健脾补肾、泻火凉血、化瘀止血之法创制健脾补肾泻火方辨证加减。方中以黄芪补益脾气、助运化，女贞子滋补肾阴、降虚火，二者共为君药；臣以菟丝子、炒白芍益肾养血，生白术助黄芪健脾益气，黄芩、牡丹皮、生地黄、赤芍清热泻火、凉血宁络，景天三七、茜草、卷柏既助黄芩、牡丹皮泻火凉血，又行化瘀止血之效，生谷芽健运脾胃；水牛角代犀角，与卷柏相伍奏泻火宁络、化瘀止血之效，桑寄生补益肾精、滋养全身，枳壳行气既助茜草行散瘀之效，又防黄芪、女贞子补而壅滞之弊，柏子仁润肠通便，共为佐药；甘草补益脾气、调和诸药，为使药。二诊时患者出血减轻，然食欲仍较弱，故加鸡内金、生麦芽健胃消食，增生谷芽之量，以助脾胃运化；加墨旱莲补益肾阴，凉血止血，增牡丹皮、甘草之量，加强上方健脾益肾、凉血止血之力。三诊时患者诸症明显改善，稍感口干渴，故加玉竹生津止渴。综观周永明治疗本案过程，辨证切中病机，施治掌握标本，方药多寡适宜，扶正祛邪兼顾，诸恙均安，体现了中医药治疗的特色优势。

［5］李晓靖，鲍计章，朱文伟，等.周永明辨治原发免疫性血小板减少症经验［J］.陕西中医，2021，42（8）：1115-1119.

六、钟新林医案——毒热炽盛案

李某，女，32 岁。2019 年 3 月 23 日初诊。

主诉：皮下出现瘀斑 1 月余。病史：患者 1 月前开始出现皮下瘀斑，于某医院诊治，经检查后诊断为特发性血小板减少性紫癜，建议泼尼松口服治疗，患者拒绝使用激素，血小板为 11×10^9/L，今求中医诊治。刻下症见：双上肢多出瘀点和瘀斑、口干、口渴，伴牙龈出血，刷牙时明显，便秘。舌脉：舌红绛、苔黄，脉弦数。

中医诊断： 紫斑。

中医辨证： 毒热炽盛。

治法： 清热解毒，凉血止血。

方药： 犀角地黄汤合十灰散加减。

生地黄 15g	牡丹皮 9g	大蓟 11g	羚羊角（另煎）15g
小蓟 10g	侧柏叶 10g	白茅根 25g	茜草 15g
黄连 6g	大黄 10g	棕榈炭 20g	山银花 15g
连翘 15g	当归 10g	仙鹤草 30g	桑葚 15g
甘草 10g			

14 剂，每日 1 剂，水煎服，早晚分服。

嘱患者禁食辛辣之品。

2019 年 4 月 6 日二诊： 患者诉皮下瘀斑减退，口干、口渴减轻，牙龈出血减少，已通便，精神好转。

方药： 上方去大蓟、小蓟、大黄，加川芎、黄精，益气滋阴，行气活血。

继续服用 1 月，皮下瘀点、瘀斑消退，牙龈无明显出血，稍口干，精神可，二便可。查血小板 55×10^9/L。

目前仍坚持服用中药治疗，随症加减，巩固疗效。

【评析】 患者中年女性，平时喜爱食用辛辣之品，湿热之邪内生，热聚成毒，毒热炽盛，血热迫血妄行，进而发为紫斑。故方中羚羊角、大蓟、小蓟、白茅根、侧柏叶、牡丹皮、仙鹤草、茜草、棕榈炭清热凉血止血，生地黄、桑葚滋阴清热，黄连、山银花、连翘清热解毒，当归补血活血，大黄清热通便，甘草调和诸药。二诊患者症状改善，瘀斑减退，大便已通，疗效确切，则去大蓟、小蓟、大黄。患者里热日久，热灼营阴，加用黄精滋阴益气，川芎行气活血。患者症状明显好转，病情好转，可继续服用巩固疗效。

［6］吴鹏飞，钟新林. 钟新林教授治疗原发免疫性血小板减少症临床经验
［J］. 中国中医药现代远程教育，2021，19（2）：79-81.

七、钟新林医案——气不摄血案

刘某，女，64 岁。2019 年 6 月 29 日初诊。

主诉：反复皮下瘀斑 5 年余。病史：患者 5 年前开始出现皮下瘀斑，于某医院诊治，经检查后诊断为特发性血小板减少性紫癜，患者曾经行泼尼松口服治疗，血小板上升，症状得到缓解，但停药后血小板开始出现下降，血小板一般保持在（20～30）×10⁹/L，瘀斑反复出现，今求中医诊治。刻下症见：左下肢可见多处瘀斑，神疲乏力，健忘，寐欠佳，难以入睡，纳差，偶有头晕，精神欠佳，小便一般，大便溏。舌脉：舌淡、苔白稍腻，脉细弱。血常规：血小板 $19×10^9$/L。

中医诊断：紫斑。

中医辨证：气不摄血。

治法：健脾益气，补气摄血。

方药：归脾汤加减。

党参 20g	白术 10g	黄芪 25g	当归 10g
茯神 10g	蜜远志 10g	酸枣仁 10g	羚羊角（另煎）10g
熟地黄 15g	卷柏 15g	白茅根 20g	甘草 10g

14 剂，每日 1 剂，水煎服，早晚分服。

2019 年 7 月 13 日二诊：患者诉皮下瘀斑减退，神疲乏力改善，夜寐好转，精神好转。

方药：上方去羚羊角、卷柏，加茜草、川芎。

继续服用 2 周，皮肤瘀斑消退，神疲乏力明显改善，纳可，寐可，精神可。查血小板 $62×10^9$/L。

1 个月后随访，未出现新鲜出血点。

【评析】 患者老年女性，身体功能下降，脏腑功能渐损，脾胃亏虚，无以运化，气血生化无源，气虚不摄，则发为紫斑。钟新林认为，激素的不良反应较多，不适于长期应用，故以归脾汤加减治疗。方中党参、黄芪、白术健脾益气，当归、熟地黄补血，茯神、远志、酸枣仁养心安神，羚羊角、白茅根凉血止血，卷柏清热利湿，甘草调和诸药。诸药合用，方可健脾益气、补气摄血。二诊患者症状改善，瘀斑减退，疗效确切，可去羚羊角、黄柏清热之药，防凉过血瘀，加用茜草、川芎，行气活血，使瘀血自除，新血得生，病情好转。

［7］吴鹏飞，钟新林. 钟新林教授治疗原发免疫性血小板减少症临床经验［J］. 中国中医药现代远程教育，2021，19（2）：79-81.

八、周永明医案——脾肾亏虚，阴火内伤案

黄某，女，24 岁。2016 年 5 月 11 日初诊。

病史： 患者 3 个月前发现双下肢散在皮肤瘀斑瘀点，遂至当地医院就诊，查血常规：血小板为 30×10^9/L，后行骨髓穿刺涂片活检及多项检查后，西医诊断为原发免疫性血小板减少症。开始用激素治疗，症状好转，血小板上升，但在激素减量后，病情反复，且伴有腰膝酸软，夜间潮热等不适，身体逐渐虚弱，遂求诊于周永明。刻下症见：双下肢散在瘀斑瘀点，色紫黯，皮肤偶有瘙痒，神疲乏力，腰酸肢软，纳差，潮热，失眠，二便调。舌脉：舌红少苔，脉细数。

西医诊断： 特发性血小板减少性紫癜（ITP）。

中医诊断： 紫癜病。

中医辨证： 脾肾亏虚，阴火内伤。

治法： 健脾补肾，泻火凉血。

方药：

黄芪	女贞子	菟丝子	党参
当归	仙鹤草	生地黄	虎杖
牡丹皮	陈皮	枳壳	生甘草

| 炙甘草 | 黄芩 | 苍耳草 | 半夏 |
| 柴胡 | 白芍 | 白花蛇舌草 | 半枝莲 |

14 剂，水煎服。

嘱其避风寒，调饮食，忌辛辣油腻。

2016 年 5 月 25 日二诊：患者出血症状明显改善，腰膝酸软、夜间潮热、皮肤瘙痒较前缓解，夜寐转安，余症同上，复查血小板 42×10^9/L。

脾肾两虚仍存，阴火减轻，效不更方，重点转向扶正。

方药：于原方基础上仙鹤草减量，加桑寄生、杜仲，黄芪、女贞子加量。

14 剂，水煎服。

嘱其避风寒，调饮食，忌辛辣油腻。后复查血小板 60×10^9/L。

2016 年 7 月 10 日三诊：患者无明显不适，双下肢未见出血点，舌淡苔白，脉细。再用前方治疗 3 个月，复查血小板 116×10^9/L。

随后定期门诊随访至今，病情一直稳定未反复。

【评析】 周永明认为本例患者脾胃虚弱，运化功能失常，气血不得化生，肢体不得充养，故见乏力纳差，腰酸肢软。清阳不升，谷气下流于肾，相火偏亢，阴火上乘，火伤血络，血溢脉外，故见皮肤散在瘀斑瘀点，舌红少苔，脉细数。水谷精微不得充养先天之本，肾精逐渐亏虚，阴阳失衡，相火离位，阴火内生，无根之火浮炎于上，助长火势，使病情反复，腰膝酸软，夜间潮热。阴火上乘，心火独盛，心肺无所秉受，皮肤失其荣卫之外护，故可见皮肤瘙痒、夜寐不安。周永明认为阳气升则阴火降，脾胃阳气升发则元气自旺，浊热阴火潜降，取东垣补中益气汤之意。故以黄芪、党参、白术、甘草、当归健脾生血，黄芪补肺益卫气而固腠理；臣以党参、甘草补脾胃之气以泻火；白术除胃中湿热，当归和血脉，合地黄、女贞子、菟丝子、桑寄生、杜仲益肾育阴，配以气轻味薄之柴胡、枳壳、陈皮，一方面引甘温之气上升，升举下陷之气还于脾胃，一方面使补而不滞。久病必瘀，瘀阻气损，邪毒内停，以仙鹤草收敛止血，虎杖活血散瘀，一收一散，止血不留瘀，血行不妄溢，再合白花蛇舌草、半枝莲、半夏清解邪毒。阴火内生，心肺无所秉受，皮肤间无阳，失其荣卫之外护，以黄芩、苍耳草祛火祛风止痒，最后生炙甘草同用，清补并行，既可缓和药性，兼有增效之功。

［8］李捷凯，鲍计章，朱文伟，等.周永明基于"阴火"学说治疗原发免疫性血小板减少症经验［J］.陕西中医，2020，41（12）：1793-1795.

九、吴智兵医案——气血不足案

患某，男性，10 岁。2011 年 4 月 25 日初诊。

病史：患者因头痛来诊，伴恶心呕吐，视物重影，口干，纳眠一般，大便干，查体：右瞳孔直径约 4mm，左瞳孔直径约 3.5mm，对光反射稍弱，双眼呈内收位，左眼为甚，外展不全，右眼内收也受限，面纹对称，伸舌居中，四肢肌力检查欠配合，四肢肌张力正常，腱反射对称减弱。血常规：血小板 31×10^9/L，凝血四项未见明显异常。

中医诊断：血证。

中医辨证：气血不足。

方药：

熟地黄 8g	桑寄生 10g	牛膝 8g	阿胶（烊化）9g
丹参 10g	鸡血藤 10g	党参 10g	大枣 10g
淫羊藿 8g	茯苓 10g	当归 6g	

患者为幼童，中药剂量予减少。

7 剂，每日 1 剂，煎至 200mL，温服。

2011 年 5 月 6 日二诊：患者头痛、恶心呕吐较前缓解，仍有口干，视物重影，大便干。考虑患者阴血不足，阴虚生内热。去熟地黄、阿胶、牛膝、淫羊藿等温燥、滋腻之品，加生地黄 10g，白芍 8g 以补血凉血；白术 8g，炙甘草 3g 健脾生血。7 剂，每日 1 剂，煎至 200mL，温服。

2011 年 5 月 13 日三诊：患者头痛、恶心呕吐较前明显缓解，口干、大便干明显减轻，视物重影。患者内热已大为缓解，现患者仍有视物重影，目为肝之外窍，肾水所注。去白术、大枣、鸡血藤、生地黄。加补肝肾之品熟地黄10g，山茱萸5g，枸杞子10g，墨旱莲6g补益肝肾。7剂，每日1剂，煎至200mL，温服。

2011年5月20日四诊：患者视物重影较前缓解，少许头痛、口干，无恶心呕吐，大便正常。患者视物重影较前缓解。加女贞子8g加强补益肝肾功效，但恐阴血亏虚导致气虚血瘀，予加刘寄奴6g，三七5g补血活血。7剂，每日1剂，煎至200mL，温服。

2011年5月27日五诊：患者中药治疗1个月，予查血小板评估疗效，结果提示血小板74×10⁹/L，患者服中药后血小板数量翻倍。患者仍有少许视物重影，无头痛、口干等不适。加白及5g，阿胶（烊化）9g以补血活血。并维持原方治疗。

【评析】　根据患儿临床表现、实验室及影像学结果，血小板减少症诊断明确。观小儿具有阳有余而阴不足的生理特点，因此，病机在于厥阴阴分不足，阴火迫血妄行。治疗上当滋阴降火。脾为至阴之地，补脾即为滋阴；肾为真阴所聚，降火非寒水不能成；阴分不足更兼火旺常形成瘀血。因此，滋阴降火首先当培养中宫，配以滋补真阴之品，故用党参、茯苓培土，熟地黄、当归、山茱萸、桑寄生滋阴添髓，墨旱莲、女贞子滋阴，刘寄奴、三七、丹参活血化瘀。治疗后患儿血小板逐渐升高，以方测证，辨证准确，吴教授认为血小板减少症关键在于厥阴阴分不足，涉及气虚血瘀、阳常有余，阴常不足、先天不足的辨证思想正确。

［9］林伟龙，王宏蔚，王琛，等．吴智兵教授治疗血小板减少症急性期经验［J］．中国中医急症，2019，28（9）：1660-1661，1678.

十、王晞星医案——脾虚失摄，肝肾不足案

鲍某，女，26岁。2018年9月4日初诊。

主诉：血小板减少症2个月。病史：2018年7月因身有瘀斑就诊于河北某医

院，确诊为血小板减少症，骨髓穿刺活检：骨髓增生低下，骨质较多，巨核细胞偶见。后予中药治疗，效不理想。今日于我院复查血常规，血小板 8×10^9/L。刻下症见：鼻衄不止，痰中带血，伴眉棱骨疼痛，胃脘空痛，食眠可，二便调。舌脉：舌淡，苔薄略黄，脉细数。

中医辨证： 脾虚失摄，肝肾不足。

方药：

生黄芪 30g	太子参 30g	黄精 10g	炒白术 15g
升麻 6g	白芍 15g	熟地黄 30g	女贞子 30g
墨旱莲 30g	山茱萸 30g	羊蹄 30g	石韦 30g
冬凌草 30g	白茅根 30g	黄芩 10g	炙甘草 6g

7 剂，每日 1 剂，水煎服。

2018 年 9 月 11 日二诊： 今日复查血常规，血小板升至 24×10^9/L。上方后鼻衄较前明显减轻，痰中带血消失，胃脘及眉棱骨疼痛也消失。刻下症见：仍鼻衄时作，疲乏，口干欲饮，矢气频，纳眠可，二便调。舌淡红，苔薄白，脉细略数。

方药：

生黄芪 60g	太子参 30g	黄精 10g	升麻 6g
柴胡 6g	熟地黄 30g	女贞子 30g	墨旱莲 30g
山茱萸 45g	羊蹄 30g	石韦 30g	桑葚 15g
生地炭 15g	仙鹤草 30g	冬凌草 30g	白茅根 30g
炙甘草 6g			

7 剂，每日 1 剂，水煎服。

2018 年 9 月 18 日三诊： 上方后鼻衄未作，疲乏略轻。刻下症见：仍疲乏、口干，余暂无明显不适感，舌脉同上。

方药：

生黄芪 90g	太子参 30g	黄精 10g	熟地黄 30g
生地黄 15g	山茱萸 45g	女贞子 30g	墨旱莲 30g

| 桑葚 15g | 枸杞子 15g | 仙鹤草 30g | 鹿衔草 30g |
| 石韦 30g | 羊蹄 30g | 冬凌草 60g | 炙甘草 6g |

7 剂，每日 1 剂，水煎服。

2018 年 9 月 25 日四诊：今日复查血常规，血小板升至 32×10^9/L。上方平适。刻下症见：四肢畏寒，肠鸣音频，大便质稀，每日 2 行。

方药：

生黄芪 120g	党参 15g	黄精 10g	生白术 15g
茯苓 15g	熟地黄 30g	山茱萸 45g	女贞子 30g
墨旱莲 30g	枸杞子 15g	桑葚 30g	鹿衔草 30g
桂枝 10g	白芍 15g	淫羊藿 30g	炙甘草 6g

14 剂，每日 1 剂，水煎服。

2018 年 11 月 6 日五诊：11 月 5 日复查血常规，血小板升至 73×10^9/L，精神恢复，末次月经 10 月 15 日。

后老师结合患者经期，立足调补肝肾、气血，患者病症持续好转。

【评析】 原发免疫性血小板减少症临床常反复发作，缠绵不愈，中医在此病的治疗上有着不可替代的作用。王晞星教授深研病因病机，吸收现代医学的科研成果，从脾、肝、肾三脏论治，经过几十年的临床实践，总结出了具有中医特色的临床效验方，该方在症状改善、远期疗效以及不良反应等方面较现代医学有着明显的优势。

[10] 宁博彪，王利民，王栋，等. 王晞星教授治疗原发免疫性血小板减少症的临床经验 [J]. 皮肤病与性病，2019，41（3）：464-467.

十一、李应存医案——痰浊阻肺，肺气不宣，中虚气滞案

白某，男，57 岁。2014 年 4 月 28 日初诊。

主诉：活动后胸痛、气短 2 周。病发于过度劳累，近 2 周来患者时常胸闷，胸痛，烦躁易怒，兼胃胀恶心，神疲乏力，食欲不振，时有反酸，睡眠欠佳，

形体适中，大小便通畅。舌脉：舌淡、苔白腻，脉弦细。血常规：血小板计数 $46 \times 10^9/L$。腹部超声提示：脾肿大。胸片：左肺野透光度减低，左房增大，主动脉硬化。

西医诊断：血小板减少症。

中医辨证：痰浊阻肺，肺气不宣，中虚气滞。

治法：益气通阳、化痰宣肺、理气活血。

方药：敦煌疗风虚瘦弱方加减。

黄芪 30g	六神曲 30g	桂枝 6g	大枣 6g
麸炒白芍 10g	白术 10g	瓜蒌 10g	黄芩 10g
薤白 10g	川芎 12g	延胡索 12g	丹参 12g
香附 15g	半夏曲 15g	炙甘草 20g	木香（后下）15g
生姜（自备）3 片			

水煎服，每日 1 剂，早、晚饭后 1 小时服用。

取 10 剂，嘱其注意休息，劳逸结合，加强营养。

2014 年 5 月 7 日二诊：患者自诉服药后活动后胸痛较前减轻，胃胀恶心、反酸减轻，食欲有所增加，气短，脾肿大。舌质淡、苔白，脉沉细。

方药：药后显效，方中去木香，加香橼 12g，桂枝加至 15g，加强通阳理气之功，取 10 剂。

嘱其注意休息，劳逸结合，加强营养，预防感冒。

【评析】 本案血小板减少症系痰浊阻肺、肺气不宣、中虚气滞。治法：益气通阳、化痰宣肺、理气活血，方中黄芪、炙甘草、桂枝、当归等合用益气通阳补血；木香、香附、延胡索、川芎、丹参等合用理气活血，白术、神曲健脾助运，枳实、黄芩、白芍合用理气泻肝，半夏曲、瓜蒌合用化痰宽胸；生姜调和胃气；大枣益脾补血。诸药合用则上证可愈。

［11］梁丽娟，米友军，李应存 . 李应存教授运用敦煌疗风虚瘦弱方治疗血小板减少症经验 [J]. 新中医，2014，46（12）：15-16.

十二、李应存医案——中虚气滞，肝胆湿热，肢络不畅案

唐某，女，38 岁。2013 年 5 月 19 日初诊。

病史：两胁、少腹伴双下肢疼痛 1 年余。反酸纳可，食多则脘胀不适，时觉神疲乏力，大便偶尔干，自述痛经，有黯红色血块，白带多。舌脉：舌红、苔白厚、有齿痕，脉沉细。血常规：血小板 53×10⁹/L。肝功能：直接胆红素 17.1μmol/L，谷丙转氨酶 46U/L。腹部超声提示：轻度脂肪肝；胆囊炎并胆囊息肉、腔内结石。既往患慢性浅表性胃炎。

中医辨证：中虚气滞，肝胆湿热，肢络不畅。

治法：益气补虚，理气健脾，泻肝利胆，舒经通络。

方药：敦煌疗风虚瘦弱方合大泻肝汤加减。

黄芪 20g	海螵蛸 20g	炒白芍 12g	枳实 12g
黄芩 12g	延胡索 12g	香附 15g	伸筋草 15g
川芎 10g	炙甘草 10g	白术 10g	川楝子 10g
金钱草 30g	桑枝 30g	透骨草 30g	神曲 30g
大枣 6g	生姜（自备）3 片		

水煎服，每日 1 剂，每日 2 次。早晚饭后 1 小时口服。取 3 剂。

嘱其注意休息，劳逸结合，加强营养。

2013 年 7 月 1 日二诊：药后诸症减轻，时觉腰困。

方药：前方去桑枝，加桑寄生 12g 以补肾强腰。

2013 年 8 月 19 日三诊：患者自述胁腹痛消失，胃中时有烧灼感，咽中有痰。

方药：前方加半夏曲 12g，瓦楞子（先煎）30g 以化痰和胃。

2013 年 8 月 28 日四诊：患者自述胁腹痛消失。咽中痰消，劳累后自觉乏力，白带增多，色淡黄有味。

方药：前方去半夏曲，加墨旱莲、女贞子、桑葚、忍冬藤各 30g，以加强补肝生血、清利湿热之功。因患者外出到外省，取 20 剂。

2013 年 12 月 16 日五诊：患者从外省返回，自述服药后胁腹痛未再发作，精神转佳。因在外劳累，时有胸闷不适。

方药：前方中加瓜蒌、香橼 12g 以宽胸理气，取 3 剂。

嘱其注意休息，劳逸结合，加强营养，继续服药巩固疗效。

【评析】 本案系中虚气滞、肝胆湿热、肢络不畅，治法：益气补虚、理气健脾、泻肝利胆、舒经通络。方中黄芪、白芍、炙甘草、川芎、大枣等合用益气补虚；香附、延胡索、川楝子、白术等合用理气健脾，枳实、黄芩、金钱草合用泻肝利胆。桑枝、伸筋草、透骨草合用舒经通络。海螵蛸、神曲、生姜合用和胃止酸。

［12］梁丽娟，米友军，李应存. 李应存教授运用敦煌疗风虚瘦弱方治疗血小板减少症经验 [J]. 新中医，2014，46（12）：15-16.

十三、李应存医案——气血不足，肝郁痰凝，脾虚气滞案

卢某，男，49 岁。2013 年 8 月 25 日初诊。

病史：腹胀乏力 1 年余。病发于过度劳累，近 1 年来患者时常腹胀乏力，面黄，小便色黄，大便干燥，烦躁易怒，胸中时堵不适，神疲纳差，睡眠欠佳。舌脉：苔黄腻，弦脉，右小于左。血常规：白细胞 3.5×10^9/L，血小板 84×10^9/L。

中医辨证：气血不足，肝郁痰凝，脾虚气滞。

治法：益气调血，理气祛痰散结，健脾消食，泻肝化痰。

方药：敦煌疗风虚瘦弱方加减。

黄芪 15g	半枝莲 15g	厚朴 15g	木香（后下）15g
炒白芍 10g	熟地黄 10g	当归 10g	黄芩 10g
大枣 6g	甘草 3g	半夏曲 12g	生姜（自备）3 片
炒白术 12g	鸡内金 30g	莱菔子 30g	紫苏梗 30g
焦山楂 30g	海螵蛸 20g	炒枳实 20g	六神曲 40g
牡蛎（先煎）80g			

水煎服，每日 2 次，早晚饭后 1 小时服。取 6 剂。

嘱其注意休息，劳逸结合，加强营养。

2013年9月1日二诊：腹胀乏力减轻、面色红润、大小便通畅，精神转佳，食欲增加。苔黄腻，弦脉。

方药：上方去紫苏梗，加佩兰20g。

复查白细胞4.5×10^9/L，血小板137×10^9/L。

药后疗效显著，继以上方加减以巩固疗效，并畅情志，适劳逸。

【评析】　本案血小板减少症系气血不足、肝郁痰凝、脾虚气滞。治法：益气调血，理气祛痰散结，健脾消食，泻肝化痰散结。方中黄芪、熟地黄、当归、炒白芍、大枣合用，具有益气调血之功；枳实、厚朴、紫苏梗、莱菔子、木香、黄芩、半夏、半枝莲等合用，具有泻肝通便、化痰散结之效；神曲、鸡内金、山楂、白术等合用健脾消食，重用牡蛎80g，以镇静安神治眠差。生姜、海螵蛸和胃止酸，诸药合用，则气血得补，肝气得疏，痰热得清，脾胃得健，气机通畅而诸症可愈。

［13］梁丽娟，米友军，李应存．李应存教授运用敦煌疗风虚瘦弱方治疗血小板减少症经验［J］. 新中医，2014，46（12）：15-16.

十四、赵冠英医案——脾失统摄，气血亏虚案

李某，男46岁。1998年9月18日初诊。

病史：患者工作繁忙，常加班至深夜，自1997年4月反复出现皮下瘀斑，有时刷牙出血，不伴发热、关节痛，经查发现白细胞2.6×10^9/L，血小板42×10^9/L，经住院治疗效果不佳，虽有短暂好转，但仍反复出现，并感头晕乏力，精神倦怠，也曾服用益气养血中药治疗，白细胞及血小板仍不能增加。刻下症见：形体消瘦，精神不振，面色苍白，气短声低，并诉纳差食少，眠差不安。舌脉：舌淡、苔薄白，脉细数。

中医诊断：肌衄。

中医辨证：脾失统摄，气血亏虚。

治法：益气养血，补脾摄血。

方药：归脾汤加减。

黄芪 15g	党参 15g	茯苓 15g	白术 12g
当归 10g	陈皮 10g	远志 10g	补骨脂 10g
生三仙 10g	仙鹤草 20g	大枣 6 枚	三七粉（冲服）2g

每日 1 剂，水煎服。

二诊：服药 12 剂后，精神体力改善，纳食增加，睡眠好转。皮下瘀斑未见增多。舌脉同前。

上方继服 24 剂。

三诊：皮下瘀斑明显减少，精神体力均好，纳食香，头晕减轻，舌淡红、苔薄白，脉细。

复查白细胞 3.8×10^9/L，血小板 94×10^9/L。

上方再进 24 剂，诸症皆除。复查白细胞升至 4.9×10^9/L，血小板升至 112×10^9/L。

【评析】 脾主统血，主运化，为气血化生之源。患者平素工作繁忙，劳倦伤脾，统摄无力，故有出血之症；饮食失调，脾失调养，气血失其化源，气血衰少，故头晕乏力，精神倦怠，形体消瘦，面色苍白，气短声低；运化失职，心神失养，故纳差食少，眠差不安。白细胞、血小板减少，舌淡、苔薄白，脉细数，为气血亏虚之象。论病当属中医"虚劳"范畴。治疗方中以归脾汤加减，取其益气健脾，补气养血，开胃和中，而加补骨脂可补肾生血，仙鹤草、三七止血养血，既取成方之妙，更有灵变之巧，效若桴鼓，实可学焉。

［14］杨明会. 赵冠英验案精选 [M]. 北京：学苑出版社，2003.

十五、赵绍琴医案——热入血分，肝失藏血案

刘某，男，3 岁。1993 年 3 月 15 日初诊。

病史：患血小板减少性紫癜，住某医院用激素治疗月余无效来诊。刻下症见：

全身有散在性瘀斑，下肢较多，部分融合成片。鼻衄时作，夜寐不安，便干溲黄。舌脉：舌红形瘦，苔黄且干，脉象弦数。血常规：血小板数仅为 $30 \times 10^9/L$。

中医辨证：热入血分，肝失藏血。

治法：疏调气机，凉血化瘀。

方药：升降散加味。

蝉蜕 3g	僵蚕 6g	片姜黄 3g	大黄 1g
白茅根 10g	小蓟 10g	生地榆 6g	炒槐花 6g
茜草 6g			

水煎服，每日 1 剂。

1993 年 3 月 22 日二诊：服上方 7 剂后，全身瘀斑颜色转淡，未再出新的瘀斑，鼻衄未作，血小板已上升至 $90 \times 10^9/L$。

继服原方 7 剂。

1993 年 3 月 29 日三诊：服药 2 周，诸症续减，血小板上升到 $160 \times 10^9/L$。

此后继用上方随症加减，如饮食积滞不消加焦三仙、大腹皮、槟榔；肝热夜寐不安加柴胡、黄芩、川楝子等。

调治 3 个月，血小板维持在（$100 \sim 260$）$\times 10^9/L$，紫癜、鼻衄等症未再出现。

【评析】　血小板减少性紫癜，以皮肤瘀斑反复出现为临床特征，应属中医"发斑""肌衄"范畴。传统辨证有虚实两方面原因。今据其斑色紫黑、便干溲赤、脉数舌红等脉证表现，诊断为热入血分，然其所用升降散者何也？盖取其升降气机之力为胜。肝主藏血，又主疏泄，气为血帅，血随气行，若肝经郁热则疏泄失职，气机升降失常，肝失藏血之职而为诸出血症。故欲宣泄肝经及血分郁热，宜先调其气机，气得畅行则郁热得宣，血循于经则出血自止，因此，用升降散加凉血化瘀之品治之，效果甚为满意。

[15] 赵绍琴.赵绍琴临床经验辑要[M].北京：中国医药科技出版社，2001.

十六、叶景华医案——邪热入里，迫血妄行案

患者，女，19岁。1983年7月18日初诊。

病史：患者因全身皮肤散在瘀点4天入院。入院前1周患感冒，至入院前4天起全身皮肤出现散在瘀点，分布不均匀，以颈部和四肢为多，压之不退色。至入院前1天起口腔黏膜及舌边尖有血疱，破碎后出血，口干苦，不多饮，纳呆，大便干燥，小便短赤，低热，汗出，不恶寒。过去身体健康，无出血病史。体检：体温37.9℃，血压130/82mmHg，心率120次/分，心尖区I级收缩期杂音。肝在肋下未扪及，在剑突下2cm，脾在肋下可触及，舌质红，苔薄黄，舌背青筋较显露，口腔黏膜及舌边尖有血疱，全身皮肤有散在的瘀点，以颈部和下肢为多。舌脉：脉数。血常规：血红蛋白100g/L，红细胞$3.1×10^{12}$/L，白细胞$8.1×10^9$/L，中性粒细胞0.79，淋巴细胞0.21，血小板$20×10^9$/L，大便潜血试验阳性。

西医诊断：原发性血小板减少性紫癜。

中医辨证：邪热入里，迫血妄行。

治法：清热凉血止血。

方药：

生地黄30g	赤芍12g	牡丹皮10g	生栀子10g
黄连3g	土大黄30g	景天三七30g	白茅根30g
侧柏叶30g	陈皮10g	甘草5g	

每日2剂。

另水牛角粉2g、参三七2g，分2次吞服。

服药3天，口腔黏膜血疱吸收，无新的瘀点。

又服药4天，复查血小板$16×10^9$/L，前方去黄连，加连翘10g。

连续服药2周，未见新的出血点，原有瘀点渐消退，但血小板未见升高，一般情况好，舌质红，苔薄，口干，脉细。仍进原方，另以生晒参煎汤代茶。

又服药2周，月经来潮量多，无其他出血情况。原方加阿胶。

服药1周月经干净，无特殊不适，复查血小板$22×10^9$/L。于1983年8月

3 日出院。继续服滋阴清化之剂。

方药：

生地黄 20g　　　牡丹皮 10g　　　景天三七 30g　　连翘 15g

甘草 4g　　　　白茅根 30g　　　陈皮 10g　　　土大黄 20g

又服药 1 周，再复查血小板为 $82\times10^9/L$，一般情况好。

【评析】　原发性血小板减少性紫癜分急性型和慢性型。该病例先有感冒，继而出现皮肤紫癜及其他出血症状，属急性型。属于中医血证的紫癜。《诸病源候论》谓："斑毒之病，是热气入胃，而胃主肌肉，其热挟毒蕴积于胃，毒气蒸发于肌肉，状如蚊蚤所啮，赤斑起，周匝遍体。"指出发斑是由热毒蕴积于胃，蒸发于肌肉所致，并描述发斑症状，与本病例情况相似。病初起由于外感温热之邪，由表入里，毒蕴积于里，迫血妄行而发于肌肤，出现紫癜和其他出血症状。中医辨证为里热盛，故治以清热凉血止血，药后出血即得到控制，但血小板未见上升。继进滋阴清化之剂调理 1 月余，血小板上升。可见中医药不是直接促使血小板升高以达到止血目的，而是以祛邪扶正调整机体内部的不平衡状态，使症状消除，进而促进血小板恢复正常。本例的治疗中未用过西药，因此中医药疗效是肯定的。

[16] 叶进，朱雪萍，王莉珍．叶景华医技精选 [M]．上海：上海中医药大学出版社，1997．

十七、祝谌予医案——气血两虚，脾肾不足，气不摄血案

贺某，男，35 岁。1979 年 6 月 1 日初诊。

主诉：头晕、乏力伴牙龈出血半年。病史：患者于 1978 年 12 月服用氯霉素后即觉头晕恶心，乏力伴牙龈出血。血常规：血小板减少至 $40\times10^9/L$ 左右，白细胞 $3\times10^9/L$，血红蛋白 100g/L。曾住某医院诊治 1 月，血小板未见上升而来求治。刻下症见：牙龈极易出血，头晕、神疲、乏力，稍有劳累即感心悸气短。舌脉：舌质淡，苔薄黄，脉沉细无力。血常规：血小板 $52\times10^9/L$。

中医辨证：气血两虚，脾肾不足，气不摄血。

治法：益气养血，培补脾肾，补气摄血。

方药：八珍汤加减。

生黄芪 25g	党参 10g	白术 10g	茯苓 10g
炙甘草 6g	全当归 10g	川芎 10g	赤芍 15g
生地黄 10g	熟地黄 10g	枸杞子 10g	菟丝子 15g
鸡血藤 30g	仙鹤草 30g	大枣 10 枚	

每日 1 剂，水煎服。

药进 12 剂，头晕乏力好转，精力渐佳，唯感肠鸣、便溏。血小板增至 $84 \times 10^9/L$。

原方去川芎、赤芍，加桑葚 12g，补骨脂 10g 再服 14 剂，诸症均明显好转。6 月 29 日查血常规血小板 $98 \times 10^9/L$，白细胞 $4.8 \times 10^9/L$，血红蛋白 147g/L。

宗上方加减服药 60 余剂，患者牙龈出血停止，诸症消失，多次血常规检查血小板上升并稳定在 $140 \times 10^9/L$ 左右。

乃守方加鹿角胶、牡丹皮、花生衣制成蜜丸常服，巩固疗效。

【评析】 齿衄一证，当辨虚实。虚者或为心脾两虚，气不摄血；或为肾阴不足，虚火上炎。实者多为阳明热炽，灼伤脉络，络伤血溢。祝谌予结合现代医学认识，本案齿衄与血小板低下有关。脾主统血，肾司藏精，主骨生髓。脾虚不能摄血是以齿衄不止，肾精不足，骨髓不充故而血小板低下。治用芪、参、术、苓、草、枣等健脾培中，益气摄血；归、地、芍、枸杞子、菟丝子、桑葚、补骨脂等补肾填精、滋阴和阳；鸡血藤、仙鹤草也为强壮补虚之要药。俾脾肾健、气血旺则血小板上升，齿衄自止。

［17］董振华，季元，范爱平. 祝谌予临床验案精选 [M] 北京：学苑出版社，1996.

十八、祝谌予医案——脾肾两亏，气不摄血案

张某，女。1992 年 4 月 3 日初诊。

主诉：双下肢皮肤出血点 2 年。病史：患者于 2 年前无诱因发现双下肢皮肤有出血点，颜色黯红，不痛不痒，多次查血小板均在 30×10^9/L 左右。曾在儿童医院做两次骨髓穿刺均诊断为原发性血小板减少症，给予强的松、氨肽素、维生素 C 等治疗数月，血小板一度可上升至 100×10^9/L 以上，但停药后又复下降。近 3 个月未用西药，今日本院查血小板 30.6×10^9/L。刻下症见：周身乏力，纳食不香，胃脘隐痛，大便干燥，2 日一行。双下肢皮肤可见散在出血点，扪之不退色。舌脉：舌淡，苔薄白，脉沉细。

中医辨证：脾肾两亏，气不摄血。

治法：培补脾肾，益气养血，生精止血。

方药：圣愈汤加减。

生黄芪 30g	党参 10g	当归 10g	生熟地黄各 10g
川芎 10g	白芍 10g	白术 15g	制何首乌 10g
女贞子 10g	仙鹤草 15g	牡丹皮 10g	阿胶（烊化）10g
紫草 10g			

每日 1 剂，水煎服。

服药 10 剂，皮肤出血点消失，乏力好转，大便通畅，血小板 79×10^9/L。仍纳差，胃痛。守方白芍加至 20g 再服 14 剂，诸症均消，皮肤未再有出血点，血小板上升至 96×10^9/L。

以上方稍事加减连服 1 个月，复查血小板 116×10^9/L，拟配丸药巩固。

方药：

生黄芪 90g	党参 30g	当归 30g	生熟地黄各 30g
川芎 20g	白芍 60g	枸杞子 30g	菟丝子 30g
女贞子 30g	桑葚 30g	制何首乌 30g	川续断 50g
阿胶 30g	牡丹皮 30g	紫草 30g	

诸药共研细末，炼蜜为丸，每丸 10g 重，每饭后服 1 丸。

1 年后随访，未再反复。

【评析】 血小板减少症以肌肤出血为主要表现者中医称为肌衄，属于血证范围。本案皮肤出血伴乏力、纳差，舌淡、脉细，疹色黯红等脾气不足症状，故辨为气虚不能摄血，血溢脉外；而血小板生于骨髓，肾主骨生髓，故血小板低下与肾精亏损有关。祝谌予治疗血证，常强调兼顾补气，气旺则能生血、摄血。处方以参、术、芪补脾以摄血；芎、归、地、芍养血柔肝；女贞子、何首乌、枸杞子、菟丝子、阿胶等补肾生精；牡丹皮、紫草、仙鹤草凉血止血。张石顽云："大抵血气喜温而恶寒，寒则涩而不能流，温则消而去之。"全方药温而不燥，补中有行，气血兼顾，故疗效颇佳。

［18］董振华，季元，范爱平．祝谌予临床验案精选 [M] 北京：学苑出版社，1996.

十九、何炎燊医案——真阴亏损，阳不潜藏，迫血妄行案

钟某，女，14 岁。

病史：患者 1976 年 1 月下旬，反复衄血，下肢出现紫癜，经多方治疗，病情日重，遂入某院留医。经骨髓穿刺检查，符合原发性血小板减少性紫癜。治疗经月未效，劝告家人转往广州上级医院。出院前，服归脾汤加减 1 剂，患者自觉精神好转，遂不往广州，转来我院治疗。入院时，红细胞 1.46×10^{12}/L，血红蛋白 40g/L，血小板 14.5×10^9/L。患者面色苍白如纸，鼻孔有血瘀，下肢遍布大小不等紫癜，全身瘫软无力，眩晕不能转侧，尿短而黄，大便色黑，口干烦渴，秽气可闻，下午潮热 37.5℃（左右），夜烦惊惕。舌脉：舌瘦色淡，苔黄干，脉细如丝而数疾。

入院后第一次会诊，拟用三甲复脉汤。家人诉说："此病留医以来，迄无好转，服昨日中药后，今日已有起色，请求守服前方。"经研究，同意续服前方 3 剂，病情无增减，血红蛋白反下降至 33g/L，即输血 200mL。输血后次日鼻衄反多。家人谓前在某院，每次输血，必有鼻衄。我们以其言无据，未予理会，即加上止血药物如安络血、维生素 C、抗血纤溶芳酸、止血敏等，血得暂止。复请前医会诊，仍力主补气摄血甘温之剂。又 3 日，血红蛋白又降至 30g/L，不得已，再行输血。

输血后又鼻衄淋沥，再用上述止血药物效果不显，血红蛋白降至 22g/L，红细胞 1.32×10^{12}/L，血小板 12×10^9/L，是夜热高至 40℃，神志迷糊，尿赤便黑，口秽烦渴有增无减，脉细如无，数疾至 136 次/分，舌质淡而干瘁，势濒于危。

第二次会诊仍主入院初议，用大剂三甲复脉汤育阴潜阳，合生脉散强心救脱，再加凉血止血之品，西药仍用上述止血药及支持疗法。

方药：

人参 9g	山茱萸 24g	生地黄 30g	阿胶（烊化）15g
白芍 24g	麦冬 15g	火麻仁 15g	牡蛎（先煎）30g
五味子 9g	炙甘草 9g	藕节 30g	鳖甲（先煎）30g
墨旱莲 30g	京墨 3g	童便一盅	龟甲（先煎）30g

服 1 剂，脉数稍减，116 次/分，险候依然。第 2 剂口秽烦渴减，神志略清，4 剂热退，6 剂出血全止，知饥，进流食，方中撤去京墨、童便、藕节。半月后能起坐，此后悉本法加减，病情日好，血红蛋白日增，而血小板上升较慢。

住院 90 天，出院时已初复健康，红细胞 3.01×10^{12}/L，血红蛋白 75g/L，血小板 28×10^9/L

【评析】 此病之关键在出血（鼻衄、黑便、紫癜），而出血原因是脾虚不能统血，还是真阴亏损，阳不潜藏而迫血妄行？若乍看其面色如纸，肢体软瘫，似属前者；若仔细辨认，则脉细数，舌干焦，口秽烦渴，潮热惊惕，确是后者无疑。入院之始，我们本已掌握病机，但由于曲顺人意，屡用甘温，致使病情恶化，及至背城一战，侥幸治愈，已浪费不少金钱药物，这是一个深刻的教训。

［19］邱德文 . 中国名老中医药专家学术经验集 2[M]. 贵阳：贵州科技出版社，1995.

二十、关幼波医案——温毒入血，迫血妄行案

患者，男，5 岁。1971 年 1 月 25 日初诊。

主诉： 吐血、鼻出血 2 天。病史：患儿于 1971 年 1 月初，发现颈部及前胸

有红色小血点，以后在洗澡时，稍用力搓擦即出现成片瘀斑。1月24日晨6时许，突然两鼻大量出血不止。用棉球堵塞鼻道后，一时许，自觉恶心，随即吐出大量紫红色血样物。8时送某医院急诊，随即收入住院。当天下午及晚上又连续3次鼻出血及呕血，出血量在500mL以上，曾输血200mL，并给予多种止血剂和泼尼松等。1月25日早晨4时，右鼻又开始流血，并烦闹不安，当即输血100mL，以后患儿心率过速，呼吸微弱呈昏睡状态。当日下午请关幼波会诊。刻下时症见：患儿面色苍白，高热不退（体温39℃），全身散在紫斑，神志不清，昏睡不醒，时或躁动，大便秘结，两日不解，小便短赤，两天未进饮食。血常规：血红蛋白91g/L，血小板 11×10^9/L。舌脉：舌苔黄燥、舌心黑，脉滑数。

西医诊断：原发性血小板减少性紫癜。

中医辨证：温毒入血，迫血妄行。

治法：清热解毒，凉血止血。

方药：清热凉血方（自拟方）。

大黄炭 6g	鲜茅根 60g	玄参 10g	生石膏（先煎）30g
生地黄 10g	牡丹皮 12g	金银花 30g	阿胶珠（烊化）6g
天花粉 15g	藕节 10g	荷叶炭 3g	白及 6g
麦冬 15g	生甘草 15g	犀角粉（冲服）1.5g（现多用水牛角5g代替）	

1月26日晨，患儿已醒，下午至夜间一直较安静，傍晚神志完全清楚，体温降至38℃以下，可进流质饮食，当晚停止输液。精神及面色明显好转，未见新鲜出血点。

1月27日，精神继续好转，早晨打针时，因哭闹左鼻又有少许流血。

方药：上方去生石膏、生甘草、犀角粉，加青蒿（后下）10g，三七粉（冲服）1.5g，羚羊角粉（冲服）1.5g。

1月30日，服上方3剂后，病情继续好转，面色已显红润，可以坐起，食欲渐增，大便已通，全身未见新出血点，体温恢复正常，仍宗上方加减。

方药：

北沙参 12g	生地黄 12g	玄参 12g	牡丹皮 10g

鲜茅根 30g	白芍 12g	麦冬 12g	地榆 12g
阿胶珠 10g	藕节 12g	金银花 15g	大枣 10 枚
天花粉 15g	白及 6g		

1月31日复查血常规：血红蛋白 118g/L，白细胞 15.2×10^9/L，中性粒细胞 65%，淋巴细胞 31%，血小板 35×10^9/L。患儿精神体力均较好，未见出血，紫斑大部分消退，睡眠饮食二便正常，当天出院。后在门诊治疗，服用人参归脾丸、维生素、核苷等。精神虽有好转，但血小板维持在（20～30）×10^9/L。用大枣加阿胶煎服，并服牛皮胶，每日早晚各服半杯，同时服鲜茅根、大小蓟水，1周后血小板上升为 51×10^9/L，3 周后升至 68×10^9/L，继续服 1 个月查血小板 200×10^9/L。患儿精神食欲均好，体重增加。

1975 年随访，身体健康，已上小学未再复发。

【评析】 患儿高热，全身散在紫斑，躁动，大便秘结，小便短赤，舌苔黄燥、舌心黑，脉滑数。辨证为温毒入血，迫血妄行。故治以清热解毒，凉血止血，方中一派清热药。药物以偏纠偏，辨证准确，方能用药准确，故而有效。

[20] 赵伯智，陈勇，关幼波. 肝病、杂病论 [M]. 北京：世界图书出版公司，1994.

二十一、焦中华医案——气阴两虚案

患者，男，44 岁。1986 年 4 月 2 日初诊。

病史：间歇性皮肤紫癜 7 年，加重 1 年，伴头晕乏力，心悸气短，自汗盗汗。7 年间血小板波动在（30～60）×10^9/L。刻下症见：面色不华，周身皮肤有散在出血点，心肺肝脾未见异常。血常规：血小板为 70×10^9/L。骨髓检查：增生明显活跃，粒细胞、红细胞增生良好，全片见巨核细胞 74 个，以颗粒型为主，未见产血小板的巨核细胞。

西医诊断：慢性血小板减少性紫癜。

中医辨证：气阴两虚。

治法：益气养阴，养血止血。

方药：益气养阴汤（自拟）。

太子参 30g	黄芪 30g	黄精 15g	白术 12g
茯苓 12g	生地黄 24g	天冬 24g	麦冬 15g
枸杞子 15g	小蓟 30g	当归 12g	墨旱莲 15g
甘草 6g			

治疗 34 天，诸症消失。查血小板 110×10^9/L，治愈。

【评析】 该患者久病不愈，耗气伤阴，而致气虚不能摄血，阴虚生内热，虚热灼伤血络亦致衄血，衄血又加重气阴耗伤，故绵绵不愈；气阴亏虚不能上荣脑髓，故头晕乏力；气虚卫外不固，则自汗盗汗。本例辨证正确，用药恰当，经治月余而获痊愈。

[21] 焦中华，张天芳.实用中医血液病学 [M] 青岛：青岛出版社，1989.

二十二、邢锡波医案——毒热郁营，热迫血溢案

卢某，女，52 岁。

病史：患者素有关节疼痛史，近 1 年来皮肤瘙痒，搔抓后皮肤出现血斑，以后发现出血点，于四肢与胸部为多。近 3 天来牙龈出血约 2000mL，晚间出血更多。发热、头痛、关节痛、尿血。用止血药及维生素等，均未控制出血。刻下症见：神识昏惑，牙龈出血，四肢及胸部有散在出血点。脉浮弦而数，舌质红，苔薄黄。辅助检查：血红蛋白 98g/L，红细胞 3.96×10^{12}/L，白细胞 13.5×10^9/L，血小板 25.74×10^9/L，出血时间 15 分钟未止，凝血时间 2 分钟。

中医辨证：毒热郁营，热迫血溢。

治法：清热解毒，凉血止血。

方药：

金银花 24g	大青叶 24g	鲜茅根 24g	藕节 24g
连翘 12g	大蓟 12g	小蓟 15g	牡丹皮 12g

鲜菖蒲 9g　　　　鲜佩兰 9g　　　黄连 6g　　　　银柴胡 4.5g

犀角粉（冲服）1.5g

二诊： 前方连服 2 剂，汗出身热渐退，牙龈出血减轻，神识清楚，脉弦数。

治法： 外热已清，营分之郁热尚未宣散，宜清营凉血止血。

方药：

鲜茅根 30g　　　金银花 24g　　　生地黄 24g　　　藕节 24g

牡丹皮 15g　　　仙鹤草 15g　　　茜草 15g　　　　龟甲（先煎）15g

大蓟 15g　　　　小蓟 15g　　　　栀子 9g　　　　　阿胶（烊化）9g

槐花 9g　　　　　黄连 6g　　　　　犀角粉（冲服）1.5g

三诊： 前方连服 5 剂，身热已退，牙龈已不出血，周身出血点已吸收，无新出血点，精神及食欲已恢复。仍倦怠无力，时有心悸气短。脉细软，舌淡红。

治法： 营分之热已清，而中气仍虚弱。改用健脾养阴止血法。

方药：

鲜茅根 24g　　　生地黄 15g　　　生山药 12g　　　龟甲（先煎）15g

海螵蛸 12g　　　大蓟 12g　　　　小蓟 12g　　　　牡丹皮 9g

白术 9g　　　　　仙鹤草 9g　　　茜草 9g　　　　　阿胶（烊化）6g

人参（冲服）3g

上方连服 4 剂，诸症痊愈。血液检查也恢复正常。

【评析】　　血小板减少性紫癜，是以出血为主的病症。皮肤出现紫斑，属于"发斑""红疹""肌衄"的范围。本例由于外感邪热过盛，内伤正气，致阴虚内热，毒热伤及营血，损伤络脉，迫血妄行，溢于脉外，引起出血。血瘀于皮肤成为紫斑。治疗首先应清热解毒，凉血止血。先使外邪毒热清解，再凉血止血。凉血是主要方面，有如釜底抽薪，使内热清退，脉络不再受损，血液不再溢出。止血主要应先滋阴使血液归经。用甘寒及苦寒清热解毒之剂兼起凉血化斑作用。如金银花、大青叶、鲜茅根、连翘等。用甘凉的大、小蓟等凉血止血，犀角入营血，清血分毒热，解毒化斑，凉血止血。佐银柴胡清热凉血兼退虚热。二诊时外热已退，主要滋阴清营，加用生地黄、龟甲等，使虚火下降、血可归经，用仙鹤草、茜草凉血止血化瘀。三诊时因瘀血已吸收，无新的出血，加用健脾益气剂，如生山药、白术等，又加大补元气的人参，使脾健中气充足，气能摄血，仍配以滋阴凉血止血化瘀之剂，以巩固疗效。

[22] 邢锡波. 邢锡波医案选 [M]. 天津：天津科学技术出版社，1980.

二十三、邢锡波医案——阴虚内热，迫血妄行案

毕某，女，29 岁。

病史：患者 8 年前服西药，10 天后全身出现出血点，停药后出血点消退。5 年后妊娠 4 个月时，全身又发现出血点，血小板减少，不久自愈。产后 8 个月因跌倒，右膝关节撞破，双下肢出现大块紫斑。头晕，心悸，无力，牙龈出血，伴有鼻衄。血小板 50×10^9/L，经住院治疗，出血减轻，仍有时牙龈及鼻部出血。近 3 天来突然头晕，头痛，心悸，无力。全身又有出血点，牙龈及舌面出血不止，急诊住院。刻下症见：面色苍白，头面四肢及躯干布满出血点，黏膜下有血肿，直达咽部。舌脉：舌红无苔，脉细数无力。血常规：血红蛋白 110g/L，红细胞 4.04×10^{12}/L，白细胞 5.75×10^9/L（中性粒细胞 80%，淋巴细胞 20%），血小板 30×10^9/L。凝血功能：出血时间 12 分钟时仍出血，凝血时间 2 分钟。

中医辨证：阴虚内热，迫血妄行。

治法：养阴清热，凉血止血。

方药：

藕节 30g	生地黄 24g	侧柏叶 15g	茜草 15g
海螵蛸 12g	仙鹤草 12g	大蓟 12g	化赭石（先煎）15g
小蓟 12g	玄参 12h	龙眼肉 12g	阿胶（烊化）9g
栀子 9g	太子参 9g	茯苓 9g	人参（冲服）3g

另用：冰片 0.6g，枯矾、儿茶、牛黄各 0.3g，研极细粉搽牙龈及闻鼻中止血。

二诊：服药 4 剂，出血已止，原出血点逐渐吸收，上颚之血肿明显缩小。脉细数虚软无力，舌红无苔。血小板 131×10^9/L。原方加牡丹皮 24g。

三诊: 又服药5剂,出血已完全吸收。脉虚数,苔微黄腻。血小板 160×10^9/L,将原方改配丸剂,长期服用,以防复发。

【评析】 本例主要为口鼻出血,是阴虚阳盛,有升无降,血随气上,溢出上窍。治疗应先养阴清热,凉血止血,方中除用凉血止血化瘀等药,加代赭石清热降逆,凉血止血,玄参滋阴解毒,用于咽痛发斑。太子参益气生津。龙眼肉养心补脾。治疗血证,常用苦寒甘寒剂以凉血止血。久服必伤胃气,脾胃气伤,则脾不能统血,血不归经,则又出血。故宜顾及胃气,多采用甘寒养阴药剂,又应在适当时机补气,使血随气行,阴阳调和,则血自止。

[23] 邢锡波. 邢锡波医案选 [M]. 天津:天津科学技术出版社,1980.